雅
理

通过阅读　解放自己

雅理

谁都不正常

文化、偏见与精神疾病的污名

Nobody's Normal

How Culture Created the Stigma of Mental Illness

[美]罗伊·理查德·格林克-著
Roy Richard Grinker
[德]韦　凌-译

中信出版集团 | 北京

图书在版编目（CIP）数据

谁都不正常：文化、偏见与精神疾病的污名 /（美）罗伊·理查德·格林克著；韦凌译 . -- 北京：中信出版社，2023.3

书名原文：Nobody's normal:how culture created the stigma of mental illness

ISBN 978-7-5217-4968-7

I. ①谁… II. ①罗… ②韦… III. ①精神病－研究 IV. ① R749

中国版本图书馆 CIP 数据核字（2022）第 217611 号

谁都不正常——文化、偏见与精神疾病的污名
著者：[美] 罗伊·理查德·格林克
译者：韦凌
出版发行：中信出版集团股份有限公司
（北京市朝阳区东三环北路 27 号嘉铭中心 邮编 100020）
承印者：河北鹏润印刷有限公司

开本：880mm×1230mm 1/32　印张：18　字数：395 千字
版次：2023 年 3 月第 1 版　印次：2023 年 3 月第 1 次印刷
京权图字：01-2022-6835　书号：ISBN 978-7-5217-4968-7
定价：89.00 元

服务热线：400-600-8099
投稿邮箱：author@citicpub.com

献给芝加哥的格林克家族

从疯人院回来的途中
我来到我母亲在马萨诸塞州
格洛斯特的家　我就是这样地来访
这样依恋她　我就是这样失去了她
我不能原谅你的自杀行为　我母亲说
她永远也做不到　她的心中早已画好了我的肖像

安妮·塞克斯顿《双重形象》

中文版序

致中国读者

我的书能在中国出版，让我感到非常荣幸。在全世界范围内，精神疾病至少占全球疾病总量的 12%，[1] 因此，世界各地的每一个社会都必须打破许多实现精神卫生保健的障碍。

我的曾祖父是一位精神科医生，我的祖父、父亲，还有我的妻子也都是精神科医生。尽管他们生活在不同的时代，但是，他们共同教我懂得了，精神疾病是一种双重的疾病：首先是疾病本身，同时还有社会的负面判断。因此，健康专家和精神健康的倡导者们诲人不倦地不断告诫我们，治疗精神疾病的最大障碍就是污名现象，也就不足为奇了。

这本书旨在讨论我们如何开始消除长期以来一直笼罩在精神疾病头上的耻辱感，驱散保密和沉默给精神疾病带来的阴影，以及我们应该如何在这条路上继续前进。然而，什么是污名？它又是从何而来的呢？

污名的运作是一个过程，在这个过程中，社会使得它的一些成员感到耻辱，并将他们边缘化，因为他们的言行与社会所制定的理想背道而驰。这是一种社会机制，被用于惩罚一些社会成员与众不同的特点。污名现象来自社会制定的理想形象，于是，它不仅会伤害患有精神疾病的人们，而且也会伤害无论出于什么原因而被这个社会定义为特立独行的人们。在世界上的几乎每个社会中，种族、宗教、阶级和性取向的定式都是诸多污名成因中最为常见的因素，社会长期以其为准则，来歧视和边缘化偏离理想标准的人们。更有甚者的是，由于全体社会成员的心中都内化了他们社会的价值观，于是，不符合这些理想的人们往往也会完全认可这种价值观，进而认为自己就是应该受到歧视。这个过程，学者们称为“自我污名”。

当然，每个社会都会形成自己独特的机制来制造和延续污名现象。在印度次大陆的部分地区，患有严重精神疾病的人可能会被视为有恶业，证明此人前世做了不光彩的坏事。在我做过研究项目的韩国，如果家庭中有患有精神疾病和孤独症等发育障碍疾病的成员，整个家庭都会对外保密这一信息，因为，人们害怕污名化的过程会使人质疑患者整个家族血缘的健康。正如心理学家杨欣泽（Yang，Lawrence Hsin）关于中国的观点一样，污名化的力量来自它威胁一个人道德地位的力量，使其受害者难以实现他们的社会和经济的目标。他写道，“因此，对家庭的污名化可能会带来毁灭关系网群的威胁，即能够给个人和家庭提供支持、资源和生活机会的社交网络”。[2]

欧洲和北美对精神疾病的污名化源自资本主义对于精神疾病的组织管理。19 世纪早期的科学家们首次提出了一种理念，他们认为存在着那么一些极为明显的精神疾病，也就是说，存在着大脑的疾病，而它与人的整个身体的疾病是完全不同的。在资本主义制度中，理想的个人是一个独立自主的个体，一个依靠自己而不依赖于他人的独立劳动者。那些由于某种程度上的残疾而不能为资本主义制度提供生产力的人便会被关进收容院里。其他形式的歧视也是随处可见，比如，科学家们通过种族歧视性的术语错误地认为，世界上有些地区的人民更容易受到精神“异常”的传染。在整个 20 世纪的大部分时间里，美国医生们却在没有任何证据的情况下，普遍地指责父母给孩子带来了精神疾病。年幼的残疾儿童经常不得不离开他们的家庭，而被送进国家开办的收容治疗机构。甚至，许多家庭会对朋友、家人和雇主保密，否认这些孩子的存在。

美国的历史学家们经常称第二次世界大战结束后的十年为“墨守成规的时代”（Age of Conformity），而就在这一时期，“正常”变成了人们向往的状态。这个字以前只是一个数学术语，意思是“平均值”“中等”等。美国人想要遵循他们眼中传统的社会生活模式——它包括女性在家主持家务，男性外出赚钱养家，还有他们在圈着白色尖桩围栏的院子里玩耍的孩子们——并认为，这样就可以养育正常的孩子。结果，“不正常”便成为一种意识形态的强大工具，用以形成对于不合常规的人们的污名机制。然而，任何理念都是会发生变化的，因为社会在不断地变化着。比如，在 19 世纪末期，日本的医生们认为，抑郁症是一种标志，代表着在一种重视艺术、文学和过度沉思的社会中勇敢和默默忍受痛苦的美德。根据人类学家北中淳子的观点，抑郁症不仅是“常态的延伸”，[3] 而且还能正面地反映出，患者是一位坚强而深刻的思想者。然而，在 20 世纪的前十年，当欧洲关于将抑郁症定义为身体生物学上的疾病的科学文献在日本翻译出版时，日本医生和他们的患者便开始将抑郁症视为一种可怕的脑部疾病。医学界做出抑郁症的诊断，甚至就连

“抑郁症”这个词的日常使用，也都急剧减少了。

然而，在当今的日本，抑郁症还是又一次普遍出现了，因为人们再一次将它与社会意义联系起来。日本人越来越多地将抑郁症视为工作疲劳和现代生活压力带来的一种症状，比如照料年老的父母和在市场上的竞争。换句话说，每当社会回避为一些疾患承担责任的时候，比如，当我们将患有抑郁症的人视为大脑紊乱、性格软弱或脆弱时，我们就会加剧污名的伤害。而一旦社会承担起一些责任，我们就能减少污名现象的出现。

在很大程度上，在民权运动、残疾人权利倡导运动，以及在成年孤独症患者引领的神经多样性运动的推动下，世界各地的社会确实承担起了更多的责任，而“正常”也变得越来越像是一个古老而又过时的概念。我们都承认，是社会中的理念和机制使得人类间的不同成为在病理意义上的疾病和残疾，正如一位使用轮椅的人，只有当周围的环境中不存在轮椅坡道或电梯时才会成为残疾人一样。

今天，世界各地都在推动对于精神疾病和一般意义上的残疾的理解，并将它们的存在纳入典型人类的定义范畴中，同时重视人类广泛的人格差异。而且，因为我们正在开始理解多样性和包容性的作用，它们的贡献使我们能够建立更具创新性、更强大的社会和经济机制。我们正面对极为重大的变革，不仅打破了社会应保持永久同质特征的幻想，同时也摈弃了那么一种理念，即这种一以贯之的同质性是应该追求的目标。社交媒体平台也为这一过程做出了巨大贡献。关于世界各地精神疾病的高患病率和它的异质性的知识正在挑战将精神疾病视为道德障碍的陈词滥调，以及认为患有严重精神疾病和发育障碍的人可怕、行为无法预测或不可能过上有意义的社会和职业生活的陈旧观念。

现在，倡导者和患者们更加公开地谈论精神疾病，就像我在大学里的一位学生那样。他站在 300 名同学面前说："我只是想让大家都知道，我患有妥瑞症*（Tourette's Syndrome）。我可能会突然说出让你们感到惊讶或震惊的话，因为那属于我的症状。"就在那一瞬间，同学们顿时改变了对他的看法。他们不再将他看作一个怪异或令人费解的人，而是能够在一个架构中理解他的与众不同，因为大家在高中的课程中都学到过关于妥瑞症的知识。这位同学的开放态度，以及他按照自己希望被定义的方式来定义自己的努力，解除了那些可能对他进行污名伤害的人的武装。这使得他能够更加专注于自己的学业，而不是自己的残疾。

如今，社会名流也乐于公开地大声谈论他们与精神疾病做斗争的经验，向我们表明，无论一个人多么富有，具有多么高的精英程度或在其他方面多么成功，没有人可以产生对精神疾病的免疫力。尽管，无论在哪个国家，大多数精神疾病的患者仍未得到治疗——这仍然是无法推翻的事实，但是，还是有越来越多的患者得到了治疗和护理，越来越多的人接受精神科专业的职业培训，能够帮助这些患者。鉴于几乎所有的人都有可能在他们生命中的某个时刻经历

---

* 妥瑞症：英语简称为"TS"，汉语亦称为"妥瑞氏症、抽动症、托雷氏症、杜雷氏症"等。妥瑞症是一种神经精神疾病，因法国医生乔治·吉尔斯·妥瑞于 1885 年公布的 8 个病例记录而得名。主要在患者的儿童和少年时期发病，表现出无法控制的语声、肢体和感觉上的抽搐和痉挛，并同时可能伴有注意缺陷与多动障碍（ADHS）、强迫症等并发症。可以通过药物治疗、行为治疗和手术等方式减少病症的影响。同时，社会应在家庭、教育和人际关系等方面建立起支持妥瑞症患者的机制。——译者注

精神疾病的困扰这一事实，这是一个非常积极的良性发展。孤独症是本书中的一个重点，也是近年来人们努力消除污名现象的一个契机。以前那种认为孤独症患者为男性、不通过语言交流、具有智力障碍、自残、冷漠而无热情、没有参加任何社交互动的能力的看法，现在让位给新的理解，即：孤独症是一系列不同状况、诸多优势和缺陷的组合。孤独症被重新定义为具备可能性而不是局限性，定义为具有社会性而不是术语字面所表示的自我中心主义。

这种对于人性的新的观察方式与宽容或慷慨无关，我们并不是要将精神疾病看作正常状态，甚至宣称不应治疗心理困扰。它也不仅仅是关于社会“包容性”的观察；不仅仅是从功利的角度来评价人们的身体功能，他们能够做什么和他们想做什么。残疾人的价值不应该用功利主义的标准来衡量，也不应该根据他们能够融入社会的程度来判断，或者考量他们的残疾状态在多大程度上不会给非残疾人带来不便。

这种对于人性的新的观察方式推动着我们，重新思考我们对于成功因素的期待：是什么构建了成功和接受成功的不同形式，而不是仅仅只是追求独立自主和高效生产所带来的成功。比如，一个人在工作中的适应能力，做志愿者的工作，做非全职性的工作，或是在大多数从业人士都不太可能取得巨大经济成就的艺术领域工作。这种新的视角也更加重视来自不同背景、抱有不同观点和具备不同能力的人们为我们社会和经济的整体健康所做出的贡献。今天，最大的私营企业的管理者也都明白，多样性会带来创造力和创新思想，而同质性只会导致发展的停滞。

世俗思想认为，污名化是作为人类的我们进化出来的。它是一种人类与生俱来的能力，能够保护我们避免危险。然而，我们却有着非常多的原因，来拒绝这种过于简单化的思维模式。首先，残疾，无论是孤独症、耳聋，还是智力发展障碍，全都不具有危险性；患有抑郁症、焦虑症、饮食障碍，以及很多其他精神疾病的患者也并不具有暴力倾向。实际上，患有严重精神疾病患者，如精神分裂症的患者，则更有可能成为犯罪行为的受害者而不是罪犯。其次，并没有证据表明我们自身的“硬件”中已经注定了我们会排斥任何特定种类的人，或者创造任何种类的歧视机制，而使别人感到羞耻。这一切都是社会机制造成的，并不是自然进化的。因此，只要我们能接受这一事实，也就是说，是社会创造了污名伤害，那么，我们就可以赋予自己放弃它的权力。因为，如果污名机制并不是我们人类的天性，那么我们就可以改变它。如果污名的操作机制是我们在我们生活的社区中学会的，那么，我们也同样能够改变我们社区中这种潜移默化的消极影响。

罗伊·理查德·格林克

2021 年 9 月

目录

引论 离开疯人院*之路

正常的概念经常被等同于善的概念，

于是受到社会普遍的认可。

鲁思·本尼迪克特（1934）

---

* 原书使用贝特莱姆（Bethlem）指代“疯人院”。医院全称为贝特莱姆皇家医院（Bethlem Royal Hospital），它于14世纪晚期开始收留精神失常的人，经历了多次扩建和整修。18世纪时，为了集资而向公众售票开放，使得疯人院的恐怖肮脏更加臭名远扬。其前身是创建于1247年的伯利恒（Bethlehem）圣玛丽亚救济院。1930年迁址至伦敦布罗姆利区。它的历史和名声也是很多恐怖小说和电影的灵感渊源，与建于1784年的维也纳“疯人塔”同属历史上最早的疯人院。——译者注

xiii 我6岁的时候，祖父把他刚刚出版的新书送给我。那是一本关于如何诊断边缘性人格障碍的书。他在书上的赠言中写道："送给我的孙子，他会将这番事业进行下去。"那时候，我还没学会如何阅读一个完整的句子，于是，他给我解释这句话的意思。就是说：就像他一样，将来我也会成为一名精神科医生。我将会是我们格林克家族第四代精神科医生。

但是，我并没有成为精神科医生。

当然，我的家人对此都感到非常失望。不过，我娶了一位精神科医生，并且，我自己也成为一名研究人类精神健康的人类学家。如此，就算是给家人的一种补偿吧。这本书既涉及精神病学，也涉及我的家庭，所以，实际上我还算是完成了"将这番事业进行下去"的任务，继承了我们家族的职业遗产。从我的曾祖父朱利叶斯·格林克（Julius Grinker）一直到我本人，几代前辈的生活和工作
xiv 充溢在这本书的字里行间。我的曾祖父生活在19世纪后期，是一位神经病学家和心理分析医生。他认为，精神疾病患者发病的原因在于他们生理上的缺陷，而我本人对于撒哈拉以南非洲和东亚地区的孤独症的跨文化研究成果则反对这种在科学上早已过时的观点。

这本书记述了从过去到今天的许多文化和历史线索。今天，在世界各地的不同社会生活中，人们都在挑战几个世纪以来刻在精神病患者身上污名的烙印。尽管我们尚未将这些现象全部付诸文字，但是，在我所接触到的大多数人中，甚至在医疗保健贫乏的低收入国家里，人们都已经感觉到了这种积极的转变。在美国，尽管有60%的精神疾病患者仍未获得精神健康的专业治疗，[1] 但精神疾病

作为人类的疾病正在迅速地、越来越广泛地得到人们的承认，并且成为人类健康状况中可见的一部分。我们都承认，精神疾病的发生比我们以往想象得更加普遍，而且，无论是对于我们个人，还是在我们与他人的社会关系中，精神疾病对我们所有人都会发生影响。的确，我们已经难以想象，还有什么人与精神疾病没有关系。在21世纪，很多我们所敬佩的社会名流，如嘎嘎小姐（Lady Gaga），还有游泳健将迈克尔·菲尔普斯，都曾公开谈论他们各自痛苦的情感挣扎。同样，与他们的父辈相比，千禧一代则更容易自愿地公开自己精神疾病的诊断，并积极地寻求治疗。很多人，就像我患有孤独症的女儿伊莎贝尔那样，反而更乐于强调精神疾病给他们带来的与众不同和特立独行。而在几十年以前，它们却都是人们必须因此感到羞耻的疾病。

这些进步向我们表明，我们不应该向污名（stigma）现象缴械投降，以为将精神疾病患者和另类人士边缘化是一件自然而然的事。污名现象并不是生理现象，而是人类社会中的文化现象。它是我们在各自社会环境中的一个学习过程，而我们也同样能够改变我们教育的内容。然而，只有当我们了解了对于精神疾病患者的污名化历史之后，我们才能有的放矢地针对那些制造污名伤害的社会力量采取行动，帮助加强减少污名现象的力量，并对那些阻止患者得到专业帮助的壁垒大喊一声："到此为止！"

我的祖父——他也叫罗伊·格林克（Roy Grinker），我跟他同名——并不赞同他父亲那些令人反感的观点。不仅如此，在他的整个职业生涯中，他一直都在努力消除对于精神疾病患者的污名现象。非常幸运的是，在我的成长阶段，他就住在我家的街对面。有

时候，他会回想起他在维也纳度过的时光。在那里，他曾是弗洛伊
xv 德的病人。我还非常清晰地记得，他经常谈到弗洛伊德（Sigmund Freud）的愿望。其中一个愿望就是，希望医生们能够帮助患者脱离精神痛苦，并不奢望使他们能够获得完美的生活，但至少能让他们的精神痛苦得到一定的控制。弗洛伊德的另一个愿望就是，证实情绪困扰是一种普遍的心理现象。或许弗洛伊德也曾告诉他，如果人们明白，我们绝大多数人实际上都有些神经质的话，他们很可能就不会感到羞耻，就能针对自己的问题去寻求精神科医生的帮助。或许有些精神疾病就会变得像人们会时常得感冒一样司空见惯，或许学生们也会更加乐于选择精神病学的专业。

我是在这样一个家庭中长大的。我的家人全都认为，每个人都会有一点精神疾病，情感痛苦本身就是生活的一部分，而精神疾病也是各种疾病体系中的一部分。比如，焦虑症当然肯定是一种比普通的感冒更严重的疾病，却没有癌症那么严重，而它依然属于人们生活中常见典型病症的范畴。然而，对于精神疾病患者的污名现象，我当然也并不是一无所知。除了我的家人，大多数人总是会压低了声音，悄声低语地谈论精神疾病。但是，人们不也同样是这样压低了嗓音，去谈论癌症、痴呆症和通过性交传染的疾病吗？我着实花了一些时间，才弄清楚对于精神疾病患者和对于肌体疾病患者的污名化之间的区别。

那是在我十年级结束的时候，在祖父的帮助下，我在精神病医院找了一份暑假的工作，帮助打扫卫生、补充常用的材料。有一天，我偶然碰见了一个极度消瘦的女孩，她是我的同班同学，是正在住院的患者。在医院里看见她这件事，在我的心里引起了一场轩

然大波。我受到很多人严厉的警告，这些人包括我们的校长、那个女孩的父母、我自己的父母、我的祖父、她的医生、医院里面我打工的上司。他们一致要求我，一定要对她住院这件事严格保密。他们的态度让我觉得，好像是我犯了罪。我只能去想象，对于她来说，一方面要与疾病做斗争，而另一方面还要面对周围这些神经过敏、神神秘秘的人和事，那会是多么不舒服！

那时候，我明白了，我们的社会是在怎样深刻的程度上使得精神疾病令人恐惧，并使得患者感到可耻。这是一种双重疾病：一方面是疾病本身，另一方面则是社会对它的负面判断。

在任何给定的年份中，将近 20%的美国成年人，也就是说，有超过 6000 万人，符合精神疾病的诊断标准。[2] 这些病症中的大部分属于轻度病态，持续时间较短，并且病症的程度也有一定的自限性；* 而另一些病症则会带来非常严重的后果。神经性厌食症（anorexia nervosa）也许是最为致命的一种，它的死亡率高达 10%。[3] 人们几乎总是把自杀的人与精神疾病联系起来。在美国青少年中，它是第三大死亡原因。而且，在这些自杀的年轻人中，几乎没有人受到过任何心理保健教育。2013 年，美国疾病控制与预防中心（CDC）对美国高中生的一次全国性调查显示，超过 13%的人表示，自己在人生中某个阶段曾经制定了自杀的计划，而其中 17%的人曾 xvi

---

* 自限性疾病（self-limiting illness）：就是疾病在发生、发展到一定程度后能自动停止恶化，通过肌体自身的免疫能力能够控制病情的发展，并进而逐渐痊愈。——译者注

经“认真地考虑过自杀”,[4] 但是，很多人都为此而感到非常羞耻，因此并不向家庭成员透露自己的想法。每年，精神疾病至少占全世界所有疾病的12%。在低收入国家中，如南苏丹、索马里和乌干达等国，许多患有严重精神疾病的患者和智力残疾的人都不得不面对在自己的村庄里遭到监禁和虐待的命运。[5]

为什么没有更多的人寻求治疗？当然，在他们的病症之中，本身也存在着一定的障碍，阻碍他们寻求帮助。比如，严重抑郁症患者可能根本没有看病求医的意愿，或者，他们相信，自己就是应该受到这种疾病的侵扰。神经性厌食症患者可能因体重减轻而感到心理上的满足，因此，他们也就根本不想去寻求治疗。而专家们都一致认为，对于大多数患者来说，社会对于他们的污名伤害是最为严重的问题。根据美国卫生与公众服务部（HHS）的观点，污名化依然是“未来在精神疾病和健康领域取得发展的最严峻的障碍”。[6] 美国国家精神卫生研究所（NIMH）前所长史蒂芬·海曼称，对于精神疾病患者的污名现象是国际性的“公共卫生危机”。

然而，到底什么是“污名化”呢？尽管在许多学术文献中，“污名化”已经成为一个受到普遍默认的概念，而浓缩成一个承载着各种恐惧、偏见和耻辱，却又难以定义的术语。在诸多学者的论述中，他们描写了在不同条件下，艾滋病、阿尔茨海默病（Alzheimer）和精神分裂症（schizophrenia）的患者如何受到污名的伤害，并详述了这一现象在不同的环境、不同的地点，如纳米比亚的乡村地区和芝加哥市中心，在不同的社会人群中，如以狩猎采集为生的社会和大学生中的各种不同表现。但是，它们都表现出一个共同的层面，也就是说，它们全都涉及这样一个过程，即人们对于那些表现

出与社会规范背道而驰的思想和行为的人采取排除和回避的态度。xvii
实际上，“stigma”（污名）一词来自古希腊语，意为“烙印”，即用尖利的工具在身体上留下的痕迹。长久以来，在基督宗教文化中，这个词的复数形式 stigmata 用于表示耶稣的手脚因被钉在十字架上所造成的伤口。今天，stigma 这个词还包含更多的意义。精神疾病患者受到污名的伤害就意味着，人们将他/她的心理状态与他/她的身份完全地等同起来。人们会认为，他/她有着很多的缺陷，办事无能，他/她的存在不受到认可。甚至，尽管人们看到患者的痛苦，却认为那都是他/她自己的错，只能怪他/她自己。污名的伤害是一个跟在患者身后难以摆脱的阴影，是一个社会在一种特别的光线下面观看人类不同特征时所产生的阴影。同样，那也是一个徒劳地试图隐藏和否定情感痛苦，而力图维护一种理想形象的过程。正如诗人安妮·塞克斯顿（Anne Sexton）在自传性诗歌《双重形象》（*The Double Image*）中所描写的一样。这首诗是她一本书中的格言。在她一次自杀未遂之后，她的母亲拒绝接受塞克斯顿的真实身份。母亲只能认同她自己勾画的女儿的形象，她的理想孩子的形象。

社会学家欧文·戈夫曼（Erving Goffman）曾在 1963 年这样说过：在一个崇尚遵守成规的社会中，所有的社会成员都会在他们生命中的某个时刻遭受到污名带来的痛苦。在戈夫曼写作的不甚宽容的社会环境中，每个人都可能受到污名所带来的耻辱，除非，他指出，他是“年轻、已婚、居住在城市里、生活在北部，是一位异性恋的、信仰新教的父亲，拥有大学教育程度，有全职的工作，皮肤健康并且气色很好，体重和身高适中，近期还曾创造一项体育记录”。[7] 而没有这种身份的所有其他人（包括妇女）都容易遭受歧视和偏见的伤害。当然，某些污名化的形式在世界各地都存在，然而，污名化的主题则始终因时因地而有所不同。只要条件适合，实际上，任何事物都会成为败坏身份的污名主题：肤色、宗教信仰、贫穷、性别取向、医学范畴内身体的疾病、身体残疾、毁容或畸形、成为强奸犯罪的受害者、生下非婚生子女，甚至离婚。当然，成为精神疾病患者会令人感到难堪，人们都会因此而感到羞耻，觉得这种疾病不可告人因而秘而不宣。可一旦他们不再能够维持这个秘密，他们便会立刻听到污名的低语在周围此起彼伏；或者当他们受到欺辱、骚扰、暴力的侵袭，在寻找职位、住房或其他机会的时候，便会深刻地感到污名化无处不在的效力。

xviii 尽管如此，有证据表明，我们正在减少加剧情感痛苦的耻辱感和保密的必要性，并打破通往医疗帮助的障碍。例如，创伤后应激障碍（Post-traumatic stress disorder，PTSD）的患者寻求治疗的行为越来越多地被视为具有心理强势和心理韧性，而并非软弱的表现。[8]对于起始于儿童时期的精神疾病的更多认识，使得患者能够得到早期干预措施的关怀和学术方面的支持。根据美国教育部的统计，在全国公立学校的学生中，有13%的学生接受过相关的特别教育。患有精神疾病和身体残疾的人群也开始反抗旧有的规范和成长发展过程中的阶段性标准，例如，武断地期待人在18岁到21岁之间应该成为成年人，并且能够独立生活。同性恋者、变性者或性别流动者的特征几乎成为其个人的、社会的和政治的身份标志，而不是一种病理的现象。当我的女儿伊莎贝尔使用“孤独症”这个词来描写她的天赋，比如她将复杂拼图游戏画面朝下进行组装的神奇能力的时候，我常常想知道，我的曾祖父朱利叶斯会怎样看待她。

今天，不少社会名流都会公开承认他们的精神疾病。在赢得重大比赛之后，运动员们也会感激他们的心理医生。2017 年，甚至当喜剧大师大卫·莱特曼在肯尼迪中心获得美国马克·吐温幽默奖时，也邀请自己的心理医生上台共享荣耀。音乐家布鲁斯·斯普林斯汀在演讲和写作中都以自己重度抑郁症的治疗为主题，并描述他父亲的精神疾病从未被提及、从未得到诊断的情况。现在我们了解到，教宗方济各也曾在阿根廷接受过心理分析家的治疗。黑人嘻哈乐艺术家，尤其是在他们被称为“情绪说唱”（emo Rap）新流派的作品中，都会涉及精神疾病、心理创伤、自杀等主题。但在美国黑人的社群中，长期以来，人们全都回避这些主题。[9]

近来，很多电影和电视节目也都对精神疾病这个问题投入了很多的关注。仅以“孤独症谱系障碍”（autism spectrum disorder，ASD）为例，尽管它的意义一直都在发生变化。孤独症不仅不再是引起羞耻的原因，反而在某种程度上越来越成为一种很酷的病症。无论是在面向儿童，还是面向成人的节目中，患有孤独症的角色经常出现。比如，儿童节目《芝麻街》中有一个患有孤独症的角色，《金刚战士》中也出现了患有孤独症的角色，在诸如《生活大爆炸》 xix
《硅谷》《废柴联盟》《良医墨非》等系列连续剧中的很多主要角色都明显带有孤独症的症状。无论是在小说，还是在话剧《深夜小狗神秘习题》中，主角都是一位孤独症患者。

我们只需要听一听千禧一代的经历，便可以了解正在发生的变化。在我的一个班上，一位学生给全班讲述了她在中学期间因为患有“注意缺陷多动障碍”（attention deficit hyperactivity disorder，ADHD；亦称“多动症”）而寻求帮助的经历。她的父亲告诉她，她没有患上多动症，她只是因为不够努力，所以成绩不够好。她祈求父亲带他去看神经科医生，却彻底失败。直到她上了大学后，到了能够自主做决定的年龄，才得到了诊断。“被确诊为患有注意缺陷与多动障碍，”她对全班同学说道，“是我一年级阶段中最最开心的日子，因为，终于有人了解到，我并不是愚蠢又懒惰，而只是需要治疗。只有通过治疗，我才会做得更好。”[10] 另一位学生甚至穿着一件T恤衫，上面印着“我痛恨正常人”！穿这件衣服是为了表示她支持“神经多样性”运动的态度。这场运动的理论是，在神经学和认知学方面的不同和所谓的“缺乏”，尤其是那些被确诊为“孤独症”的现象，实际上都是人类不同特征的普遍现象的表现。从这个视角看来，在社会环境适合的条件下，人们许多不同的特征就会被确定为病历上的不正常，或是残疾。然而，只有在没有坡道和电梯的情况下，一位坐在轮椅上的人才会成为“残疾人”。实际上，当今人们使用的“正常”这一术语也是来自神经多样性运动。这项运动的成员认为，“神经标准人”并不真正意味着“正常”。严格地说，它只是用来指称那些符合社会的正常人定义的人。

近来，我为我的学生对常见精神疾病的患病率做了一个估算：在美国，有8%—9%的儿童患有注意缺陷与多动障碍；在某些州，孤独症的患病率估计超过了2%；8%—10%的儿童患有焦虑症（anxiety disorder）；大约1%的成年人患有精神分裂症；超过2.5%的成年人患有躁狂抑郁症（bipolar disorder，亦称“躁郁症”）；在18—25岁的成年人中，严重抑郁症的患病率大约为11%。一个学生诙谐地问道，“难道没有人是正常的吗”？

我回答说：没有。谁都不正常。而且，正是由于我们长期以来一直在使用“正常”这个概念来判断我们可以接受或排斥哪些人进入我们的社会圈子，所以现在，我们应该认识到，“正常”这个概念是一个具有高度破坏性的臆想。我的学生们经常说，因为我们现 xx
在更加重视多样性的价值，也包括神经多样性，同时，今天“因为人们对自己的生活采取更加开放的态度”，污名的现象有所减少了。但是，当我问他们，为什么现在人们采取更加开放的态度时，他们又说，“因为污名的现象减少了”。他们将因和果变成了一个相互环绕的怪圈，于是，我们一直未能弄清，应该如何解释我们所经历的转变。

关于历史和文化中基本因素的力量是如何在长时间内创造了污名化的机制的问题，只有很少的学者进行了深入的研究。[11] 在以污名现象早已并且一直都存在为假设的前提下，一些极具同情心的学者将他们大部分的职业生涯投入关于污名现象的学术研究中，他们研究的关注点集中在现时的状况：给人贴标签以及成见是如何孤立了污名操作的受害者；精神疾病的患者如何失去了他们的社会地位，并受到歧视；在将自身的情感危机对外界保密，并将自己与社交互动彻底隔离的同时，患者个体在必要时如何通过经常极力迎合所感知到的规范，以掩盖自身被污名化了的现实，并以此来管理自己的差异。无论如何，我们对于一些污名是如何产生的，是什么样的力量维持了它们的存在这样的问题了解甚少。[12] 比如，为什么在一个社会中同性恋被认为是精神错乱，而在另一个社会中则被定义为犯罪行为，在第三个社会中却被看作人类发展的正常部分？为什么在一个历史时期，战争带来的心理创伤就意味着男性士兵的软弱和女性化，而在另一个历史时期则被认为是爱国主义的表现？欧洲和北美的现代工业化社会能够从精神疾病污名化的历史中学到哪些教训？我们又将如何使用这些知识来进一步对那些受到污名化最大打击的患者进行治疗和护理？同时，我们又如何能帮助具有其他历史背景的其他社会的人们，减少他们的病痛？

这些问题的答案不太可能在基础科学中找到。我们现在不能，而且将来也很可能无法做到，在显微镜下面发现精神疾病，或是在实验室里测量它们。它们是由很多我们无法想象的因素形成的
xxi 经验——基因、童年经历、富有、贫穷、友谊、教育程度，等等。然而，顶尖的精神疾病专家们，如美国国家精神卫生研究所的前所长，都设想着，有朝一日我们能够非常精确地发现精神疾病在生理上的原因，并发展出更加有效的治疗方法，最终减少污名现象。现任美国国家卫生研究院（NIH）院长弗朗西斯·柯林斯（Francis Collins）在担任国家人类基因组研究所（NHGRI）所长时指出，“现在时机已经成熟，我们应该在详细了解分子特征的基础上，集中精力了解，并在可能的情况下，对所有人类疾病进行新的分类”[13]。这种观点认为，精神疾病很可能是基因变异和神经系统疾病造成的，它们是大脑的疾病，而不是自我或社会的问题。

我们不应该排除最终发现某些特定精神疾病的病因，并以此减少污名现象的可能性。众所周知，当我们对于艾滋病毒/艾滋病和它的传播机制有了深入的了解，并研发出有效的治疗方法，而将它由致命的疾病转变为慢性疾病之后，人们对于它的恐惧和隐瞒才开始有所减少。由于化学疗法和免疫疗法在癌症治疗过程中的成功，

人们对于癌症的态度和行为也发生了同样的变化。死于癌症的人的讣告也早已不再像二十年前那样讳莫如深。那时候，癌症还是一种非常神秘的疾病，于是，死亡通知上常常只是写着：“她因长期患病而去世。”但是，考虑到人类大脑的复杂性，精神病学距离这样的成就还有万里之遥。毕竟，几十年以来，一直都没有研发出真正新型的精神科药物，而医生们对于现有药物的改进最多也只是渐进式的小小量变而已。

不仅科学家们对于导致大多数精神疾病的原因知之甚少，而且就其定义而言，精神疾病实际上就是不知道原因的疾病。它们是一个人一生中给其带来深切痛苦和严重缺陷的一些行为方式。自 1980 年以来，在各种不同版本的精神科医生诊断手册，即《精神疾病诊断与统计手册》（*Diagnostic and Statistical Manual of Mental Disorders*，*DSM*）中，仅仅提到为数不多的一些病症的致病原因，而精神疾病的种类则有几百种之多。其中列举的病因包括：创伤后应激障碍是心理创伤的结果，丧亲障碍（bereavement disorder）产生于丧失亲人，反应性依恋障碍（reactive attachment disorder，RAD）则来源于儿童时期的病理性照顾。如果某种精神疾病的病因得到了确认［如 Rett 综合征（Rett's Syndrome）是由于一个名为 MECP2 的基因发生变异的结果］，那么，它就会被从《精神疾病诊断与统计手册》中删除， *xxii*
而被归类于遗传学和神经病学的领域。实际上，美国精神医学学会（American Psychiatric Association，APA）建议临床医生，只有在排除了“非精神病医学病症”或“某种物质导致的直接生理效应”的情况下，才可以做出精神疾病的诊断。

还有一点必须指出的是，与癌症和艾滋病不同，并没有任何证据可以证实，在生物学领域发现的病因可以减少对神经或精神疾病患者的污名现象。例如，在亚洲、中美洲和撒哈拉以南的非洲，尽管人们对其生物学和生理学方面的原因，以及当前有益的疗法都已经有了广泛了解，癫痫病（epilepsy）却一直都是遭受污名化最为严重的精神疾病之一。[14] 发现一种疾病的病因和治愈它的医疗手段并不意味着可以消除针对它的污名现象，这种现象在精神疾病领域尤其严重。正如我们稍后将会看到的事实所显示的那样，面对一种以大脑为基础，并且有效又安全的治疗手段，如电痉挛疗法（electro-convulsive therapy），人们就算不是怀着彻底敌对的态度，至少也始终都深怀恐惧。而接受这种治疗的患者也都对此保持着“不足为外人道”的态度。确实，有些时候，人类变异的生物学模型弊大于利。

我所从事的文化人类学领域研究，是作为对于欧洲早期进化论思潮中使用生物学术语定义人类的一种反应而产生的。19 世纪的思想家以科学为武器，他们认为，如果自然法则支配着世界各地所有人类种族的发展，那么，欧洲以外的各个民族自然就区别于欧洲人，因此，他们在自然界人类的等级排列中就属于下等人种。同理，这些思想家也相信欧洲人中的穷人、精神疾病的患者，或是发育残疾的人也都属于下等人种。通过透析世界上难以计数的信仰和宗教实践，人类学挑战社会排斥机制，即基于种族、阶级、性别差异的社会歧视和将“疯狂”体制化的做法，比如医生、科学家和政策制定者们曾经以生物学作为理论基础，以达到这种社会排斥的目的。[15] 文化本身塑造了天生差异的幻象，并在这些差异的基础上产生了诸多歧视现象。如果有什么本领可以算作人类真正能力的话，那就是我们将自然现象转变为文化行为的独一无二的天才能力。

因此，尽管它确实是一部进步的历史，但本书的主旨并不在于历数科学知识的发展历史。在过去几个世纪的进程中，无论是医学还是其他科学的进步，都未能减少对于精神疾病患者的污名现象。xxiii
污名化作为一种社会过程，可以通过文化史中人类所塑造的排斥形式来解释。我们对于精神疾病的判断标准来自我们在不同时期、不同地点对于完美社会和完美个人的定义。污名现象的高潮和低谷都取决于社会结构的深层条件，其中的核心因素就是资本主义、个人主义和个人责任的意识形态，以及战争、种族主义和殖民主义的复杂遗产。我们关于精神疾病极具动态性的概念正是文化激变浪尖上的冲浪者，当科学或医学看上去确实减轻了病痛带来的耻辱时，他作为文化的仆从，也会这样做。

正如所有的历史一样，对于精神疾病患者的污名现象史也并不只是向着一个方向发展。它充满了曲折、转向和无法预料的后果，充满了巨大的进步和令人不安的挫折。例如，美国很多少数族裔社区仅仅得到很少的精神科保健服务，不仅因为这些社区获得服务的机会太少，还因为当地的文化潮流使得社区中的家庭将精神障碍看作家庭秘密，同时，社区居民还培养了对于医疗机构的不信任态度。在这些社区，匿名的酒鬼依旧保持匿名。然而，像“心理健康”这样的词实际上就是专门为了避免与疾病相关联而设计的。甚至美国国家精神卫生研究所，即专门致力于研究精神疾病的主要联邦机构，也并不自称为“美国国家精神疾病研究所”，尽管大多数其他的国家相应机构都以相应病症的概念命名（例如美国国家癌症研究所、美国国家过敏和传染病研究所）。在当今的媒体活动中，很多士兵都会公开地讨论创伤后应激障碍，但是，长期以来将精神疾病看作意志薄弱的标志的思想阻碍了现役士兵在服役过程中寻求帮助。[16] 科学教（Scientology）在洛杉矶日落大道开设了一座免费博物馆，* 并将其展览命名为“精神病学：死亡的行业”，旨在将从纳粹法西斯对犹太人的大屠杀到9·11恐怖袭击事件的一切不幸事件全部归咎于精神病学。

长期持续存在的污名现象阻碍了人们产生寻求帮助的意愿，甚至今天最为严重的精神疾病，从症状出现到患者得到初次治疗，相
xxiv 隔的时间也是极为惊人的漫长。在美国，从第一次出现精神错乱的症状到初次接受治疗之间的平均时间为74周。[17] 尽管近年来，人们对于人类个体具有不同特征的事实的接受和理解程度都大有提高，但是，很多诸如精神分裂症和滥用药物**等神经疾病的病症依然还是严重污名化的对象。它们引起人们的恐惧，因为这些病症严重威胁着我们关于自我控制和个人独立自主的现代理想。

但是，在本书中，我想向大家展示的是很多正面的发展。我会先带你回到1941年，描述约翰·菲茨杰拉德·肯尼迪（John Fitzger-

* 科学教：亦称“山达基教”，L. 罗恩·哈伯德（L. Ron Hubbard）于1952年创立的新兴宗教，因对其成员进行洗脑、操控、诈骗或剥夺财产、与家人隔离、身体及心理私刑等一系列违反宪法和法律的行为而在许多国家受到禁止或监控。——译者注

** 滥用药物：使用法律定义中的毒品类或其他刺激性药物。——译者注

ald Kennedy）23 岁的妹妹罗丝玛丽·肯尼迪（Rosemary Kennedy）的情绪多变和反叛行为。在家人的压力下，她接受了脑白质切除手术（lobotomy）。这给她的大脑带来了永久而又严重的损伤。你还会认识爱利克·埃里克森（Erik Erikson），心理学发展史上一位极其重要的人物。1944 年，他将自己患有唐氏综合征（Down syndrome）的儿子尼尔送到精神疾病患者的收容机构，并向朋友和其他子女解释说，尼尔出生时就是死胎。他非常担心，自己患有唐氏综合征的儿子会毁坏他的名声。1949 年，美国前国防部长詹姆斯·福里斯特尔（James Forrestal）成为公众关注的人物。不让他得知自己的抑郁症诊断结果导致他丧失了生命。由于没有立即采取相应的治疗措施，福里斯特尔自杀身亡。在 20 世纪 60 年代，很多医生将孤独症的病因推到整整一代热情而充满爱心的父母身上，指责他们对待子女态度冷淡，还虐待儿童。这些医生还建立了收容孤独症儿童的机构，目的在于使他们摆脱——正如布鲁诺·贝特尔海姆所言——“他们母亲的黑色乳汁”。[18] 女演员格伦·克洛斯（Glenn Close）是一位精神卫生保健的坚定倡导者。她写道，关于疾病的沉默几乎导致她妹妹自杀。“在我的家庭中，根本就没有一个词用来指称精神疾病。”她说道。著名的污名现象研究者斯蒂芬·欣肖（Stephen Hinshaw）曾经告诉我，在 20 世纪 60 年代到 20 世纪 70 年代期间，他一直弄不明白，为什么他父亲会好几个月都不回家。直到他成年之后才明白，父亲因患有躁郁症，所以需要经常住院治疗。“从我的童年到少年时代，”他说，“我只知道，我不应该询问这件事。”[19]

在接下来的几页中，我将回顾人们是如何将精神疾病的患者视为异常，并在社会关系中将他们边缘化，歧视他们，甚至用他们做

人体试验的历史。当然，疾病和污名现象是完全不同的概念，然而，在欧洲和北美，几个世纪以来，精神疾病和污名现象之间一直
xxv 存在着不可分割的联系。在此，应该讲述两段历史。我们从工业革命的初始阶段开始——在这个时期，通往普世成规的长征刚刚开始—— 一直发展到现在。而当今时代是有史以来许多精神疾病和多样性的存在生存方式受到污名伤害的可能性最低的时段。我们将会发现，精神疾病是一种现代现象，从它们被发明的那一刻开始，便一直受到污名化的伤害。

本书还记载了一些历史上的污名模式，以帮助我们理解精神疾病污名化机制的形成和发展动态。其中一个重要的模式就是资本主义模式。在资本主义制度中，不具备工作能力是现代社会的典型疾病，当然也是精神疾病被污名化的直接根源。污名现象并非源自愚昧，或是缺乏知识，而是源自一种理念，即将精神疾病看作一种懒惰、一种无法实现理想的人格。这种人格的特点是，能够为自己的生存和经济发展而工作。[20] 为了达到赋予它一个名称，并使之成为污名化对象的目的，精神疾病必须首先被定义为一个不能上班工作的劳动者的疾病，而后再被定义为一种人格上的疾病，而不是身体上的疾病。精神疾病被看作根植于个人和个人责任中的研究对象，而不仅仅是个人种族、性别或社会阶层等因素带来的必然结果。污名化的操作步骤首先是确定一个个人，表现他不仅不能遵守社会秩序，而且还要使他的精神疾病成为使他长久失去人性的劣等标志。

很多这一类的再定义现象都发生在精神疾病患者的收容院，比如著名的贝特莱姆皇家医院（当地人只是将它简称为“贝特莱姆”，

这个词的本义就是“混乱”）。在这里，无论出于什么原因，不能投入正在出现的经济大潮的人就会受到行动自由的限制，并受到纪律的处罚。这里并不是在说，资本主义制造了心理损伤，而是说，在资本主义制度中，心理障碍被赋予了新的意义。只有在患者行动自由受到限制的条件下，医生们才能对大量精神疾病患者进行观察，并针对这些病症发展出一套命名和分类的方式。

在北美和西欧的大多数地区，由于我们是在资本主义框架内形成了个人的概念，于是，那些最经常被污名化伤害的人往往都是不能达到现代劳动者理想标准的人，即一个自主、自立的个人。在像美国这样社会等级差异非常小的国家，我们非常重视个人的独立性，重视个人在社会和经济上的流动性和自足性。[21] 早在1835年，xxvi
亚历克西·德·托克维尔（Alexis de Tocqueville）就已经注意到，美国人是他们自己最理想的主人，为自己负责而不依赖于任何其他人（上帝可能除外）。一个美国人“只作为他自己存在，只为他自己存在”。[22] 在那个时代，很多因有残疾而工作能力受到限制的人经常不愿被人看见，那么很多人不去寻求治疗，当然也就不奇怪了。在社会主义国家里，情况未必更好，因为资本主义所倡导的独立和生产力的理想远在社会主义出现之前便已经牢固地确立了。

之后，我将讨论这个问题：如果将像资本主义这样的经济力量创造了精神疾病的污名现象作为现代劳动者理想的对立面，那么，资本主义的发展应该同样影响了污名化的机制以及我们关于我们自身的观念。确实，经济的发展使得以往被排除在教育和工作岗位之外的人获得了更多进入经济生活的可能性和机遇，那些被称为“神经多样性”“不正常”或是“孤独症患者”的人越来越多地成为这个人群的成员。在21世纪，一位能够独立经营、在家中工作、能够兼职，并能够将带薪工作与照顾家庭或志愿服务相结合，能够进行虚拟互动而不是亲自互动，甚至还和父母住在一起的人，才会被定义为有价值的。他们在社会交往中可能非常笨拙，只有局限于科学和技术方面的兴趣，更乐于与他人在网上进行交流，而避免与人见面。他们可能乐于从事重复性的行政和技术性工作，而其他人则会认为，这样的工作很困难或者极端无聊。过去很多仅对科学或计算机感兴趣的人，如比尔·盖茨、作家史蒂夫·西尔伯曼（Steve Silberman）和其他企业家，都曾经被称为患有“怪才综合征”（geek syndrome）[23]，而今天，他们则是我们中间的英雄。高科技经济确实为科技怪才们报了仇。

我所研究的另一种历史模式是以战争为背景的战争模式。第一次、第二次世界大战，朝鲜战争，越南战争使得很多精神疾病浮出水面，呈现在人们面前。正如我们所熟知的那样，精神疾病患者的收容院使得精神疾病的概念得以产生，战争的环境使得精神病学和心理学融合成为一门真正的学科。确实，纵观历史，精神卫生专业学科不能被描写为一门知识缓慢增长的学科，而是一门在战争期间
xxvii 知识大爆炸型的学科。同时不应忽略的是，在两次大战期间出现了一个长期持久的遗忘阶段。在这一时期，临床医生和研究人员对于从过去冲突中所汲取的教训全然不知。

精神疾病患者的收容院加剧了人们因心理问题而产生的羞耻感，无论是在军队里，还是在民间，战争都减少了这种羞耻感。在战争期间，无论是在战场上，还是在战场外，精神障碍被看作对于环境压力的反应，因而被普遍认为可以接受。由于士兵实际上受雇

于军队，那些战前在社会上可能失业或是被污名化的受害者被融入一个新的群体中，军队的机构和行为规范淡化了他们在个性上与常规间的差异。根据美国和英国的记录，战争期间，因雇员参加战争而空缺的职位由战争之前失业的残疾人填补。但是，战争及其后果表明，我们在减少污名化的战役中所取得的胜利也是非常脆弱的，因为，在战争期间所实现的进步很容易消失，社会往往会在战后又倒退回战前的状况，人们依旧像战前那样因精神疾病而感到羞耻。在整个20世纪，一种反复出现的模式是，在战争结束之后的几年中，当慢性精神疾病所造成的经济负担使得政府面临预算紧张的状况，并且，当患有精神和肢体残疾的人将工作岗位让位给退伍军人时，精神疾病所导致的耻辱感和污名现象便又会渐渐出现。只有在战争持续多年的情况下，这种模式才会受到破坏。自从这些战争爆发以来，美国军队比美国历史上任何时候都更加密切地关注精神疾病的污名化问题，在消除精神保健障碍方面的努力一直都没有减弱。

军事精神病学可以作为一种缩影，我们可以从中看到对精神疾病的诊断、治疗以及患者因此受到道德判断的状况，并以此为根据推想其在整个社会范围内的普遍趋势。例如，在第二次世界大战期间，我的祖父曾驻扎在北非。像他那样的科学家第一次意识到，美国社会中的精神疾病是多么普遍常见，源自人体之外的压力源是如何刺激或激化情绪的剧烈爆发。并且，他还意识到，我们需要将更多的医生训练成为精神科的医生。最为重要的是，人们应当懂得，精神疾病可以在精神疾病患者收容院和医院之外得到治疗。作为对战争的直接回应，哈里·S. 杜鲁门总统成立了美国国家精神卫生

xxviii 研究所，并命令军方编写精神障碍的诊断手册，以确保临床医生和研究人员诊断工作的标准化程度。《精神疾病诊断与统计手册》第一版（DSM-Ⅰ）就是在第二次世界大战期间，由军方医生和专家编写的（当时被称为“医疗203”）。1953年，它又由军方专家改编成适于民用的诊断手册。

到了1973年，民间精神病学的机构得以建立，与美国普遍反对越南战争的民间抗议活动同时发生的是，这些民间机构制定了禁止军方精神科医生加入美国精神医学学会的决议。许多人都认为，军事精神病学最好不与主流精神病学产生任何关系，而这个决定中最坏的，也是最不道德的努力就是，极力说服心理受到极度伤害的战士重返战场。而这些民间精神科医生却也已经忘记，或许他们根本都不知道，那些他们自己所推崇的理念和实践，例如社区、团体心理治疗，以及作为预防措施的精神病筛查、急性应激反应的治疗、短期心理治疗和社区精神病学，都是最先在军队中开始的。

我所研究的第三种历史模式是精神疾病日益深入的医疗化。医疗化是一个过程，通过这个过程，我们可以诠释日常生活中的方方面面，包括非医学性的问题，好像它们就是医疗问题一样：似乎变性者就会成为病理性的“性别不安”，具有一定的身材就是“肥胖综合征”，或者，分娩几乎成为在医院里受到医生们全面关注的病例。[24] 当我们使用疾病术语描写我们自己和思考相关的问题时，当我们针对我们的问题寻找技术或科学的解决方案时，我们可能会忽视疾病和它的污名现象在社会中的根源。我们将会看到，每一个社会和每一个历史时期，都有着各自的合理化机制，使得生理和情感上的痛苦变得可以接受。经济、亲属关系、政治和技术以及社会的其他方面，都在塑造我们的经验方式，塑造我们谈论和判断疾病以及残疾的方式。精神疾病的医学化本身是一个文化产物，一种意识形态立场。它建立在一种信念之上，这种信念首先认为，我们可以将身体和精神分开来观察；这种信念中的第二个层面就是认为，我们可以将人的精神与他所生活的环境分割开来思考，似乎文化只是一种令人心烦的麻烦因素，只会给生物学的现实带来扭曲。

将身体和精神分割而论是西方哲学中更加令人困惑的遗产之
一。如果没有它，我们可能根本不会产生这样的想法，即认为尽管 xxix
人的心灵感受产生于大脑这个生物体，但心灵还是会产生它自己独立的疾病，或者我们也根本不会发展出像精神病学这样一种专业化的学科。如果没有这种身体和心灵分割而论的理念，那么，今天，针对精神疾病的污名现象可能就不会那么严重了。同样，为了挽救患者而使用直接作用于大脑的精神科的医疗手段——如电痉挛疗法——也就不会成为给患者带来污名伤害的原因，它就会像使用心脏除颤器产生的电震来拯救患有危及生命的心脏病的患者一样司空见惯。

对于那些身体不适，但其症状不符合任何一种医学模型的患者而言，将身体和精神分割而论的理念依然在阻碍着向他们提供必要的心理保健方面的帮助，比如，一位医生向他患有头疼或者背疼的患者解释说，X 光片上并未显示出他有什么“身体上”的问题，因此，他或许可以去寻求心理治疗。很多患者都会因为这种建议而觉得受到了侮辱，似乎医生放弃了对他们的治疗，或者只是说“那只是压力造成的”，或者说一些“不要抱怨，振作起来”之类的话。没有人能够估计，会有多少人受到身体病痛的侵扰，而实际上完全可以从心理保健护理方面获益而消除身体上的病痛，却又从未去寻求这方面的帮助。只是因为，他们自己确信，身体上的病症与精神健康无关。另外，也是因为，当精神疾病被污名化的时候，身体上的疾病会更容易为社会所接受。很有可能出现的情况是，精神疾病的耻辱可能会导致许多患者无意识地通过身体去体验情绪上的痛苦。比如，在第一次世界大战中，与那些长久遭到敌军炮火攻击、久经战阵的士兵相比，尽管有些士兵并没有在战场附近服役，但他们身上还是出现了非常清晰的“炮弹休克症”（shell shock）症状。他们的这些症状得到社会的接受，对于他们个人和周边的人们来说，这也是一种可以接受的解释。

尽管，事实上，我们所有人每天都会通过我们的身体临时表达我们的情绪。比如，当我们心情紧张的时候，肚子里像是有很多蝴蝶在上下飞舞，或者，我们的手心会出汗。但是在美国，有这么一种倾向，人们总是反对通过心理状态来解释身体上的长期不适。行动失控、非癫痫性发作性疾病、部分失明、缄默症、瘫痪、皮疹、腹泻和慢性疼痛都可能是精神疾病的症状。西方工业国家以外的社会中的人们并不会质疑这一事实，因为，他们更倾向于通过身体去
xxx 承受心理上的痛苦。他们感到恐惧焦虑时就会觉得胃疼，而感到伤心和绝望时，就会有四肢灼痛或刺痛的感觉，等等。

最后，还有一些关于术语的问题。读者们肯定已经注意到了，我在这里使用“精神疾病”（mental illness）这个术语，而不是像精神科医生那样使用专业术语“精神失常”（或称“精神障碍”，

mental disorder)。我的根据是这样的：第一，“失常”这个词本身就意味着存在着那么一种“正常”的状态，尽管我们彻底不知道，“正常”的精神状态到底应该是什么样子的。“失常”还会令人想到它的另外一层意思，它过去曾经被用来描述那些精神疾病患者没有组织自己的生活和融入社会环境的能力，因此，它加剧了那些用于描写精神病态，却又非专业的、贬义的字词和语汇的出现。在这些词语中，很多语汇都是通过比喻的手法来表示精神“失常”和“意识破碎”，比如，“脑子里缺根弦儿”“颠三倒四”“没头没脑”“六神无主”“心惊肉跳”“人格分裂”。第二，“失常”这个词还意味着，这种疾病扰乱了身体和心理的正常和系统的功能，“疾病”(disease) 这个词则是指生病或者伤残的经验。正如人类学家兼精神科医生克勒曼(Arthur Kleinman)所见，“疾病”和“失常”都是医院中的专业术语，有利于在医学框架中交换关于患者的信息；而“疾痛”这个词则强调“病症”在个人和社会层面上的意义，也就是说，个人在“经验其中的症状和痛苦时的感受……患者自身、他/她的家人和周边的社会关系网络中的其他成员对于他/她的症状和残疾的接受和反应，以及日常与之共处的情况”。[25]“病症”将我们的注意力引向肌体生物性的过程，而“疾病”则为我们描述它在生命和生活中的现实。

归根结底，医学和其他科学所制定的那种理性的、客观的、非个性化的疾病模型永远也不会将精神疾病精确地放进它们的框架。其原因并不在于精神病学科的失败，而是因为我们希望它成为我们心目中的学科，也就是说，我们希望它成为医学中的一个分支，尽管这种希望根本不可能实现。在几个世纪之前，医学被定义为艺术，而现在它则披着数字和图像的外衣，似乎这样就可以登堂入室地来代表真实。[26] 这只不过是个神话而已。儿科医生对于构成“正常”成长和发育做出推测，心脏科医生对患者的血压做出过高、正常或过低的判断。内科医生则向患者提出生活方式方面的建议，包括每人每周可以允许的饮酒量、应当达到的运动量等，他们认为只有这样才能保持身体“健康”的状态。例如，2020 年，在测量血压时，某种测试结果被认为是高血压的客观标志；然而，这并不是因为，自然界中原本就有那么一种绝对的低血压、正常血压和高
xxxi 血压的数值，而是因为，与 2020 年医生们所设定的正常血压数值相比，这个测试结果表示高血压而已。实际上，高血压甚至都不是一种病症，测量血压只是对于病症发生的危险程度的一种测试。保健医生们最为关注的首先是治疗疲倦和身体的疼痛，但疲倦和疼痛并不是诊断，因此，它们当然也是无法被测量的。

由此，精神病学实际上是在仿效一个虚假的偶像，一个根本不存在的臆想。医生们通过研发和共识形成了一系列模型，而他们所发现的现实并不会像这些模型所描写和观察到的那么多。相对于治疗身体上的病症而言，他们更多的时候也只是在治疗症状。在我们看来，精神病患者缺乏客观的或以事实为基础的表述，那只是因为，我们迄今还没有数字和图像在引诱我们将它们作为真实而付出信任。

让我们来想象一位妇女，她刚刚被确诊了乳腺癌。她的病症是医生们用肉眼就可以看到的。于是，我们便会推测，认为有那么一种特定的经验性的现实使得医生们做出这个诊断，而精神疾病却没有这样一些经验性的现实。医疗技术人员可以在显微镜下研究肿瘤

及其细胞，并通过实验室的测试数据来描写其特征。然而，这才仅仅是开始。由于这个诊断，这位女士对于未来的设想很可能会发生改变。她原本认为最为坚固的人际关系，如与自己的伴侣或其他家庭成员的关系可能都会发生变化。原本她以为非常亲近的朋友会由于他们自己对癌症的恐惧而疏远她，而另一些原本只是熟人关系的人则会成为全心全意支持她的朋友。无论如何，与她得到诊断之前相比，她周边的社交关系将会发生很大的变化。

这位妇女所属的不同社会阶层也会使她对于这个诊断产生不同的诠释：她可能会认为，一个恶毒的巫师或巫婆在她身上施了魔法而制造了癌症，或者，她自己或是她周围亲近的人做了什么错事，所以，（单数或复数的）神灵让她不得安宁。她可能也会想到，她是从父母那里继承了癌症的遗传易感性，而且，现在她会开始为自己女儿们的未来而深感担忧。甚至她所寻求的医疗诊治手段也会受到她的文化背景的影响，这关系到她是否会去教堂为自己的健康祈祷，是否接受手术、化学疗法或放射疗法，使用草药，或是去寻求 xxxii
萨满巫术的帮助。如果在她生活的社会里，乳房与一个女人的女性特征和魅力直接相关，那么，她对于自己作为一个女人的感觉，包括别人对于她的女性程度的看法，都会发生变化。在世界各地，在视觉艺术和诗歌的放大镜下面，人们可以最深刻地体验和理解乳腺癌的价值和含义。

换句话说，如果将病症视为疾病，人们对于病症的经验并没有被“写进”癌细胞、细菌或病毒分子或我们基因组里。甚至，就算有朝一日，我们成功地将精神疾病降低到了生物性的材料和机制的层面，那么，对于这些症状的诠释仍然是我们自己创造的。

第一部分　资本主义

1

人人为己

过去是一个异国外邦：

那里的人都在用不同的方式做事。

L. P. 哈特利，《送信人》（1953）

以采集和狩猎为生的均纳西族人*生活在西南非洲的纳米比亚卡拉哈里沙漠中的边远地区。2017 年，我最后一次访问那里的时候，认识了一位名叫塔姆左的人。他有时会听见自己脑子里有一些愤怒的声音在对他说话。每个月一次，他都会步行前往 12 公里之外的医院，去领取抗精神病药氯丙嗪（Chlorpromazine，CPZ）。当我和塔姆左、他的妻子和他们的两个孩子坐在他们的小草屋外聊天的时候，全村二十几位村民也都会聚集到这里来。塔姆左的妻子完全没有顾虑，并不会考虑到她的话会给自己带来什么尴尬。她直截了当地说：“每个人都知道，他如果不吃药，他脑子里的声音就会再次出现。这些声音对他说，他可以用自己的思想杀人。”这些声音并不是直接来自塔姆左自己的大脑，而是邻村发出的复仇灵魂的力量。因为，据说几年前，塔姆左的一个表兄在那个村子里强奸了一位年轻妇女。她的亲人们发出的复仇的灵魂聚集到了塔姆左的脑子里。并不是因为塔姆左自己做错了什么事，而是那些复仇的灵魂随意挑选了一个“落脚点”。所以，塔姆左的疾病并不是他自己的过错造成的。

3

4

当地传统的治病术士*作法也只能实现安抚这些复仇灵魂的目

---

* 均纳西族人（Jun/oansi）：桑人（San People）的一个分支。桑人是生活在南非、纳米比亚、安哥拉与博茨瓦纳等国的原住民，以采集和狩猎为生。

* 治病术士：民间传统的治疗师，使用草药、巫术、多神教或萨满的祈祷等方式治愈疾病。在原始民族的各种宗教信仰和传统的影响下，出现了各种形式和组合的治病术士，如凯尔特文化的德鲁伊，美国印第安文化的巫医，很多民族和宗教中的萨满，世界各地不同文化传统中统称的巫师、巫婆等。同时，他们与民间医生的异同也很难统一划定。在医药不发达的时代和地区，他们除了主持宗教活动之外，也承担为自身社会组织中的成员治病、接生等工作。因为他们的工作过程经常与宗教行为相关，并且治愈过程无法通过科学方法证实，不符合“实证医学”的规范，因此被归属于“替代医学”。——译者注

的，却无法将祂们从塔姆左的大脑里彻底驱逐出去，因此，塔姆左也会去寻求西医的帮助。医院的工作人员在他的病历上记录的诊断说明中写着：精神分裂症。但是，只有西医医生们自己在使用这个术语。在均纳西族人自己的语言中，除了“奇怪”和“疯狂”等日常的词汇之外，并没有“精神分裂症”或者“精神错乱”之类的术语。无论如何，如果一个人是个疯子，他也只是在表现出疯狂症状的时候才是个疯子。像塔姆左这个人，至少现在他跟大家谈话的时候，并没有表现出妄想或幻听的症状，因此，在他生活的村子里，他并不是个“疯子”，也没有因此而成为污名操作的受害者。当然，他肯定具有那些我们在北美和欧洲称为精神分裂症的病征，而唯一的区别就在于，均纳西族人使用另一种概念来定义这些症状。在家里，塔姆左是一个恶毒法术的受害者，而只有在医院里，他才是一个精神分裂症的患者。

在另一个村子里，9 岁的格实不会说话。他会时常地将舌头放在上齿的下面，不断地发出“th［ð］”这个音。他这么做时，还经常流口水。他会用很奇怪的动作将手指放到自己的面前，几乎不与人发生眼神的接触，并且很喜欢独处。在这个采集狩猎者居住的村子里，有一个破旧的行李箱。当其他的孩子都喜欢假装它是一只毛驴，骑在上面玩耍取乐的时候，格实却只喜欢来来回回拉动箱子上面的拉链。有时候，与他同龄的孩子也会嘲笑他，因为他实在是太与众不同了，但是，他们同样也会照顾他、帮助他。家长们都会教育自己的孩子们，不能欺负格实，甚至，被他打的时候，也不可以还手。均纳西族形成了一个非常平和的社会，在人类学家的文献中，他们被称为“和平而无敌意的民族”。[1]

格实的父母告诉我，在他还是个刚刚学步的幼儿时，他因为得了麻疹而几乎丧命。从那个时候开始，他就开始有现在这个问题。尽管父母从未带格实去过医院，然而，如果一个美国的医生看到他，很可能就会做出一个诊断——格实患有孤独症。因为，他表现出孤独症所有的典型症状。他的父母和邻居们在谈起格实的时候，全都赞不绝口。“为什么我们要带他去看医生？”他父亲问我，“他得了麻疹都没有死掉。他放羊还特别在行。无论是白天还是黑夜，他随时都知道羊在哪里。”他父亲还说，格实有着惊人的记忆力，无论你在丛林中丢失了什么东西，刀子也好，箭矢也罢，他都能找回来。当我问格实的父亲是否有所担忧，比如说，如果他和他的妻子去世之后，还有谁会来照顾格实的时候，他非常迷惑地看着我。5
而后，他用手指着他的邻居们说，“我们总不会全都同时一起死掉吧”！

我当然不是要制造均纳西族的社会像田园诗般祥和优美的假象，但我们都可以从中学到很多的东西。均纳西族人塑造了一个包容差异的社会，而在我们的社会里，我们则是在回避这些差异。均纳西族的社会成员完全不会以神经分裂症或者孤独症来定义一个完整的人，他们也不会要求任何人独自生活，并且为他自己的成功和失败担负全部的责任。而在北美和欧洲，长久以来，我们都将个人的自由独立理想化，崇拜那些创造了最多资本的人，而歧视那些仅创造了少量资本的人。实际上，恰恰正是出于对于独立自主的盲目崇信，在欧洲工业革命的早期阶段中，人们创造了精神疾病最早的类别。这种做法的思想基础在于，将不具备生产能力的劳动者分门别类。在资本主义社会中，精神疾病和依靠家庭的生活方式成为可耻的标志。相比之下，格实父亲的看法发源于他所生活的那个社会。在那个社会中，有很多的人都会主动地照顾他人，并且残疾人还会得到很多的社会支持。在他们的村庄里，没有人渴望成为一个自立的个体，一个我们在西方资本主义社会中看到的个人和劳动者的典范。同时，那里对残疾人的污名现象也少得多。在格实和塔姆左生活的社会里，没有人会向他们的家人提出那个每个美国孤独症孩子的父母都无法回避的问题：你的孩子将来是否能独立生活？

从人们防止针对肢体残疾者的污名现象的以往经历中，我们也能学到一些经验，如马撒葡萄园岛（Island of Martha's Vineyard）上第一批英国移民的经验。

今天，这座小岛是一个富庶的度假胜地，距离波士顿 129 公里，从马萨诸塞州的伍兹霍尔（Woods Hole）乘渡轮只需要 45 分钟的时间即可到达。在过去两个半世纪的时间里，它曾经是一小批英国殖民者和他们后代的家园。17 世纪初，英国人首次来到这座岛上。当时，这座岛是几千名万帕诺亚格印第安人（Wampanoag Indians）的聚居地。正如整个北美殖民地的其他地区一样，殖民者的
6 到来使得岛上的印第安人口数量迅速减少。与此同时，英国殖民者的人口激增。此后的几代殖民者之间相互通婚，他们甚至很少到仅仅 38 英里之外的楠塔基特岛（Nantucket）去，更别说会到波士顿去了。[2] 至 18 世纪中叶，在全岛 3100 位英籍居民中，只有 30 个不同家族的姓，连续多年的近亲繁殖的后果开始显现出来。

于是在这个封闭的基因库中，遗传性的疾病开始出现了。至 19

世纪后期，一些村庄中有近四分之一的居民患有不同程度的遗传性耳聋。而患有重度耳聋、轻度耳聋和听觉正常的人们共同发明了一套手语，以保证他们之间的交流。在没有可能与其他社群进行比较的情况下，岛民们认为，耳聋只是人类变异的一部分表现。实际上，在这里耳聋现象极为常见。甚至在20世纪所收集的口述史中，岛上殖民者的后代已经无法确定，在他们的先辈和友人的家庭中，哪些人耳聋，哪些人的听觉是正常的。“你看，”1980年，一位岛上的老者说道，“这里所有的人都会手语。”

这个社群与大陆上的任何社群完全不同。到了19世纪末，美国学校的教师开始禁止学生使用手语，因为他们认为，手语是一种原始的，甚至是野蛮的交流方式。他们深信，手语会抑制儿童智力的发展和社会能力的提高，并使得他们无法成为具有生产能力的社会成员。医生也强烈反对耳聋的人结婚生育，试图以这种方式防止他们有缺陷的基因阻碍人类的进化。在马撒葡萄园岛，耳聋是人与人之间一种不足为奇的区别，而在任何其他的地方，它肯定是一种缺陷。耳聋的儿童会被从正常儿童的群体中隔离出来，接受不同的教育，比如，他们的课程设置中会有“唇读”这门课。至第一次世界大战末期，美国80%的耳聋儿童的教育都不是通过手语来进行的。[3]

随着时间的流逝，有些人离开了马撒葡萄园岛，新的居民来到了这里，于是，遗传性耳聋也就渐渐消失了。[4] 1952年，最后一位患有遗传性耳聋的居民去世。[5] 然而，甚至在数年之后，当地人还是会记得过去的状况，很多正常人之间仅仅出于习惯，依然继续使用手语进行交流。他们记得，与大陆的情况不同的是，耳聋的岛民

并没有受到被隔离或边缘化的待遇。因为，每位岛民都会使用手
7 语，于是耳聋便不被看作一种残疾，因此，他们也从未受到歧视和污名的伤害。并且，也正是因为耳聋的岛民从未被看成一个特别的团体，因此他们甚至也没有被定义为“耳聋”。岛民们发明手语的成就在于，他们发展了一种让整个社会适应这种身体状况的文化。也就是说，他们的成功就是一个最好的例证，说明了是文化——而不是自然——在定义什么是正常，什么是不正常。正是文化造成了缺乏社会交往和近亲婚姻的状况，但也正是文化拥有足够的力量和创造性，发展出减缓其伤害的方法。正是由于全体耳聋的岛民全都完全地融入了社区生活，能够与所有人交流，因此，我们可以说，在马撒葡萄园岛上，没有人“耳聋”。

在某种程度上，社会学家欧文·戈夫曼的著作《污名——受损身份管理札记》（*Stigma: Notes on the Management of Spoiled Identity*, 1963）启发了大多数关于污名现象的研究。实际上，我至今还未曾发现，在社会科学中还有另一个主要概念像这个概念一样仅仅与一篇著作如此密不可分。戈夫曼认为，污名的过程是互动和表现的过程。也就是说，由于公众普遍的不宽容、无知傲慢和对他者的恐惧，污名的机制和现象便在日常生活的互动中不断地发展扩大。在戈夫曼看来，当个人具备与社会希望背道而驰的个体特征时，他便必须承担污名化带来的种种重负。污名的受害者不得不隐藏或减少暴露他们令人质疑的特征的概率。然而，由于戈夫曼主要关注的是研究日常的社会活动，即从事一种微观的社会学研究，因此，他的关注点

无意间离开了美国国内外产生污名现象的重大的历史和文化差异。

然而，正如上述来自纳米比亚和马撒葡萄园岛的例证所显示的一样，在不同的时间和地点，污名现象具有高度的变异性。它并不是源于无知，或是某个个人不具备相应的能力，来管理自己的日常生活和在公共场所的行为，而是来自某个特定的社会对于理想个人的定义。正如塔姆左和格实所在的社会及其历史塑造了他们的疾病经验一样，美国社会及其历史也同样塑造了美国精神疾病患者的疾病经验。由于我们生活在一个工业化的社会，于是，关于污名现象如何随着时间的推移而有所增加或减少的许多问题的答案，就应该到资本主义的发展史中去寻找。确实，在北美和欧洲，污名现象正是一个现代资本主义刻在闲散生活方式身上的烙印。医生们、政客 8
们，以及其他所谓公共卫生方面的“专家们”，将他们认为缺乏经济生产力的人们从社会生活中隔离出来。这些人当中也包括那些由于严重智力和行动能力残疾而不具备工作能力的人们。

我们中的大部分人很可能都不会像塔姆左那样，相信是恶魔造成了他的疾病，但是我们却崇拜一切有用的东西，并且，我们还为资本的积累和无限的消费建造了一座神殿。[6] 我们崇拜能够带来任何一种最大化的人、最有生产能力的人，崇拜自由的市场，我们将自给自足放在高于国家、教会和社区福利的地位上。市场价值的思维方式渗透进我们生活的各个角落，并且跨越了我们通常认为应称为“经济”的界限，比如大学会认为，研究化学比研究莎士比亚更有价值，因为化学研究会得到巨大金额的研究经费，进而给其带来更多的经济资源；保险公司则会根据我们的生命和身体部位来确认我们的货币价值。如果资本主义能够产生出如此众多的各种各样的现象，那么，我们就有理由提出这样的问题：资本主义是如何造就了我们对于健康和疾病的态度？

正如我们将会看到的那样，精神疾病不多不少地只是我们的文化所塑造的产物，正如塔姆左的疾病是均纳西族社会所塑造的产物一样。尽管我们无法通过实验室的测试来证实任何精神疾病，正如塔姆左也无法证明他是邪恶巫术的牺牲品，但我们还是为那些我们认为有意义的诠释披上了一层真实的光环。在北美，我们大多数人都认为，专家们创造了这些精神疾病的术语，并将它们分门别类，肯定不仅仅只是建立在他们共识的基础之上。我们赋予科学家们很多的权力和权威，似乎“专业知识”是可以被一个人或一个机构所占有（就像拥有一份毕业证书，或是名字后面的博士头衔）的一件物品，进而却轻易地忘记了科学的实践和精神，忘记了应该将科学理解为尝试和失败，做出最佳推测和发生谬误的过程。精神疾病也根植于我们的许多活动之中，例如，我们投入上亿美元的经费，用来进行诊断性谈话、出版研究成果、治疗、作为研究经费资助科研、报销保险费，以及组织学术会议，而这一切活动只有在维持这些诊断标识的基础上才得以维系。如果此类做法越来越多地成为传统，它们就会越来越深刻地融入我们的日常生活、医疗保健行业和教育事业，而且，我们还很可能通过更多地做出这类诊断来保证它们继续存在下去。对于某一种特定的症状，如果我们并不认为它确实存在，并能够为其诊断提供长期支持的话，一个人或一个机构不
9 可能单独地具备为了这一种症状而维持基金会、医院、治疗、研究项目、学校和研讨会的存在的能力。

然而，精神疾病类别只是临时的名称或框架，用来帮助我们理

解不同的行为模式给患者带来的痛苦。一位就像我的女儿伊莎贝尔一样被确诊为孤独症的患者，无论别人如何称呼这种疾病，患者都会面临语言、社会交流和重复行为等方面的挑战。我们之所以称之为孤独症，实际上只是因为，我们当前生活在这样一个社会中。在这里，我们认为这个概念有一定的意义。并且，至少在目前，它提供了一个相对不具污名性质的模型，用以理解伊莎贝尔与我们之间差异的类别，以及我们应该如何组织对她有利的福利服务。但是，没有人会知道，孤独症这个概念会持续多长时间。曾经有很多疾病的名称现在全都过时而消失了，而当时那些非常聪明的科学家都认为，它们会永远地存在下去。比如，歇斯底里症*、神经衰弱，甚至还有不久前被淘汰的一个分类——亚斯伯格症候群。当然，人们依然会将情绪上的苦闷转化成经常使人感到虚弱的身体症状（过去，这种状态就被称为“歇斯底里”）；人们依然还是会头疼，会感到疲劳，感到恐惧和压抑时会脾气暴躁（这种状态曾经被称为“神经衰弱”）；还有一些人，除了有语言延迟的症状之外，会表现出孤独症的所有病征（这曾被称为“亚斯伯格症候群”）。那些疾病依然像从前那样真实地存在着，只不过我们给它们换了新的名称而已。

---

* 歇斯底里：西语中，hysteria 一词来自希腊语 hystera，即子宫。在 19 世纪末、20 世纪初心理学渐渐成为科学分支之前，歇斯底里症被认为是妇女子宫扰动、游走或倒错而导致的典型疯狂病症，表现为情感表达失控、幻想、身体痉挛、头疼、昏厥等。今天，这个概念在心理学和精神病学的概念中已经过时。汉语文学中，这个词经常被用于描述情感极度冲动、发作的女性或情节，但在症状和诊断上与医学层面的病征描写基本无关。——译者注

在资本主义制度普及之前，我们所了解的各种精神疾病的知识大部分来自古典伊斯兰医学文献中关于心理问题的描述。其中很多篇章是译自古希腊语文本的阿拉伯语译文。在这些文献中，作者们都强调，并不存在精神疾病和生理疾病的区别。在10世纪的北非，伊斯哈格·伊本·伊姆兰（Ishaq ibn Imran）在一篇文章中，专门讨论了有关“黑色思想”“恐慌”和“不幸感”的问题，并确定了一系列的治疗方法，如使用各种草药的混合制剂来清除患者体内的黑色胆汁*，要求患者应适当地运动，并减少酒精的消费。在大多数情况下，中世纪伊斯兰社会似乎在相当高的程度上宽容地对待人与人之间的区别。在14世纪，麦格里齐（al-Maqrizi）在一份编年史中描写过一些埃及人，他们自认为是多年前早已去世的苏丹
10 王，然而，实际上，只有那些对统治者真正构成政治威胁的人才会受到惩罚。[7] 从16世纪开始，直到19世纪芬兰人类学家爱德华·韦斯特马克（Edvard Westermarck）的著作中，无论是民间记录，还是专业文献，都多次出现了有关“疯子”（阿拉伯语为majdhub，指因受到神灵引导而进入意志麻痹状态或精神状态混乱的人，他们无法通过他认可理解的方式表达自己的精神感受）的描写。这些“疯子”受到神灵启迪指引或成为圣人，然而，只要他们于公众无害，他们都会受到尊重和敬佩。

---

* 黑色胆汁：古希腊医生希波克拉底（古希腊语：Ἱπποκράτης，公元前460—公元前370年）认为，人体内有四种性质各异的体液：血液、黏液、黄色胆汁、黑色胆汁，这四种体液的不同含量也决定了人的四种不同的个性。人生病的原因在于这四种体液的失衡。比如，忧郁症（melancholia）这个名称就是来自古希腊语的黑色胆汁（μελαγχολία melancholía）这个概念。——译者注

在北非和中东，人们还时常认为，精神疾病患者是被“精灵*”（相信精灵的现象至今依然存在，英语中genie一词就来源于此）附体，或者，患者的身体被其祂的神灵占领。这些超验的存在包括安拉、邪眼（evil eye），或者敌人使用的魔法。[8] 15世纪时，在菲兹（Fez，今天的摩洛哥）建立了收容“疯子”的收容院。在那里，患者常常受到捆绑和鞭笞的虐待。同时，这些患者也经常被带到清真寺去，其目的在于治愈他们的疾病，而不是使他们终身被关在收容院里。除了祈祷之外，患者还得到洗浴、草药、水蛭放血**、鸦片、芳香植物以及与医生交谈等治疗。通过这些方法，确保患者能够安心地面对未来。

在朝鲜半岛，朝鲜王朝（1392—1910）的后期，皇家秘书处的《承政院日记》记录了皇室和各个皇室家族在1413—1865年间的各种政治活动，其中也涉及我们今天称为“精神病学”范畴的健康状况。尽管当时它在朝鲜王国的名称与今天不同，但《承政院日记》中记载的一例病症几乎与今天精神疾病的典型症状完全相同，文献中称之为“火症”。[9] 当时的朝鲜王朝使用汉语来命名这种疾病：

---

* 精灵（Jinn，djinn）：亦称镇尼、魔神、精灵、杰尼等。是伊斯兰教对于超自然存在的统称。据说，祂是由安拉用无烟之火创造而成。根据《古兰经》中的记载，祂存在于宇宙之中，有质而无形。祂可以任意改变形状，随意消失。祂们有男女之别，有善有恶。所以，人类与他们之间交往的结果很难预测。祂在《一千零一夜》中也时有出现。——译者注

** 水蛭放血：使用水蛭放血作为医疗手段的历史可以追溯到古希腊时期，至19世纪，当时的科学发展认为这种做法为伪科学，并彻底摒弃。现在，它会被用于处理整形手术或断肢接合后的静脉血淤积，并已积累了大量成功病例。2004年，美国食品药品监督管理局将水蛭列为医用材料。在德国，水蛭被作为治疗骨关节炎的替代疗法。——译者注

“火症状”。[10] 朝鲜王朝的记载中的症状比我们在当今 21 世纪所了解的病征要多得多，其中也包括精神错乱。在第五版《精神疾病诊断与统计手册》中，这种症状被列为“文化困扰症候群”（cultural concepts of distress）。这种病症在朝鲜王国中的中年人和背井离乡的妇女中非常常见。有些学者称之为“朝鲜王国的国病”。[11] “火症”这一名称融合了中国文化中认为火会带来疾病的信念和朝鲜王国中早已存在的理念，即认为愤怒，尤其是其原因未能得到消除，或未能得到表达的愤怒，就会导致身体和心理的痛苦，包括心悸、失眠，以及腹中有积郁不适的感觉。

一位非常值得关注的人物是朝鲜王朝的王世子庄献世子
11 （1735—1762），他就是一位“火症”的患者。由于受到国王朝鲜英祖的公开侮辱，庄献世子陷于焦虑，并因此身体虚弱，同时，由于受到羞辱而时常易怒。当地的术语会说，他无法控制自己体内的“火”。[12] 他的妻子惠庆宫洪氏在回忆录中记载了一些情况。在写于 1805 年的一段文字中，记载了庄献世子开始在宫中强奸宫女、杀戮宫人，还会强迫性地经常更换衣服，并且他还总是威胁说，要谋杀国王。1762 年夏，权力层面意识到，根据法律，处决庄献世子就意味着必须同时处决他的母亲、妻子和儿子，因此，国王为此另外制定了一个计划，以免除他的这些家人无辜地牺牲。夏天的时候，国王下令将庄献世子锁在一个米柜里面，作为一种治疗的手段。8 天之后，庄献世子死亡。[13] 无论是精英阶层，还是平民，都有与庄献世子的症状相似的疾病经验，然而，在很多其他的感受中，愤怒、憎恨和抑郁的情绪往往被看作社会不公正带来的后果，或者是灵魂世界和人间世界失去平衡的结果。萨满们常常认为，如果你感到情感压抑，那么，一定是世界有什么问题，而不仅是你自己身体内部的问题。

直到19世纪80年代，在朝鲜半岛，人们并未将精神疾病看成疾病的一种独立的分类。这一时期的朝鲜报纸提到一篇发表于英国的文章《英国的精神病院》，报道的关键在于，这篇文章中提到了"疯狂病"的存在。[14] 很快，半岛的医生已经开始寻求英国和德国有关精神科的文献。1913年，即朝鲜半岛日本殖民时期的初始阶段，欧洲和美国的传教机构在半岛的医院中开设了精神疾病的病房。而半岛的医生们对这些精神疾病患者的担忧主要集中于患者的自杀行为，这也是殖民时期精神疾病常见的后果之一。日本殖民者将朝鲜半岛的民众当作二等公民，压制半岛的文化和宗教，强迫半岛的民众改换日本名字，只能使用日语，并招募半岛妇女作为性奴隶。当自杀人数随着日本殖民者的肆意屠杀而迅速增加时，殖民当局对此却无动于衷。日本行政人员宣称，自杀现象只不过是现代化和工业化过程中的副产品而已，正如那些在市场竞争中不能取胜的产品就会被边缘化一样，这些人则是通过自杀而使得自己在社会整体中边缘化了。[15]

在欧洲，情况也是一样，精神科首先只是医学的一个分支。直 12
到19世纪初，人们一直都没有把精神疾病从其他类型的疾病或有问题的行为疾病分类中独立出来。结果是，尽管远在住院病人能够被确诊为精神病患者之前，精神病患者的收容院便已存在，然而在这些患者能够真正被确诊之前，这些收容院与监狱之间也没有太大的区别。直到18世纪，英国才出现了第一所专门用于关押罪犯的监狱。这是一种人道主义的努力，以终结那些公开地分尸和处决重犯的做法。[16] 建立监狱的目的还在于让监狱成为一个犯人“纠正错误的地方”，以便将来可以恢复名誉，重新进入社会。直到18世纪末期，在改革派决定将精神病患者和罪犯分开收容和关押之前，监狱也尚未普及。

因此，到了19世纪，在西欧，监狱和收容院中最为常见的拘押者都是些罪犯、酒鬼、异教徒和犯了渎神罪的人、无业者、流浪者以及身体有残疾的人，却很少有我们今天所说的精神疾病的患者或是智力残疾者。这些被关押的人中唯一一个共同的特点就是，他们都不工作。在英国和法国，只有当精神疾病的患者对家人形成威胁，或者不能帮助做任何家务事的时候，他们才会进入收容院。对于没有犯罪的人来说，被监禁只是最不得已的手段。这并不是说，精神疾病的患者在家中会受到善意的对待。很多家庭用锁链锁住自己患有精神疾病的亲人。然而，如果他受到虐待，其原因并不在于他们患有被家人或邻居称为精神疾病的病症，因为直到进入19世纪之前，根本就没有任何疾病被归类到“精神疾病”的范畴中，也根本就没有一种被称为“心理学”或“精神病学”的学科，并没有专门收容精神疾病患者的收容院。收容院收容的对象是罪犯和不具备劳动能力的人。

19世纪时，意大利和英国最先出台了有关精神疾病的法律，其中规定，不会对周边的人造成伤害的患者应该与家人共同生活，尽管这实际上意味着，他们会被关在家庭住房边上狭窄的附属建筑中，或是被用铁链拴在树上。[17] 每个家庭都有义务照顾自己生病的成员，尤其是孩子们，这不仅仅是一个道德责任的问题，实际上也是一种经济上的需求，因为，这些患者可以在家中参与工作。与

一个虽然有幻听症状，但能够为家庭做一些家务事的患者相比，一 13
个双腿没有行走能力的残疾人更有可能进入收容院。在资本主义制度开始之前，欧洲乡村中的家庭大多具有理想的自给自足的能力，因为每个社区都是由独立的个人组成的。甚至连那些没有土地的贫困社区成员也都根据习惯法拥有在他们出生、成长和生活的社区使用全体成员共享的公共土地和牧场的权利。

想象一下在资本主义制度出现之前的欧洲农民：如果他生活在一位封建领主（贵族）辖区里的话，这位领主应对他治下的农民和农民的家属负责。而大多数农民，在大部分时间里都是在为自己家庭的生存而生产，只有少量剩余产品会被投入贸易。农民的世界是顺从上帝规范的产物，教会和国家来共同执行这些规范。在那个时代，后来产生于18世纪启蒙运动的那种理念尚未出现，即认为人类的完美来源于人的自由意志，因此，对于这些农民而言，他们关于生活的选择和他们自身的机动性的概念也是极为有限的。对于他们来说，上帝，而不是人类，是世界的中心。如果一个人以自我完善、独立自主，或者追求个性发展作为他的人生目标的话，他一定会感受到非常强大的社会压力。在资本主义那种“各自为战”的世俗化意识形态、强调个人奋斗和成功的理念尚未出现的情况下，一个农民并不会去追求巨额的利润。当然，那个时代也会有贪婪的人。然而在那个时代的文化语境下，如果一个人贪婪，那么，那只是因为他具有贪婪的个性，而并不是因为他必须在一个以个人为中心、激烈的市场竞争中为自己而奋斗。[18]

欧洲各国政府最终建立了收容院，用以收容那些没有工作的人。为了实现这个目的，首先必须改变经济状况。从封建制度向资本主义制度的逐渐转化，推动了各国政府开始翻天覆地的大规模土地私有化运动。在欧洲，在西班牙远在美洲的殖民地，土地私有化运动彻底消除了自给自足的农民阶层。由于农民们基本上只为了自己的需要而生产，新兴的资产阶级便将他们视为经济增长和进步的障碍。17 世纪时，英国通过提高地租、房租，提高税率，启动了一项名为“圈地”的政策，旨在终结自给自足的小农经济，并彻底消除小型农庄。[19]“圈地运动”是指将私有土地圈围起来，阻止根据习惯法原本有权使用这些土地的农民使用土地。没有土地的人和
14 其他穷人之前之所以能够在乡村维持生计，就是因为，依照传统（但并未得到法律的正式许可），他们获得了在社区中狩猎或耕种土地的权利。圈地运动则彻底终结了这个权利。它剥夺了穷人的权利，而高税率则逼迫很多小农庄主将土地出售给富裕的农民。这些大地主则利用大片土地为城市市场和出口国外市场而生产食品。

在圈地运动的过程中，整个村庄被夷为平地。很多贫穷、患有严重精神疾病的人，或是智力残疾的人，由于无法维持生计而离开了乡村的社区，前往飞速发展的城市。18 世纪的经济学家詹姆士·斯图亚特爵士用非常犀利的言辞，从资本主义制度和性别化的角度来描写这种斩草除根的运动：“这些人的母亲，也就是土地，将他们驱逐出自己的怀抱。他们不再能像以前那样慵懒地享受着母亲的给予。工业将他们聚集起来，要他们用自己的劳动养活自己，而且，还必须通过劳动带来的剩余财富来养育子女。”[20] 当人们离开家乡，搬到小城镇和大城市去的时候，亲属关系便渐渐地疏远而消失了，人们远远地离开了自己的大家庭。而随着时间的推移，城市化、工业化的社会便会越来越严格地控制那些与众不同的人，而

如果这些人还留在自己的家庭里，他们则会得到更为宽容的对待。[21]

在资本主义制度中，穷人的生活与在封建制度的统治之下同样艰难困苦，但这种艰难困苦却也有所不同。因为资本主义经济只能在资本主义社会中存在，在工业革命的进程中，一种新型的社会机制和结构形成：一个现代的个人，他所享有的自由是只有资本主义制度才可以赋予他的自由。工人们获得了与传统决裂的自由，可以开始想象自己是一个参与竞争的个人，并怀着一种错误的信念，认为在这种竞争的起点上，每个人都是平等的。政府会许诺自由，允许个人拥有私有财产，并可以用任何语言与上帝直接交流*，甚至文盲也可以做到。[22] 我们称之为“启蒙运动”或“理性主义”的时代，大约持续了整个 18 世纪，如日东升的工业经济和科学研究使得欧洲社会形成了新的价值等级：工作的价值高于不工作，理性的价值高于信仰，个人自由的价值高于政治和宗教权威。

在公共农庄和家庭之外，资本主义制度中的个人能够自由地形 15
成管理自己的方式，他可以为自己规定约束自己的准则，而无须外部纪律强制性的管束。道德能力应该是个人自身的一个组成部分，一个“忠实于自己”的人应该具有改善和完善自己的性格和经济生

---

* 用任何语言与上帝直接交流：这是基督教新教的一个非常重要的教义，也是新教与天主教的重大区别之一。宗教改革的领袖们根据《新约圣经》中的一些章节认为，教会中的每一个信徒，都被赋予并且拥有阐述和宣讲基督教信仰的权力和责任。这个教义常被称为“信徒皆祭司”或“普遍的祭司职分”。同时，基督教反对只能使用当时大众都不懂的拉丁语举行弥萨和抄写、印刷《圣经》的原则，认为信众都可以使用自己的语言与上帝沟通。正因如此，路德将《旧约圣经》由古希伯来语和阿拉米语译成当时通行的早期新高地德语，将《新约圣经》由古希腊语译成早期新高地德语。——译者注

产力的能力。只要一个人没有为自己负责的能力，那么无论是出于心理疾病，还是出于身体疾病、伤残和老年而导致了缺乏生产能力的状况，一个收容机关都会接收他，使他远离社会。在这样一个世界里，每个人都能理想地掌控自己的命运，没有人会受到意外事故的伤害。每个个人都要为自己的不幸负责，因此，收容院就是为了这样的目的而设计的：隔离并惩罚游手好闲的人。收容院的牢房往往肮脏不堪，而且实施残忍的管理手段，监狱的设计形式也是以使犯人产生负罪感为目的。[23] 现代性指责它自身所造就的受害者。

在欧洲历史的这个时间点上，精神疾病患者是在被隔离的机构中还是在家中才能得到更好的照顾这个问题无关紧要，因为无论在哪里，他们的生活都是极端可怕的。重要的是，在家里，他们只是一名家庭成员，并不是一种病症的例证。在家里，一位残疾人可能只是被称作“疯子约翰”或者“哑巴简”；而在收容院里，随着时间的推移，没有工作能力的人便会形成一种新的类型的人：“疯子”“残废”“白痴”。医生们在判断精神和身体的残疾时，首先是以患者能否在经济生活中参与正常运作为标准。这种理念在我们今天面对精神疾病的诊断和无法解释的神经学现象时依然存在，进而我们将它称为“功能障碍”，并且世界卫生组织对心理健康的定义也是如此，其中也包括“生产性工作”这类词语。

我并不是认为，有那么一个人制定了资本主义制度中用以判断人的标准。历史的转变很少是某种蓄意行动的后果，而是诸多因素相互组合作用的结果，这些因素共同影响着我们的信念和行为，而直到一件事已经发生之前，我们却常常完全没有意识到它正在酝酿之中。这也是为什么那些伟大的现代思想家，如弗洛伊德、韦伯、斯宾诺莎和马克思，都认为社会科学的目的就是揭露塑造了我们对世界进行假设的强大而又隐蔽的力量。正如马克思在其著名论断中所指出的一样，“人的存在并不是通过他的意识而确定的，而是他们的社会身份确定了他们的意识”[24]。因此，我们可以做出这样的推论——我们无法有目的地改变我们的意识。只有在去除了历史进 16
程中造成这种意识的面具之后，我们才有可能改变。

哲学家米歇尔·福柯在他的划时代巨著《古典时代疯狂史》(*History of Madness*)中确定了法国历史上的转折之年。在这个转折点上，法国社会对于穷人的态度从宽容转向了大规模的监禁和控制。这一年就是1656年。在这一年，根据皇家法令，巴黎市区的一些建筑中开设了巴黎总医院(Hôpital général de Paris)，强大的行政管理队伍用来监视那些无所事事且贫困的囚犯。其中的一处建筑，就是萨尔佩特里医院，在三百多年后的1984年，福柯在这里去世。医院的授权宗旨是：“防止乞讨和游手好闲，它们是所有精神疾病的根源。”[25]

这家医院并不是一个医疗和慈善机构，而是一种机制，用于清除那些无论出于何种原因都不能通过他们的劳动力支持工业革命的人。只有工作的人才应该得到自由，而那些不工作的人，哪怕他们恰恰因为工伤事故而失去了工作能力，都应该被排除在社会生活之外。同时，医院本身，以及将要建立的其他收容院，都不具备很高的经济价值。被收容院收容的人也会承担城市中的一些简单工作，但他们被监禁的目的并不在于他们廉价的劳动力。监禁是一种正确的、道德性的举动，是在为那些非理性和具有道德缺陷，并因此而不工作的人们做的善事。许多精英人士也都赞同关押穷人的决定，因为它可以消除下层阶级发起反抗的潜在可能。[26] 巴黎总医院开始运营后不到一年，便已经收纳了成千上万贫穷的法国男女。几十年之后，城市建立了更多的收容院，整个巴黎有1%的人口被关押。

在文艺复兴时代的欧洲，在视觉上最具代表性的社会排斥现象就是《愚人船》(*Ship of Fools*)—— 一部15世纪末期的道德讽刺书，作者是德语作家塞巴斯蒂安·勃兰特（Sebastian Brant）。书中的文字和插图据说是出于阿尔布雷克特·丢勒（Albrecht Dürer）的手笔。勃兰特在《愚人船》中描绘了一些行为古怪的人物，他们象征着那些住在家中可能会带来很多危险的人。他们挤在一艘小船上，
17 从岸边驶向海洋，因为陆地上没有一处他们的立锥之地。勃兰特的书出版几年后，荷兰画家耶罗尼米斯·博施（Hieronymus Bosch）完成了一幅更加著名的油画《愚人船》。[27] 在一片田园风光的背景前，一个僧人、一个修女和八个农民坐在一艘小船里。画中的一个“愚人”身着当时典型的宫廷小丑的服装——紧身裤和尖顶帽。一个农民将杯子顶在头上，试图保持它的平衡，另一个人则用长柄勺当船桨，第三个正试图击打第四个，还有两个人泡在水里，其中一个双手抓着船帮，可能是害怕淹死，而船上的人却对此视而不见、无动于衷。这些人完全没有表现出他们有一个共同的航行目标的样子，因为他们不具备分析能力和理性。

正如勃兰特一样，博施的作品也是以同样的理念为基础，但他并没有彻底地贬低画中的人物，因为艺术家和作家们经常利用傻瓜和疯子的形象来表达对于社会、政府和教会的批判。正如宫廷中的

小丑一样，傻瓜总是可以挑衅权威，因此，船上装满了傻瓜，用以象征“一个在疯狂之中漂泊不定的社会”。[28] 傻瓜并不是一个疯子，他可能只不过是“头脑极其简单的人”，或者，他可能是一个神圣的傻瓜，正走在通往救赎的路上。然而，与普通人相比，他当然是一个更加纯洁的人，并没有被世间的腐败和理性败坏了道德，他可能受到上帝的祝福，是应当受到照顾的人。[29] 同样，在整个中世纪，人们通常会比较善意地对待穷人，哪怕只是因为他们期望，他们的慷慨能够给他们带来救赎。[30] 然而，随着欧洲资本主义和科学理性的发展壮大，教会的慈善工作也渐渐减弱了，而代之以个性主义的伦理和个人的责任感。一旦建立收容院来收纳无所事事的人，穷人的身份就被改变了。他便不再是一个需要帮助的人，而是一个穷困潦倒的人，属于一个新的、应当为之感到可耻的社会阶层。

“疯子”或“神志错乱”概念的出现经历了更长的时间。在 18 世纪中期之前，英国医院的病历中很少出现“神志错乱”或“疯狂”等词语（尽管长期以来，神志错乱是否确实成为死亡原因这一问题一直受到质疑，因为死因也可能在于，死者感到无法言说的耻辱而抑郁而亡）。[31] 这在很大程度上也是因为，一个单独针对精神疾病的医学门类尚未出现。至 18 世纪末期，对于异常行为的研究只有很少的分类，严重精神残障的人被归属于无家可归的流浪者、 18
身体残疾和罪犯一类。

甚至到了 19 世纪中叶，当英国收容院所收纳的人数达到了有史以来的最高峰时，被称作“疯子”的人依然只是被粗略地分类。在 1838 年，美国医生艾萨克·雷（Isaac Ray）认为，神志错乱的患者只需要被分成两个类别："白痴"和"低能"。他认为，"白痴"是先天异常引起的，而"低能"则是一个人在其一生中生成并发展的精神上的混乱。[32] 1866 年，在爱尔兰利默里克的一所收容院里，500 名患者被分为"可能治愈的神志错乱患者""可能无法治愈的神志错乱患者""白痴的神志错乱患者"和"神志错乱的癫痫患者"几类。[33] 19 世纪英国的《救贫法》（*Poor Laws*）规定，穷人必须在济贫工厂（穷人、失业男子和妇女、儿童通过手工体力劳动来获得食物和住处的机构）工作才能获得相应的福利。在这里，管理者都在使用这些术语。更有甚者，他们并没有做出任何定义。[34] 直至 19 世纪中叶，数学家以"正常"和"不正常"作为术语来判断统计学中的平均值，但这类语汇则尚未被用于描写人类的状态和行为。

"疯狂"这个词来源于拉丁文的 insānitātem，原本只是"不健康"的意思。在 18 世纪时，人们可以说一个人"心智不健康""道德不健康"，但"不健康"本身并不是一个专用的诊断术语。而且，这个词也并不用来评判一个人的个人身份。同样，"神志错乱"也还不是一个独立的诊断术语，而是用于描写一种另类的症状。它或者是指由于大脑退化而显现的症状，或者是由于月相*位

---

* 月相：天文学术语，指地球上看到的月球被太阳照亮的部分。作为地球的天然卫星，月球绕地球运动。一个月中，太阳、地球和月亮三者的相对位置有规律地变动，在地球上观察到月球被太阳直接照射的部分，就是月相。一个月之中，月相变化规律为：新月或朔月、上峨眉月或峨眉月、上弦月、盈凸月或渐盈凸月、望月或满月、方凸月或渐方凸月、下弦月、残月或下峨眉月、晦。各种文化中都有以月相为时间定位的迷信和传说，如认为狼人会在满月时变成狼，梦游的人梦游行为集中在满月的夜间，满月的夜间采集的草药会更有效，等等。——译者注

而引起暂时失去理智的状态。这也是“疯狂”这个词来源于拉丁文的 lūna 的原因，lūna 的原意就是“月亮”。除了诸如“精神错乱”这类极为严重的病征之外，大部分人都不会使用心理学术语去描写和体验自己所经历的情感压抑，而是将它们看作身体上的症状，如疲劳、出汗、瘫软、无法控制动作和失眠。

尽管总是会有人经历过长期持久的悲伤、情绪波动和焦虑的状态，他们会莫名其妙地停止进食，直至饿死自己，产生妄想和幻觉，或是过度饮酒，但这些患者的不同症状并没有得到分门别类的划分。只有到了 20 世纪，才开始出现相关的词语。在性取向上受 19
到男性吸引的男性被称为“同性恋”（homosexuals），沉迷于酒精饮料的人被称为“酗酒狂”（alcoholics），幻听的人被称为“精神分裂症患者”（schizophrenic）。只有到了不久之前，“精神疾病”这一语汇才最终被用来标注一个完整的人，而不只是用来描写他/她的行为。戈夫曼称之为“受损身份”（spoiled identity）。可以肯定的是，过去也曾有过用以描写悲伤和抑郁的术语，比如“忧郁症”或“失恋忧郁症”，但这些都只是在描写那种感受，而并不是在确定某个有这种感受的人的身份。同时，这种感受也只是富有的人、受到良好教育的人、有贵族头衔的人，例如公爵、伯爵，或莎士比亚笔下的哈姆雷特王子一类的人才会谈论的话题。“在《哈姆雷特》首次上演的 1609 年，”安德鲁·所罗门写道，“忧郁症与其说是一种病症，还不如说是一种特权。”[35] 对于其他人而言，纯粹的精神上的痛苦是无法想象的，就像那个古老的虚构故事所讲的那样：一位农民在读了康德的著作之后，感慨道："我希望能面对他的问题。"*

欧洲科学家付出了长期的努力，力图弄清是哪些因素导致了人类与兽类的不同。而这时，收容院这种机构和其中收纳的人则为此提供了答案，因为他们的状态似乎与人类眼中自己的理想背道而驰。人类与兽类不同，那是因为人类具有理性。早在 1609 年，人们就已经能在《哈姆雷特》的剧本中看到这种思想。在这里，莎士比亚在描写欧菲莉亚的疯病时说道，没有理性的人可能就不属于人类。

> 割裂了她自己，她那善良的判断力，
> 没有了它，我们只是些图画，甚或只是些兽类。
>
> ——《哈姆雷特》，第四幕，第五场

17 世纪时，对于收容院中的工作人员来说，患者不具备工作和控制自己的能力很可能是因为缺乏理性，也就是说，他们作为个人不具备顺应社会秩序的思维和行为的能力。[36] 换句话说，这些工作人员在患者的病历中经常描写他们具有野兽的能力，如具有令人难以置信的力量，能够承受极度的高温、寒冷和疼痛，认为他们就是些野兽，必须加以驯服和控制。作为守纪律的奖励，他们会得

---

* 也就是说，康德的哲学问题是极端奢侈的问题，与人们的日常生活毫无关系，普通人根本无法理解。——译者注

到食物和住所。[37] 20

在整个 18 世纪，从医学教科书到艺术作品，精神疾病患者出现在各种媒体中，他们总是被描写、描画成半人半兽的形象。正如威廉·布莱克（William Blake）作于 1795 年的画作《尼布甲尼撒》（*Nebuchadnezzar*）所呈现的那样：根据《旧约圣经·但以理书》中的记载，古代的国王尼布甲尼撒*受到上帝的惩罚，变成疯子。在布莱克的画笔下，尼布甲尼撒全身赤裸，四肢着地在丛林中爬行，身上长满了长毛，爪子非常尖利，嘴里吃着野草。[38] 关在收容院里的患者已经成为非人道和非理性的象征，进而成为作家和小册子作者用来批判缺乏理性的政治的依据。乔纳森·斯威夫特（Jonathan Swift）在作于 1736 年的诗歌《军团俱乐部》（*The Legion Club*）中，借收容院做比喻，用以揭露爱尔兰议会的不公正：

> 用缰绳系牢他们，
> 让他们一起挨饿忍饥，熏天臭气；
> 饥饿和臭气让他们不懂规矩，
> 天天鞭打他们，让他们牢记。

---

* 尼布甲尼撒：巴比伦历史上曾有四位尼布甲尼撒国王，这里是指尼布甲尼撒二世（公元前 640—公元前 562 年；公元前 605—公元前 562 年在位）。历史上的尼布甲尼撒国王建造了巴比伦著名的空中花园。他进军巴勒斯坦，征服了犹大王国和耶路撒冷，毁掉了所罗门圣殿及城中其他王家建筑，并将犹大国王西底家和全城居民俘往巴比伦尼亚，史称“巴比伦之囚”。《旧约圣经》中的《列王记》和《耶利米书》对此均有描述。在《旧约圣经·但以理书》中，尼布甲尼撒因自己的威力和成就自命不凡，于是立刻变成了疯子，四肢爬行，在野地里吃草。这种状态一共持续了 7 年。后来他恢复了神智，于是称颂耶和华的至尊地位。持批评态度的学者认为，《旧约圣经·但以理书》中的描述是虚构。——译者注

治愈他们，这件事无可企及，

大棒就能驯服他们，或许。[39]

身体的畸形也往往被看作导致兽性化和精神疾病的原因。由于这时人们尚未将身体和心理明确地区分对待，身体畸形的人也容易出现疯狂的症状。这也正是我们在莎士比亚戏剧中看到的污名现象，比如，反面人物时常有身体上的残疾。在《理查三世》中，理查身材矮小、脊椎骨弯曲，也就是人们常说的“驼背”。在话剧一开始，理查就向观众表白说，无论在身体上，还是在心理上，他都是一个怪物。在莎士比亚创作的年代，这样的理念统治着人们的头脑，即认为一个人的身体特征也能透露出他的犯罪倾向。于是，莎翁笔下的理查三世的身心残疾势必决定了他的命运：“我命里注定就是一个小人恶棍。”17 世纪的医生利用人的身体特征作为判断各种人的标准，似乎不同的人属于不同的物种。不同人群的外貌、行为或说话的方式都有所不同，有些人群身上的气味也会不同，于是就会有人，如基督宗教的信徒认为，犹太人身上的气味非常难闻。[40]

为了控制偏离正常的症状，对于身体的控制显得至关重要。在
21 一些社区，如美国殖民时期的清教徒*相信，不具备理性的人，包

* 清教徒（Puritan）：这一名称最早出现于 17 世纪 60 年代，指要求清除英国国教教会内部依然保留了罗马天主教仪式的新教（基督教）教徒。信奉加尔文主义（Calvinism），认为《圣经》才是唯一最高权威，任何教会或个人都不应成为权威的解释者。1620 年 9 月，荷兰莱顿的 100 名清教徒搭乘“五月花号”前往北美，是定居北美的第一批欧洲移民。1620 年 12 月 21 日，几经辗转之后，他们在普利茅斯安顿下来，并立刻开始修建教堂。——译者注

括婴儿，都是动物，必须通过相应纪律的管束才能使他们真正地融入社会。清教徒将婴儿放在木制的小推车里，以防止他们像动物一样，用四肢爬行；使用木架将婴儿的头支起来，以确保它处在正确的位置。甚至有时候还会将木棍固定在刚刚学步的孩子背上，认为这样就可以使孩子尽快地学会完整的人的姿势。[41]

17 世纪伟大的哲学家勒内·笛卡尔（René Descartes）认为，人的精神完全有别于人的身体，他的这种思想便成为欧洲社会上层阶级控制穷人的借口。如果人的心理和身体是互不相关的两个系统，那么精英们便认为，精英阶层的行为是受到心智的驱动，而那些没有接受过教育、在农田里干活的农民，以及工人，则都像动物一样，受到本能和食欲的驱动。正因如此，当穷人没有遵从权威人士的意愿，甚至当他们只是犯了轻微的罪行，比如偷盗了一块面包的时候，权威人士就完全不必因为惩罚了穷人的身体而感到一点点的愧疚。而无论是犯罪行为，还是其他的不良行为，对于穷人而言，当他们的行为受到纪律的管制时，这种管制方式从来都是在他们的身体，而不是在他们的心智上得以实现。这种将社会底层劳动者身体物化的结果，充斥着 18 世纪的大部分年代。在英国，会有 150 多种犯罪行为受到死刑的审判。另外，无数被处以绞刑或是被斩首的人常常被称为“死东西”，以表示“被处以死刑的人和被执行了死刑的人”。[42]

对于女巫的迫害直接涉及对妇女的迫害，这是对于身体控制的另一种形式。这在资本主义社会发展初期的圈地运动时期至关重要。在英国，16 世纪和 17 世纪是迫害女巫达到高潮的时期。当资本主义制度开始登上历史舞台，照顾贫穷邻居的责任便从地方社区 22

转移到了收容院和济贫工厂*。甚至在资本主义发展的初期阶段，慈善行为也会受到白眼。迫害和杀害女巫激发了穷人对富人的反抗、男人对女人的攻击、邻居对邻居的敌意。要是你拒绝了一个乞要一些食物的老年寡妇，第二天，你的一匹马死掉了；你拒绝一位向你要一点种子的妇女，结果之后的一个星期都不下雨。你拒绝提供帮助，但这样违反了帮助邻人的传统道德责任，于是，你自己心里感到矛盾，却将自己的不幸怪到她的头上。对于巫术的恐惧就变成了一种自我保护机制，尽管你自己的罪责比受到迫害的那个女人更加严重。[43]

无论是对于统治阶层还是下层百姓，无论是对于男人还是女人，迫害女巫都有着极其重要的意义。成千上万的人被杀害，其中大部分人都是贫穷的妇女。在向着资本主义制度过渡的过程中，父权得到了极大的扩张和加剧，以实现财富最大化的目标，这其中也包括，一个男人有多少个孩子。男性确信，人口增长是个人和国家财富的关键，于是，他们对于任何威胁到生育子女和他们对于妇女身体控制权的干扰因素都怀着极大的恐惧。人们常常认为，妇女最好的状态是，她们的道德力量也是低于男人的；而最坏的状态则是，她们会蓄谋破坏经济发展。在英国、法国和西班牙，男人们怀疑妇女假装怀孕、杀害婴儿、引发儿童传染病，或者通过与魔鬼发

---

* 济贫工厂（workhouse）：16世纪时，工业革命在英国迅速而全面地发展，导致聚集在城市中的贫困人口的急剧增长，进而形成严重的社会不安定的因素。1601年出台了极具代表性的《伊丽莎白济贫法》，即世界上最早的社会保障法，标志着社会救济制度的建立。济贫工厂，亦称济贫院，其中居民通过出卖廉价劳动力，从事烦琐或收入甚微的工作换取食宿。查尔斯·狄更斯的著名小说《大卫·科波菲尔》中对济贫工厂的悲惨生活有着详尽的描述。——译者注

生性关系而与其结盟。“在一个村庄或是一座有着几千人的小城市，”一位史学家写道，“在迫害女巫的高峰期，几年之中或是仅仅几周之中，就会有几十位妇女被烧死。没有一个男人感到安全，非常肯定自己并不是跟一个女巫生活在一起。”[44] 而如果一个妇女的社会地位越低，那么，她被她的身体支配的可能性当然就越高，就像是一架自动机器，完全没有理性。资本主义的过渡阶段，总而言之，就是一个攻击身体的阶段。[45]

很快，科学家们就会辩论说，与男子相比，妇女与大自然的联系更加紧密，她们的身体也是自然地成长为适合于生育和喂养婴儿。甚至她们月经的规律都和月亮的运行规律一致。相比之下，男人则是被设计成具有控制自然包括女人的能力。而且，在男人们看来，因为妇女也是更多地受到她们身体，而不是分析能力和理性的 23
支配，所以，与男人相比，妇女患有精神疾病的可能性就会更大。不久之后，以妇女身体为依据来支持资本主义制度发展进程的思维方式便进入了医学领域的语言中。医生们将生育的过程称为“卖力和交货”（labor and delivery），称月经为“不能生产的时间”，称更年期为“生产力衰落期”。[46]

2 精神疾病的发明

被关在监狱高墙里面的人
违反了那些用以禁锢社会的法律。

瑟奇·巴德，导演，《毁灭你们自己》（1968）

精神疾病之所以没有得到命名或分类，是因为关于精神功 24
能的新的科学知识尚未出现，或者，是因为精神疾病的患者作为被隔离禁闭的对象尚未被单独分离出来。“正是隔离本身的深度，”福柯写道，“带来了命名或分类的出现。”[1] 在隔离之前，医生们还从未在同一个地点见到过人数如此众多而病征又迥然各异的患者。隔离禁闭患者给医生们提供了一个条件，使他们能够观察患者的状况，形成定义精神疾病的名称，区别身体的疾病和精神的疾病，并努力促进精神病学成为一个独立学科。在精神病学即将形成新的学科的环境中，大多数善意的医生都认为，隔离禁闭是一种真正的进步现象。

在社会上，精神疾病患者是不受欢迎的人。他们被排斥在社会 25
团体之外，不能参与社会生活，似乎是人类的另一个类别。而自从有了收容院，他们便在结构组织和概念上成为科学和理性这个新世界的成员。医生们相信，只要将患者从他们自身的社会环境中隔离出来，让他们在使用新的规定和生活日程的新居所中受到训练，他们就会取得进步，最终能够重新回到社会生活中去。苏珊·桑塔格（Susan Sontag）曾经写道，19 世纪肺结核患者也受到了同样的待遇。“正像肺结核一样，”她写道，“精神疾病也是一种受到社会流放的疾病。”正是因为这种状况并非偶然，她又补充道，“无论是通过毒品创造，还是处于属于精神科的疾病，最为常见的正面比喻都会说，这是一次旅行。”[2] 不足为奇的是，在 20 世纪初，肺结核得到了控制，在美国和欧洲的发病率越来越低，于是，肺结核病人的疗养院便被用作精神疾病患者的收容院了。

福柯用“愚人船”这个意象作为精神疾病历史的主要形象。尽管十分罕见，但是，这种愚人船也确实真实地存在过。最早的一个案例发生在1399年，愚人船离开城市。船上只有一个人，驱逐他的理由是，他赤身裸体地在街上行走。然而，真正重要的并不是一共有过多少这类船只，而是这些船是如何成为将精神疾病患者排除在社会生活之外的象征物。作为一种比喻，船和船上的“狂人”与收容院的隔离禁闭形成了矛盾的两个对立面：海上的“狂人”消失了，但他根本未曾离开，他始终都留在全体社会成员的想象之中，因为正是他们创造了他这个代表非理性的象征。

在英国和法国，艺术和文学领域中，流放和非理性都是极为重要的主题。自1330年以来，英国最为著名的收容院贝特莱姆收容院成为伦敦一小批极端贫穷的人的住所。尽管事实上，直到17世纪末期，贝特莱姆收容院中收纳的精神疾病患者一直保持在20人到30多人的数量，但是，社会上每个人都知道这所收容院的名字。父母会以此警告孩子，如果他们太过淘气，就会被送到贝特莱姆收容院里去。贝特莱姆甚至还出现在莎士比亚的作品中。在《李尔王》（*King Lear*）中，埃德加·格洛斯特（Edgar of Gloucester）乔装成“贝特莱姆的乞丐”“弄臣，可怜的汤姆”。一首作于1637年、名为《爱情狂人》（*Love's Lunacie*）的叙事民谣中，描写了贝特莱姆收容院的恐怖状况：[3]

贝特莱姆是个使人受虐的地方，
26 惊恐的呼喊依然传遍四方，
这里的灵魂充满了苦痛忧伤，

恐怖惊慌依然涨满了心房。
他们苦痛哀伤，锁链铿锵，
他们发誓诅咒，呼嚎惶惶，
他们尖叫嘶嚎，惊悸异常，
他们肮脏褴褛，撕破衣裳。

一个世纪之后，人们还在唱着另外一首名为《贝特莱姆中的狂人汤姆》（*Mad Tom o'Bedlam*）的歌谣，[4] 无论是虚构作品，还是诗歌，贝特莱姆一直都被当作一个主题。

如果去观察一下17、18世纪以收容院为主题的绘画作品，我们立刻就会发现，收容院收纳的人中除了真正犯了轻罪的罪犯之外，还有一些显出躁狂、抑郁和幻觉症状的人被关在笼子里。你会看到扭曲和痛苦的身体，有时候显得充满暴力，有时候又表现出性挑衅的姿态。在整个18世纪，收容院始终是一个悲惨的地方。写作于18世纪末期的记录表明，在巴黎南郊的贝阿提丝医院，病人们住在潮湿的房间里，只能睡在稻草上。在巴黎萨尔佩特里医院，病人的房间就设在下水道附近，经常被污水淹没。检查官员德斯波尔先生在关于萨尔佩特里医院的视察报告中写道，“病房全都是老鼠的天下……发疯的女病人们的脚上、手上和脸上都布满了被老鼠咬伤的伤口”[5]。18世纪末，到英国游览的旅游者可以花很少的钱买门票，进入贝特莱姆收容院参观那里收纳的精神病患者。很多去过那里的人都曾描绘那里的可怕景象，他们看到赤身裸体的患者，甚至冬天也没有避寒的衣服。无论男女，患者全都被铁链拴在墙上或者床上。一个人的脖子上戴着一个铁环，上面的铁链将他牢牢地固定住，这样，看守就可以控制他的行动，就像用缰绳控制动物一样。1799 年，这里还出现了一个年仅 4 岁的孩子，被诊断为精神失常，与母亲隔离了四个月之久。但是，这很可能并不是罕见的情况，因为当时的医生并不相信，孩子已经产生了理性。[6]

18 世纪 70 年代后期，英国的监狱改革者约翰·霍华德（John Howard）参观了欧洲各地相继出现的大量收容院。他非常不安地发现，在很多收容院里，精神疾病患者经常跟刑事重犯、破产欠债
27 者*被关在同一间牢房里。[7] 他理解，因为这些患者在极大程度上背离了资本主义制度对于一个理想的人的设想，隔离禁闭的目的是为了给他们提供一个新的生存空间。[8] 为此，霍华德和欧洲其他一些同仁建议，采取一个更为有效、更加人道的政策，将收容院里的人分成不同的类别，以便更加准确地管理他们，并且可能给他们一些护理的福利。罪犯、乞丐，还有幻听的人，不同种类的人应该经过不同的身份定义，学习遵守不同的纪律，通过不同的机构加以管理。于是，英国人建造了第一所监狱，目的是，将刑事罪犯和精神疾病患者分开管理。也就是说，只有在人们发明了精神疾病这种病症的范畴之后，才能去发明监狱这种机构。

在收容院的框架之内，“精神失常”作为一个清晰的标签和污

---

* 破产欠债者：因负债不还或无力偿还而受到监禁的法律在欧洲中世纪便已普遍实施。19 世纪，负债者受到监禁的惩罚在西欧依然非常普遍。英国文豪查尔斯·狄更斯的父亲就曾经因为负债而坐牢，狄更斯在作品中多次涉及这个主题。《小杜丽》（*Little Dorrit*, 1855—1857）上半部的大部分情节就是发生在负债人监狱中。19 世纪后半叶，许多西欧国家修改了相关法律，并放宽了惩罚措施。1953 年开始生效的《欧洲人权公约》和 1976 年开始生效的《公民权利及政治权利国际公约》（中国是签署国之一）都明文规定，不得仅以无法履行合同义务为由来剥夺任何人的自由。——译者注

名的根源，就此渐渐成形了—— 一个可悲的，但又实际存在的另类社会身份。尽管最初的精神病医生并不是真正的医生，但精神病学作为一个专业，也随着精神失常、忧郁症和不多的一些其他精神疾病的名称开始慢慢地出现了。在大多数情况下，这些精神科医生最初都是些管理和看护人员。甚至到了20世纪初，当我的曾祖父朱利叶斯尝试使用精神分析法（psychoanalysis）时，大多数医生和所有医学院都不把精神科看作医院的合理分支。精神科医生自己也时常成为污名现象的受害者，似乎他们本人也有着和他们的病人同样的问题。甚至在整个20世纪，好莱坞的剧本作家和制片人都乐于将精神科医生描写成神志不很健全、油头滑脑，而且很神经质的人。

在18世纪，著名的法国医生菲利普·皮内尔（Philippe Pinel）——他也被称为“精神病学之父”——领导了改善收容院的工作。无论是对于患者，还是对于医生来说，皮内尔都将收容院改进成了一个更好的地方。他用纪律管理病人，但是，只要有可能，他也会通过对话的方式帮助他们，并且对他们保持友善的态度。他还以“精神失常”为主题，撰写了一系列论文，用以记录在巴黎收容的成千上万患者的各种形式的认知和情感障碍。皮内尔的方法被称为“道德的治疗法”，但这里的“道德”并不是我们今天所用的“道德”的意思。我们今天一般会认为，“道德”就是正确和善良的思想或行为，但皮内尔的“道德”实际上是指“心理学”上的治疗尝试。亦即，“道德”代表的是一个人的心智和品格，而不是身体或物质上的存在。[9]

由于这种道德理念的出现，非理性得到了新的定义。法语中， 28

“精神错乱”（folie）这个词，以前有另一层意思，指缺乏遵守社会和经济生活规范的能力。精神失常不仅意味着患者脱离了社会，同时也意味着，患者的精神脱离了他的身体：精神离异（aliénation mentale）。[10] 在与过去的重大决裂中，医生认为，尽管人的精神器官是大脑，但大脑也会出现异常状态。而这恰恰就是精神失常的命运——不仅是任何一点点脱离常规的现象，而是使得一系列精神疾病都成为医生研究和治疗的对象。正因如此，这些医生也常常被称为“异类分子”。

远在为精神疾病患者设置收容院的想法出现之前，笛卡尔就已为“现代污名”概念提供了一些暗示性的例证。他强调，在世界上他唯一能确定的事就是，他不是个疯子。他说，他是个理性的人，他看上去不像一个疯子，也不会像疯子那样思考。在20世纪70年代，我的祖父会这样写下他的看法：笛卡尔为对精神疾病患者的污名化开辟了一个舞台，他所使用的方式是，将“精神”与所有塑造了我们的其他因素分裂开来看待。尽管直到19世纪中叶，医生们一直都在强调身体和精神的一体性，[11] 但这时，认识到身体和精神总是在相互影响着，承认它们是两个实体，这样的看法还尚未得到普遍接受。[12]

但是，正是新学科的医生和收容院的管理人员，而不是哲学家，首先将精神疾病定义为离散性状态，并创建了相应的机构，作为一种以科学的名义将精神病患者边缘化，并使他们保持沉默的机制。精神疾病和污名化机制是同时诞生的。

在启蒙运动中，科学不仅仅是追求知识。它同时也在探索如何利用知识来推进理性和人道主义的发展。人们认为，如果使用了正确的技术，收容院就能够使患者学会守规矩，学会控制自己的情绪，避免以失控的行为在那个迅速变化的时代挑战社会秩序和整个国家，并帮助他们治愈错乱的精神。收容院的管理者因此也将他们的机构当作实验室，用以尝试富于想象力和实验性的治疗方法。

让我们以“猫琴”为例。德国医生约翰·赖尔（Johann Reil）想出了一个“猫琴原理”，并利用它来帮助感觉迟钝或者紧张型——尽管这似乎有些矛盾——的患者恢复活力： 29

> 将猫［头朝着一个方向］排成一排，猫的尾巴向后伸展。在猫的身后安置一个布满钉子的键盘，每个按键另一端都有一颗尖利的钉子。敲击键盘时，钉子便会击中猫尾，被击中的猫便会发出尖叫。使用这个“乐器”演奏一首赋格曲——如果一个精神疾病的患者被放在同样的位置上，他将会经历那些猫所感受的痛苦——这样的感受就连罗得*变成了盐柱的妻子也会脱离她坚硬的身体，重新变成富有意识的人。[13]

---

* 罗得（天主教译为“罗特”）的妻子：关于罗得一家的故事主要见于《圣经·创世纪》。索多玛和哈摩辣这两座城市的居民沉溺于各种罪恶的活动，上帝决定毁灭这两座城市，以示对人类的警戒。开始之前，上帝派两位天使前往索多玛，去解救住在那里的罗得一家。罗得一家只有他本人、妻子和两个女儿决定顺从两个陌生人的劝告，离开索多玛。他们离开不久，上帝开始用硫黄和火毁灭这两座罪恶的城市。罗得的妻子因不能遵守天使的嘱咐，回头观看，于是立刻变成了盐柱。——译者注

正像对待猫一样，赖尔也明确提倡对人类施加酷刑，包括使用烧红了的铁器、皮鞭和模拟被淹死感觉的溺水刑罚。[14] 甚至到了19世纪中叶，比利时医生约瑟夫·古斯兰（Joseph Guislain）将自己发明的方法称为“中国庙宇”（Chinese Temple），即将装在笼子里的患者用吊索放进水池中。古斯兰认为，感到即将被淹死的患者将会进入一个新的精神状态，开始新的生活。如果我们相信瑞典医生乔治·恩施托姆的下述报道——他曾采用这种手段：将患有抑郁症的患者放进装满了蚂蚁的口袋里，目的在于激活病人的感官。在德国，J. H. 雷曼（J. H. Lehmann）也宣称，自己曾将同类患者放进装满了鳗鱼的浴缸里。[15]

无论这些方法是否真正形成并付诸实施——因为至今尚无足够的证据证明他们曾经存在——这里与主题相关的事实都是，精神病学起源于多种不同的地点，但这些医生共同的思路就是通过震惊的刺激来唤醒患者的精神世界。尽管这一切在思路上似乎很像是现代电痉挛疗法的先导尝试，但两者之间实际上几乎没有什么相同之处。然而，这些发明背后的原理还是与20世纪中叶出现的精神分析理论有一些相似之处，即通过痉挛和恐惧疗法在一定程度上帮助患者发现求生的欲望，并释放压抑已久的充满敌意的攻击性思想，而且在随后的心理治疗过程中对这些经验进行讨论。我的祖父和同他合作的另一位作者这样写道，“对于被彻底毁灭的恐惧”，会给患者带来一种“婴儿的无助感”，这种无助感会迫使患者将医生看作和父母一样的角色，进而接受他们的关怀和帮助。[16] 赖尔和其他同时代的医生使用的也是通过惊恐将患者从忧郁症或是毫无感觉的麻木状态中“唤醒”，使他们能够准确地感知到感官的信息，更加自觉地认识到他们缺乏理性的状态。

对于21世纪的读者而言，还有一种治疗方式或许听起来很残忍。赖尔认为，神志错乱的人需要治疗，而不是让正常人感到恐惧。而且除了残酷的治疗方法之外，他还建议通过性交、运动和良好的饮食来缓解患者的痛苦。赖尔的一个观点为弗洛伊德的理论做了铺垫，对于赖尔来说，文明比神志错乱更加可怕。他的目的在于向社会表明，神志错乱实际上并不比世界的其他部分更加疯狂，甚至反而还不如世界其他的地方疯狂。1803年，对于被他称为“疯人院”的“大漩涡”的状况，他写道： 30

> 就像在世界这个大海洋中一样，在这个大漩涡中，代表着对于祖先的骄傲、利己主义、贪图虚荣、贪婪，以及其他所有人类愚蠢弱点的偶像把握着船舵。然而，与世界这个巨大的疯人院的住民相比，被关在贝阿提丝医院和贝特莱姆收容院里的每一位愚人都更加心胸开阔、更加单纯。在世界这个疯人院里，人们会进行破坏性的报复，…… 但是，［在真正的疯人院里］并没有燃烧的村庄，也没有人哭干了眼泪，又哭出自己的血液。[17]

实际上，正是赖尔在1808年创造了“精神病学”这个概念（从字面意思来看，就是“精神医生”。它来自古希腊语“psukhē”，意为“心智”和“精神”，加上古希腊语“iatros”这个词，意即“医生”，合成而成）。有的时候，赖尔也被称为“德国的皮内尔”。赖尔发明了精神病学，并使它成为医学的一个分支，专门解决在身体与精神之间的复杂关系中出现的问题。[18]

随着资本主义制度的发展，一套新的关于控制人们精神世界的语汇也应运而生：诸如“命令”“法律”和“法规”之类的词。16世纪画家博施笔下一片混乱的疯人院到了18世纪后期威廉·霍加斯（William Hogarth）的笔下，便被井然有序和宁静和谐的景象所取代，似乎收容院都是管理良好的医院和疗养院。无论是在收容院内，还是在社会生活中，规则执行的监督和级别的划分对于社会功能的正常运转都是至关重要的。对于工业革命初期的资本家来说，存在着一种人类生存的自然秩序。这种秩序有一定的等级制的系统，要求一些人和一些社群服从于另一些人和社群，他们的身体受到管理和组织。精英阶层和奴隶主无法理解，他们的仆从和奴隶被限制了自由，并且受到了歧视，他们不认为这一事实确实存在，因为在他们看来，这些人自然而然地属于他们所处的社会地位。（正如我们都知道的那样，当美国《独立宣言》的作者们写出“人人生而平等”这句话的时候，他们所说的“人人”只包括男性白人中的土地拥有者）。同理，这个时代的精英阶层也同样无法想象，
31 收容院中的精神疾病患者受到了虐待。皮内尔虽然打开了收容院里患者身上的铁链，却用紧身衣取而代之，并且，他自己还真的自以为解放了他们。[19]

如果欧洲国家确实进行了收容院的重大改革，那并不是出于统治阶层内心的负罪感，而是因为资本主义的发展需要这些改革。由于低薪工人在经济生活中越来越重要，正在成长壮大的资产阶级——正如福柯告诉我们的一样——开始意识到隔离禁闭是一个“经济上的错误”。[20] 只要能将这些人最为廉价的劳动力投入生产流程，为什么要将他们关闭隐藏在收容院里？他们还可以在城市和

乡村里做一些没人乐意做的枯燥工作。19 世纪初，在法国，大部分被隔离禁闭的人或者是罪犯，或者是神志错乱的人，但是关押他们的目的开始发生了变化。尽管严厉的纪律依旧是收容院和监狱管理手段的基石，但其地位变得越来越弱，人们会采取更加人道的管理方法，以使患者恢复健康，恢复他/她的劳动能力。

这一变化的动因在于，人们渐渐地达成一种共识，即认为，不应该将精神疾病仅仅理解为医学或生物学上的病症。它们也是心理和精神方面的疾病，因此，与仅限于肌体的疾病相比，人性化的帮助会更加有效。[21] 这种新的认识在英国和美国得到认同。至 19 世纪中叶，收容院的管理者们都开始相信，所有的患者都能重新恢复理性。患者留住收容院的时间也大大地减少了，一般会在 2 年左右，或更短的时间，他们能够回到工作岗位和家庭中去。[22] 到了 19 世纪末期，收容院的工作人员配置也开始发生变化，管理者们开始要求利用所谓的“另类分子”（今天的精神科医生当时的职业名称）的专业性工作方式，因为他们不仅“管理疯狂”，而是更积极地治愈患者。[23] 然而，这一意义重大的转变需要经过一个中间步骤，这一阶段被称为“道德性治疗时代”。

*1790*年，在英国约克郡，60 岁的教友会*信徒、商人及

---

* 教友会（Quaker）：是基督教新教的一个派别，初创于 17 世纪，与清教徒一样在英国遭到迫害。后与清教徒一同移民北美，但很快受到清教徒的打击，于是离开今天的马萨诸塞州，迁往罗得岛州和宾夕法尼亚州等地。因此，费城（Philadelphia）至今保持着“教友之城”（Quaker City）的别名。在人类思想史上，教友派也有很多先进的贡献，他们反对奴隶制，反对战争和暴力，主张人人平等，拒绝使用任何表示社会阶层的头衔等。——译者注

慈善家威廉·图克（William Tuke）听说自己教区中的另一位教友派信徒韩娜·米尔丝，仅在收纳精神疾病患者的收容院住了6个星期
32 便莫名其妙地死去了。没有人确切地知道，韩娜在那里是否遭受到虐待。但是，这个消息让图克的女儿安恩感到非常苦恼，于是，她便劝说父亲开设一所更加人性化的收容院。1796年，图克本人就是在他自己开设的收容院去世。他直截了当地称它为“静养院”（Retreat）。[24]

正像法国皮内尔的医院一样，图克家庭在英国开设的“静养院”也只是收容院发展历史上的凤毛麟角，极为罕见，其治疗方式与禁闭和隔离患者的护理和治疗方法大相径庭。图克的方法被称为“道德性治疗”，但它在初始阶段并不包括善意表达和情感支持的方法。道德性治疗的思想基础在于，假设所有患者和人类的其他成员一样，具备理性的能力，而只有当他们的身体重新掌握了对精神的控制，他们就能恢复理性。新来的患者必须接受专家的治疗，其中一个策略就是，全面削弱患者的抵抗性，消除他们内心对于收容院提供帮助的拒绝机制，甚至，只要有必要，也会使用恐吓的手段。尽管他们可以在收容院的范围内随意活动，但始终受到监视，不允许离开收容院。

图克的收容院中也有无数的行为规则以保证“静养院”的秩序，锻炼患者的自我控制能力。一旦患者未能完成他们应做的日常事务，他们也会被束缚，并受到纪律处罚。每一个住在那里的人都切切实实地是一个“患者”，也就是说，他必须被动地接受相应的治疗。就这个词各方面的意义来看，患者必须忍受痛苦，是一个痛苦的承受者。然而，这一切外部强制手段的最终目的在于，使患者

能够主动地约束自己。住在“静养院”里的人都被称为“朋友”，这是教友派处事待人的态度。只要患者表现出自控的能力、对于赏罚分明的系统做出积极的反应，并开始“消灭”自己的病征，他们就会获得更多新的自由。

作为一个教友会信徒，图克反对暴力疗法，但在“道德性治疗时代”的收容院里，医生们依然继续使用诱发呕吐、停止供给患者食物和水、给患者放血、在患者的头皮上用酸液使之起泡等方法。与图克同时代的一位改革派医生，弗朗西斯·威利斯（Francis Willis），甚至也以对待野兽的方式来同样地对待他最为著名的患者——英王乔治三世（King George Ⅲ of England），认为对待精神疾病的患者应当像制服野兽一样控制他的身体。为了治愈国王（反复出现的“疯狂”），威利斯将乔治三世用铁链拴在木桩上，毒打他，并停止供给食物。甚至就在道德性治疗时代，人们依然会通过 33
纪律和恐吓手段对待“疯狂”的患者，甚至连大不列颠国王及爱尔兰国王也不例外。

除了管理医院之外，像图克和皮内尔这样的管理者还将自己对患者的细致观察撰写成科学论文，在社会上发表。而后，他们建议，应该利用这些不断增加的文献，因为在收容院中获得的知识也应该应用于整个社会。凭借着他们积累的丰富知识，他们在很多地方——工作场所、家庭内部、公共场所、学校和监狱——成为控制人类行为的专家。精神科医生的专业领域渐渐地扩展到处理任何不符合常规的事务，从离婚到妄想症，从狂躁到手淫，无所不包。实际上，皮内尔写道，人们观察到的普通人之间的区别，如忧郁症和疑病性神经症，在收容院中也同样存在。其区别只是在于，它们在收容院的患者身上表现得更加极端一些而已。[25] 皮内尔是一位充满智慧、富有远见的医生，他认为，精神疾病，包括那些与妄想症和幻想症相关的疾病，在普通民众中也同样存在，它们可以被看作在同一个谱系中的不同程度而已。他在记录中指出，有些患有抑郁症、狂躁症或者幻听的人一生都不会受到太大的影响，而另一些患有同样病症的人则表现出严重的残疾。

对精神疾病怀有新观点的医生们相互鼓励，致力于研究哪怕是最为常见和最为私密的行为，将它们看作精神功能的证据。其中，性生活引起他们特别的兴趣，因为很多医生都相信，性器官是理解和治疗精神疾病的关键。甚至就连古希腊的医生们都相信，情绪障碍的根源在于性激情方面和性器官，尤其是子宫引起的问题。实际上，“神经衰弱”（hysteria，即歇斯底里）这个词在古希腊语中就是“子宫”一词。古希腊人认为，男人和女人都有“生育袋”（hystera），不同的是，女性的这个器官生长在体内，而男性相应的器官则生长在体外（在解剖学上，男性的这个器官后来被称为“阴囊”）。一位史学家在他的记载中指出，“在19世纪初的几十年中，医生和教师都对他们的病人和学生私人的性生活习惯怀着极大的兴趣”。[26] 整形外科的最初发展也起始于试图通过对于性器官以
34 及被认为与性相关的器官，如通过对鼻子进行手术来改变一个人的性欲望和性行为。至19世纪末，大部分科学家都相信，一个人鼻子的形状反映出这个人的性格，鼻子和性器官的组织非常相似，流鼻血和月经的周期性也非常相似。在欧洲，很多心理医生，包括弗洛伊德，都会将他们的病人送到整形医生那里，去做鼻子的修正手术。于是，当有一些医生批评德国整形医生约翰·雅克布斯给病人

做不必要的鼻子修正手术时，他反驳说，他并不是在做整容手术。实际上，他并没有在做鼻子的手术，而是在做修复精神的手术。[27]

在新兴的医学专业中，很少有关于性方面的知识能像手淫一样引起如此多的学术热情，因为人们普遍相信，性方面的行为是引起精神疾病的原因。手淫也与反社会的行为相关，因为它显然是人们在独自一人的时候，秘密进行的活动。在整个 19 世纪，法国、英国和德国的医生都确信，手淫是所有性变态和自残行为的基础，因此他们称之为“自虐”行为。可以举一个例子来表现资本主义逻辑如何占领了人的身心——当时的一位医生将通过手淫而浪费精液比喻为“把钱扔到窗外去”。[28]

诸如手淫之类的异常性行为，不仅是精神疾病的根源，而且是反自然的犯罪行为，是对民族的威胁，它会导致整个民族的退化——这种信念在一些福音传道者和一些保守派政客那里一直持续到今天。远在 1775 年，J. F. 伯特兰（J. F. Bertrand）在巴黎开设了一家蜡像馆，那里展现出手淫者身上出现的各种疾病的各个退化阶段：一个没有阴茎的男孩，一个阴道溃疡的妇女，都是由手淫引起的。这家蜡像馆存在了 40 年，在某些时段中，它是很多学校校外考察课程的首选课堂。同时，手淫者不仅仅被视为反社会的人，而且，他们还是反政府的阴谋家。比如，犹太人就被当作国家的敌人和强迫性手淫者的典型范例。只有婚姻、正常的性生活和爱情才能避免被巴尔特扎·贝克尔医生称为“自我污染的可耻罪过”，进而
防止手淫带来的所有疾病，包括腹泻、痤疮、瘫痪、脊柱畸形、癫 35
痫病、丧失记忆、疲劳和自杀。[29]

1854 年，一位名为 T. 帕尔宛的法国医生写道：“瘟疫、战争、

天花以及诸如此类的邪恶病症都未曾像手淫的习惯那样给人类造成如此灾难性的后果：它是毁灭社会的因素。”[30] 帕尔宛本人不认为自己是在夸大其词。在英国，一些精神病收容院的患者入院的原因就是“手淫”，[31] 进而使得“手淫”成为一种诊断。进入 20 世纪很久之后，依然还有一些美国医生甚至提倡给男孩和女孩做包皮环切手术*，认为这是防止手淫的一种好办法。很多历史学家也都一致认为，在这一时期，为了达到这个目的，英语国家里刚出生的男孩接受包皮环切手术也是司空见惯的事。[32]

今天，坐在餐桌旁吃着家乐氏玉米片和格兰诺拉麦片的人们很少知道，他们的早餐原本是为了防止手淫而发明的。营养学专家约翰·哈维·凯洛格（John Harvey Kellogg）和他的兄弟维尔·凯斯·凯洛格（William Keith Kellogg）在密歇根的巴特尔克里克开设了一家疗养院，在那里，慢性病患者可以通过休养和特定的饮食来恢复健康，这个过程被称为“静养复原”。这个术语是美国内战期间的著名医生赛拉斯·威尔·米歇尔（Silas Weir Mitchell）提出的。家乐兄弟认为，过度的性欲和性生活的机能失调是几乎所有身体和精神疾病的根源。任何将性器官用于享乐的行为都会对身体产生毒害，使整个身体进入一种惊悚状态。他们还认为，适当的饮食是治愈这种过度性欲的关键。辛辣的食物会引发人们的性欲，也包括进

---

* 包皮环切手术：即以手术方式切除人类阴茎或阴蒂的部分或者全部的包皮。在犹太教和伊斯兰教中是一种男婴被接纳为宗教组织成员的仪式，称为“割礼”。由于其成员普遍在婴儿阶段便已接受这一手术，这种做法成为当代法律和人权领域的讨论议题。——译者注

行手淫的欲望，而味道温和的食品则会抑制这些欲望。除了神志错乱之外，约翰·凯洛格还列出了 39 种迹象，说明一个人肯定有手淫行为。这些迹象包括怕羞、多动、睡眠太少、睡眠太多、喜欢独处和生痤疮。他还指出手淫者经常选择的地点，诸如谷仓、阁楼和树林中僻静的地方。我们甚至可以怀疑，凯洛格让很多父母都变成窥视自己孩子隐私的熟练间谍。[33]

凯洛格兄弟设计了一种由玉米、燕麦和小麦粉混合组成的食物，烘烤后制成薄片。在那个产品研发阶段，他们坚持不加糖，保 36
持食物的原味。最初，他们称这种谷料食物为“细粒食品”（Granula），后来发现，已经有另一家同类食品的生产商选用了这个名称，于是，他们就将其改名为“格兰诺拉”（Granola）。为了防止人们染上手淫的坏习惯，凯洛格兄弟还积极提倡素食主义、锻炼身体、酸奶浣肠，将男性阴茎包皮用银丝缠住（手淫时会感到疼痛），用石碳酸烧掉女性的阴蒂。[34] 约翰·哈维·凯洛格还毫不羞涩地告诉自己的观众，他从未实践自己的婚姻，他所有的子女都是领养的。[35] 出于同样的原因，为了避免性交导致的神志错乱和“性孤独”，长老会*牧师赛尔维斯特·格兰汉姆还发明了一种格兰汉姆饼干，也不加糖。他认为，味道温和的食品和各种形式的自我节制

---

* 长老会（Presbyterian church）：基督新教三大流派之一，又称“加尔文教派”。宗教改革运动中产生于瑞士，后传播至荷兰、法国、苏格兰及北美，传入法国的一支形成胡格诺派。长老会以加尔文的宗教思想为准则，在组织形式上，通过推选长老协助牧师完成教堂和教民的管理工作。19 世纪下半叶，长老会在中国亦有相当程度的传播，并建立了真光书院、岭南大学、夏葛医科大学、之江大学等学府，以及一些中学，其教友还将当时的先进技术引入中国。长老会还与其他宗派联合创建了北京燕京大学、南京金陵大学、南京金陵女子文理学院、齐鲁大学及 67 所医院。——译者注

都会降低性刺激。格兰汉姆相信，手淫会导致身材矮小、体态不良、秃头、蛀牙、白痴和溃疡等各种令人苦恼的疾病。[36]

在他们那个时代，格兰汉姆和凯洛格兄弟的观点并非异想天开。从 19 世纪中叶至其后期，美国城市中的穷人对于他们自身的苦难做出的一种反应方式，就是指责工业世界的世俗化、邪恶和不纯洁。在英国，医生和记者将工业化城市比喻为索多玛和哈摩辣，是“产生同性恋和手淫的丛林”。[37] 对于开始统计美国“神志错乱”人数的科学家来说，这一证据是显而易见的。神志错乱的人往往集中在城市中，生活在贫民窟、监狱和收容院里。此外，当时著名的作家和医生也都写道，“自虐”是一种性生活过剩的表现，它会导致人的身体和理性完全枯竭。他们认为，由于手淫者将自己全部的心智用来关注自己的本能，所以，他们并不比收容院中的“动物”们更好。于是，在很长的时间里，手淫总是会令人感到做了什么错事，也就不足为奇了。由于人们常常将自己时代的价值观内在化，于是，他们根本不需要外界社会的指责，便会自己感到羞耻。负罪感并不需要观众，它只会在个人的自省中将自己污名化。

最后，在这些经济和社会的思想发展中，诞生了所有革命
37 中最伟大的，也是最鲜为人关注的一项革命。它对社会秩序的发展和对疯狂认识的演变同样重要，对发明并边缘化所谓的“不正常”也是同样重要。我所说的这项革命就是：女性的发明。她们是人类在 17 世纪之前并不存在的一个分类。我知道，这听上去似乎令人难以置信，但是，在那之前，世界上只分布着男性。

3

割裂的身体

那些严格的搜寻者，

发现女人不过是男人的翻版。

《亚里士多德的杰作》（1684）*

---

*《亚里士多德的杰作》：它是一本从欧洲历史近代早期到19世纪在英国传播流行的性爱手册和助产学图书。首次出版于1684年，作者匿名撰写，作者谎称自己是亚里士多德。在17、18世纪，本书再版多次，并出现了不同的版本。——译者注

38 16世纪伟大的作家米歇尔·德·蒙田（Michel de Montaigne，1533—1592）曾记载了一个名叫玛丽·格尼尔女孩的故事。玛丽当时是一名少女，住在法国北部的马恩河边。她并没有太多特别之处，只是下巴上长了一些毛。村里其他女孩都嘲笑她，给她起外号，叫她“长胡子的女孩”。有一天，据蒙田说，玛丽追着一头猪跑进了一片麦田，来到一个深坑前面。“当她聚集起全身所有的力量，准备大跳一步的时候，”蒙田写道，“她表现出非常明显的男性的特征。”[1]

玛丽哭着跑回家，告诉母亲说，她的肠子从身体里流出来了。医生们惊异不已，检查之后，他们只能确定说，玛丽所说的肠子实际上是阴茎和一个阴囊。医生们认定，因为玛丽用了非常大的力量，所以她体内的热能使她变成了一个男人。莱农库尔的红衣主教给她改名叫“日耳曼”，因为玛丽需要一个男名，人们给她穿上男
39 式衣服。在村子里，女孩子们编了一首歌，相互警告不要跳得太远，避免身体过热。日耳曼成年之后，长得矮小粗壮，一脸密密的红色胡须。他还在维特里勒弗朗索瓦参加了国王的军队。

很久以前，有很多这样关于女人成为男人的故事，也有男人成为女人的故事。今天，这类故事已经完全失去了意义，因为医生根本不再相信这种传说。而直到18世纪末期，西方文明相信，男性和女性实际上只是一种性别的不同表现而已。这种性别就是：男性。对于基督教的信徒来说，夏娃是由亚当的肋骨做成的，而夏娃和亚当则都来自上帝。男性和女性的身体只不过都是同一种性别上等和下等的不同版本而已。

工业革命期间经济领域的首要任务在停止过去的性别流动、固定男性和女性的身份和社会角色方面发挥了重要作用。资本主义也成为一种社会等级的工具，强化了女性作为男性的从属地位。男人们鼓励妇女留在家里，并以保护她们不会婚外怀孕、需要她们帮助保持养家糊口的男人们的健康为理由，使得这种要求合法化。此外，医生也开始将生育性和非生育性的性生活区别开来，将诸如手淫、口交、肛交和同性恋等视为病理性问题，并认为它们是有害健康的行为，因为它们限制了人口的增长和工业的发展。[2]

如果不先将由单性向双性世界转变的历史讲清楚，那么，对于精神疾病的污名史是无法述说的。最早的精神科医生很快便抓住了女性被认为是最危险的，也是最无法令男性理解的特点大做文章，并将这些特点看作她们性别的特征，开始将那些抵制她们生物性别角色的妇女确诊为神志错乱，比如那些热衷于阅读、想要工作，或是不服从自己丈夫的妇女。结果是，那些专注于妇女性行为的研究，和试图压制难以控制的妇女的努力便成为现代精神病学思想的基石。

直到 18 世纪末期，甚至医学界都没有一个单独的词，来定义女性的生殖器官。女性的阴蒂也被称为阴茎，子宫被看作体内的阴囊，卵巢被看作睾丸，外阴和阴唇被认为就是包皮，而阴道则是倒置的阴茎，输卵管则是附睾。实际上，正如任何一位 21 世纪的 40
生物学家都懂得的一样，器官的确都是同源器官对，而在怀孕的头三个月中，男性胎儿和女性胎儿的生殖器看起来几乎是相同的。当然，有两种性别，男性和女性，但它们的定义来自社会，而不是自然。当玛丽·格尼尔变成了男人的时候，他的性别（gender）发生了变化，但他的性（sex）却没有。今天，我们将那些在不同时期改变性别的人称为双性人（intersex），他们的情况在医学文献中有着详尽的说明。比如，有些人从小被当作女孩或男孩抚养，到了青春期他们则改变了自己的成长方向和社会身份。在仅有一种性别存在的社会里，伊丽莎白一世可以说自己是脆弱的处女，也可以说自己是一国之君。而艺术家们也可以让夏娃的丈夫亚当怀孕。[3] 在启蒙运动之前，甚至还有绘画作品表现长着乳房的耶稣。

西欧人相信，将男人和女人都看作一种性别中的成员是错误思想的结果，但这种思维定式则持续了几个世纪之久。持这种思想的代表作家提出，所有生物都处于一个等级系统中，以和谐的对立关系的形式存在。男人和女人的对立特点可能成千上万，就像独角鲸和独角兽是海洋和陆地上的对立生物一样，但他们只是在一个连续统一体中不同的生命表现形式。在这个世界里，男人和女人都会有血液的流失，但女人会有月经是因为她们的体温比男人低，因此会有过多的血液需要释放。另外，人体内的液体，如奶、血液、精液和油脂，都是可以相互转化的。例如，一位怀孕或正处在哺乳期的妇女不会有月经，那是因为她多余的血液转化成了奶水。[4] 一位血液过多的男人也会流鼻血，但会因此受到缺少精液的困扰。在保持这样对应关系认识的社群中，人们依然使用相同的字词表示精液和经血。[5]

在19世纪早期，欧洲思想发生了反向的转变。此前，社会定义了性别，而这时，性别将定义社会。在前资本主义的单性世界，一个人可以像玛丽·格尼尔那样，在男性连续统一体的两端移动。

而在双性的世界中，社会是由男性和女性共同组成的。性（sex）得到固定，而且，在医学文献中，女性的相关器官获得了新的名称。今天，我们倾向于认为性别流动是一种极为现代的现象，而实际上，真实的情况则是，在漫长的西方文明史中，性得到固定仅仅两百年之久，而在不少非西方文明的社会中，人们世世代代都会承 41
认，世界上有三、四、五种性（sex）的存在，同时，社会上只有很少或根本就不存在污名现象。印度的海吉拉（hijra）既不是男性，也不是女性，尽管他们中的大部分人出生的时候都有男性生殖器。海吉拉通常都会受到人们的尊重。[6] 生活在印度尼西亚的苏拉威西岛的布吉人（Bugi），一共有五种性别（gender）：男性、女性、变性女性、变性男性和男性化女性或双性人。[7] 波利尼西亚的玛瑚（mahu）同样既非男性，也非女性。他们既与男性也与女性发生性关系，却并未受到社会的任何污名伤害。[8]

这种关于性（sex）的认识的突然变化，从认定只有一种性，到认识到两种性的存在，并不是因为人们掌握了关于男性和女性身体的新知识。与18世纪相比，19世纪的科学家对于人体解剖学的了解并不比以往多很多，而唯一发生变化的是，人们对于将人类分成两种固定类别的诉求。这种诉求实际上正是日益工业化的欧洲对于社会秩序的基本要求。也就是说，科学本身并没有改变任何社会现实，而是通过定义一种新的现实完成了文化的工作。而在这个世界上，几乎没有空间能够容纳认为性（sex）是一种富于层级的谱系或是一个连续的统一体，并且人都是可以在其中的各个位置上定义自己的看法。男性和女性之间一刀切的社会分工，在家里和工作岗位上、私人和公共领域之间的区别是最为基本的社会特征，尽管在工业化的最先锋即英国社会的工人阶级家庭中，男性和女性都工作，这种情况也不例外。一种男子汉意识形态，男人的特权和优越感也非常符合那种强壮、独立男性工人的新面貌。在他们的心目中，女人是软弱、无力的性别；而他们当然绝对不会成为那样的人。在单一性别的世界里，人们认为，女人充满激情，并具有健康的性欲；而在两性的世界里，理想的女人身上充满了软弱、被动的特征，极易生病，神经衰弱，神智混乱，等等，这都是因为她们是女性。

犯罪分子、神志错乱以及其他原本与难以分类的一大群闲散偷懒、有工作能力而不工作的人被归为一类，这时则全都找到了固定而清楚的定义，男人和女人也是如此。女人们被剥夺了发言权，不能声称自己的天性与男性并无差别，甚至她们也不能与有缺陷的男性相提并论，于是，男性便成为一种理想，成为“衡量一切的标准”[9]。然而，早期资本主义并不仅仅将男性和女性分成两种不同
42 的性，它为男性将女性固定在新型等级社会秩序的下层提供了可能。这样，世界就只是由男人和女人组成：男人通过杀戮而获得特权地位（如作为猎手或军人）；女人则由于她的身体特征而注定应该生育。有创造力的男性曾经通过农业、艺术、建筑和其他各种生产方式改变了地球，而有生殖能力的女人则只是在生育。女人，用西蒙娜·德·波伏瓦*的话来说，“更多的是被当作奴隶”，而被强

* 西蒙娜·德·波伏瓦：法国存在主义哲学家、作家、女权运动的创始人之一、女权运动理论家、社会理论家。1949年出版的《第二性》在思想界引起极大反响，成为女权运动的经典文献，波伏瓦成为当时法国最具影响力的女性公共知识分子。1954年以小说《名士风流》获龚古尔文学奖。——译者注

制实现自己作为人类身上的动物性。[10]

月经作为遵循月球周期的自然现象，被当作女性与自然紧密联系的“证据”。而与“疯子”一词来自拉丁文的“月亮”（lūna）一样，“月经”一词也恰恰来自拉丁文的“（时间记录的）月”（mensis）。从生物学家的视角看来，“卵巢……成为整个女性经济的驱动力”。[11] 无论是生物学家的术语，还是资本家的机械术语，女性的身体都被降低到其生物的功能。于是，卵巢很快便成为生产卵子的工厂，接受受精，而后生产。在奴隶制的语境下，通过这种方式可以生产更多的人力资源。[12] 19世纪的一位医生在描写女性生物特征给她们带来的心理痛苦时写道，女人“是月经的受害者”。[13] 于是，人与人之间的区别不是通过他们所在的社区，而是通过身体不同的性而加以区分的。就这样，女性天生就遭到了污名。

根据历史学家的论述，在19世纪初期，“在道德论述中，在积极行动、富有理性、气质坚决的男性和情感丰富、有生育能力及易受影响的可塑女性之间几乎不存在任何相重合的特征。与以往任何时候相比，女性在更加绝对的意义上被塑造成‘另类’”[14]。这种区分使得专家们更加容易确定定型的女性特征，这其中也包括，将女性直接与精神疾病挂钩的倾向。在1789年，法国哲学家皮埃尔·让·乔治·卡巴尼斯（Pierre Jean Georges Cabanis）宣称，由于女性貌似体力较弱，因此她们的脑量会比男人的脑量少（尽管在理论上有道理，因为男性的身材高大），女性的健康始终面临威胁，她们的日常生活“被痛苦主导着”[15]。一个女人最好留在家里，因为她最具“照顾儿童和体弱多病的人的能力。而这些受到照顾的人

也跟她一样，在理性思维方面非常薄弱，因此，命中注定，他们的
43 活动要受到限制”[16]。卡巴尼斯还非常肯定地认为，未婚妇女患上痴呆症和成为白痴的风险更大，而婚姻就像收容院一样，可以保护她们免受这些疾病的侵害。

奴隶制、资本主义制度和政治权力向非洲的扩张，强迫欧洲人面对女性的身体，尤其是非欧洲女性的身体。她们的身体特征来自她们的自然背景。1810 年，一位名叫恒德瑞克·策萨尔丝的南非演艺经理人在伦敦的舞台上展示一位来自非洲南部的妇女，她叫萨拉·巴特曼（策萨尔丝称她为“霍屯督人*的维纳斯”）。[17] 在后来的时间里，巴特曼继续被着装或赤裸展示的命运，给一群目瞪口呆的观众唱歌。就这样，她在英国和法国的剧院里度过了五年的时间，被当作“原始解剖”的范例，直到去世。她去世后，著名的动物学家乔治·居维叶对她的尸体做了解剖。她的生殖器官被放在巴黎的人类博物馆中展览，直到 2002 年才被送还非洲**。[18] 还有另

---

* 霍屯督人（Hottentot）：严格意义上是指殖民时期分布在今天南非和纳米比亚的非洲原住民民族，如科伊人。广义上来说，也包括桑人。这一名称来自于开普殖民地（Dutch Cape Colony，即位于非洲南部的荷兰联合东印度公司的殖民地，以好望角为中心）中荷兰、德国和法国的欧洲白人移民。——译者注

** 归还劫掠文物（Repatriation）：20 世纪下半叶，随着前殖民地国家和原住民民族意识的觉醒和世界各地人文主义者对于公正的诉求，以及要求前殖民国家承担各自历史责任的呼声不断高涨，2007 年，第 61 届联合国大会以 143 票赞成、4 票反对、11 票弃权通过了《土著人民权利宣言》（下称《宣言》）。其中第 11 条第 2 款规定：“各国应通过与土著人民共同制定的有效机制，对未事先获得他们自由知情同意，或在违反其法律、传统和习俗的情况下拿走的土著文化、知识、宗教和精神财产，予以补偿，包括归还原物。”此前，一些欧洲前殖民地国家已经开始整理、考证并归还相关文物。尽管《宣言》并无法律强制功能，但许多国家出于对于历史的反思和正义的秉承，在《宣言》签署之前多年便已开始了这一进程。——译者注

一些非洲妇女在欧洲受到非人的待遇，她们不是在怪物展示的舞台上充当娱乐商品，就是在实验室里，被当作新的人种科学的研究对象。她们被降低到身体，尤其是她们性器官的层面上。甚至一些科学家由此得出结论，认为非洲人和欧洲人完全属于两个不同的物种。[19] 欧洲的医生们确认：与欧洲女性相比，非洲女性的生殖器官要大得多，因此，非洲妇女的身体特征导致了她们的淫乱倾向，她们的命运也就与此紧密相连。文明的目的是个体的自律，当然也包括一个“强势的种族”对于“另一些人（包括女性）”性冲动的控制，那都是为了他们好。在英国殖民时代的文献中，在整个撒哈拉以南非洲（探险家亨利·莫顿·史丹利称之为“黑色大陆”），似乎总是有那么一个神秘而又陌生的女性身体，在那里等候着欧洲的控制和插入。[20] 而弗洛伊德也将女性的“性特征”称为心理学的“黑色大陆”。[21]

19世纪时，如果说爱情是道德和神圣的，那么性就是亵渎性的。如果说爱情是人类独有的、精神的活动，那么，性就是野性的、物质的活动。随着精神病学在欧洲的持续发展，在那些将精神与身体分割而论的社会中，爱情被与精神联系起来，而性则与身体直接相关。随之而来的是，由于爱情引起的混乱便被看作精神错乱，而并非身体的疾病。[22] 事实上，最早获得其专属名称，而并 44
不再仅仅被称为“疯狂”“疯子”或“精神错乱”的精神疾病就是“情爱妄想症”（erotomania），是由单方面的、妄想的爱情所致。根据 17 世纪早期英国医生理查德·纳皮尔的记录，在 2000 多例精神疾病的病例中，有10%的病因是爱情。[23] 但并非爱情的侵扰直接引起了身体上的疾病，而是由于身体无法实现的性欲望。在19世纪，医生们为肺结核提供的诠释认为，肺结核患者的病因在于，他们对性生活完全失去了兴趣。医生们甚至还将性生活作为治疗肺结核的医疗手段。相反，癌症被认为是性欲过剩引起的疾病。[24]

在19世纪后期的英国，收容院中大部分的拘留者都是妇女，大部分拘留原因是她们赤贫的经济和失业状态。有一个规律是，一个城市中的贫困人口越多，收容院中的拘留者人数就越多，而妇女就业的工作选择本来就比男性要少得多。医生们开始将妇女的身体与某些精神疾病联系起来：神经衰弱、性欲亢进（女性常为“花痴症”，nymphomania，强迫性性行为）、“（由于哺乳过多而导致母亲的虚弱和自身的营养不良所引起的）哺乳性疯狂”，以及“卵巢错乱”。[25] 由于认为女性更多地受到自然——而不是文化——的控制，所以，她们更容易缺乏理性，缺乏控制自身情感和行为的能力。1872年，在英格兰和威尔士被确诊为患有精神疾病的58 640人当中，有31 822人（54%）为女性。[26] 与此同时，在美国，因成为白痴而被纳入医疗体系的纽约州收容院中的女性，受到监护的时间要比男性患者长得多。[27]

女性神志错乱的特征恰恰与维多利亚时代妇女的理想形象相悖。她们之间的区别在于，这些被定义为带有病态的妇女缺乏被动性，具备颠覆两性世界秩序中的女性地位的反抗性。神志错乱的妇女不情愿接受作为妇女的身份，她们反抗接受男性统治的地位，太过享受性生活的快感。医生们（当然全是男性）要求父母关注女
45 儿，是否表现出这类神志错乱的症状，如离开家庭，去做一名

护士。[28]

正如两性世界的发明一样，异性恋和同性恋的区分也是资本主义的产物。如果在资本主义社会中，家庭不再是所有生产性工作的基础，那么男人和女人就可以自由地在亲属关系网络之外的职业范围和地区，也就是在异性恋家庭控制之外，出售自己的劳动力。史学家约翰·德埃米利奥（John D'Emilio）写道，资本主义“为一些男性和女性提供了围绕其性爱/情感生活取向自主地组织个人生活的条件”[29]。德埃米利奥认为，“传统的”家庭变得愈发不稳定。结果是，人们为了保护它，而在妖魔化不守陈规的人方面付出了更多的精力。最后，医生们发展出同性恋/同性恋行为和异性恋/异性恋行为的概念，并以此定义偏离或坚持家庭理想的人。

因此，“同性恋”和“异性恋”这些词都是不久之前才被发明的概念。当然，我们都知道，男人与男人发生性关系，女人与女人发生性关系这样的事，都被教会和国家斥责为“同性”性行为。然而，欧洲史学家乔治·莫斯（George Mosse）在涉及罗马天主教会的态度时写道，“它评判个人的性行为，却不关心这种行为在一个个人的整体个性和生活中造成的后果”。[30] 结果是，直到1892年，在心理学家提出这些术语之前，无论是异性恋性行为，还是同性恋性行为（以及“异性恋者”和“同性恋者”身份）等相关词语都是不存在的。由此，这些新的术语通过用术语定义个人性取向的方式塑造了一种现代的个人（一种新的“不正常”）。于是，20世纪初，很多医生都开始将同性恋视为心理疾病的表现，而不是一种偏离常见状态的表现。"同性恋"这个词非常新，甚至出版于1976年的修订版《牛津英语词典》(*Oxford English Dictionary*)都没有收入。

相似的是，古希腊人并不将人们分成同性恋和异性恋。他们只是将被认为不适当的性行为人归类为"性偏离者"。尽管并不被社会完全接受，但同性之间的性行为还是常常发生。然而，能够被社会接受的情况是，同性恋伙伴中主动、插入的一方的社会地位高于被动、接受的一方。例如，如果一个男性与一个男孩或一个男性奴
46 隶或一个女性发生性行为，那么，人们不会认为这个行为与正常的性行为有什么区别。[31] 相反，如果一位公民（只有男性是公民）作为接受的一方与一个男孩或一个男性奴隶，或任何一个不是公民的人发生性行为，那么，它就会被看作不正当的行为。由此，性行为便不仅仅是一些人共同采取的行动，而是一个社会地位高的人对一个地位低的人采取的行动。性交往中的消极态度与男性生殖力和父权的理想相悖。今天，人们依然可以在拉丁美洲的很多地方看到这种社会等级的逻辑。而在美国的监狱里，与同性间发生性行为的人并不意味着就是"同性恋者"。[32]

甚至在清教徒定居的北美新世界，同性之间的性行为也常常得到宽容，而并未被诉至法庭。尽管被视为一种不受欢迎的做法，但这种行为并未导致一个人被逐出社区的后果。据历史学家所知，新英格兰的清教徒确实因异常性行为而处死当事者的情况只发生过两次，也不是因为其本人是"同性恋者"，而是因为他与男性发生了性关系。[33] 1533年，亨利八世（Henry Ⅷ of England）通过了"性悖轨法"（将非阴道性行为认定为犯罪行为），于是，与其他男性发生性行为的男人们感到极大的恐惧，同时，他们也同样为因与女性

发生非阴道性行为，而面临被抓获的危险而感到恐惧。当然，他们不会为因同性恋行为而被抓获而感到恐惧，因为那时候这个概念还根本不存在。这在19世纪晚期，对于与同性在身体上发生亲密关系的男人和女人来说，根本不可能害怕因他们的行为被发现，而使得他们完全被社会确认为另一类人："同性恋者"。"同性恋者"只是意味着，一个人的行为违背亵渎了社会规范。这就是为什么，尽管我们有很多关于亚伯拉罕·林肯（Abraham Lincoln）年轻时与他的朋友乔舒亚·斯皮德（Joshua Speed）之间浪漫关系的信息，[34] 但是，提出林肯是同性恋者还是异性恋者这样的问题，则是毫无意义的。

然而，这种身份一旦被创造形成，在社会不稳定的时期，同性恋者可能就会成为替罪羊。甚至在20世纪的麦卡锡时代，同性恋者被与密谋反国家、反经济发展联系起来。实际上，同性恋是帮助精神病学维持其调节人类行为方法的关键心理状态之一。在20世纪上半叶，同性恋被作为一种精神疾病来处理，心理学家和心理医生们将关于性和性行为的危险性的论点推向了高潮。正如监狱中央的监视塔一样，它照亮了周围的一切。心理病症成为监视和实施管制的借口。 47

资本主义制度和工业化不仅产生了精神疾病类别的划分、异性恋和同性恋的概念，而且形成了科学探索和科学测量的热情。19世纪的医生开始保存各种可能表明文明退化的"病症"的统计数据，包括精神错乱（即"疯狂"）、卖淫和其他形式的犯罪行为。可以说，这个领域的统计起源于行为病理学的研究。[35] 参与收集数据的科学家越多，似乎不同的病症也就越多。而数据统计本身也反过来被当作解释疾病流传问题的真理。例如，如果收容院中的妇女人数居多，那么，他们自然而然就会得出这样的结论，即妇女一定更容易生病。但是，如果要解释，为什么他们自己发明了名称的那些疾病在现在统计的数字中变成了流行病，专家们便无言以对了。

1845 年，英国通过了《精神错乱法》（*Lunatics Act*），目的在于向每位公民提供社会福利，要求所有的英国郡县都要设立精神病人收容院。[36] 结果是，在很短的时间内，社区中的精神疾病患者被边缘化了。在法律通过后的 15 年中，英国所谓精神疾病患者的数量增加了一倍。不仅是英国，到 1870 年，在美国，“每一家新建的医院都使得家庭更容易接受那种将自己找麻烦的亲属送进医疗机构的做法”。[37] 在英国和很多其他国家，在概念定义的问题上，医生们并没有形成共识，然而病症历史学家们通过对这些病症记录描写的研究发现，今天，它们被称为狂躁症、压抑症、强迫症和精神错乱。[38] 据统计学家提供的数字，1844 年，在英国和威尔士，每 802 人中就有 1 位“精神疾病”患者。而到了 1870 年，这个数字便已上升到每 400 人中就有 1 位“精神疾病”患者。[39]

1871 年，当时的医学界名人、英国心理医生亨利·莫兹利（Henry Maudsley）发表了一篇学术论文《精神错乱病症正在增加吗?》。然而，莫兹利并没有提供确切的答案。他对持怀疑态度的听
48 众说，疾病增加的原因并不是由于疾病本身的发生率增加。除其他原因外，例如寿命更长和更好的统计方法，他更加强调下述原因，即随着资本主义制度的发展，民众和政府越来越多地支持在住宅和家

庭之外照顾患者，以便家庭成员可以更直接地成为自由生产力。10年之前，英国疯狂病症委员会认为，这个数字增加的原因在于更多的监控。就这个事实来说，他们可能是对的。由于经济增长需要工人，因此跟踪并设法恢复非劳动者的正常生活便成为一项重要任务。[40]在美国也出现了一个非常类似的过程，精神病患者的护理工作已从社区转移到国家相应的机构。30 年中，被确定为患有疯狂病症的美国人的比例翻了一番。1850 年的统计数字显示，美国总人口 2100 万人当中，有 15 610 人患有精神疾病。1880 年，美国人口调查显示，在全美总人口 5000 万人中，91 997 人被确诊患有精神疾病。[41]

当然，正在发生变化的是，工业化给家庭带来的沉重压力使得亲戚和邻居们越来越难以照顾那些身患重疾或因年纪太大而无法工作的人。在整个英国，收容院接受的大多数患者都不是无家可归的流浪者，而是他们的亲属恳请地方政府帮助照料的不具备生产能力的亲人。[42] 在 18 世纪末期，患者们行动受到限制的原因并非医生们发现了治疗他们病症的有用疗法，而是无论采取什么方式都要实现让他们脱离家庭环境的目的。因为只有这样，这些家庭才会有足够的经济生产力。而只要这些患者脱离了社会生活，那么，相应的管理者就必须以某种方式对他们进行分类，使人们理解他们被收容的原因，并为这种举动提供合理的依据。

在 1790 年到 1820 年间，美国政府收集了收容院中患者的相关数据，但数据记录的内容也只是些极其简单的信息：年龄、种族、性别和地址。直到 1830 年，美国政府才开始具体统计如盲人和聋人之类身体有残疾的人的人数。1840 年，政府在统计标准中加上了“疯狂和痴呆”一项，但属于这一项的统计对象并未与盲人和聋人分别统计，而形成两个大的类别。同时，统计中也并未注明，这些人是生活在公共的收容院中，还是留在家庭环境中。在 1840
49 年的人口普查中，统计学家们对于这种没有标准的状况深感烦恼。每一次人口统计，工作人员都会根据他所能得到的任何一种标准独自做出决定，哪些人患有疯狂病症，哪些人属于痴呆一类。更有甚者，人口统计工作本身并未对这些精神状态做出任何定义，或写下任何关于肢体残疾的描述性言辞，这里也包括关于“失明”和“失聪”的定义。1843 年，成立于 1839 年的美国统计协会通知众议院，人口普查的数据无效。

尽管如此，在后来的 50 年中，人口普查工作的结构依然没有发生任何变化。其中只有三次例外的情况，第一次发生在 1850 年，将精神疾病（精神错乱）和智力低下（痴呆）区分开来。第二次出现在 1860 年，当时列出了某些医院出现精神错乱患者的发病的原因（贫困、手淫、分娩、癫痫、月经痛苦、失去和未能实现爱情等）。第三次出现在 1880 年前后，这时，当医生们开始用术语和定义来描写这些病症的时候，精神错乱发病的原因已从三百多种下降到几种（如狂躁症、忧郁症和痴呆症），对于缺少根据而更加偏向于推测性的原因则不加关注。[43] 这些变化是反复试验、反复失败并从中吸取教训的结果，是仍然处于婴儿期的医学专业化进程中任意选取的一个尝试。无论如何，在这个过程中，精神病学的分类开始显现出更加接近今天的科学分类的情景。《精神疾病诊断与统计手册》和世界卫生组织的精神健康部门提出的《国际疾病与相关健康问题统计分类》（*World Health Organization's International Classification of Diseases*，或 ICD，或简称为《疾病分类》；在很大程度上与《精神疾病诊断与统计手册》相同），都是描写性的手册。它们并不关注精神疾病产生的原因，而是专注于病症的分类。

医生们很不确定的是，他们对于精神疾病的分类方法是否适用于人类的全体成员——男性、女性、白人、黑人、富人、穷人，并且对于患者而言，监禁是否真的就是一种公正的手段。在整个 19 世纪，关于对精神疾病患者的监禁的争论与关于另一种形式的监禁的争论交织混合，即关于奴隶制的争论。各行各业中，奴隶制度的支持者极力反对解放奴隶，并四处寻找科学数据来支持他们的观点。支持奴隶制度的经济学家则相信解放奴隶会给美国经济带来严重后果的论调，因为美国经济很大程度上依赖于大庄园产品。而哲学家和宗教领袖则认为，对于所谓下等民族采取奴隶制是一种自然的制度，它就像人的自然法则一样无法消除。在很多医生眼中，非 50
裔美国人没有控制自身冲动和本能的能力，因此，他们天生就容易患上精神错乱的病症。因此，他们确信，奴隶制度提供了一种防止失控的结构。[44] 在 1843 年，《波士顿信使报》报道，在非奴隶制的自由州，如俄亥俄州、印第安纳州和伊利诺伊州，每 88 位黑人中就有 1 位患有精神错乱。而在马萨诸塞州、缅因州、新罕布什尔州和佛蒙特州，这个比例是 34∶1。在缅因州，这个比例竟然高达 14∶1。在有些市镇，全体“有色人种”住民都被定性为精神错乱患者。而在全部的自由州中，全体黑人中精神错乱患者的比例为 144.5∶1。但是，在美国南部所有施行奴隶制的州里，黑人中精神错乱患者的比例却只有 1558∶1。[45]

简而言之，精神错乱的自由黑人的人数是奴隶制度中黑人的11倍，而在施行奴隶制的州和自由州中，白人精神错乱的发病率则没有区别。白人的精神错乱的发病率在施行奴隶制的州和自由州中相同这一事实，为很多医生的观点提供了证据，即精神疾病与奴隶制之间存在着一定的关联。奴隶制倡导者约翰·卡尔霍恩*在美国国会声称："这就是我们需要奴隶制的证明。非洲人没有能力照顾自己，在自由的重负之下，他们便会陷入精神疾病的深渊。"[46] 1851年，对于不服从的奴隶，医生们开始使用另一个术语：漂泊症。这是一种精神错乱的现象，表现为患者强制性地违背自然法则和《圣经》的教训，从主人那里逃跑。

统计学家兼医生爱德华·贾维斯（Edward Jarvis）博士推翻了卡尔霍恩的观点（尽管这并未能阻止卡尔霍恩和其他政客在这之后的几十年中依然推行这一观点）。[47] 一开始，贾维斯接受了这样一种思想，即认为，奴隶的精神健康状况普遍良好，是因为他们并未受到成熟复杂精神活动的腐蚀。他写道："在文明的最高程度和最高层次的精神活动中，有着最高程度的精神错乱。而在这里，出现最大限度的精神迟钝的地方，我们发现的精神错乱也最少。"[48] 这种想法与英国医生的逻辑相同，他们以这种逻辑来证实奴隶制的合法
51 性，来解释英国"社会下层人民"中精神错乱患者人数众多的现

* 约翰·卡尔霍恩（John Calhoun, 1782—1850）：19世纪上半叶美国最著名的政治家之一。曾任美国参议院议员、美国国务卿、美国第七任副总统（1825—1832）等政界要职。卡尔霍恩是奴隶制狂热而坚定的维护者。尽管他在美国南北战争爆发前十年就逝世了，但实际上，他的主张为南方蓄奴州成立的"美利坚联盟国"（Confederate States of America，CSA）奠定了思想基础。——译者注

象。（这里，为什么医生们不认为应该通过奴隶制来治愈白种人的精神疾病，很是令人费解！）

然而，贾维斯很快就发现了普遍存在的错误。例如，统计文献中很多所谓的黑人患者实际上是白人。统计文献中显示，在马萨诸塞州的伍斯特（Worcester），有133位黑人神志错乱患者和白痴，但实际上，他们是133位白人患者和白痴。贾维斯还发现，人口普查中几乎全部的统计数据都来自政府机构。首先，在比例上，北方各州的精神疾病收容治疗机构（和医生）比南方各州多得多。其次，在北方各州，州政府支付照顾黑人的费用。而在南方诸州，如果一个奴隶主将他的奴隶送进精神病治疗机构，那么，奴隶主必须为奴隶支付费用，奴隶主便会因此失去自己的金钱和这个奴隶的劳动力。因此，从经济的角度而言，将奴隶送进精神病治疗机构是件非常不明智的事情。结果导致只有很少的奴隶被送进精神病治疗机构，因此人口普查的文献中也就仅仅记录了很少的案例。弗吉尼亚州甚至还制定了一条法律，规定收容院“禁止接收和收留精神失常的奴隶”〔49〕。

尽管如此，这种观念甚至在奴隶制被废除之后依然根深蒂固。1921年，华盛顿特区圣伊丽莎白医院的一位心理医生在一篇文章里提出了一个大胆而又极具种族主义偏见的论点。文章宣称，对于黑人来说，从奴隶身份转变为自由人比他们从生活在非洲的自由人转变为美国南部的奴隶更加难以适应。

> 在不到三百年前，这个种族中大多数家庭的外来祖先都是生活在中非丛林中的野蛮人和食人族…… 在后来的发展中，公

> 民身份和与之相关的新特权（这可能是比上一次过渡更加巨大的变化）被强加于这些种族。这时，人们发现，这些种族对此基本上未能做好思想上的准备，来适应这种社会秩序的变革……由于他们的道德水准低下，作为每一个自由的行为主体，他们并不会认为满足自身的自然本能和欲望是犯了什么错误。他们极端放纵无羁的行为和罪恶都是形成精神疾病的有效因素。[50]

30年之后，美国精神卫生专业人员仍然在从文明与野蛮人之
52 间的对比出发，来判断非裔美国人。一位心理医生在1953年写道："在南部，存在着大批的黑鬼，这些脱离原始社会不久的人，使得精神疾病的情况变得非常复杂。"[51]

将种族与精神疾病联系起来思考，不仅伤害了非裔美国人，而且支持了很多偏见，这些偏见认为，一个种族的整个人口的特征来源于他们的自然背景，而这个所谓的自然背景也不过是偏见生成者的假设而已。而且，产生和发展种族主义的意识形态的主力军正是那些科学家、医生和受过高级教育的"专家"们，而并不是人们想象的无知且缺乏教育的人群。[52] 偏见和歧视往往有从上至下的走向。直至20世纪中叶，白人医生常常这样描写男性非裔美国人——他们易怒、好斗、相对能够忍受疼痛，容易出现所谓的精神分裂症的负面症状：说话时使用单音节词，很少用手势，对外界发生的事不感兴趣，身体虚弱，口头反应迟钝，意志薄弱，自发性和主动性很强。美国的医生们开始形成了一种误诊的传统，倾向于将心情抑郁和多疑的非裔美国人诊断为精神分裂。由于第二次世界大战时代的心理医生就像我的祖父那样，认为被确诊为"精神分裂

症”的患者由于缺乏认知能力，而不能从“谈话疗法”中获益，于是这些人在得到诊断之后便完全未能获得治疗，或只获得了很少的治疗。我祖父最有影响力的一本书《心理重压之下的男人们》（*Men Under Stress*），通过描写对几百位厌战士兵的成功治疗而使得创伤后应激障碍的心理分析概念得以普及。然而，他所描写的每一位士兵都是白人，而他也并不认为有必要专门说明其中的原因。[53]

有一个尽管著名，但也非常孤独的声音在强调黑人和白人不同心理特征背后的文化因素，这位科学家就是人类学家兼心理医生的阿布拉姆·卡丁纳（Abram Kardiner）。在出版于1951年的一本名为《压迫的痕迹》（*The Mark of Oppression*）的书中，卡丁纳指出，非裔美国男性的那种郁闷而又愤怒的典型形象确实是有现实依据的，它来自现实生活中的文化经验，而不是源于生理的特征。“黑人的个性”，卡丁纳认为，是他们从童年开始便不断反复地遭受创伤和种族主义侮辱的结果，并由于美国社会和经济的不平等状态而不断延续。卡丁纳指出，种族偏见使得人们相信自己的卑微，因而使得自己脱离社会生活，这就是我们今天所说的“自我污名”（self-stigma）。这些人完全有理由不信任这个世界，他们将自己从中脱离出来，而成为拉尔夫·沃尔多·埃利森*所说的“隐形人”（the invisi-

---

* 拉尔夫·沃尔多·埃利森（Ralph Waldo Ellison，1913—1994）：美国黑人学者、作家。因父亲希望他成为一名诗人，他的名字来自美国19世纪著名作家、诗人拉尔夫·沃尔多·爱默生（Ralph Waldo Emerson）。1952年，埃利森出版了小说《隐形人》，1953年成为有史以来第一位荣获美国国家图书奖的黑人。埃利森热爱艾略特的《荒原》中音乐与文学相融合的手法和象征的技巧，也并不致力于将《隐形人》写成一部黑人抗议小说，而努力表现黑人在美国第二次世界大战后的社会中依然不受到认可——隐形象征着被无视的地位，依然被欺骗、压迫的境况，这也是一部讲述主人公在各种社会环境中的成长小说。——译者注

53 ble man)。[54] 这种内在的污名就是 W. E. B. 杜波依斯（W. E. B. Du Bois）所说的那种“双重意识”（a double consciousness），即一个人只能通过他人的眼睛看待自己的思想状态。

南方白人利用自身的强势在黑人身上刻下了深深的烙印，使他们缄口沉默，丑化他们的身体和精神。[55] 奴隶会仅仅因为一个手势、一个不满的眼神、说话太多或声音太大便遭到鞭打和砍掉肢体的惩罚。对于西方的观察者来说，萨拉·巴特曼和其他非洲妇女被当作“自然的奇迹”而当众展示，但她们却从未成为有着她们独立身份的个人。她们只是被欧洲人隐喻化了的身体而已。社会改革家，非裔美国人弗雷德里克·道格拉斯（Frederick Douglass）很早以前便指出，黑人的身体本身就是一种交流行为。当伟大的废奴主义者和妇女参政推行者索杰纳·特鲁思（Sojourner Truth）在公开的抗议斗争中裸露自己的乳房，宣称它们哺育了多少后来成为地产主的白人时，她也是在将自己的身体作为一种抗议行为。通过要求受到关注的举动，她立刻表现出自己是一个被利用和被侮辱的人：一位妇女、母亲、女奴，一位思想着、感受着的人，一位供男人们显示白人男性气概的对象。[56] 正如学者卡罗尔·亨德尔森（Carol E. Henderson）所指出的那样，直到 20 世纪民权运动时代，在游行和静坐的活动中，黑人的身体始终都是一种“言语行为*”，一种抵抗的机制。[57]

---

* 言语行为（speech act）：作者在此使用引号强调“言语行为”在“言语行为理论”（speech act theory）语境下的概念意义。英国语言哲学家约翰·奥斯丁（John Langshaw Austin，1911—1960）首先提出言语行为理论，他的学生约翰·罗杰斯·塞尔（John Rogers Searle）将其进一步发展。尽管这一理论成为语言学专业的争论焦点，但它也被成功地运用于政治学、经济社会学和计算机研究领域。——译者注

值得注意的是，白人着迷于黑人的身体，将它作为差异的标志，这一点在1974年由麦克尼尔实验室使用黑人拳头为氟哌啶醇做的广告上即可略见一斑。氟哌啶醇是一种抗精神分裂症的药物，被作为治疗愤怒的黑人男性而投入市场。原本被当作白人中产阶级中男子和妇女典型疾病的精神分裂，在民权运动时代则变成了非裔美国人的疾病。1970年代，在医学杂志中出现的另一种抗精神病药物三氟拉嗪的广告使用非洲部族的面具和小雕像，将精神分裂症描写成人类原始阶段的状态。1968年，诸如瓦尔特·布朗姆贝格和弗兰克·西蒙等心理医生创造了“抗议精神病”一词，用以定义由于公民不合作*和行动主义引起的偏执狂和妄想症。[58] 精神分裂症是一种“黑人疾病”，[59] 成为一种种族主义的污名话语。精神科医生通过利用杜波依斯“双重意识”的观点，以残酷的手段将他们对于精神分裂症的观点合法化：“在一具黑色的身体里，他感到他的双重性：一个是美国人，一个是黑人。两个灵魂，两种思想，两种无法调和的努力，两种相互争斗的理念，仅仅由于它顽强的力量而不至于被撕裂粉碎。”[60] 时至今日，这种关于精神分裂症的看法在词语名称上依然与我们时时相伴：“schizo”来源于古希腊语的 54

* 公民不合作（civil disobedience）：指公民主动拒绝遵守政府或强权体制的若干法律、要求或命令，但并不诉诸暴力行动，是反抗法律、社会不公非暴力抗议的一项主要策略。榜样性的人物为美国哲学家亨利·戴维·梭罗（Henry David Thoreau，1817—1862）。他因为抗议美墨战争，反对奴隶制度，拒绝为政府的这些行为支付人头税，而被逮捕入狱。但由于他的家人为他付了税款，所以只关了一夜。1849年，他在《论公民的不服从》一文中叙述了这一经历。圣雄甘地和小马丁·路德·金都深受梭罗哲学的启发。1955年，罗莎·帕克斯（Rosa Parks）在公交车上拒绝遵照种族法律（《吉姆·克劳法》）给白人让座，进而成为美国黑人民权运动的契机。——译者注

“skhizein”（分裂），而“phrenia”即古希腊语的“phren”，意为“精神”。

今天，在面对非裔美国人时，医生们依然乐于做出抑郁症和其他精神疾病如精神分裂症的诊断，这种传统依然存在。尽管完全没有任何证据可以证实，精神分裂症的发生率在某一个特定种族中更加普遍，但是，只要去考察一下退役军人管理局的统计，便会发现，13 万多份档案显示，在 20 世纪 90 年代，非裔美国人被诊断为精神分裂症的概率是白人就诊者的 4 倍。而另一些研究则显示出甚至更高的比例。[61] 非裔美国精神科医生也同样乐于对非裔美国就诊者做出这样的诊断。甚至马丁·路德·金（Martin Luther King Jr.）也曾不断重申精神病与非裔美国人身份之间的相似之处，他说道，“持久的精神分裂症使我们中许多人悲惨地与自己决裂”。[62]

4

割裂的大脑

据说，世界上的重大事件都是发生在大脑中。然而，世界上的最大罪恶也正是发生在大脑中，并且，也只能产生在大脑中。

奥斯卡·王尔德，《道林·格雷的画像》（1890）

55 当我还是个少年的时候，每个周六的上午，祖父都会来给我上课。他把这种课称为“研讨班”（seminar）。尽管，我很想和他一起做很多其他事情，比如从事些艺术、音乐活动或是体育运动，但是，他却是个色盲、耳聋，而且还总是背疼的老人。尽管上课时间总是在礼拜六，他却一本正经地穿着一套西装，脸上刮得干干净净，嘴角叼着一根雪茄，对我讲话的时候，俨然把我当作成年人。这些课程中的一个主题就是：了解精神分裂症的历史就等于了解精神病学的历史。尽管在任何一个群体中，精神分裂症的患病率仅占约1%的分量，但是，它是现代精神病科的基础：严重的、渐进的精神错乱，其明显的表现就是患者的认知完全与现实脱节。如果第一批精神科医生能够声称自己拥有任何专业知识，那么，这些专业知识就体现在他们具有区分谁“具备理性”，谁“不具备理性”，
56 也就是谁患有精神分裂症的能力。史学家罗伊·波特（Roy Porter）在涉及精神分裂症时写道：［它的病征］“危及医生们当前的现实，即在区别理性和非理性、精神健康和精神疾病的两极之间做出判断，以及对精神科所面对的任何一种程度的精神形态做出诊断”。[1] 1973年，心理学家大卫·罗森汉恩（David Rosenhan）以精神分裂症为工具，对精神科诊断的有效性发动全面挑战。他那篇颇受鄙视的论文开篇这样写道：“这是一篇关于一个理性的人处在一个疯狂的地方的文章”，这篇文章讲述如何骗过精神病院的临床医生，使他们将健康的人诊断为精神分裂症患者。在此，他问道：“如果理性和非理性真的存在的话，我们如何了解它们？”[2]

在20世纪70年代中期，也就是在《精神疾病诊断与统计手

册》第三版的准备阶段，我祖父付出了很大的努力，强烈反对将精神分裂症确定为一个具有等级谱系的精神病症。但是最后，他还是没能成功。“你或者患有精神分裂症，或者没有。”他说道。1976年，他在多伦多与其他10位精神病学界的领军人物一起听取了美国精神医学学会（APA）关于写作《精神疾病诊断与统计手册》的组织原则及其最新草案内容的辩护。精神分裂症成为美国精神病学机构极其重要的主题，而关于精神分裂症的争论也是最激烈的论辩之一，进而成为业内一种标志性的论辩。我祖父非常愤怒地说，“你不可能患有边缘性［也就是说，在一个等级程度的轴上］的精神分裂症”。[3] 同时，他也反对有些学者的提议，即使用生物学或遗传学的术语来定义精神分裂症，并将心理和社会的变量排除在判断和考量的视野之外。他说：“有的时候，在这种会议上，我觉得自己简直就像是上了双料的梦幻岛*……精神分裂症的病因难道就没有心理上的因素吗？”[4]

对于这种实为罕见的精神疾病的含义赋予如此大的关注，到底是为什么呢？当我的祖父对我说“精神分裂症的历史就等于精神病学的历史”的时候，我还以为，他是在说，在一个我们总是尝试在正常与异常行为之间划清界限的世界里，我们应该从审视最容易区分的形式开始研究。如果一位化学家想要分析一种元素的性质，那

---

* 双料的梦幻岛：这里是指詹姆斯·马修·巴利（James Matthew Barrie，1860—1937）的作品《彼得·潘》中主人公和精灵丁零小铃儿、印第安人以及海盗居住和往来的幻想岛屿。原文为Neverland，字面本身就在暗示其虚构性，表示它根本不存在。作者的祖父借重叠的手法强调他的反对观点，以及对同行们狭隘看法的不理解。——译者注

么，他会从研究这种元素最纯净的形式开始。同样，从这个专业的起始阶段开始，精神科的医生便将他们的工作定义为对“精神错乱”的研究，即一种慢性的、使人衰弱的精神障碍。直到20世纪下半叶，精神治疗文化开始普及之前，精神分裂症是一个精神科医生最为可靠的工作来源。精神治疗文化普及之后，精神科医生治疗
57 的严重病症要少得多，也就是人们常说的所谓常见疾病，如焦虑症、强迫症观念和强迫行为。今天，我们大多数人都认识到，这样一个由非常轻微到威胁生命的精神疾病谱系是不能令科学家感到满意的，因为从定义上讲，很难对连续性的谱系进行清晰的分类。于是，有必要审视一下极端的精神疾病，即精神分裂症。它尽管不常见，却是典型的精神疾病，代表着秩序与理性的对立面。

我们已经看到，启蒙运动的结束标志着人类对其自身身体的认知从单性身体发展为割裂的身体，女性被污名为易受本能的驱使和易于患上精神疾病的性别。同时，启蒙运动也标志着另一种发展进程，即人类精神割裂的进程。这个割裂的精神世界在一个现代的、理性的劳动力的大脑中拼凑在一起，岌岌可危。这种对于人类精神器官的看法，至今依然统治着我们的思想，尤其表现在对于精神分裂症诊断的高度污名化的现象上，成为污名化和精神疾病的黏合剂。然而，关于精神分裂症的研究不仅会给精神病学带来更多的信息，它同样以欧洲中心论为背景，站在强势立场上，形成对于贫穷、有色人种、殖民地国家和地区的人民的评判，并成为一种工具，被用于为某些特定人群打上威胁社会安全和安定的烙印。甚至直到20世纪，医生们还会将精神分裂症看作“最危险的精神疾病”。[5]

对于18世纪和19世纪的欧洲思想家来说，精神分裂症不仅是通往精神错乱的窗口，它也是在总体上研究人类的一种方式。为什么人类中的有些成员，如深入非洲的探险家、传教士、殖民者，会相信那些欧洲人确信根本不可能存在的东西，如巫术和魔法？精神分裂症是否可以帮助我们理解，为什么人类——甚至那些显然精神健康的人——不会以同样的方式思想和行动？

在谈及我们今天所说的精神分裂症时，早期的精神科的医生称之为“早发性痴呆”（早期痴呆症），因为它发病的过程开始于成年时期的早期阶段，患者表现出在认知能力上逐渐退化的特点。这些早期的医生试图通过两种理论来解释这种病症，即退化理论（degeneration）和分裂理论（disintegration）。这两种理论的基础都根植于对精神错乱患者精神分裂状态的描写，当然，它也同时成为 58
对于所有精神疾病污名化的基础。

退化理论和分裂理论来自18世纪精神科医生的观察，如法国的菲利普·皮内尔、奥地利的本尼迪克特·奥古斯丁·莫雷尔（Bénédict Augustin Morel）和英国的约翰·哈斯拉姆（John Haslam），他们注意到有些男性和女性患者在他们的童年时代并未出现任何令人担忧的行为，但当他们进入成年后的青年时代，他们却并未能成为生产能力充沛的公民，而是开始表现出退化的状况。他们的情感变得迟钝，脱离了社会生活中的社交互动，甚至疏远最亲近的家庭，没有能力保住自己的工作岗位。他们对于自己的外表和身上的肮脏气味毫不在乎，却对别人都听不到的声音做出反馈，有时候还会相信那些看起来完全不合逻辑的事，例如与神灵或罪恶妖魔的直接接触。关于这样的人，哈斯拉姆写道："我非常痛心地观察到这些患者在从青春期到成年的过渡阶段中令人绝望的退化性变化。在短短的时间里，他们前途远大、朝气蓬勃的精神世界完全变成了白痴的奴隶。"[6] 哈斯拉姆观察的一个患者名叫詹姆斯·缇利·迈修斯。很多历史学家都认为，哈斯拉姆关于迈修斯的记录是历史上第一份关于偏执型精神分裂症（paranoid schizophrenia）的详细记载。尽管在这个时候，这个术语尚未出现。迈修斯在童年时代并未表现出任何值得关注的异常，然而，在他十几岁的时候，他开始确信，自己受到由4个男人和3个女人组成的集团的攻击。这些人住在伦敦的一所公寓里，他们秘密策划攻击政府的行动，并且还在整个城市的各个地方放置了迈修斯所谓的"空中飞梭"，足以伤害远在300米之外的人。

19世纪中叶，在法国工作的维也纳精神科医生莫雷尔，提出了"早期痴呆症"（即早期而又发展迅速）这个术语，用以描写这种病症的迅速恶化。他记述了一个少年患者的情况。这位非常聪明的男孩，在进入少年时代之后，便开始慢慢地在情感和社交方面越来越脱离自己的社会环境。莫雷尔相信，这个男孩的病症正是遗传性退化的实例，因为人们也都报告说，她的母亲和祖母也都表现出奇异古怪的行为。莫雷尔认为，精神疾病是一种"后代退化性"疾病。[7] 他建议，这个男孩应该成为他们家族的最后一人，因为他可
59 能既不会结婚，也不会生育后代。莫雷尔这样描写他："这位年轻的患者越来越有效地忘记他学过的所有知识。他原本非常聪慧的大脑经历了一段极其令人不安的停顿时期。当我再一次出诊见到他的

时候，我断定，进入早期痴呆症而改变命运的转变已经开始了。”[8]

在哈斯拉姆和莫雷尔写作记录这些病症表现的同时，医生们还注意到，城市中的犯罪和疾病（尤其是酗酒和梅毒）的发生率高于农村。科学家们为整个社会正处于堕落之中而感到担忧，他们提出，像迈修斯这样的退化正是由城市中普遍发生的退化现象引发的。城市中的这种退化正是越来越脱离了亚当和夏娃所代表的纯人类形态，而这种退化也正是对于文明成长的威胁。由于患者失去了工作的能力，早期痴呆症患者代表着发展进步和经济成功的反面因素。由此，被我们现在称为精神分裂症的疾病正是“理想个人的对立面”。[9]

在他们的时代，哈斯拉姆和莫雷尔并不是特别充满偏见和种族主义思想的人，但是他们却相信，退化理论可以用来解释非洲人和其他非白人种族依然存在于世的事实。科学家们认为，或许欧洲人进化了很多，却在进化的道路上将欧洲以外的人种甩在了后面。那些人还滞留在进化的早期阶段，依然在用弓箭狩猎，相信多种神灵，并且采用一夫多妻制。退化论的支持者也会认为，欧洲人保持了上帝造人时的人类特征，而非欧洲人退化了。追随进步意识形态和达尔文主义关于遗传观点的科学家相信，或者至少希望，这些下等人种（其中也包括贫穷的高加索人种*）最后将会从地球上消失。

* 高加索人种：哥廷根历史学派的克里斯托夫·迈纳斯（Christoph Meiners，1747—1810）最早在其《人类简史》（1785）中提出，全世界的人种可分为高加索人种和蒙古人种两种，后继学者又加上了黑人人种。多数学者认为，高加索人种与肤色没有直接关系，多分布在欧洲、西亚、中亚、南亚、北非和非洲之角。这种人种分类的观点曾被用于体质人类学，高加索人种的概念被看作表型的上级概念。20世纪下半叶，体质人类学家摈弃了这种过时的观点，以基因组和人口群体为研究基础。——译者注

对于是否可以有效地帮助退化的个人和人群这个问题，莫雷尔持悲观态度；而对于“社会作为一个整体会很快摆脱限制其自身的压力这一前景，则持乐观态度”。[10]

在许多欧洲国家，科学家们赞同退化的概念，这不仅仅因为这个概念意味着一个承诺，即摆脱世界上他们眼中的“原始种族”，而且也是因为它促成了防止“较低种族类型”的人移民入境，防止
60 不同社会阶层和种族之间通婚的法律产生。[11] 然而，随着收容院中居留人数的增加，越来越多的精神科医生认为，退化现象不但没有从地球上消失，反而出现了越来越多的退化患者，其数量前所未有，甚至富裕的白人家庭也不例外。看上去，似乎发生了退化病大瘟疫。他们想到，或许整个人类全都在退化，而欧洲人退化的速度只是比非西方人更慢一些而已。如果科学家能够就一些身体上表现出来的退化现象（或者用他们的话来说是“标志性特征”）达成共识的话，那么，他们也能够帮助官方机构发现真正的和未来将会出现的犯罪分子。在针对一份发表于 1898 年的文献的分析中，一位科学家发现，在收容院居留的 3000 名患者中，75%的人带有退化的“标志性特征”（比如，浓密的眉毛、鼻梁弯曲而带钩的鼻子和厚厚的嘴唇），128 位这类男性中有 82 人被确认出现在大台球厅里（一个极不道德的黑窝）。科学家尤金 · S. 塔尔伯特向美国人保证，尽管英国人和法国人都在退化，无论如何，美国人的血统却完全没有问题。他说，美国发生退化现象的人，都是近期来自欧洲的移民。[12]

退化理论帮助证实了新兴的精神病学领域的存在的合法性。由于大部分医生都确信，退化现象是一种遗传的大脑病症，他们因此

也可以认为精神病学是真正的医学专长。然而莫雷尔却未能在因精神错乱而病故的患者大脑里发现受到损伤的病变组织，他因此而深感沮丧。他和他的同事们都很担心，其他科学家会把对大脑组织无明显损害的事实看作精神疾病只是纯粹心理问题的证据。如果说，精神疾病并不是生理上的病痛，那么，甚至就连没有任何医学知识的人也可以自称为治疗精神疾病的专家。[13] 哲学家阿尔伯特·乐摩恩内警告说，精神错乱肯定“总是一个患病的身体，由于肉体和灵魂普遍而紧密的结合，理性便发生了错乱”[14]。作为回应，莫雷尔重新定义了“病变”这一术语。他说，精神错乱根源上的病变并不是解剖学上的伤害，而是整个神经系统的遗传性伤害。

在 19 世纪 80 年代和 90 年代，德国精神科医生埃米尔·克雷佩林（Emile Kraepelin）紧跟莫雷尔的步伐，提供了我们今天称为精神分裂症的最为详尽的描写，尽管当时他依然称这种疾病为“早期痴呆症”。这份以 700 位患者的病历记录为基础的病症描述，以及 61
他的分类方法（如区分情感障碍和精神分裂症的标准）为我们今天对精神疾病进行分类的方式开创了先例。克雷佩林确信，早期痴呆症患者的病症是遗传的结果。其特征是，随着时间的流逝，身体和精神都会越来越退化。他使用诸如“逐渐的败坏”“根茎无法再从土壤中吸取营养的大树”“陷入日趋衰弱的状态”“衰退”“衰败”等词语来描写这些患者的状态。但是，克雷佩林超越了莫雷尔的观点。他认为，患者的状态并非一种长期的退化，而是意志薄弱的人在一个较短时期内发生的心智衰竭，正如收容院中的患者所表现出来的那样，或者说像战斗之后，战士们表现出的那种情感上的心理创伤那样。[15] 克雷佩林认为，在野蛮部落的习俗、儿童懦弱的顺从和妇女的情绪波动中都可以看到精神衰退的迹象。[16]

对于精神分裂症的聚焦关注，精神科医生们无形之中以极其不智慧的方式描绘了一幅西方自我形象的文化图景。正如澳大利亚精神科医生罗伯特·巴雷特（Robert Barrett）指出的那样："当一位成年的高加索男性被视为理想的人时，他的身上便凝聚了进化的顶级特征：发展、力量和强势，而精神分裂症却像是一张照片的底片，呈现出理想的反面，象征着退化和虚弱。"[17] 精神分裂症因此成为一种多功能的工具。优生学的推崇者以此来将对所谓下等群体之间的性生活、婚姻和生殖的控制合法化。生物学家则以此来支持文化差异的进化论，并使之成为将高加索人种污蔑为"原始人种"的理论依据。政客则利用这个理论来诠释种族主义、殖民主义以及其他形式的社会和经济不平等的合理性。精神分裂症成为被用来维持现有社会秩序的工具。

第二个概念是"分裂"。它的基础在于19世纪欧洲人的普遍观点，即人体的内部是由许多部件相互整合、联结组合而成的。克雷佩林的思想中也反映出这种观点的影响，他认为，早期痴呆症是人体在成熟之前便"丧失了智力、情感和意志活动的内在统一"
62 的病症。[18] 后来，在20世纪20年代，瑞士精神科医生欧金·布鲁勒（Eugen Bleuler）推动了"精神分裂症"这个术语的普及。他使用这个术语来指称早期痴呆症患者的"心理功能的分裂"的状态。在之后的30年中，"精神分裂症"这个术语便渐渐地替代了现在变得过时的"早期痴呆症"这个词。对于布鲁勒来说，早期痴呆症患者的思想和情绪产生了分裂，记忆、自我意识、意识和无意识不再是一个环环相扣的整体。

如果一个人具有这种分裂性的思想，那么，这位患者在谈话和文字写作中明显表现出这样一种特征，即他/她的语言和文字写作经常只是一些随机产生的字词组（20 世纪时，这种现象被称为“词语大杂烩”），也就是说，患者从一个想法到另一个想法的快速跳跃。布鲁勒称这种现象为“联想”。他说，患有精神分裂症的人，往往会以不同寻常的方式将思想的线索连接起来，而健康的听众却不能理解这些连接。一个精神分裂症患者观察一幅画着一群鲸的图画，他可能会说，“画面上有一些鲸。我的眼睛是蓝色的。你需要精液，才能形成一个婴儿”。听者或许会猜测，看图说话的人想到了蓝鲸和抹香鲸，但是对于听者来说，其中的联系并不清晰。[19] 甚至就连患有精神分裂症的聋人有时候也会通过他们的手语表达这类非常松散地组织起来的思想片段。此外，布鲁勒还说，精神分裂症患者往往会表现出一些令人无法理解的冲动，他们常常会表达一些完全不合适于社交环境的情感，比如在葬礼上突然大笑起来，而且这个举动似乎就是自然而然发生的，并没有什么明显的外界刺激。布鲁勒还指出，精神分裂症患者的一种典型表现就是，他们常常将自己从社会交往的活动中隔离出来，退回到自己与世隔绝的思想世界里。对于他人，他们往往只能表现出很少的情感和兴趣。这是一种精神分裂症的病征表现，布鲁勒称之为“自闭症”（autism）（布鲁勒所指的字面上的意思就是无意识地“自我中心”）。这是在欧洲语言中第一次出现“自闭症”这个术语。而对于一个精神分裂症患者而言，他/她的思维很可能自相矛盾（似乎他们大脑里有两种相反的动机，使得他们完全没法采取行动）。布鲁勒将其称为矛盾性。这四种特点即联想（association）、令人无法理解的冲动（affect）、自闭现象（autism）和矛盾心理（ambivalence），即布鲁勒总结的“四个 A”。然而，很不幸的是，精神分裂症却被普遍地称为“人格分裂症”。

在从哲学到虚构文学再到医学的人类文化精神生活的领域中，
63 欧洲人相信，人类的身体内部存在着两种“自我”，一种是光明的自我，另一种是黑暗的自我；一种是善良的自我，另一种是邪恶的自我；一种是理性的自我，另一种是非理性的疯狂自我。18 世纪末期，弗朗兹·安东·梅斯梅尔（Franz Anton Mesmer）的磁力催眠疗法就是建立在“人类精神世界由两个层面的意识组成”这一命题之上的。现在，我们称之为“梅斯梅尔疗法”。在文学作品中，著名的《科学怪人》（*Frankenstein*，1823）、《浮士德》（*Faust*，1829）、《化身博士》（*Dr. Jekyll and Mr. Hyde*，1886）和《道林·格雷的画像》（*The Picture of Dorian Gray*，1890）都是这种观点的文学表现。[20]

我无法想象，任何一位 21 世纪著名的精神科医生会如此简单地将精神分裂症描述为分裂或脱节的思想现象。将精神分裂症理解为分裂或多重的人格，是完全错误的。然而，值得注意的是，在陀思妥耶夫斯基笔下的《双重人格》（*The Double*，1846）中出现“第二自我”的 150 多年之后，当今抗精神病药物的广告仍然还在使用那种图像—— 一位患病的年轻人分裂成很多碎片，或者，他们脚下的地板分崩离析。在 21 世纪的一则宣传抗精神病药物帕利哌酮的广告图像上，一个美丽的裸体女人正在从一具貌似死亡或睡眠的男子的身体中脱离而出，男人的衣服和四肢正在像蜡一般地融化。

药品标签上的广告词说，“送给那位在躯体里面的人”。当代另一些描绘精神分裂症的图像常常是一张脸，或只有一双眼睛，中间有一条由上至下的裂缝；或是两张脸，一张被照亮，而另一张则处在阴影的黑暗之中。或者就是一幅由几十张纸片组成的拼图，只用黏性非常弱的胶水黏结在一起。

当然，一种很愚蠢的想法是，欧洲人关于思想产生过程的观点只会留在欧洲的范围内。毕竟，欧洲人也散布在全球各地，去开采资源，或是征服其他的人类共同体，到非洲去拯救“异教徒”的灵魂，研究为什么人类之间存在如此众多的物质和文化差异的问题。他们都带着这种推测，即认为欧洲人在身体上和文化上都比其他种族更加优越，所以，欧洲人统治非洲是一件自然而然的事。[21]非洲丰富多样的习俗和信仰，无论是一夫多妻制、祖先崇拜，还是巫术和魔法，殖民地为欧洲的医生提供了扩展他们研究非理性现象的广阔天地。然而，在殖民地工作的科学家并不能很好地证实退化理论的真实性，并以此支持他们各自家乡的种族主义意识形态，除 64
非他们能够证明退化的现实存在。于是，殖民化的一个基本目的也在于发现退化现象。

学者们争论的一个主题是，是否分别存在着“原始”思想和“现代”或“文明”思想。对于很多科学家来说，非洲人就是一些活化石，显现出人类早期进化阶段的思维能力。1925 年，当卡尔·荣格（Carl Jung）乘火车沿着肯尼亚的东海岸旅行时，记录下自己看到的景象：一个非洲人站在铁路边的高处，手持长矛：“在这个时刻，我似乎回到了我青年时代的土地，似乎我本就认识那一位深色皮肤的人。他在那里等候我，已经有五千年之久了。"[22] 英国精神科医生约翰·科林·卡罗瑟斯（John Colin Carothers）相信自己在非洲人的信仰中发现了退化的证据。卡若瑟斯认为，正如患有精神分裂症的人一样，非洲人生活在一个充满神奇幻想的世界。在那里，到处都有神灵的存在。如果发生了不幸，非洲人总是将其归咎于外来的因素，如巫术等，却从不会作为个人来为他们的问题承担责任。他写道，"一般的非洲人并不患有精神分裂症，但是，从原始的处世态度发展为精神分裂症却只是小小的，而且容易实现的一步"。[23] 当然，卡罗瑟斯并不认为相信耶稣、耶稣死而复活或处女生育会是精神病理现象的征兆。

1910 年，殖民地官员指控南部非洲的祖鲁兰（Zululand）地区的 11 名少女和成年未婚妇女从事巫术，这在殖民地是犯罪行为。妇女们否认她们是巫师，尽管她们都在说着一些含混不清、无人能懂的话，喜怒无常，并食用其他人不会当作食物的动物，如狗、猫等。然而，她们声称，实际上自己是受害者，并非施害者。他们的状态被称为"曼带克"，是一种被死人灵魂（被称为"因带克"）附体的状态。

地方法官办公室的官员说，尽管他们还从未听到过"曼带克"出现，但是，在东南部非洲，人们确实普遍知道"曼带克"的存在，并且认为它有传染性。在诸多病征中，对于金钱缺乏珍惜的态度最为明显。大多数受害者是未婚妇女。用一位殖民地官员的话来说，"不仅浪费时间，而且浪费了自己仅有的些微财富"。[24] 这是不是非洲一种特殊的精神错乱？当地的英国殖民者无法断定，这些

人是患有精神错乱，还是歇斯底里症；不知道他们是在施展巫术，还是巫术的受害者。 65

办理祖鲁族女孩和妇女案件的殖民官员陷入了尴尬的两难处境。如果他们称这种疾病为“巫术作怪”，那么这就等于说，他们承认巫术的存在，但无论是政府官方，还是传教机构，都不会认可并证实当地习俗活动的存在。这桩针对巫术的法律案件本身的最高目的也是在于消除错误的信仰。然而，如果这些官员将“曼带克”定义为一种疾病，那么他们就必须承担为患者治疗的义务。但是，同样麻烦的是，一旦非洲其他地区的医生开始将这个现象诊断为精神疾病，那么，他们便会疑惑，殖民主义本身或许就是产生这种病症的原因。如果外来征服者带来的艰难景况导致了当地人民的精神错乱，那么，就等于是说，并不是像科学家们确信的那样，即精神错乱的根源在于一个人群生活的自然环境和进化历史，而是在于患者生活的社会和政治环境。进退两难的殖民地官员们最后做出了一个分裂性的决定。他们将其中的 5 个女孩判处劳役，而对于其他人则只是简单地严加斥责而已。

祖鲁兰地区殖民者与殖民地人民之间的矛盾减轻了欧洲心理学思想假设的压力。这种假设认为，文化发展迟缓和自然环境恶劣是精神退化的原因。而殖民地的医生们认为，一个受到压迫的个体会发生精神错乱的症状。因此，他们认为，祖鲁人认为一个人或一个灵魂可以进入另一些人的大脑这种迷信的存在，恰恰正是他们缺乏个性化的证据。就是说，非洲人未能成为西方工业社会价值观理想中独立、享有私人空间和自治的个人。[25] 此外，由于医生认为精神疾病主要是身体的生物现象，他们拒绝认可它是任何巫术或魔法的结果。从祖鲁人的视角来看，无论如何，这些妇女都是受害者，应当得到帮助和支持，而不是被当作疯子而受到惩罚。作为未婚的年轻妇女，她们不能受到丈夫家族的保护，并且，她们正处在从女孩到成年妇女的过渡期中，因此特别容易遭受恶意的伤害。令祖鲁人感到非常愤怒的是，殖民统治者完全不具备理解如此明显事实的能力。他们也实在有理由感到气愤，毕竟，正是这些英国医生长期以来一直在强调婚姻对女性身心健康的重要性。

祖鲁族妇女拒绝被污名为女巫或疯子，而且，她们也有一个信
66 仰系统支持她们。但是，患有精神疾病的欧洲殖民者并没有同样的文化语汇来形成同样的抵抗力量。殖民当局承认，关于精神疾病最严重的污名现象发生在那些白人殖民者的家庭中。对这些白人殖民者来说，被收容院居留就意味着被贴上了一个“社会垃圾”的标签。[26] 患有精神或身体疾病的欧洲人，尤其是那些异常贫穷的欧洲人，往往尽量被隐藏起来，以免被非洲人看到。这是极为常见的做法，以此来保护白人作为身体健康、性格高尚的人类精英的形象。[27]

最后，对殖民地行政管理机构来说，唯一真正有益的精神疾病类别就是“精神错乱”。他们可以利用这个诊断，将黑人患者纳入健康机构的体制，让他们从事无偿劳动。类似的情况就发生在开普殖民地（Cape Colony），即今天的南非。[28] 精神错乱也可用来形成“集体精神错乱”的标签，用来镇压反殖民的反抗斗争，[29] 就像20世纪的苏联将异见分子诊断为精神分裂症而关进疯人院一样。同样，20 世纪 70 年代的阿根廷军事国家给心理健康从业者贴上颠覆者的标签。[30]

令殖民地精神科医生不得其解的是，精神疾病的症状难免都是局部的。大多数社会将情绪上和身体上的疾病视为社区的问题，因此，需要社会而非个人化的治疗。“曼带克”或许可以更好地通过祖鲁族妇女的社会地位来解释，因为成为受害者的未婚妇女几乎没有控制自己身体的能力。实际上，在非洲和其他很多地区，灵魂附体常常是未婚妇女对于她们的自身恐惧和公众恐惧的一种反应方式。例如，在东南亚，灵魂附体经常发生在工厂年轻的女工身上。因为她们远离家庭，在外做工，常常遭到污名的侵扰，被指责性生活不检点。[31] 67

与西方个人主义正统观念的康复系统分庭抗礼的另类体系已经发现了保护患者的方法。它们将责任转移到个人和个人的大脑之外。并且，在最好的环境里，它们发动社会的支持，减轻精神疾病的痛苦。对于这些成效，欧洲的医生们也不得不承认。当我们在这里将关注点从 19 世纪转向 20 世纪的时候，我们会发现，欧洲和北美的精神科依然在继续使患者个体感到羞耻和名声败坏。但是，当社会因此而受到指责时，这种污名现象就会减少。

第二部分 战争

5

战争带来的命运之变

战争许诺积极行动的机会，体现宏大的“男子气概”，实际上，它却让男人们表现出“女性化”的消极情绪。而且，其规模和深刻性也是他们的母亲和姐妹们从未见识的。难怪他们崩溃了。

派特·巴克，《重生》（1991）

71

我从未有幸认识我的曾祖父朱利叶斯，他是个很不讨人喜欢的人。哪怕就是按照1900年的标准来判断，他也是一个苛刻、喜欢吹毛求疵，而且还非常歧视女性的人。然而，尽管当时美国犹太人的生存非常困难，但朱利叶斯还是成功地成为全美公认的神经病学家。观众们都渴望着聆听他就女性、理想主义者，以及工业化问题充满嘲讽的报告。朱利叶斯确信，精神错乱的原因在于，患者不具备控制自身冲动的能力，尤其是控制自己购物的欲望。

尽管他出生在非常贫困的环境中，但在当时的普鲁士，朱利叶斯对于深受压迫的人几乎没有同情心，虽然他的观点并不是非常激
进。他在19世纪末定居芝加哥时，正是所谓的《丑陋法》* 实施 72
的时代。这部法律警告公众，穷人和残疾人不得出现在公共场所。《丑陋法》将那些明显“患有疾病、残疾、肢体缺损或任何形式的畸形”，并将自己“暴露于公共空间”的人定性为犯罪分子。[1] 直

---

* 《丑陋法》(ugly law)：早在1729年，英国就出台了相关规定，如果残疾人将自己暴露在公共场所，将会受到法律的惩罚。在19世纪末的美国，《丑陋法》最初产生于1867年，称为《丑陋乞丐条例》，后代学者将之讽刺性地称为《丑陋法》。1867年，旧金山市通过的法律规定，任何人，无论任何原因而有疾患、身体瘫痪、致残或变形，从而形成难看或令人厌恶的外表，均禁止将自己暴露在公众的视野中。在这一问题上，旧金山首当其冲的一个重要原因是，1849年淘金热中大批失败的冒险者最终沦为乞丐，甚至成为残疾人，而滞留在市中心乞讨度日。除了对于残疾人的限制之外，贫困移民的大批涌入，给市政带来相应的压力。19世纪80年代，在本书作者格林克家族久居的芝加哥，以及丹佛、林肯、新奥尔良等城市也纷纷出台了《丑陋法》。这种意识形态在种族主义政策上也发生效力，如在旧金山，中国移民和他们的后代被非法关闭在隔离区，目的是防止疾病的流行和传播。1974年，内布拉斯加州一名警官以《丑陋法》为依据逮捕了一个流浪汉，但法官拒绝立案，理由是，丑陋并无法律上的定义。但这条法律实际上并未被取消。——译者注

到1973年，芝加哥市才取消了这条法令。法律实施期间，报纸上也将妇女和残疾人当作同类人等一概加以诬蔑贬低，宣扬说，因为女人身体都非常虚弱，因此如果接触到残疾人，她们会受到严重的心理创伤："面对突然间出现在她的面前，以令人厌恶的畸形身体向她祈求慈善帮助的残疾人，对于一位身心健康的女士来说，这种经历会带来严重的后果。"[2] 这一条规定和《丑陋法》中的其他规定（也被称为"丑陋乞丐条例"）全面影响了公众舆论的产生，它认为，肢体残疾或畸形是经过几代人的血统而造成的天生的、遗传性的病态。[3]

这种论调急剧膨胀到了疯狂的程度。人们认为，除了将残疾人隔离在家中或在收容院中治疗之外，并没有什么别的办法能帮助这些大自然变态的造物。对于富人而言，有一些建在乡村的疗养院，可以让他们在那里逃离城市的压力，甚至有些人会在那里度过余生。然而，像朱利叶斯这样的医生或许从未想到过，精神科医生是否能够帮助患者在社会收容机构之外生活。朱利叶斯认为，当时医生们只能向普通民众提供仅有的两种精神科的治疗手段，即催眠和说服，但这些完全都是庸医的把戏。[4] 更有甚者，精神科医生完全由收容院行政人员兼职，因而是个完全可以忽略不计的职业。只要还有选择的可能，任何一个雄心勃勃的医生，如果他还神志健全的话，都不会去选择做一个精神科医生的，尤其是，如果你还是犹太人，并且还能够在神经科等受人尊敬的专业领域有所建树的话。

由此，朱利叶斯根本就不会倒退到更低的专业领域去。在欧洲，唯一一个比精神科地位还要低的医学学科是皮肤科，从业者几乎全都是犹太医生，因为当时这个学科所面对的病症差不多就只是梅毒引起的烂疮。在维也纳，皮肤科甚至还有一个绰号，叫作“犹太人的皮肤”。[5] 学者桑德尔·吉尔曼（Sander Gilman）曾经告诉我：“第一批专业的犹太医生所从事的专科几乎都是医学中最令人恶心的科类。”“直到 19 世纪中叶，奥地利的大学都不接受犹太人进入医学院学习。”吉尔曼还说，“那么，对于其他医生来说，只要
犹太医生没有引走他们的病人，并且这些犹太医生都聚集在他们自 73
己的社群中，那么，他们从医也就还可以接受吧。”除了像弗洛伊德这样的名医，这些犹太医生的病人也都是犹太人。

鉴于精神疾病的治疗工作几乎全部在收容院中进行，第一次世界大战中发生的精神损伤的数量令医疗机构深感惊异。[6] 绝大多数医生完全不懂得应该如何治疗并没有精神错乱却又明显受到精神伤害的人，甚至都不知道应该如何谈论他们的状况。关于精神疾病的术语依然很不充实。医生们对于将受到精神创伤的士兵简单地诊断为“精神错乱”感到很不满意，于是，他们开始倾向于使用“精神疏异”这个词。然而，这个词并不比“精神错乱”更加精确，而是被用于从思乡病到精神病的所有病征。战争压力带来的无法解释的病征，如身体的局部麻痹、口吃、缄口不语都是处在正常理性和精神错乱之间，也是身体和精神之间的现象。但是，由于他们的军人身份，他们都应当得到治疗。

实际上，在第一次世界大战期间，与老百姓相比，军队中的精神疾病患者或许能得到更好的照顾、更多的支持和更好的饮食。在军队里，他们仍然是预备性的战斗人员，或者，他们为军队所做的牺牲得到军方的认可，社会也应当感激他们的贡献。如果他们没有从军，那么他们可能会被视为国民经济生活中依赖他人劳动而无所

事事的寄生虫。实际上，军队间接教育了平民社会，让老百姓懂得，精神疾病包括各种各样的症状。在极端艰难的环境中，即使是最优秀的男性，也可能会出现精神疾病的症状。事实上，在战争期间，精神疾病的污名现象往往会有所减轻，而一旦进入和平时期，它们则又会卷土重来。

我实在找不到比第一次世界大战更好的例子来说明精神科的发展了。在“一战”期间，患者和医生们共同利用相关科类有限的医疗知识和精神病症的术语，来描写精神疾病的症状，叙述治疗的手段。当然，任何疾病的故事都是医生和患者共同编写而成的。在这个过程中，他们就历史上的某一特定时刻，是什么建构了文化的合理性和感知上的表征的问题形成共识。[7] 在战争刚刚开始的时候，
74 大多数美国人和英国人还依然在使用关于身体病征的术语，如疲劳、麻痹等，来描写情感上的困扰。我们今天称为精神疾病的状态，过去都被看作神经上的问题，而不是精神上的问题。如果有患者想要获得治疗，他们会到全科医生那里就诊，或者去看神经科。而医生们对于治疗有情绪困扰的患者几乎没有兴趣。在下意识的层面上，患者们都知道如何通过身体的不适来表达情感的困扰。

恰恰正是因为症状必须让治疗者和患者双方都认为有意义，于是，精神疾病症状也就具备了另一种功能，即向我们显示导致它形成的社会环境。尽管我们都倾向于将战争视为混乱不安的大动荡，并完全脱离了社会的正常运转，但是，战争也可以使得之前便已存在的社会模式浮出水面，比如性别歧视、种族歧视、经济不平等的现象，以及男性对自身情感的压制。史学家彼得·巴尔汉姆写道，战争并不是孤立于平民社会生活的时段，“而是编织在现代化结构

中的经纬线”。[8]

1900年12月8日，朱利叶斯·格林克在芝加哥公共图书馆做了一场学术报告，题为“美国的紧张感：其成因与治疗”。在这座非同寻常的宏伟建筑里，大厅周边环绕着赞颂博爱仁慈的铭文，在蒂芙尼玻璃灯下，朱利叶斯告诉城市的专业同行和记者们，在美国，不加选择的婚姻结合造成了精神错乱的瘟疫。他说，“如果美国人要想避免未来的后代成为疯人院的居民，他们就必须消除不加选择的婚姻，忘记那种被称为爱情的臆想幻觉，而应借鉴一位成功的养牛的庄园主选择牲畜的原则，来选择他们的生活伴侣”。[9]第二天，报纸上一篇关于这场报告的报道用了这样的标题，并同时暗示性地借用了莫里哀的著名讽刺来描写朱利叶斯：“有时候，厌恶人类的人也会来到现实的生活中，就像他们会出现在戏剧中一样。”[10]

我的曾祖父还补充说，资本主义是精神疾病的根源。同时，他还表现出他对于女性的厌恶。他哀叹“街上每天都有成千上万神经紧张的妇女”，这些人，他认为，“100个当中有99个应该被送进精神病疗养院”。他还认为，“购物恶习也是一个主要的原因”“每个家庭中至少有一个成员表现出某种形式的神经紧张”。所谓的 75
“神经紧张”，他可能是指“歇斯底里”和“神经衰弱”，这是在世纪之交的时代极为常见的精神病症，也就是无法通过医学的生理理论解释的神经和情绪困扰的症状。在美国和英国，它们被诊断为“神经疾病”，因为患者并没有发热，没有局部的病理症状，或其他可通过病理学解释的生理疾病。这两种症状在美国和英国都被归为“功能性疾病”一类,[11] 也就是说，尽管没有任何明显可视的器官上的病因，但是，患者体内出现了一个或多个器官的紊乱。值得注意的是，今天的医生们对此类疾病使用了一个类似的术语：“功能性神经症状障碍”（functional neurological symptom disorder）。

歇斯底里主要是女性的疾病。在 19 世纪下半叶，医生们相信，是妇女身体中的生育器官导致了她们容易患上精神错乱。于是，无数妇女接受了治愈这种疾病的外科手术，比如，切除阴蒂或卵巢。妇科领域的创始人之一，德国医生恩斯特·希格（Ernst Hegar）指出，“妇科是架设在普通医学和神经病理学之间的桥梁”。[12] 歇斯底里的典型症状为：缺乏情感控制、无节制的情感发泄、焦虑和性冷淡。歇斯底里的心理压力和沮丧也会转化为身体上的症状，比如局部麻痹、昏厥和呼吸困难，它们在表面上都只是身体上的疾病。疾病的体验与维多利亚时代妇女在情感、生理和性生活方面的典型形象非常吻合，她们的痛苦在于，她们试图符合那个时代对于理想妇女的要求：依赖于男子、被动、没有情感。

实际上，神经衰弱症（字面意思是“神经虚弱”）原本是城市中上阶层男性成员一种非常时髦的疾病。因为它有一种标志性，表明患者从事大量的脑力工作，从而削弱了他们的神经系统的能量。神经衰弱症有时也会被称为“美国疾病”或“美洲炎”，它表现出因城市生活压力而产生的疲劳和虚弱的症状，与作家、艺术家和科学家的脑力工作直接相关。据说，亨利·詹姆斯、威廉·詹姆斯、查尔斯·达尔文、西格蒙德·弗洛伊德、西奥多·罗斯福和弗雷德
76 里克·雷明顿都患有神经衰弱。他们的症状为嗜睡、眩晕、头痛和

其他各种疼痛。1903 年，若克赛尔医药公司的一则广告宣传治疗经济快速发展导致的疾病的灵丹妙药，声称："我们保证，若克赛尔美洲炎（即神经衰弱）高效药会使你感觉更年轻。"[13] 直到第一次世界大战，"神经衰弱"一直都是用于描写各种情绪低落的术语，而并不具有污名的功能，因为它只适用于上层社会的成员，而医生们也不相信，体力劳动，即下层阶级的工作，会加重大脑或神经系统的负担。尽管神经衰弱的患者不得不忍受深重的痛苦，但仅仅这个诊断本身就是一种特权的标志。[14]

朱利叶斯的家乡芝加哥精神科的组织建构与美国其他地方精神科的情况相似，除了建立在乡间昂贵的私立医院之外，城中还有几家私立的疗养和治疗机构。推崇疗养和治疗的人士认为，精神错乱的原因在于"神经纤维周围的脂肪物质缺乏"，因此，可以通过休养和高热量的饮食加以治疗。[15] 芝加哥县级的收容院通常被称为"顿宁医院"，最初开设的时候，它的功能就是收容贫穷的市民（功能与 1851 年英国的"济贫工厂"相同）。至 1881 年，这里每年新入院的居民约有 250 名（当时芝加哥的总人口为 60 万人），其中大多数是贫困的男性青年，被警察抓获后送到这里。[16] 医院中的相关记录过于简单，仅记录了姓名、收容日期和一点点其他信息。[17] 在家里，我的祖父和父亲都还记得，父母会这样警告淘气不听话的孩子："要是你再继续不守规矩，我们就把你送到顿宁医院去。"在 900 多亩的医院园区里，大部分居民会留住 3 到 6 个月的时间，但如果他们的家庭彻底抛弃了他们，也会有些居民会在这里度过多年的时间。一位历史学家写道，顿宁医院，"成为因贫穷而羞耻、因精神疾病而绝望的同义词"。[18]

回想起来，到第一次世界大战开始时，在欧洲和北美，精神病学应该会成为一个比以前更重要的医疗职业，这并不是因为科学有了长足的发展，而是由于大量士兵在以往的冲突中遭受情感上的痛苦，并患上相应的精神疾病，而无法通过医学术语加以解释：紧张性抑郁障碍、抑郁症、突然失语或耳聋，以及突然间丧失了走
77 路的功能。在美国内战（1861—1865）、美西战争（1898）、第二次布尔战争（1899—1902）和日俄战争（1904—1905）中，留下了大量因精神疾病伤亡的记录。但在这些战争发生的时代，医生们依然将精神疾病放在普通医学框架内进行诊断和治疗。美国内战时期的医生将怀旧症或思乡病（nostalgia，来自希腊语 nostos，意为“回家”；algia，“疼痛”）这种通常致命的疾病描述为“精神疾病”，但其根据则只是在于患者显示出抑郁症的症状和持续嗜睡的现象。这些现象被当时的医生看作心理上的问题。当时，精神疾病依然被普遍地看作整个身体的病症，因此怀旧症会导致患者腹泻、消瘦、死亡。美国内战中数以千计的死亡被归因为怀旧症。[19] 正如一位医生所描述的那样：“无论怀旧症是腹泻、痢疾或伤寒的病因还是结果，在任何一种情况下，它都可能是降临到患者身上最严重的并发症之一。”[20] 还有数以千计的军人死于“烦躁不安的内心”和“心力交瘁”。这些病症听起来很像第一次世界大战的精神疾病患者的症状。

在第一次世界大战开始时，美军只有 50 名精神科医生——虽然当时他们被称为“神经精神病医生”——为一支超过 400 万人的

军队提供精神医疗服务。这种匮乏带来的结果是，大多数为士兵提供治疗的人根本就没有接受过精神病学的训练。不可能要求外科医生、神经科医生和内科医生有任何诊断精神疾病的经验，于是，他们便将注意力集中在官兵的身体上，而不是他们的精神健康。他们治疗身体上的症状，而患者们也只是通过身体病征的术语来描述他们的状况。同时，身体上的疾病成为患者无法继续战斗的合理解释，因为他需要护理，需要医院及其工作人员实现他们作为治疗者的重要功能。

很多情感压抑的官兵在身体上都出现了麻痹和肌肉萎缩，并且出现关节活动受到限制而转动不灵活的现象，有时，他们的身体还会发生扭曲。有些官兵像哑巴一样缄口不言，另一些则发生了暂时性的耳聋或失明，还有一些失去了嗅觉和味觉。还有一些官兵感到极度疲劳、失眠和眩晕。开始的时候，医生们认为，这些症状都是歇斯底里的表现，但是，歇斯底里这个术语是一个非常有问题的专业语汇。医生们在相关问题上无法形成共识，也就是说，歇斯底里只是一种，还是多种精神疾病？或者，它到底是不是一种真正存在的精神疾病？[21] 然而，更为重要的是，歇斯底里被认为是一种女性的精神疾病，患者缺乏控制自己情绪的能力。因此，这种诊断本身对于官兵们来说，几乎就是一种污名的伤害。 78

由人类学领域进入心理学领域的查尔斯·迈尔斯（Charles Myers）利用人类学手段来减少污名现象。迈尔斯和他的人类学同行里弗斯（W. H. R. Rivers），以及心理学家威廉·麦克杜格尔（William McDougall）一同参加了 1898 年传奇般的探险考察。他们一起前往分割澳大利亚北部和新几内亚南部的托雷斯海峡中的岛屿群岛。在那里，他们了解到文化和感知之间的复杂关系。他们一起在穆瑞岛上度过了 4 个月的时间，以数百名所谓的“土著人”为研究样本，收集了大量原住民生理特征的数据，诸如他们对于光和在听觉上的敏感度、肌肉的强健程度，以及忍受疼痛的能力。尽管他们并没有将土著人的智力作为研究对象，但他们得出的结论是，土著人在一些方面的能力高于欧洲人，尤其是他们的视力。然而，这并不等于说，土著人天生就视力绝佳，并具备优异的视觉感知能力，而是他们的文化要求他们发展这些能力，使得他们能够在远距离处明察秋毫。

认识到感知是一种文化过程，这种感知也是可以被改变的。于是，迈尔斯和他的同事们根据与患者的交流共同提出了一个新的术语，来描述战争带来的情感压抑——“炮弹休克症”，并以此改变将士们对于自身疾病的假设推断。患者们自己“发明”了这个术语，来定义接近炮弹爆炸点时的心理感受，尽管他们的身体外部并未受到任何可见的伤害。他们认为，这个词非常合理准确，因为他们感到，子弹飞射带来的空气流动会导致“神经系统产生不稳定的状态”。[22] 官兵们的这种感知对于他们有着重要的象征意义，迈尔斯则是第一位发现了它的科学家。患者们“发明”了这个术语，尽管这完全是在无意识中发生的，用它来描述自己生理性的病征，而并非心理上的症状，并以此来重新表现他们的男子汉气概。迈尔斯认为，其中的原因在于，由于战争与男性气质直接相关，而理性也是直接与情感控制的能力密不可分，于是，使用“炮弹休克症”便成为替代女性化了的歇斯底里症的好办法。[23]

1915 年，在关于 3 位士兵的病例报告中，迈尔斯首次描述了

"炮弹休克症"的症状。[24] 第一位士兵报告说，炮弹在他周围爆炸，这种轰击持续了好几个小时。第二位士兵被在埋壕沟里长达18个小时之久。第三位士兵从15英尺高的地方摔下来。他们的视觉都受到了损伤，并且几乎全部失去了味觉，三个人中有两个人失去了嗅觉。并且，在经历了创伤性的事件之后的五天内，三人都不能排便。这个术语出现之后，欧洲其他国家的医生也都开始将它译成 79
他们各自的母语使用。[25] 至1915年夏，战争开始一年之后，112 000名德国士兵被确诊为"炮弹休克症"。[26] 1917年5月，15%的英国士兵因被确诊为"炮弹休克症"而退役。

很明显的是，在大多数专业话语中，医生们使用"炮弹休克症"的时候，实际上就是在谈论歇斯底里。然而，使用"炮弹休克症"这个术语至少会减少官兵们得到这个诊断时的羞耻感。听到这个术语，人们马上就会联想到，这些官兵是在战斗中，或是在接近战场的地方受了伤，并且，他们并不是缺乏勇气和坚韧精神的人。尽管欧洲和北美的医生从未能就"炮弹休克症"的精确定义达成共识，但似乎所有的人都同意，这个术语是非常有用的，尽管一位历史学家认为它的定义"变幻万端、特征漂移"。[27] 虽然如此，它为社会提供了痛苦合理化的契机，可以使患者感到安慰，并避免了男性受到女性化歇斯底里症污名的侮辱。

在第一次世界大战中担任护士和救护车司机的女性也经受到"炮弹休克症"的痛苦，但是，非常典型的情况是，她们却并未得到这个诊断，或得到相应的治疗。如果她们得到诊断，那么诊断结果则是"歇斯底里"，并且她们不得不立刻因此退役。法国、比利时、英国和美国的行政官员认为女性的价值低于投入战斗的士兵，因此仅仅付出少量的努力来治疗她们，将她们留在战地医院里。此外，当医生们考虑战争创伤时，他们并未将在战场之外人与人之间形成的心理创伤考虑在内，比如，性暴力侵犯和见证他人的战争创伤的效果。然而实际上，如果说，妇女们并没有遭受到比许多男性更多的暴力，她们遭受到的暴力至少与男性是同样多的。护士们必须照顾受到严重可怕创伤的官兵，并且参与外科手术，其中包括因坏疽截肢的男性。一位加拿大的军事护士卢卡斯·卢瑟福德写道，在所有的病状中，“炮弹休克症”是最令人痛苦而又难以治疗的病症，因为医护人员的关怀和帮助往往无法进入这些患者的内心，他们自己也没有能力进行交流。[28]

而当饱受战争创伤的英国护士真的进了收容院，或者，当平民妇女因家庭成员在战争中死亡而变得“精神错乱”时，她们并不是像男性“炮弹休克症”患者那样，被称为“应得到治疗服务的病
80 人”，而是经常被当作“贫民疯子”被收容院登记注册。在英国，生活受到战争影响的妇女并不会得到官方认可。在美国和英国这两个国家有关第一次世界大战的历史和心理学文献中——就此而言，关于每场战争的文献，直到伊拉克和阿富汗的战争都不例外——对于妇女仅仅赋予极少的关注，这更多地证实了社会不平等如何影响了精神疾病污名化的历史书写。[29]

当女性被排除在外并受到忽视的时候，男性便会沉默。因为“炮弹休克症”的体验被看作身体的，而并非心理的症状，所以它成为一种谈论生理疾病的话语，并以这种方式对于战争带来的情感创伤缄默不言，并将有关创伤的心理影响的激烈讨论长期疏离于平民社会之外。尽管如此，一些深受尊重的医生试图暴露政治正确掩

盖之下“炮弹休克症”类创伤的真实面目。1917 年，英国曼彻斯特大学的医生们写道，“炮弹休克症”只不过用来替代“懦夫”这个词而已，而且他们指责那些患者“装病”。[30] 人们相信，那些患者在伪造和夸大自己的症状，以达到摆脱军役的目的，但他们会因此受到军事法庭的审判。在少数情况下，当装病的官兵离开军队时，他们会被行刑队判处死刑。

医生们面临的挑战是，区分“真正”患有“炮弹休克症”的患者和伪装患病的懦夫，区分情感抑郁和身体上的疾病。这种景象精彩地体现在派特·巴克的历史小说《重生三部曲》（*The Regeneration Trilogy*）中。第一部《重生》中的主人公里弗斯试图在两种相反的原则中找到平衡。里弗斯的现实原型是人类学家 W. H. R. 里弗斯（1864—1922）。现实中的里弗斯懂得，要想治愈“炮弹休克症”患者，就必须使患者能够面对并整合他们身体和心理上的病征，然而，他同时也了解，他们所受到的文化训练使得“他们将压制自己的情感看作男性气质的基本组成部分”。[31] 主人公里弗斯还补充道，“恐惧和温柔都是受到极度鄙视的情感，只有以重新定义男性身份为代价，它们才会被接受”。[32]

真正患有“炮弹休克症”的患者则很少谈及自己的感情。他们往往以不同寻常的方式扭动自己的身体，小心翼翼地行动，似乎在走钢丝。而当他们试图行走的时候，却总是不断地摔倒。有些医生在形容他们的状况时说，似乎他们身体中的生命力全部被吸干了。

81 1914 年，一篇发表在《柳叶刀》* 上的文章将这些患者形容为“杜莎夫人蜡像馆里的一组蜡像”。[33] “炮弹休克症”患者并未出现“闪回现象”（flashback，再次经验，而不仅仅只是回忆创伤经历），或者表现出过度警觉的状态，也就是我们今天称之为“创伤后应激障碍”的症状。另外，“炮弹休克症”在战争期间就已经开始发作，并非像发生在近几十年战争的退役老兵身上的状况，即在战后数月或数年之后症状才发作。

值得注意的是，其他许多出现典型“炮弹休克症”症状的士兵根本没有就参加战斗。[34] 在美国，第一次世界大战期间负责领导英国和美国筛选新兵工作的美国医生托马斯·萨蒙（Thomas Salmon）写道，“数百名完全没有经历过战场景况的士兵显示出与那些患有因‘炮弹休克症’而引起神经紊乱的士兵同样的症状”。[35] 在法国，根据当时的一位著名精神病学家的描写，几乎所有与战争有关的精神疾病患者都表现出身体上的症状，但是，实际上只有 20% 的患者确实有身体上的创伤。[36] 至 1918 年 12 月，美军全部将士中有 1% 的人因“炮弹休克症”而进入医院接受治疗。[37]

在每一次战争结束后，医生、将军和军事历史学家都会后悔抱怨他们没有吸取以往的教训，似乎他们完全不知道，在过去的

---

* 《柳叶刀》（*The Lancet*）：世界上历史最为悠久，并最受重视的一份同行评审医学期刊，首发于 1823 年 10 月 15 日。创办者为英国外科医生、激进政治家托马斯·韦克利（Thomas Wakley，1775—1862）。期刊以传播、更新、共享知识为宗旨，秉承独立与公正、面向全世界、敢于批评与争鸣的原则，并以使医学成为一种文化内涵为工作目标。——译者注

战争中，心理创伤的身体反应是一种多么广泛的现象。德国神经学家赫尔曼·奥本海姆（Hermann Oppenheim）在评论第一次世界大战中完全新型的歇斯底里症状时指出，“现在，歇斯底里症已经泛滥成灾，没有什么办法可以救治”。[38] 除了受到过极高等教育的医生外，也就是说，他们同时了解欧洲有关歇斯底里的研究，或美国关于所谓“铁路病症”（铁路事故数月或数年之后，经历事故的患者表现出相应的症状）的研究，普通医院中的临床医生还从未见过这些病症。澳大利亚的军队反映，在加里波利，军队中精神疾病的概念“根本就没有进入医务人员的头脑”。[39] 身体上的病症是人们表达强烈情绪的唯一方式吗？而那些从未离开过英国或美国却表现出“炮弹休克症”的患者又应该如何诠释呢？容易焦虑恐惧的士兵是 82
否在无意之中模仿身体上受伤的士兵表现出这些症状呢？

战争发生前的几十年，绰号为“神经病学的拿破仑”的让-马丹·沙尔科（Jean-Martin Charcot）就已经开始推广“歇斯底里症”这个概念。[40] 他将这个术语定义为“由心理创伤造成的器官病态”。他指出，“歇斯底里症”是一种独特的病征，它的发生是不同的生物学规则运作的结果，而不是人类其他生理机能的反应。它既会发生在男性，也会发生在女性身上。在整个欧洲，医生和患者都将身体方面的症状，如麻痹和缄口不言，确认为歇斯底里的可耻表现。甚至在大战之前，医生们便已经必须面对歇斯底里。这也是朱利叶斯关注的一个主题。一位历史学家写道，“从巴黎到维也纳，甚至远在纽约和布宜诺斯艾利斯，医生们的诊所里挤满了突然间表现出失语、视域狭窄、抽搐、颤抖及腿部和手臂部分麻痹的妇女”。[41]

在20世纪后来的年代里，医生将这种身体症状称为“功能性神经症状附碍症”（conversion disorders，转换障碍）而不再称之为“歇斯底里症”。“转换”（conversion）是一个普遍的过程，通过它，人们或有意识或无意识地通过自身文化所认同的语言方式表达情感和叙述经验，这种语言也可以是肢体语言，而不一定都是口头上的表述。正如军事史学家本·谢泼德（Ben Shephard）告诉我的那样，第一次世界大战的现象“非常令人惊讶：只要有几个人开始痉挛抽搐，两年之后，所有的人都在痉挛抽搐”。无论他们是否亲身上过战场，士兵们都会不自觉无意识地表现出与那些他们所观察到的，因此而受到积极关注和照顾的人相同的症状。弗洛伊德也写下这样的笔记，疾病的典型症状往往倾向于相同的表征，进而掩盖了个体病征的明显差异。[42] 我想，这倒是一件好事，如果疾病的症状缺乏相似性和近似的模式，医生将无法赋予它们相应的概念或给它们分类。

于是，尽管“炮弹休克症”在当时是一个新术语，但是，战争并没有带来许多新的症状。这个新术语切实地创建了一个新的框架，利用这个框架，可以将症状理解为一种表现模式。“炮弹休克症”并不是由激情引发的，就像它会在女性身上发生那样，而是来
83 自身历其境的亲身体验。史学家彼得·勒纳（Paul Lerner）写道：“曾经是一个禁忌，它不仅在战争中被接受，而且还变成了团结的呐喊，变成了一支充满了民族主义和军事语言的爱国十字军。”[43]“炮弹休克症”这个术语逐渐减弱了歇斯底里症状所代表的女性化的含义，其效果在德国尤为明显。赫尔曼·奥本海姆指出，有了“炮弹休克症”这个术语，他现在可以谈论战士们的“神经紊乱”

问题了，而不会让他们感到自己有精神病。[44] 在美国，托马斯·萨蒙评论说，退伍军人非常固执地要求被诊断为“炮弹休克症”。[45] 这种常见的诊断向广大公众传递了一个信息：任何人，无论他是士兵还是平民，都可能患上神经机能的疾病，而且这并没有什么不光彩的。

然而，精神疾病的症状在军队中也因官阶等级而异。入伍的男性更经常出现整个身体上的症状，如麻痹瘫痪、缄默不语和耳聋，许多军官也都出现了相同的症状。但是，官阶越高，他们身上出现神经衰弱病征的概率也就越高，如疲倦和失眠。这与在平民社会中精英阶层容易出现的精神疾病基本相同。在英国，阶级制度常常使得人们的同情心不能正常地表现。英国医生的道德和政治敏感度使得他们在“炮弹休克症”的诊断上优先采取了二级分类的手法，并以此强化了原有的偏见。他们经常使用诸如“诈病”和“歇斯底里”之类的词，来描写原本就属于被边缘化了的社会成员的“炮弹休克症”：出身于劳动阶层的士兵、犹太人、爱尔兰人、来自诸如西非地区的英国殖民地的臣民。

在印度，英国殖民医生将精神病人分成两个等级。第一等级的病人是英国公民，他们代表着英国最优秀的民族精神。据说这些人患有临时的虚弱症。第二等级的病人是英籍工人、酒鬼和性工作者，医生们将他们归入“白痴”或“疯子”一类。[46] 战争期间，一些赤贫的英国年轻人入伍投入战争，然而他们之中有很大一部分人为此所付出的努力并不是出于对战争的热情，而是为了逃避失业的状态。这些人中的“炮弹休克症”患者被认为无法治愈，因为除了他们的精神疾病，他们出生和成长的社会背景本身使得他们天生

就低人一等。在第一次世界大战结束几十年之后，温斯顿·丘吉尔
84 的私人医生莫兰男爵（1st Baron Moran）这样写道：“士兵们在战争中的命运远在它真正爆发之前就已经确定了。”在一些手书的笔记中，他就更加直截了当地声称：“正是那些下等人铺就了通往‘炮弹休克症’的道路。”[47]

在德国和法国，社会阶层的等级区别也体现在对“炮弹休克症”患者的描写上，出身于贫困背景的士兵更倾向于“逃进疾病的保护中去”。[48] 在德国，身体有缺陷的工人阶级男性更经常地被诊断为“歇斯底里症”，因为医生们认为，工人阶级的疾病正是他们“不具备工作积极性”的证据。[49] 在法国，“尽管暴力事件使得神经病症表现出来，但并没有引发精神疾病”。[50] “炮弹休克症”并没有进一步降低一个人原有的社会地位。然而，在一个不稳定的、混乱的世界里，这种诊断可以强化一个人在社会等级中的劣势地位，并可能证明他们的疾病是由遗传而来的。[51]

尽管这个术语最初得到普遍接受，至1918年底，美国的军事和民间医生彻底取消了“炮弹休克症”一词。一部分原因在于，科学家们发现这个术语的定义含混不清；也因为，它的使用过于松散普遍，因此失去了意义。尽管如此，医生们依然继续使用“神经衰弱症”这个术语，尤其是对有着良好教育背景的军官。临床医生们认为，军官们是由于战争的压力而精疲力竭，因此需要休养和长时间地沐浴。在美国的病例记录中，“炮弹休克症”患者中军官的人数少于15%。如果有足够的经费，得到一个给患者常带来污名伤害的诊断的军官可以在私人住宅提供的休养环境或疗养院中休养，有时候也会得到谈话治疗（尽管这还不是弗洛伊德所发明的长期的心

理分析式的谈话）。而相比之下，同样表现出神经衰弱症状而出身于工人阶级的士兵有时会因患有“歇斯底里症”而受到惩罚。他们住在没有供暖设备的破败住所里，在镇静药的作用下，维持着一种安静的状态，并且经常在没有麻醉的情况下接受电击治疗。[52] 他们已经不再是社会生产力的成员，并且与更富有的军人不同的是，他们继续需要国家预算来照顾他们，这一事实以及被贴上“领国家救济金的人”的污名化标签加剧了他们的羞耻感，使他们更加远离社会生活。

实际上，士兵现在被要求将自己的命运交给一个由军官、专
家，以及他们的治疗实践和排斥方法组成的官僚体系。1919 年，第 85
一次世界大战期间法国最伟大的小说家之一亨利·巴比塞（Henri Barbusse）写道，战争就像是在绑架一个人的身体，“就像是一次合法的逮捕，任何贫穷和需要救助的人都无法逃脱”。新的主人剥下平民的衣服，给他穿上士兵的军装，而后便把他关在兵营里面。他与其他人一道组成了一个强大却又无能的团体，而当战争结束，这些主人便埋葬了死去的士兵，将活着的人归还社会，而社会则要支付战争的费用，而后还要承担战争的后果。为了警告退役老兵在统治者眼中微不足道的地位，巴比塞写道，“这就是抓住了你可怕的命运……它已经摘下了它的面具，具有极大的攻击性和复杂性”。战后的情境是另一种形式的绑架，人们不是被战争，而是被工业化的机器所绑架。[53] 在和平时期，那些士兵可能是一个仆人、一个体力劳动者，或从事其他职业，但他们总是注定要受到某种形式的纪律的控制。“全世界的战士们，”巴比塞写道，“你，人群中任意的一个人，你要记住，没有一个片刻，你是你自己。”

当战争终于结束，“炮弹休克症”的诊断这个安全的港湾也就随之消失了。在整个战争期间，关于“炮弹休克症”的原因、治疗方法和价值的论证始终没有停止过。每一位观察者都从他自己的专科视角来诠释战争创伤的含义。在美国，无论他们的社会经济背景如何，萨蒙医生都拒绝接受“炮弹休克症”患者进入精神病医院治疗。在精神病医院里，他们很可能被贴上“精神错乱”或“弱智”的标签。他说，他们是战争的伤员，应该在为退伍军人专门设置的医院或作为门诊病人接受治疗。他们通常需要多休息，但偶尔需要进行催眠治疗。然而，其他专家，如英国的查尔斯·迈尔斯则确信，“炮弹休克症”患者所显示的身体上的症状实际上是压抑意识层面创伤的结果。[54] 临床医生们不同意必须根据是否出现创伤事件后的直接症状或是否出现可能的延迟发作来定义“炮弹休克症”的做法，同时没有人知道，应该如何判断一个真正患有“炮弹休克症”的患者和一个佯装生病的人之间的区别。他们是真正地患病，还是患有英国医生（他们的同情心远远低于美国医生）所谓的
86 “缺乏道德纤维症”。[55]

战争结束的时候，莫兰男爵消除了自己以往的阶级偏见，论述道，如果我们用资本主义的术语来论证，士兵的心理健康是一种有限的益处，“一个人的意志力就是他的资本，他总是在消耗这个资本。精明而节俭的连队军官在支出他的人力资源时都会极其当心，否则他就会‘破产’了。当他的资本全部消耗掉的时候，他自己也就完蛋了”。[56] 而相对于有心理问题的人而言，政府的领导人会对

受到身体创伤的人给予更多的同情，例如截肢的人。对于士兵们来说，战争的情感影响是一种黑暗的经历。巴比塞称之为“内心的阴影”，它会从一个人的内部将他瓦解。心理创伤性的记忆是一种持续不断的痛苦。它看不到尽头，伤口不是在肉体上，而是在人的精神能力上。

对于英国政府而言，战争已经结束。依然还在持续的痛苦或者是由于患者的软弱，或者就是欺骗。1920 年，索思佰勒男爵（1st Baron Southborough）曾主持了政府的“炮弹休克症”调查委员会关于解决有关“炮弹休克症”诊断的辩论。他确认，在那个时候，“炮弹休克症”就已经带有“诈病”的标签。他在笔记中认为，退役军人都很懒惰，依靠政府的救济生存，“在准精神病患者中，我完全可以想象，对于一个患者来说，没有比完全的无所事事更加残忍的命运了”。[57] 在这场论证之外，还涉及政府长期的经济支出，用以在战后继续照料患有“炮弹休克症”的人。因此，不能继续将“炮弹休克症”作为一种诊断也就不足为奇了。无论如何，考虑到因“炮弹休克症”而得到国家经济补助的人数，以及公众对于得到这一诊断的退役军人的同情，想要消除它也绝非易事。[58]

1918 年，英国军方于是发布了一道命令，在没有明确的证据证实确实是武器对士兵造成了身体上的创伤的情况下，不得再将“炮弹休克症”确认为一次“受伤”。军事史学家本·谢泼德记录了在仅仅一年之中发生的巨大变化。“［炮弹休克症］原本只是一种病症，而到了 1917 年，它便成了一种应该为之感到羞耻的标签，再到 1918 年，他便成为受到禁止的术语。”[59] 在战后的文学作品中，出现了不少因战争创伤而变得性格古怪的虚构人物，以及因被误认为诈病遭到不公正处决的士兵，除了军官的“炮弹休克症”之外，这个诊断被与怯弱怕死紧密地联系在一起。[60]

“炮弹休克症”的诊断类别一旦失去作用，它的症状便开始被
87 污名化了。于是，“炮弹休克症”的症状也几乎消失了，通过这个已经变得可耻的病症来表达个人的情感痛苦不会带来任何好处。随着时间的推移，战争创伤的新症状取代了“炮弹休克症”的症状。第一次世界大战期间如此频繁的失语、无法行走以及身体扭曲等症状在第二次世界大战参战国家的战斗人员中却很少出现。而到了20世纪50年代中期的时候，它几乎完全消失了。在第二次世界大战的初始阶段，英国的临床医生提出“脑震荡后遗症症状”，来诠释头疼、眩晕、疲倦、注意力不集中和神经紧张的表现。

整个20世纪的百年中，战争创伤的症状继续发生变化。例如，无论是在第一次世界大战，还是在第二次世界大战中，都没有出现今天我们称为“创伤后应激障碍”及其常见的“闪回现象”。实际上，在美国和英国的军事记录中，直到“海湾战争”（1991），这种症状都很少出现。[61] 同时，在两次世界大战中，战争压力带来的病症在战斗期间或战斗刚刚结束时就很明显地表现出来，并通过前线战地医院得到临床治疗和护理（有时也称为“正向精神病学”，forward psychiatry）。但在极其残酷的越南战争中，战斗造成的精神压力却很少见。[62] 越战退役军人中，与战斗相关的精神创伤的发病率激增的情况则是在美国撤离越南很久之后才发生的。因此，越南战争后发展出更为恰当的术语——创伤后应激障碍。[63]

为什么在如此短的时间内，精神压力的症状和污名化会发生如此巨大的变化？一种可能的答案是：战斗环境的区别。不同的武器

和战士在战斗中暴露程度不同会带来不同的后果，并且我们知道，第一次世界大战所表现出的工业暴力是前所未有的。但是，几乎没有证据足以诠释，那些无法解释的瘫痪和丧失感觉的现象确实是由于大脑的损伤，还是生化武器中毒造成的结果，尤其是那些患有“炮弹休克症”却并未参加战斗，甚至并未处在爆炸物附近的士兵，他们的症状就更难解释了。

更加可能的一个答案是，关于痛苦的语汇因文化差异和历史变迁而不同。一种感觉，比如焦虑，在特定的地点和时间可能会通过愤怒、恐惧和伤感的情感体现出来；而在另外的情境下，焦虑便会表现出身体上的症状，比如心跳过速、呼吸急促和头晕。世界上，88
并非每个人都会通过语言来表现痛苦，或者人们甚至不会将这些情感与可能造成这些情感生成的事件联系起来。这种情况很可能就发生在一些士兵身上，他们会在暴力发生之后数月或数年之后才产生相关的症状。

正如史蒂芬·克莱恩（Stephen Crane）1896 年的诗作《战争的益处》（*War is Kind*）中充满讽刺的总结：“战争亦有其积极的一面。它可以是爱国主义的一种形式，一种积累个人和集体荣耀的方式，是权利、宗教和道德的行为。人们为了一个共同的目标聚集在一起；政府启动它的力量；经济上动员其相关的行业，并使之繁荣兴旺；国家强调其存在的渊源，并展示它对未来的愿景。”战争也能重新定义对于疾病的污名操作。克莱恩对战争感到极端厌恶，他认为，战争中任何貌似好的东西的出现，目的都在于为流血而辩护。同时，他也发现，战争反映了社会价值观的变化，并促进各方面的变化。

说战争是有好处的，这令人很是不安，但也具有相当的讽刺意味。但从某种意义上说，战争是富有成效的，因为它建立在人们现有价值观的基础上，改变了我们对于人类间差异的看法，并推动了知识的增长。哪怕只是持续了不太长的时间，第一次世界大战也让人们对精神痛苦产生了新的同情，针对其治疗的需要，今天依然伴随着医学的进步。尽管在和平时期，对于这些患者的同情心迅速消退，而参战国家为它们的医生提供了前所未有的训练机会，比如为除精神病患者之外的人提供短期的治疗方法，或开发手术方法来修复在战争中受伤的男性生殖器——相同方法使得第一次性别确定的手术成为可能。很多极其重要的医学成就，如麻醉学、外科、急诊医学、假肢制造、免疫学和职能治疗等领域的医学进步都是来自而且仍在继续来自军事医学。[64] 大多数美国人在他们一生中的某个时刻所得到的医学治疗都可以直接追溯到战争期间的医学进步。可以说，整个心理测试领域都是源自世界大战中新兵筛选的机制。

尽管如此，这段历史在很大程度上仍然鲜为人知，或许是因
89 为，战争可以带来任何有用的东西似乎很令人反感，或者因为我们更倾向于认为，战争是历史的失常、混乱状态和阶段，而不是社会的重组整合。我们通常会记得一个国家在政治和经济上的目标，而忘记其他内容，比如，第一次世界大战也推动了视觉艺术、诗歌和小说中新流派的产生。有一种说法认为，这场大战是一场留下了成千上万种遗产的大战。

6 发现弗洛伊德

亲爱的罗伊，你的来信我已经收到，其中表达了你对精神分析的兴趣，并请求允许你留在苏黎世接受心理分析。我只能简单地说一句，如果你没有更好的办法来花我的钱，那你还是赶紧回家吧。

爱你的父亲，朱利叶斯·格林克，1924 年 4 月 5 日

90 第一次世界大战促使精神病学的思想发生了转变，从纯粹的精神疾病生物学思维定式转向了更加以心理学为根据的精神疾病思想方法。然而，这种转变直到弗洛伊德引发的思想革命普遍进入教育阶层的思想才得以完成。这一革命成就了 20 世纪中叶很多心理分析医生一生的事业，这些人中也包括我的祖父，老罗伊 · R. 格林克，以及我的父亲小罗伊 · R. 格林克。

回想一下以往的思维模式，医生和患者们无法摆脱生物学思维模式的一个原因在于，长期以来，精神科的工作被认为是行政工
91 作。这类工作都是在体制中的大型精神病院中进行（记者们常称这种机构为“恐怖深渊”），有些精神病院中收容了数千名男女患者，其中有很多极端贫困、智障的人，还有被家人遗弃的老人。[1] 然而，心理分析学与精神病学并不完全相同。首先，心理分析学是一项研究人类心灵意识的学术工作。其次，对于医生而言，心理分析学使得他们的工作更顺畅，收入也会更高。大多数进行心理分析治疗的患者的病症既不是非常严重，同时他们也不是很贫困，因为必须有足够的财富来支付每周进行几次治疗的费用。

1911 年，甚至朱利叶斯也曾经做过短暂的精神分析。他只是在效仿那些巴黎和维也纳的神经学家的模式。这些欧洲的神经学家试图找到一种研究人类大脑的方法，并以此发现治疗心身障碍导致的身体疾病如歇斯底里症的方法。通过这种方式，他们也不必忍受被称为“精神病医生”的侮辱。[2] 但是，朱利叶斯受不了治疗过程中的私密性。[3] 他告诉自己的儿子罗伊说，他觉得，他的患者们不是想嫁给他，就是想杀了他。在爱与恨的两极之间，只存在着很少

其他的情感。1912 年，朱利叶斯发表了一篇关于精神分析治疗方法的论文。他在文中认为，弗洛伊德的理论很有道理。此后，直到 20 多年之后，一位芝加哥的医生才又发表了有关这个主题的论文。[4]

我记得，我的祖父不喜欢谈论朱利叶斯，只要一提到他，祖父只会发表些负面的评论。一次，他沃尔特・弗里曼（Walter Freeman）医生写信，就是那位为美国前脑白质切除术的发展做出了“很大贡献”的医生。信中说，“作为一个男孩子，我很需要他，但又害怕他的严格、坏脾气和严厉的惩罚”。[5] 在我祖父的余生中，他将他父亲的照片和其他的家庭照片一起放在家庭办公室的办公桌上，以表达对父亲的尊重。照片上的朱利叶斯的头呈方形，留着浓密的小胡子。我祖父年轻的时候，经常望着那张照片。他总是会盯着朱利叶斯，想出不同的方法来赢得他的赞誉。他的脑子里总是重复出现一个景象，他用双手高高举起一部巨大的医学教科书，不断地砸在那张照片上，直到将它打得粉碎。

朱利叶斯是个独裁者，武断地替儿子决定他应接受的教育和从事的职业，并且总是没完没了地告诉儿子，“你永远都不够优秀”。
于是，罗伊在医学院毕业之后便成了一位神经科医生，也就是完全 92
可以预见的了。1922 年，罗伊进入了他父亲的诊所。但是，他很快便意识到，在神经病学领域，他不会感到满足，其中一部分原因在于，他感到自己与父亲相比，实在是微不足道。而且，这个环境也似乎是在不断地提醒他的不值一提。芝加哥医学界的同行几乎从来都不对他直呼其名，而只是称他为“朱利叶斯的那个儿子”。

我的祖父不喜欢神经病学，还因为他的大多数患者认为他们患有神经系统疾病，而实际上，他们的问题在于心理上的压抑，而他们自己甚至都没有意识到这些压力。在他看来，世界上有太多未经治疗的精神痛苦，而神经病学总是将重点放在严重的病症和慢性病患者身上，而不是关注更广泛的精神疾病。他对于即将到来的精神分析浪潮和弗洛伊德主义的命题倍感兴奋。弗洛伊德的命题认为，我们所有人都在某种程度上患有精神方面的疾病。我的祖父只是天真地相信，如果这是真的，人们可能就不会因为他们寻求精神治疗，甚至只是为了小问题而寻求帮助从而感到羞耻，他们可能认为那只是些医学问题，而不是心理问题。而且，可能会有更多的医学系学生决定当一名精神科医生。这些想法至少都值得探索。特别是，如果你成为一名神经科医生只是为了取悦你无法取悦的父亲，并且这一切努力全都徒劳无功。

不幸的是，精神分析和精神病学主要是欧洲医生的专业，因此，我祖父就必须到德国或奥地利去接受受到认可的正规培训。甚至到了几十年后的 1969 年，一项全国性心理健康专业人士的调查显示，在“美国最杰出的在世精神科医生”中，前 8 名中只有 3 位（卡尔·门宁格、劳伦斯·库比和罗伊·格林克）是出生在美国的医生。[6] 当然，朱利叶斯是不会轻易让罗伊离开的。罗伊知道，除了弗洛伊德这样的大人物，没有人能将他从朱利叶斯的阴影中解放出来。还有一个可能，就是他父亲去世。

1928 年 1 月 11 日，朱利叶斯因胰腺癌去世，享年 60 岁。几个月之后，罗伊的母亲茗尼也去世了。芝加哥神经病学会为朱利叶斯举行了追悼会，会长彼得·巴索厄致悼词。他说，朱利叶斯倾向于
93 参与“激烈的争论”“表现出粗暴而不是礼貌”。巴索厄说，他是个独裁者，不接受合作和帮助。甚至在他早年在纽约陷入贫困的时

期，他也拒绝亲戚们任何经济上的帮助。巴索厄要求听众们牢记朱利叶斯的优秀品质——他的“钢铁般的意志”和“顽强的决心”。[7]

现在，我的祖父终于可以自由地从事自己的学术研究，在美国内外实现他在写作方面的兴趣了。他脱离了格林克诊所，在芝加哥大学担任神经学讲师，并且制定了在欧洲逗留两年的计划。1933年，在他离开美国、前往奥地利之前，他完成了一部大型的神经病学教科书，名为《格林克神经病学》，全书长达1000多页。他高高地举起这一大摞纸，重重地砸在书桌上装着朱利叶斯照片的镜框前面，但并未像他想象的那样砸坏了镜框上的玻璃。他对着照片上的父亲问道，“现在，你满意了吗？”当然，他早就知道答案了。

实际上，直到在第二次世界大战中来到北非的沙漠时，我祖父为消除精神疾病的耻辱和污名所做的努力才真正开始。所以，还是让我借这个机会来告诉你，他是怎么到了那个地方的。毫不奇怪，他是经过在维也纳的学习，并经历了完整的精神分析方法的分析而完成了分析医生的成长道路的。我们会发现，他的疗法并不只是一种治疗、一种教育、一种实习，或者一种嗜好放纵。这是一次将神经病学和心理分析，将医疗职业中过于限制和惩罚病人，以及试图使患者正常化的学科彻底分离的大课。尽管它也是一次个人的经历，但他还是给美国平民和军队精神病学领域带来了重大的改变。在第二次世界大战中，精神健康的职业医生不仅要处理严重的、持久而慢性的精神疾病，而且要治疗似乎不很严重的病症，如焦虑、轻度抑郁和弗洛伊德所说的那种“正常的不快乐”。

1933年9月1日，就在他刚刚度过了33岁生日之后，我祖父找到了那套位于大山巷19号（19 Bergasse）、一家肉品店楼上的双套公寓。那是维也纳中产阶级聚居的街区，从多瑙运河（Danube Canal）步行前往也不远。在六号公寓的候诊室里，空气中充满了雪茄和淋湿了的狗的气味，公寓里杂乱地堆放着旧杂志。我祖父想等到最后一位患者离开，却发现并没有人离开。很快，他发现了，患
94 者们从一个门进入诊室，却从另一个门离开。这是特意设计好的路线，以确保患者们不会在诊后再次相遇。我祖父觉得这很奇怪。在一位神经科或者一位泌尿科医生的诊所中，患者们都会在同一间候诊室中等候，并从同一间候诊室离开，而为什么在心理医生的诊所里就不能这样？几周之后，这个问题便有了答案。我祖父看到一位心烦意乱的女人开错了门，一边哭一边跑着穿过候诊室。这时，弗洛伊德医生开了一个玩笑，为刚刚发生的一幕向罗伊道歉，“要是你看到她刚刚来这里就诊时的样子，就不会奇怪了”。两个门的另一层含义是，患者因为来看心理医生而感到羞耻。这是罗伊后来才明白的。

在他与弗洛伊德进行精神分析的第一次诊谈时——这之后还会有很多次这样的诊谈，我祖父记得，弗洛伊德的手长着长而冰冷的手指，就是这只手将他轻轻地推进了诊室。在这里，弗洛伊德工作、居住了40年之久。弗洛伊德问他：“我们使用英语，还是用德语交谈？”“用英语，”罗伊答道，尽管他的母语是德语。房间里光线暗淡，堆满了小件珍奇古玩、地图和欧洲犹太人的装裱图像。还有来自欧洲、亚洲和中东地区的各种古董。弗洛伊德似乎很热衷于

展示他广博的收藏。它们都是些非常特别的藏品，其中包括数百件公元 1、2、3 世纪的罗马小雕像和长颈瓶、19 世纪的中国玉器和公元前 4 世纪的希腊陶器，这些古董摆放在他的家里和办公室各处。他看上去不像是一位医生，更像是博物馆的馆长。罗伊觉得，这也是件奇怪的事。但是，随着他对弗洛伊德的深入了解，他也认为，心理分析学与考古学是息息相关的。在罗马度假之后，弗洛伊德在关于这座古城的笔记中写道，她像是一位接受心理分析的患者，依然保留着其最早发展阶段的痕迹。[8]

在他的书桌上，一群勇士的雕塑是我们的观众。历史学家彼得·盖伊（Peter Gay）认为，弗洛伊德在为推广心理分析理论的战斗中，与它们形成认同：一尊小小的铜铸雅典娜，旁边是一群戴着头盔的古代士兵的小雕像。[9] 诊室中陈旧的家具是各种风格和时代的大融合，其中大部分都盖着天鹅绒，放在土耳其地毯上。他所拥有的一切都在讲述着过去。很多年之后，我的祖父和他在芝加哥精神分析界的同事们都会购买弗洛伊德收藏文物的复制品，仿佛这些艺术品就可以让他们与他们精神分析学的祖先建立联系。 95

在此之前，罗伊曾在 1924 年前往维也纳，参观尖端的神经病学实验室。在那里，他结识了一群对精神病学及其分支精神分析理论满怀热情的学生。然而，自从他出生以来，直到 1933 年他第二次来到维也纳时，美国心理学的发展则是微乎其微，甚至就连收容院中的居民人数迅速增长，也未能促进这个学科的发展。[10] 这时候，科学家们都对研究大脑充满热情，却对心理学怀有敌意，尽管第一次世界大战期间士兵中精神疾病的患病率非常高。在芝加哥大学，并没有一个培养精神科医生的专业科系，而前往大学医院需要精神治疗的患者则被转介到城中少有的几家精神病门诊医生那里。1933年时，整个伊利诺伊州的人口为800万，芝加哥市的人口为300万。而整个伊利诺伊州却只有35位精神科医生。无法在家生活的重症患者被送往芝加哥和密尔沃基郊区的疗养院。[11] 在那里，富人可以终生享受豪华护理，一些富裕家庭甚至还在疗养院的属地为他们的亲戚建造了单独的房屋。

作为犹太人，我的祖父已经感到自己疏离于官方的医疗机构，尽管客观地说，他是位成功的医生。[12] 在纳粹思潮兴起、欧洲对于犹太人的威胁日益加重的时候，美国各地的医生也仍然保持着反犹太主义*思想。因此，来自东欧和中欧的非犹太医生移民便会得到优先的安排，他们更容易在美国找到工作。而很多医院和大学则

---

* 反犹太主义（Antisemitism）：就字面意义来看，这个词的意思原为“反闪米特人”。犹太人和阿拉伯人均为闪米特人，但作为一个政治性术语，它是一种在世界各地存在已久的意识形态，是仇恨犹太人或犹太教的思想与行为的总称。1873年，这个词的前身“痛恨犹太人”（Judenhass）首次出现在德语中。在世界历史上，不同历史时期的反犹太主义有着不同的政治、经济和文化方面的背景、动机和表现形式。尽管在欧洲历史上，各国统治者都制定了各种相关法律，禁止犹太人从事很多本国人所热衷的职业，使得很多犹太人不得不经商，从事金融业，或是行医。同时，当欧洲社会发生灾难，尤其是如黑死病等人们无法解释的灾难时，犹太人都会被指责为罪魁祸首，而充当发泄众怒的替罪羊。在基督宗教的语境下，犹太人被视为出卖耶稣的叛徒。中世纪之后，信奉天主教的城市中产阶级成为反犹势力的中坚力量。宗教改革并未消除基督宗教徒的排犹思想。马丁·路德的反犹思想也是神学及其他人文、社会科学学科的研究对象。反犹太主义意识形态在德国纳粹统治时期（1933—1945）达到高潮：剥夺犹太人的财产，将他们封闭在拥挤肮脏的聚居区（Ghetto）内，最后关闭在集中营里，先后屠杀600万犹太人。第二次世界大战结束后，反犹主义并未完全消亡。20世纪70年代之后，新纳粹主义开始遍及全球，对于外国人和伊斯兰的恐怖情结成为其意识形态的新内容。在2020年开始的全球性新冠肺炎疫情期间，最早出现的阴谋论重演中世纪的思维模式，认为犹太人是世界大瘟疫的罪魁。——译者注

拒绝雇用绝望地逃离纳粹统治之下的欧洲的犹太人，而且许多确实雇用了犹太人的学院和大学部门都有一个所谓的“犹太人规则”，以防止他们的学校变得太过犹太化。[13]

为了防止可能出现的反犹太主义，1925 年，就在我的祖父发表第一篇学术文章之前，他便已合法地将他的名字从罗伊·鲁本·格林克（Roy Reuben Grinker）改为罗伊·理查德·格林克（Roy Richard Grinker）。他认为，理查德这个名字听起来不像是犹太人的名字。而且他还决定，如果他有一个儿子，他的名字将会是小罗伊·理查德（Roy Richard Jr.）。要是他还会有一个孙子的话，那么，他就会叫他罗伊·理查德·格林克三世（Roy Richard Grinker Ⅲ）。由于犹太人并没有给儿子延用父亲名字的习俗，所以，不太会有人怀疑，他和他的后人是犹太人。

至于精神病学和精神分析理论，却是并不容易学习的学科。作
为一名神经病学家，我祖父对弗洛伊德关于脑瘫的神经学研究非常 96
熟悉。然而，当他第一次想要阅读弗洛伊德关于心理分析的著作时，一位图书馆员告诉他，那些“肮脏的书”都在后面一间少有人去的房间里，锁在一只箱子中，读者必须在图书馆员的监视下才能阅读。精神病学就是这样被边缘化，甚至当芝加哥大学邀请著名的匈牙利裔美国精神病学家弗朗兹·亚历山大（Franz Alexander）担任一年的访问教授时，情况也并未好转。因此，亚历山大坚持要求以医学教授的名义前往，因为，他很清楚人们对于精神科医生的偏见。我祖父回忆说，精神病学学者都期待亚历山大会推动大学严肃地对待他们的学科，但是，亚历山大却给他们带来非常滑稽的失望。在第一次讲座时，他向听众描述，他如何通过让丈夫送给患有

长期便秘的妻子一打玫瑰而治愈了她的病。医学院的科学家都认为他是个骗子庸医，大多数人再也没有去听他的课。[14]

后来，还是亚历山大建立了芝加哥精神分析研究所，这是来自欧洲令人兴奋的事件，心理分析学家们承诺，要让精神病学脱离收容院。尽管美国医生们都认为心理分析学是一门需要高度智力的学科，仍坚持拒绝将它视为医学的一部分，因为它不是建立在实验室科学基础之上的学问。尽管如此，我的祖父还是坚持了下来。洛克菲勒基金会最终给了他两年的奖学金，支持他进行精神分析学的培训，这意味着，他必须要接受完整的精神分析过程。

我的祖父对精神分析的看法还是有些矛盾的。像他自己的父亲一样，他不能接受精神分析理论缺乏科学方法的事实，同时，他更不喜欢那种精英主义。弗洛伊德最初的设想是，将精神分析作为一种治疗的手段，用于治疗瘫痪、紧张症和他在神经科看到的其他急性症状。然而，精神分析法却成为一种为上层社会的成员提供治疗的方法。他们或者是些忧心忡忡而又内向的知识精英，或者是怀着成为精英的雄心，却又被剥夺了进入学术领域机会的妇女们。与此同时，那些真正患有严重精神疾病的患者却在那些可怕的官方收容院里受苦。刚刚进入芝加哥精神分析研究所的新生都被告知，应该拒绝患有严重精神疾病的患者，因为他们不适合使用精神分析方
97 法。我的父亲回忆道，当他在20世纪60年代接受培训时，当时的老师就是这么一本正经地告诉学生，并不是在开玩笑，“不要治疗真正的患者”。结果是，受教育训练程度最好的医生会去治疗最健康的病人，而受训程度最差的医生则要去治疗病情最严重的患者。

由于需要大量的成本和时间，也因为心理分析医生们常常认

为，贫穷和未受过良好教育的人无法接受分析，因此，美国劳动阶级很少成为精神分析心理治疗的患者。甚至到了 1970 年，还有一位心理分析医生写道，“很多心理医生和心理分析医生都认为，穷人，尤其是黑人，基本上都是心理治疗无法达到的人群，因为他们缺乏语言表达的能力，他们通常对医生持怀疑的态度，并倾向于相信，药片，而且只有药片才会带来神奇的效力”。[15] 另一些医生则论证道，贫穷和教育程度低的患者只对缓解症状感兴趣，而对于发现引发这些症状的下意识过程则没有兴趣。1970 年，184 位心理医生参加了一项关于他们病例数量特征的调查，其中只有 3 位心理分析的临床医生报告说，他们有一位或更多位的非裔美国患者，而 45% 参加调查的医生报告说，自己的大部分患者是犹太人。没有一位医生的患者中有墨西哥人、北美印第安人，或波多黎各人。[16]

一些进步的心理医生认为，应当让公众了解治愈蓝领阶级患者的成功病例。然而，甚至就连这样的努力也被看作居高临下的傲慢。在一种情况下，纽约表维医院精神科一位高级医生指出，他依据与美国汽车工人联合会签署的合同为工人们治疗，尽管患者们不能立即像中上阶层的患者那样具有洞察力或内省的能力，但是他们也乐于接受一位有爱心、善于倾听的心理分析医生的情感支持。“蓝领工人，”他写道，“与努力完善自己的中产阶级个人相比，他的期待可能更加有限，但由于神经症机制导致的症状和功能受损，他遭受着同样多的精神痛苦。”[17]

这就是精神分析治疗的矛盾之处。尽管弗洛伊德期待以此缓解神经系统和精神疾病造成的障碍，但他和其他心理分析医生所治疗的患者大多是普通心理障碍的病人，而并非患有严重精神障碍的患

98 者。尽管弗洛伊德也期望将心理分析工作建立在生物科学的基础之上，但最终，精神病学还是与其他医学分离开了。他希望，心理分析疗法能为每个人服务，但最终，却只有很少的人能够支付这种奢侈治疗所需的时间和费用。事实证明，心理分析与其说是一个治疗方面的解决办法，不如说是一个正统的信仰体系，并且在某种程度上与其他学科的进步隔离开来，而在科学时代处于停滞不前的状态。我祖父并不想仅以倾听精英阶层谈论他们的问题为职业：他认为，自己是一位诊治疾病的科学家。而且，他也相信自己有足够强大的自我意识来管理那些自高自大的心理分析医生，找到一条将弗洛伊德的方法应用于主流精神病学的路。

医生和病人之间的关系可以很强大，而心理分析医生和患者之间则具有一种特殊的潜力。尽管患者得到的启示是单方面的，但是，医患关系则是最亲密和最诚实的人际关系之一。这种关系更加强大的状态是患者根本不认为自己是患者。从罗伊的角度来看，他与弗洛伊德的交谈应该是教育性的，而不是治疗性的，目的是训练他掌握心理分析的技术和理论，而不是在帮助他面对他自己的病理状况。罗伊非常天真地认为自己是一个快乐、稳定、心态平衡的学生。

正因如此，他们第一次会面出奇地困难。弗洛伊德承认，心理分析的费用很高（当时每次 25 美元，相当于撰写本书时的 300 美元），而后便很快地将话题转移到我祖父的童年时代。在重新面对自己父亲的残忍和自己渴望得到父爱却从未满足的时候，我的祖父哭了。“或许，我还从未那样哭过。”而且，恰恰就是在弗洛伊德面前这样做，无疑是对父亲不可原谅的反叛。他逃进附近的一家咖啡馆，为自己的脆弱感到震惊和惭愧。他已经为心理分析做好了多么充分的准备，尽管他还没有意识到它的作用。第二天，他只见到弗洛伊德的女儿安娜在候诊室迎接他，感到有些失望。她说，她的父亲突然患上急性肺炎，两周之内可能不能回来。我祖父给弗洛伊德寄了一张早日康复的祝福卡，但后来，弗洛伊德将罗伊对他健康的担忧解释为罗伊无意识中对他的死亡期望，那是罗伊对于自己前一次在他面前的脆弱表现的报复。[18] 99

弗洛伊德康复后，在第三次诊谈时，罗伊遇到了安娜的猎狼犬。那一周早些时候，在附近一家咖啡馆里，另一位在维也纳读书的美国医生曾警告罗伊，说那条猎狼犬非常凶狠，听说它还会跑到乡下去，干掉农民的牲畜，把它们的内脏弄出来吃。因为那条狗习惯跳起来，还喜欢在客人的两腿之间接受抚摸，罗伊感到身体受到了威胁。第一次遇见那条狗之后，我祖父躺在弗洛伊德的躺椅上，闭上了眼睛。弗洛伊德请他说出他脑子里出现的第一个念头。罗伊脱口而出：“阉割”，这让他自己也万分惊讶。尽管他认为那是一个玩笑，它也揭示了人们内心中被压抑的东西。这一次诊谈中所涉及的一切似乎全都指向他的潜意识。他发现，如果像他这样一位高级的专业人士都会有如此原始的恐惧的话，那么每个人都会有这样的情况。或许，心理分析医生确实掌握着将精神病学从精神病院解放到日常生活中来的钥匙。

弗洛伊德认为，从根本上说，人类所有的成员都是处于原始本能的状态，他们被动物性的原始冲动所驱使，而现代社会则正是要千方百计地压制这种冲动。然而，这些冲动总是会发现挣脱社会管制的途径，如通过复杂而极具象征意义的梦，或是以扭曲的形式进入人的身体，并作为精神疾病的心理症状表现出来。心理分析学则是向世界表明，人们所相信的进步——法律和秩序体系、道德、社会和经济结构——实际上是一种疾病，也是人类对于文明不满的根源。

进入训练分析的第四周，在完成了与弗洛伊德的十五次诊谈后，罗伊参加了一个晚宴，好奇的客人向他提了许多关于这位著名医生的问题。第二天弗洛伊德似乎很是生气，诊谈开始的时候，他似乎是在责怪罗伊。“安娜的一位患者昨天也参加了晚宴，她说，你在那里谈论我。我要提醒你，这些诊谈的内容都是保密*的!”“我觉得非常沮丧，”我的祖父告诉我，“我又让我父亲失望了。”当然，患者不需要为医生的行为保密！真正的泄密是，安娜告诉了她父亲她自己的病人所说的话。而后，弗洛伊德向我祖父透露了这个信息。罗伊用了好几天时间才想清楚，弗洛伊德在扭曲保密观念上表现出的虚伪，这使他感到非常愤怒。然而，他又没有足够的勇气去批评弗洛伊德。这不是普通的冲突。尽管我觉得难以相信，我的祖父未能意识到这一点。但是极其明显的是，他与弗洛伊德的关系在不知不觉之间演变成类似于他与他父亲的关系。弗洛伊德将自己定位为罗伊自身内在矛盾所指向的标靶。通过这次告诫，弗洛伊

---

* 医疗保密（confidentiality）：美国及欧盟的相关法律都规定，医生、医院等相关机构在未经患者允许的条件下，不得将患者的医疗信息泄露给第三方。心理治疗的初始阶段中，诸如弗洛伊德等名医的患者多为上层社会人士，于是，尽管
100 当时的法律尚不够健全，但这一行规得到医患双方的认可和执行。——译者注

德建立了父亲的心理移情*。对于罗伊来说，这是极其重要的一步，可以帮助他形成解决他与父亲之间情感冲突的能力。

在接下来的一年里，在他向弗洛伊德讲述他的生活时，罗伊与弗洛伊德之间的关系开始发生变化。他开始形成了独占弗洛伊德的欲望，与其他病人竞争，尽管他根本不认识他们。现在，他明白了患者从另一个门离开诊室的另一个原因——他们都想成为弗洛伊德唯一的病人。

移情是所有心理分析过程的关键部分。这是患者在与心理分析医生的关系发展中出现的患者无意识的依恋和期望模式。对于患者而言，医生似乎就是一张白纸，他可以被用来象征患者生命中的任何一个人物——比如，父亲。弗洛伊德是充当朱利叶斯的极佳人选，只要客观地来看，他们有很多相似之处：弗洛伊德和朱利叶斯都是年长的男性神经学家，他们的母语都是德语。然而，分析医生最强大的工具就是“象征”。如果一切进展顺利，移情可以帮助患者通过在治疗情境中重新体验早期情绪冲突的经验来纠正这些问题。分析医生可以操控这种关系，使其形成某种特定的移情（有时

---

* 心理移情（transference）：是弗洛伊德精神分析理论的基本概念。在催眠疗法和自由联想法的过程中，患者将自己的情感和欲望转移或投射到心理医生的身上。常见的心理移情表现在三个方面：依恋性、爱情性和两面性（即患者对于心理医生的好感和厌恶同时存在）。移情可分为正向移情或阳性转移和负向移情或阴性转移两种。正向移情是指患者对心理医生出现高度依恋、爱慕、极度信任和顺从的状况；负向移情则是指病人将负面情感转移到医生身上，而表现出敌对、不满、被动、拒绝、抵抗或不配合的态度。当然，心理医生也会对患者产生移情，这种状态被称为“逆移情”“反移情”或“对抗移情”，也有正面和负面两种情况。如果心理医生对患者产生移情，那么，在客观上会对心理分析和治疗的顺利进行产生负面的影响。请注意心理移情和艺术移情间的区别。——译者注

候，医生也并不总是有意识地这么做）。作为一位患者，我祖父从来都没能弄清，弗洛伊德是否有意成为暴虐父亲的象征，或者是否是他自己无意识地将弗洛伊德推向了那个方向。

弗洛伊德将代表朱利叶斯的优异能力，同时也体现他严厉和胸襟狭窄的个性。反过来，在罗伊这方面，他会因为他渴望得到弗洛伊德的认可而感到沮丧，而又无法向弗洛伊德表达这种沮丧。这种无能无助的感觉在诊谈的过程中表现在我祖父面对他父亲时的被动态度上，这是罗伊愤怒的主要根源。在朱利叶斯那里无法实现的东西——爱和赞美——至少在目前，在弗洛伊德那里同样无法实现。然而，这就是关键。他很快意识到弗洛伊德是朱利叶斯安全的替
101 身。而我的祖母，梅楚德，则对这场分析并不满意。不久后，她便开始给弗洛伊德写信，抱怨他们的婚姻中出现的问题："分析治疗已经开始两个月了，但我没看到他有什么变化。"[19]

弗洛伊德的抑郁情绪增强了这种移情。弗洛伊德不会经常微笑，即便他讲一个笑话，有时很难说那就是一个笑话。他说，他不喜欢年老，欢迎死亡的到来。"有时候我想，弗洛伊德根本不在乎人到底会怎么样，"我祖父这样对我说，"我不知道，他是否很热衷于给患者治疗。"面对这种质疑，弗洛伊德说，如果精神分析只是一种疗法，他早就放弃了。它确实是关于精神的科学，而患者们都是观察的对象，目的在于通过它来发现通用性的原则。尽管如此，弗洛伊德在心理分析工作上还是非常勤劳的。另一位以前的患者回忆道，弗洛伊德不是一位沉默的思想者，他倾听患者的讲述，会时常做出反馈，如"明白"或者"再讲得详细一些"，就像电影中展示的心理分析医生那样。实际上，弗洛伊德在诊谈中也会说很多的

话。[20] 他还试图激发患者的焦虑感，因为他相信焦虑会刺激病人表达他/她无意识的欲望。几年后，我的祖父在治疗因恐惧而无法飞行的“二战”飞行员时就明白了这一点。

无论这种关系是否是双方的工作目标，弗洛伊德和我祖父之间形成的人际关系是分析成功的关键。谈话疗法生效了。因为分析师没有能提供给你你想要的缓解效果，你需要形成一种自己的语言来理解你生活中的冲突。这是你的过去，曾经体验过的经验，在分析治疗中再次体验，尽管，在过去的时段中，相关的记忆已经被时间扭曲，塑造了你的个性。罗伊决心为家乡的患者提供类似的服务，同时向他的同行们展示，心理治疗和收容院的管理工作在本质上没有关系。心理分析医生还可以帮助这个职业摆脱污名的侵扰。

回到芝加哥时，罗伊已经不再只是一个对冷酷无情的父亲充满怨恨的儿子，因为弗洛伊德已经将他从那种心境中解放出来。他真正想做的事——治疗病情最严重和最需要帮助的病人，并将精神病学作为一门科学发展下去——现在变得更加可行了，因为他在同行 102
中获得了更高的声望。因为，世界上最著名的心理分析医生对他进行了分析，现在医生们提到他时，也不再只是说“朱利叶斯的那个儿子”，而是说，“弗洛伊德近期的一个患者”。

然而，罗伊从未不加批判地思考弗洛伊德的理论，同时他也恳求其他人不要放弃批判性。1956 年，在纪念弗洛伊德 100 周年诞辰的活动中，他说，精神病学和精神分析疗法将会继续发展，“如果我们不去神化弗洛伊德，并承认他并不具备完美的特权，而是同样会发生人类都可能出现的错误”[21]。尽管如此，他和弗洛伊德共同做的事情改变了他的一生。这时，罗伊成了芝加哥医学界的名人，他会不厌其烦地向每一位想要了解他的维也纳经历的人讲述他在最后一次诊谈后与弗洛伊德分手时的感受，弗洛伊德对他说："对你的分析是我今后不会忘记的少有的乐趣。"

我的祖父像保护护身符一样珍藏着这句话。

1935 年7月1日，新学年伊始，祖父在芝加哥大学的比林斯医院成立了一个小型精神科，并集中精力建立了一个实验室来研究精神分裂症，而这恰恰是精神分析界警告他不要去碰的严重的精神疾病。[22] 最好的心理医生都对精神分裂症不感兴趣，因为大家认为精神分裂症的患者缺乏理性和内省的能力，因此不具备成功进行精神分析的条件。我父亲告诉我，"心理分析属于精神病学的最高级水平——每个人都想从事这个专业。所有来自最好大学的真正聪明的学者，那些最有可能将精神病学作为一门科学发展的人，都成了分析医生"。精神分析训练不仅是精英主义的，而且可能与我祖父的兴趣无关——他的关注点在于最严重的精神疾病。甚至，这可能还意味着需要做另一次心理分析，因为芝加哥精神分析研究所牢不可破的规定是，要想成为研究所成员，就必须在那里接受分析。罗伊心中承担着的重负是，弗洛伊德可能不赞成这个做法。[23]

最后，1938年末，罗伊开始接受弗朗兹·亚历山大的分析。而直到1939年1月19日，他才告诉弗洛伊德这件事。这时候，弗洛伊德一家为躲避纳粹德国吞并奥地利而逃往伦敦定居。弗洛伊德写道，"尽管我给你的分析已经是很久以前的工作，但我觉得，似乎我上个星期才刚刚开始。无意识对于时间的无视真是令人难以置信。我非常清楚，你写这封信的象征意义，是想通过它来减轻去见了另一位分析医生带来的内疚感，一种下意识地请求原谅的做法。然而，我有意识地确定，你会很高兴得知我的职业生涯正在按计划进行”。[24] 就我所了解的信息来看，弗洛伊德从未对我祖父请求许可的问询做出直接的反应。9 月的时候，弗洛伊德去世。他写给我祖父的最后一封信的日期是：1938 年 7 月 19 日。他简单地说，来到伦敦，他很高兴，远离纳粹，并用英语写道：“我希望，你一切都好。”[25] 103

仅仅几年后，我的祖父也要去面对战争，作为少数几位心理医生之一，来到离第二次世界大战前线不远的地区工作。从他驻扎在阿尔及尔的美国空军司令部仰望天空——那片天空会给人留下深刻的印象，会看到执行任务的飞行员驾驶着战斗机在空中来来往往。然而，在地面上，人们熟睡，或是努力地入眠，或是毫无目标地转来转去。沙漠中，抑郁和焦虑到处都非常普遍。在罗伊到达那里的时候，已经有超过 1700 人被送往阿尔及尔第 95 总医院接受精神治疗。罗伊想要弄清楚的问题是，心理分析是否能为他们提供帮助。

7

战争的益处

母亲的心卑微得像一颗纽扣
挂在儿子荣耀夺目的葬礼军装上，
不要哭。
战争还是有益处的。

史蒂芬·克莱恩（1896）

第一次世界大战期间，有25%的“伤亡人员”（军方用这个 104
术语来描述无法履行职责的士兵）是精神疾病患者。[1] 然而，战争结束之后，军方却几乎没有为未来的心理健康治疗做任何准备工作。在1920年至1930年间，美国军人每年因精神障碍住院的比率略高于1%。这个低比率并不是因为军人中没有精神疾病的出现。精神疾病总体上来说是因病退役和海外医疗转移的主要原因，精神分裂症（当时仍称为“早期痴呆症”）在退役人员的诊断记录中占大多数。[2] 在没有战争的情况下，军队没有理由照顾这些人，可以将它们简单地踢出服役的组织机构。当时，精神病学仍然是一个不 105
常见的医疗专业，同时，医学界对精神病学仍然不表现出任何尊重的态度。军方也很难找到合适的人选来做精神病学的工作。

在两次大战之间，美国军方确实聘请了大量心理学家来筛除可能患有精神疾病或服役期间有可能患上精神疾病的士兵。然而，一本出版于1927年的军事医疗工作者手册中只谈到需要为身体生病和受伤的官兵准备床位，并不包括为精神疾病患者准备床位。或许，手册的作者认为，招兵过程中新的筛选措施会发现并排除这类人员。[3] 在一本出版于1937年、长达685页的军事医疗手册中，只有一页谈到了精神健康。[4] 到了美国参加第二次世界大战的时候，全军只有100名精神科医生，且这些医生中的许多人只是名义上被称为精神科医生而已，因为他们所接受的医学教育的领域实际上都与此毫不相干。而在两次世界大战之间，英国军方只保留了6名所谓的精神科医生，而他们中的大多数都未曾受过任何精神病学方面的培训。[5]

已故的杰拉德·格罗布（Gerald Grob）可能是最著名的美国精神健康保健历史学家。他曾经说过，“我们在第二次世界大战中学到的那一点点东西中，只有很少的部分是我们在第一次世界大战中没有学到的。唯一的区别就是，大家都忘记了这些教训”。而这种在和平时期对军事精神病学的忽视将成为一种传统，它在第二次世界大战和朝鲜战争之后又以同样的方式再次发生。污名现象也是按照同样的模式运作的。在战争期间，在战争中受到心理创伤的士兵及其家属会得到勇敢和爱国的称扬，而战后出现的精神疾病则被等同于软弱的表现。

很少有美国人——即使是心理学和精神病学专家——知道我们今天熟悉的大多数精神疾病的分类和描述都是军方在“二战”中首先制定的。在那个时期，有100万官兵被诊断患有精神疾病，这一成就使得精神病学成为一门更受尊重的学科。正是在“二战”期间，科学家们第一次发现，在美国社会中精神疾病是如此普遍地存在，战斗状态下的压力会导致或加剧情绪问题，需要更多的医生接
106 受精神科医生的培训，而且精神疾病是可以在收容院和其他官方机构之外进行治疗的。同样重要的是，医生们会更充分地接受一种发展的前景，即通向精神病学未来的途径可能是药物与心理治疗相结合。药物能够保住患者的职业，甚至生命；而心理治疗则会加强药物治疗的效力，使它更有意义。

美国参加第一次世界大战的时间只有18个月，而且只参与了一个战区的战事，参加第二次世界大战的时间更长一些，军队涉

足的地理环境也更加复杂。对于美国来说，战争持续了三年半的时间，并且战场分部在欧洲、北非和太平洋地区。美国军事人员被派往中东（巴勒斯坦、叙利亚和黎巴嫩）、西非（利比里亚和塞内加尔）和东南亚（中国、缅甸和印度）各战区。尽管“二战”期间的战区广大——或许正因如此——“一战”开始阶段的军事精神病学的组织比“二战”要好一些。[6]“二战”开始后，美国花了两年多的时间，才使得精神病学服务的水平达到“一战”期间的最高水平。[7]

在“二战”开始时，对于美国军队来说，新兵的筛选——而不是治疗或研究——似乎是最重要的工作。美国进入战争的最初几个月中，参与筛选工作的绝大多数心理健康专业人士都专注于组织、推进调查工作和问卷调查，目的在于清除不合格的新兵。我记得我的祖父告诉我，这些筛选人员并不是当时最优秀的精神科医生。总的说来，最优秀、最聪明的精神病学家——当时都是精神分析医生——听从了美国精神医学学会主席卡尔·门宁格（Karl Menninger）的劝诫，远离与战争相关的所有事务。就在珍珠港事件发生几个月之后，门宁格在波士顿的一次讲话中说道，“陆军、海军，以及公共卫生服务部门都承认精神病学，但他们不承认精神分析疗法……我们的注意力应该首先集中于我们的患者，而不是试图在政治或政府的活动中站稳脚跟”[8]。那些自愿为军方工作的少数极为知名的精神科医生，如我祖父和他的门生约翰·施皮格尔（John Spiegel）博士，都常常抱怨说，他们在确定诈病的士兵和诊断犯罪（攻击他人、同性恋和吸毒）分子的身上，而并不是在治疗战争创伤上面花掉了更多的时间。军方将不得不在极短的时间内将平民医生（例如 107

产科、外科、眼科医生）培训成精神科医生。后来，这些医生被称为“90 天的奇迹”。因为他们在开始工作之前，只有 3 个月的时间，用来进行精神病学的培训。他们中的很多人后来都彻底背弃了自己原本的专业，而成为现代精神病学的领军人物。

然而，为什么军方在“二战”时如此专注于新兵的筛选？在第一次世界大战中，美国军方为识字和文盲的年轻人开发并实施了心理测试方法——总共进行了超过 150 万次的测试，目的在于清除“不合格”的新兵。[9] 这个测试的结果是，最终只有 2% 的新兵受到拒绝。实际上，“一战”期间，在被美国军队接受入伍的所有新兵中，大约有半数人“心理年龄”只有 13 岁或更小（这种状态的成因很可能在于很多士兵没有受过教育，是文盲）。这些人中的许多人离开了医疗体制中的精神病院或寄宿学校而前往战场。当时甚至还有一项具体规定，允许具有“8 岁儿童”智力的“弱智”男子入伍，只要他能够理解简单的命令。[10] 然而，这些人并不是军事精神病学中最大的问题，甚至有报道说，“弱智”的士兵甚至成为很成功的士兵。[11] 问题最大的是那些患有神经衰弱、歇斯底里、躁狂抑郁症、精神错乱或酗酒的人构成了绝大部分因神经精神疾病而退役的战士群体。

到了第一次世界大战结束时，很多士兵由于神经精神疾病方面的问题退役，因此，军方非常希望不再重蹈覆辙。在战争期间和战后为这些人提供治疗和护理的经济成本足以使得政府深感恐惧。英美军方官员都决定，如果未来再次发生战争，他们将会通过严格的精神检查筛选程序，在进入战斗之前淘汰有精神障碍的新兵。正如一位美国精神病学家在 1940 年所说的那样：“如果我们像这样设置一些过滤机制来消除有精神缺陷的、心理不稳定的和潜在神经质的新兵……我们将能够在根本上彻底消除战后神经性病症，从而减轻退伍军人局的负担。”[12]

在英国，第二次世界大战开始时，一个更加进步的心理健康系
统专注于结束那种将出生于社会经济地位较低阶层的新兵视为天生 108
低劣的歧视性做法。英国军方试图通过心理筛查的机制，让这些新兵从事适合他们智力和个性的工作，而不是拒绝乐意服役的士兵。结果是，“二战”期间，英国军方只拒绝了1.4%的新兵，而美国军方却最终拒绝了7.2%报名应选的年轻人。战后，“二战”期间所有精神病学问题的负责人、精神分析医生卡尔·门宁格的兄弟威廉·门宁阁（William Menninger）将军将招兵中心的拒绝率定为12%。[13] 美国军方在“二战”期间拒绝的新兵人数是“一战”期间所拒人数的6倍。[14] 许多原本可能对战争做出贡献的人在报名入伍时被排除，以至于他们后来被称为“失落的师团”。[15] 美国“二战”期间大多数领导人忘记了那种筛选方式不能生效，尽管进行了密集的筛选，但“二战”中精神疾病的发病率大约是“一战”时的3倍。[16] 而那些尚记得“一战”筛选状况的领导人则认为，“一战”期间的筛选人员能力不高，他们只是在寻找具有明显精神障碍和有心理问题的人，拒绝他们入伍。他们说，在这次战争中，他们会做得更好。他们会在应征者根深蒂固的人格缺陷中寻找隐蔽的、潜在的问题。

如果不是从心理学领域来观察的话，可以断定，“二战”中美国的新兵筛选方法是完全失败的。但显然可以说，心理学这个学术专业在战争期间取得了今天的地位，主要原因就在于心理测试的大

规模发展。对认知能力和个性特征的测试成为心理学专业的主要工作。过多地强调筛选“有风险”的新兵，而并没有着力动员临床医生提供治疗和护理，以至于一旦战争开始，军方并没有做好准备，以应对士兵在经历战斗之后的精神状态。在整个战争期间，近 55 万名士兵因神经精神疾病而被迫退役，其中 386 600 名光荣退役，163 000 名被不光彩地除名（许多是由于犯罪行为）。[17]

回想起来，很明显，心理测试几乎没有任何预测价值。[18] 一些非常优秀的士兵入伍时被确认为“有精神缺陷”。一份关于来自宾夕法尼亚州埃尔文州立学校的关于“精神缺陷”新兵的报告表
109 明，4 名智商低于平均水平的男子，即在 59 到 91 点之间，后来都成了中士。一位智商为 60（属于有智力障碍，过去被称为“智力低下”）的男子成了一名空军教官。一名智商为 81 的下士成了机械师。[19] 尽管这些所谓的“智障”士兵中的许多人在战争期间都能融入军队，但在战后他们则全都返回了各自战前的收容寄宿机构。[20]

相比之下，一些实际上问题最严重的士兵却以优异的成绩通过了筛选。筛选的测试没有奏效，主要是因为，没有人能在这些士兵入伍之前就知道，哪些士兵会或者不会经历严重的心理困扰。此外，“二战”期间和之后进行的研究表明，很大一部分因精神障碍住院的士兵在入伍时就已经出现了症状，而这些症状的根源是入伍之前产生的，招募人员并不知道，或者士兵本人也没有意识到。[21]

作家埃里克·贾菲（Eric Jaffe）在记录他父亲作为军事精神病医生职业生涯的回忆录中指出，一些筛选人员一个人面试了很多新兵，有时候一天会超过 100 人，因此，他们只有一点点时间，来问

一些非常肤浅的问题。并且这些问题的设计也充满了公式化的成见："你喜欢女孩子吗？""你尿床*吗？"埃莉诺·罗斯福（Eleanor Roosevelt，美国第 32 任总统富兰克林·罗斯福的妻子）就曾担心会有太多优秀的人选被淘汰。1943 年，曾参加砂糖碗美式足球赛的塔尔萨金色飓风队的 24 位队员被认定为不适合服兵役。[22] 我在华盛顿特区国家档案馆查到了军事心理学家的问卷，其中列出了 64 个问题，一些问题是关于遗尿症的。其他问题还包括："你有没有头痛过？""你被逮捕是否超过三次？"

"二战"初期，那些在入伍前曾以某种方式逃脱了诊断的美国精神病患者最初被标记为 NP（neuropsychiatric，神经精神性）。很快，海军开始通过字母表示这一类人的区别：A 类（必须在封闭环境中治疗护理的患者）、B 类（不可在船舰上，可以在医院的开放空间治疗护理的患者）和 C 类（可在开放空间治疗护理的患者）。而对于那些重症患者，即必须被关在封闭空间的患者，海军最初使用由金属网制成的笼子：长 1.8 米、宽 0.9 米、高 0.9 米。在笼子 110
里面，患者甚至无法坐起来；对于精神疾病患者而言，这种状态隐藏着很大的死亡风险。在 6 个月的时间里，在海军 2980 名精神疾病患者中，有 19 人死亡（9 人死于溺水，1 人死于自缢，另一些则死于心脏问题、营养不良和不明原因）。[23]

---

* 遗尿症（俗称"尿床"）：有精神病学家认为，除了缺乏同情心、没有道德意识和缺乏其他的社会能力之外，患者还表现出喜欢放火（玩火）、虐待动物和遗尿症，这些现象都可作为识别"反社会人格障碍"（antisocial personality disorder，ASPD；曾经称为 soziopath，社会性病态）的因素。但也有学者不认为"遗尿症"与这些症状和病症相关。——译者注

1943年9月，美国空军发布了一份篇幅很长的机密文件，名为《北非战争神经症》。这是“二战”期间美国精神病学家的第一部出版物。[24] 战争神经症传达了军事精神病学家关于战场上因恐惧而出现心理问题的看法，前所未有的是，其中还有大量关于士兵大脑中持续出现恐怖情境的描述。军事历史学家本·谢普哈德称其为“一部描写详尽的杰作”。[25] 而埃里克·贾菲也指出，在“二战”期间，这本书就是“军事精神病学的‘圣经’”。[26] 这部著作使得军方对于战争带来精神疾病的看法发生了转变。战后，这本书被解密并改名为《心理重压之下的男人们》，面向公众出版，也从此改变了社会上人们对于精神疾病的看法。

这部“圣经”的作者就是罗伊·R. 格林克和他以前的学生约翰·施皮格尔上尉。他们与精神病学和精神分析界的大多数同行不同，两人都是自愿参加了“二战”的军事医疗服务。在阿尔及尔开始工作仅仅9个月后，他们就已经提出了一些观点。首先，他们认为，无论是否参加战斗，任何人、在任何地方都可能在压力很大的情况下患上精神疾病。确实，军队中近三分之二的“神经系统崩溃”的现象发生在未参战人员的身上，其中大多数官兵仍在接受训练。[27] 其次，他们认为，精神疾病是可以治愈的，而且有的时候，只需要很短的时间。再次，战争中的精神疾病并不是患者软弱的表现，而是对压力的正常反应。他们说，他们治疗的官兵没有异常，他们只是处在非正常环境中的正常人。[28] 最后，他们论述道，这些患者往往不知道他们痛苦产生的原因，因为他们并未意识到自己的心理创伤。这个观点显示出我祖父受到弗洛伊德训练的结果。因

此，最为有效的治疗方法就是要重温那些被压抑的记忆，并在重温 111
的同时使它们脱离潜意识的层面。这种释放可以通过谈话疗法和静脉注射硫喷妥钠相结合来实现。硫喷妥钠是一种化学合成物，也被称为“真话血清”。

从 1943 年 1 月开始，格林克和施皮格尔一同管理“二战”北非战区的精神疾病患者的治疗工作。在阿尔及尔第十二空军基地，他们是少数派往海外治疗战斗前线官兵的精神科医生，这些官兵大都参加了 1943 年的突尼斯战役。在更强大、战斗经验更为丰富的德国军队面前，北非同盟国军队处于弱势，不断战败，所以，有很多身体和心理受到创伤的官兵需要接受治疗。然而这时，美国和英国的大多数精神病学家和心理学家仍然在被派去筛选新兵。前线精神科医生匮乏的另一个原因在于，军方的领导层并不信任他们。美国海军陆战队的战争英雄约翰·卢西安·史密斯将军甚至对让精神科医生在前线附近工作的建议感到愤怒。他说，“我们不想让任何该死的精神病医生让我们的孩子生病”[29]。

正如第一次世界大战中的医生，我祖父和施皮格尔都发现，很多官兵的身上连一点划伤的痕迹都没有，却遭受着消耗他们精力的精神和肢体的痛苦，而且这个数量之大，令他们大为吃惊。他们还从未见到过这样的情况，甚至也没有预见到它的出现，因为他们对于“一战”中“炮弹休克症”的了解甚少，并且在“二战”之前，他们也只是治疗那些创伤事件发生数月或数年之后就诊的患者。在这里，在发生“神经系统崩溃”2 到 5 天之后，他们就能检查患者。同时，他们还接受了更富于经验的军医们的忠告。这些军医强调说，有效的医疗需要就近，并要尽快开始。这也正是美军的战地医疗策略（PIE，proximity，immediacy，expectation of recovery）：靠近战斗地点治疗、立即治疗、确保实现预期康复。这个缩写至今依然通行使用，另外还加上了一条“简便”（simplicity），所以称为 PIES。更重要的是，由于他们接近战场，但又不是非常接近，并不需要使用分诊法*来工作，因此，他们能够同时治疗住院病人并开展系统
112 研究。

尽管军医必须在战斗之后迅速检查并治疗伤员，有些医生认为，应当在战斗过程中提供精神治疗，因为那里并没有像医院这样的庇护，战争神经症并不是一张“回家的单程票”。[30] 威廉·门宁格写道，精神科医生不能有中间地带：［他们必须决定］或者让士兵回前线，或者让他们退役。[31] 实际上，美国媒体的宣传使得我祖父和施皮格尔很是出名。那些媒体描写他们的工作，说他们如何使得恐惧焦虑和情绪紧张的飞行员返回战场（至少媒体是这么理解的）。在美国全国广播公司（NBC）的广播节目《医生的战斗》中，著名演员文森特·普赖斯（Vincent Price）则把我祖父描写成帮助“崩溃”的飞行员重返战鹰的战争英雄。

然而，实际上，这种描写与现实是大相径庭的。尽管格林克和施皮格尔能够让大部分患者恢复现役，但几乎所有这些士兵都被分配安排了办公室的工作。他们达到了使大约 2% 的患者重返战场的效果。对此，军事领导人很是不满，于是他们提出了一套自己的心理学理论，来解释格林克和施皮格尔尽力避免受到精神创伤的士兵

---

* 分诊法：是一套根据病人的病情或伤员的伤势严重程度和存活可能性决定治疗和处理的优先排列程序。目的是在医疗资源不足的条件下，使病人或伤员能够得到有效的处理。——译者注

重回战场的倾向。战后，休斯敦萨姆·休斯敦堡的神经精神病学主任阿尔伯特·格拉斯（Albert Glass）这样写道，诸如格林克和施皮格尔一类的精神科医生都太过富于同情心、太过善良。因为他们的方法涉及与患者一同重温精神创伤，医生"认同患者的痛苦和需求，于是，他们便会许诺患者，将他们从未来产生战场创伤的工作中解脱出来"。[32] 当然，格拉斯和门宁格的担忧都是可以理解的。在突尼斯战役期间，在所有接受治疗和护理的士兵中，约有三分之一是精神疾病的患者。[33]

就像第一次世界大战中受到精神创伤的伤员一样，格林克和施皮格尔治疗的大部分患者是飞行员、步兵、炮兵和无线电通信员。他们的身体都没有明显的伤口或疾病，但表现出很多精神疾病的症状。鉴于精神分析治疗在20世纪中叶日益流行的背景，"二战"军事精神病学家及其患者都认为，应该从情感的角度而非人体生物学的视角来考察精神创伤。很可能正是由于这个原因，第一次世界大战中极为常见的那些战争精神创伤的身体症状在大幅度减少。"歇斯底里"这样的术语在很大程度上为"焦虑"所取代，"炮弹休克症"为"战斗疲劳""战斗力枯竭"和"战争神经症"所取代。1940年至1941年，在一份由老一代英国精神病学家编写的报告中，作者们指出："我们这些在上一次战争期间治疗过战争神经症的人，现在在这场大战中对在医院里所呈现的、多种多样的神经症症状感到震惊。……最显著的变化是，这次战争中焦虑状态的比例要大得多，与上次战争中属于转换性歇斯底里症（如失明、 113

瘫痪等）的患者数量相比，在这场大战中，64% 的精神疾病患者处于焦虑状态，只有 29% 的患者表现出歇斯底里的症状。”[34]

格林克和施皮格尔写道，“这些患者惊恐万状、沉默寡言、全身颤抖，这些症状与那些患有急性精神病的患者非常相似”。[35] 他们看到患者们全身颤抖、面部表情空洞呆滞或恐惧万状，有些人失去了说话的能力。但第一次世界大战时常见的症状，如瘫痪和步态笨拙，现在却并不常见。他们还看到一些患者突然莫名其妙地哭起来或笑起来。有些人患有失忆症，而另一些人只能在噩梦中记忆不久前的过去，有些患者有时半夜醒来，试图挖穿自己的床垫，好像是为了躲避敌人的炮火在挖掩体。

他们看到，最轻微的刺激就会使得一些患者感到震惊，他们还患有慢性头痛、恶心和溃疡。其他患者出现遗尿、流口水、多汗的症状。他们几乎看到了任何一位精神病学家在他的职业生涯中所能想象到的所有症状。尽管如此，大多数患者表现出两个共同点：他们已经衰退到了孩子一样的程度，还失去了谈论自己的感受，甚至叙述自己经历的能力。“患者，”格林克和施皮格尔写道，“很像是吓坏了的孩子，无力表达自己，只剩下一点自己过去良好的组织行为的残片，以‘孤岛’一般的能力，持续下来。”患者无力通过语言来描述自己经历这一现象，给精神分析医生们带来了一个挑战，因为他们的治疗手段依赖于患者谈论他们各自问题的能力。也许，
114 他们想要弄清，像巴比妥酸盐这样的“真话血清”或麻醉剂这样的药物是否能让患者放松下来，使患者意识到焦虑背后的原因，因为这些原因已被压进了无意识的层面。

在精神病学文献中，格林克和施皮格尔为这些焦虑患者提供的

一种治疗方法被描述为“麻醉合成疗法”和“麻醉疗法”。然而，它实际上更像是一段短期的精神分析治疗，而并非一种药物治疗。1945 年广播节目《医生的战斗》中，也谈到使用“真话血清”的做法。战士们称之为“炮弹果汁”(flak juice)。这里的这个“炮弹”，原本是指瞄准美国飞机的防空炮弹。《医生的战斗》的这一集名为“黑暗中的任务”，改编了《心理重压之下的男人们》中的 40 个病例（一些飞行员因在战斗中失去伙伴而持续一年的抑郁和焦虑）。这一集节目戏剧性地展示了精神分析医生从精神分析的角度对于压抑敌意的理解，以及如何将这一疗法与注射巴比妥酸盐相结合，使得飞行员重返现役。一旦患者重新体验了他焦虑的根源，以巨大的能量宣泄释放了情绪，战争带来的神经症症状便开始消失。[36]

这一集开始时，主持人介绍了两名完全无法执行任务的空军飞行员。他们住在美国本土佛罗里达州圣彼得堡附近一家豪华海滩度假村中名为堂·塞萨尔的酒店里。这家酒店被改建成有着 900 个床位的康复医院，专门用于治疗战争神经症。从阿尔及尔回到美国之后，格林克和他的同事们尽了极大的努力，说服军方购买它，因为他们担心，如果这些患者被纳入综合医院，他们可能会受到污名的伤害。

“他们来了，一群勇敢的年轻人，情绪压抑、恐惧，无法理解在可怕的战斗压力下自己的大脑里发生了什么。”一位名为艾迪·如摩尔的年轻飞行员没法移动他的右臂，另一位名为史蒂夫·武达德的上尉气愤而阴郁，拒绝再次飞行。难以理解的是，史蒂夫拒绝了由飞行队长到中队长的宝贵的奖励性晋升机会，而只是简单地说，“我受够了”。他没法说清楚自己为什么感到压抑，他也不想尝试去说清楚。

我的祖父在医院的病例档案中记录了关于史蒂夫的情况，他面无表情，说话的时候语速很慢，不能微笑，告诉医生说，自己失
115 眠，做噩梦，只有在喝醉的情况下，他才能忘记自己的经历。在这一集节目中，艾迪鼓励史蒂夫接受心理治疗。艾迪说，“他们都说，这个格林克上校真的很在行。他就是那个开始使用‘炮弹果汁’的那个医生。只要一两滴，你就会开始恢复记忆了”。而史蒂夫却答道，“我对此没有兴趣。……我的噩梦会自动停止的。……我会照顾自己的。别打扰我，这样我可以忘记一切”。直到与朋友发生了暴力冲突后，史蒂夫才意识到他需要精神科医生的帮助，他们至少可以帮助他控制自己的愤怒。他同意接受格林克医生的硫喷妥钠，当他在药物作用下进入半昏迷状态时，格林克医生便开始对他施行催眠术。在节目里，格林克医生由普赖斯扮演。

“现在你在飞机里，是执行这次任务的飞行队长！”格林克告诉史蒂夫他位于V形编队的前面，后面还紧跟着几架飞机。前方就是敌人的防空火力，史蒂夫注意到其中一名飞行员，他的好友祝宜离开了自己在编队中的位置，冲到了前面，将他自己放到最易受到攻击的位置上。史蒂夫喊道，“祝宜是我最好的朋友！世界上最棒的伙计！”“世界上最可爱的人！”“看呐，快看祝宜在做什么？”史蒂夫喊道，“他成了编队的头领了！他为什么不躲开？他为什么不留在编队的位置上？”祝宜的飞机随后被防空火力击中，他失控坠机而死。“都是我的错！”

“这就是治疗和恢复的开始，”节目主持人说，“而医生必须确

定史蒂夫内心创伤所在，现在，他可以开始寻找它的症结所在。”在第二次使用硫喷妥钠后，史蒂夫讲述了他们过去的经历。尽管他们一同训练，他自己却成为飞行技术比祝宜高超的飞行员，而得到了飞行队长的职务。

> “可怜的祝宜，我最好的朋友。世界上最棒的伙计！”
>
> “他身上有哪些地方你不喜欢吗？”格林克问道。
>
> “他总是嫉妒我…… 他总想当主机，想把我排挤出去，但最后，我还是会赢的。”

在实际的病例档案中，史蒂夫谈到他是如何从孩提时代起就雄心勃勃，并且颇具竞争心理，总是想要成为那个“顶尖人物”，尽 116
管胜利往往会使他产生罪恶感，未必能带来快乐。鉴于这种心理倾向，我祖父推断，如果与史蒂夫竞争的人死了，他可能就会责备自己，就如同是他真的杀死了竞争对手一样。在广播节目里，作为故事人物的格林克医生对从催眠中醒来的史蒂夫说，“当祝宜的飞机坠落的时候，你在下意识里觉得就像是你杀了他一样”。这一期节目结束时，史蒂夫、艾迪和其他飞行员登上停在简易机场的飞机，一齐向格林克敬礼。格林克说，“这不仅仅是一个敬礼。这是一种友谊的表达。感谢这些内心伤口终于愈合的年轻士兵”。

听众们很可能以为硫喷妥钠是一种非常神奇的药物，而格林克医生是一位有着神奇能力的人。《纽约时报》认为，使用硫喷妥钠的程序是“精神层面的 X 光检查”，并表示，格林克医生“深入地发掘了这个神话”，即认为精神疾病就是人类弱点的标志。[37] 但是，这个“精神层面的 X 光检查”的说法基本上是媒体的添油加醋，因为并不是我祖父发明了硫喷妥钠和催眠术。作为常见的治疗手段，催眠术已经流行了几十年。在 20 世纪 20 年代晚期，艾力·礼来生产出巴比妥类药物以帮助精神科的医生与收容院中的患者进行交流，警察也用巴比妥类药物来诱惑罪犯认罪，甚至，古典时代的罗马人都懂得“酒精里藏着真话”（*in vino veritas*）。

由于资历更老一些，我的祖父也获得了比施皮格尔更多的荣耀。实际上，我祖父使用硫喷妥钠的想法来自施皮格尔的建议，而施皮格尔的这个想法则来源于一篇 1940 年登载在《柳叶刀》上的文章。在这篇文章里，威廉·萨甘特（William Sargant）和艾略特·施雷特（Eliot Slater）记录了敦刻尔克战役中幸存士兵压抑记忆的情况。[38] 萨甘特和施雷特也是从《柳叶刀》所登载得更早一些的文章中获得了启发。1936 年，一位名叫 J. S. 何斯蕾的英国精神科医生称这种方法为“麻醉分析法”。[39] 实际上，1943 年 2 月，在我祖父首次为患者使用硫喷妥钠之前，他就已经观察到在英军的第 95 总医院使用硫喷妥钠的情况。[40] 另外，尽管各种炒作和头条新闻都在称誉这种疗法，但在实验记录之外，“麻醉合成疗法”实际上并不实用。因为每次使用这个程序来检查和治疗患者都需要 90 分钟到 3 个小时的时间，因此，它也就从未成为一种常规的治疗程序。[41]

117 《纽约时报》还指出，格林克和施皮格尔医生的著作消除了军队中精神疾病的耻辱感。文章还认为，他们所治愈的这些飞行员执行过数十次任务，实际上是最强大的士兵，虚弱的士兵根本不可能完成他们在战斗中的壮举。结果是，格林克和施皮格尔使得战争导致的精神疾病正常化了。对他们而言，更有意思的问题并不是为什么这些士兵生病，而是为什么这么多士兵都没有生病。他们认为，污名的锋芒应该留给那些逃避兵役和犯下严重罪行的人。

在1945年出版的一部面向军医和平民医学的军事医学著作中，作者写道，这些士兵受到心理问题的困扰，“他们都是人类的正常成员”。此外，作者还认为，士兵和任何其他地方的人都很相似，因为他们的症状属于人类行为范围的谱系，“或多或少地也在平民生活中表现出来……我们一些最成功的商界和政界领袖也都患有精神神经症”。[42] 1946年，《医生的战斗》播放一年之后，我祖父重申了《纽约时报》关于精神疾病污名现象已经终结的观点。在谈到军队内外精神疾病的高发频率时，他说：“这些疾病现在被理所当然地认为既不是可耻的，也不是自卑感的根源。”[43]

尽管第二次世界大战期间取得了许多精神病学上的成功，但战争几乎没有改变对于同性恋者的污名现象。他们与格林克和施皮格尔医生“正常”的患者不同，因为两位医生认为这些患者的痛苦是暂时的，是由于经历了非常状态带来的压力而引起的，而且患者对此无法控制。但同性恋的倾向则是一种永久的状态，并且成为定义一个人个性的一种因素。晚年时，弗洛伊德试图强调，同性恋倾向并不是一种精神障碍，却未能达到任何效果。然而，在每场现代美国战争中，军方领导人都支持识别同性恋者的研究，并将他们从军队中除名。与此同时，这些军方领导人否认军队中的同性恋现象是很普遍的事实。但是，“二战”期间美军出版的几乎所有关于性生活的出版物在谈及男性同性恋时，都提出相反的看法。[44] 118

在整个“二战”期间，医生们检查了同性恋者的尿液、激素和智商，并进行了详细的家谱分析，以研究与这种“精神病理学”相关的遗传原因和生物学上的差异。医生们对于一个男人乐于跟另一个男人口交的原因深感好奇，他们于是测量了同性恋者的嘴唇、嘴巴和喉咙的敏感度，还测试了同性恋者的呕吐反射，甚至询问他们是否有吃屎或喝尿的欲望。[45] 除了少数医生所描写的一些士兵为了退伍而假装同性恋的罕见个案（这种案例非常少见，因为同性恋被军队除名会带来严重的污名伤害）之外，[46] 没有医生对于研究同性恋者感兴趣。医生们都推测，大家都心照不宣地了解疾病和健康之间的区别，认为怀有同性恋性欲望的人都是有病的。无论在军队内部，还是在社会上，同性恋被广泛认为是性变态，是一种未能成长而脱离婴儿期的自恋导致的病态，这种状态的根本原因在于一个同性恋者想要得到一个与自己同样版本的人。

关于我祖父和施皮格尔使得多少同性恋者不光彩地被军队除名，并使他们戴上性病病理问题的标签，我没有这样的材料。我祖父和施皮格尔可能拒绝充当告密者，而有害于好士兵的前途。然而，作为医疗官员，精神科医生有责任协助军方依法办理。因同性恋而被除名的士兵离开军队之后也无法获得军队或政府部门的工作，潜在的民间雇主可以合法地要求申请人提供军方的退役文件。而这份文件又会显示，他们不仅是不光彩地被除名，而且还是由于“性病病理问题”。

当一个社会想要禁止一种现象的时候，它应该就此展开相关的讨论。否则，这个社会就无法证明禁止这种现象的正当性。所以，如果想要控制同性恋，就需要对它进行分类，写作相关的专业文章和书籍，训练专家，积累案例。同性恋者必须成为科学研究的合理对象，而后，诸如军方和心理学、精神病学等学科应当制定操作的方式，如通过诊断、治疗和军事法庭，来证明同性恋者是一种独特 119
类型的人。德国医生马格努斯·赫希菲尔德（Magnus Hirschfeld）的统计显示，在1898年至1908年间，德国发表了1000多篇关于同性恋的文章，仅仅1905年一年之内，就发表了320篇。这个过程中，知识成为一种社会控制的形式。

在“二战”期间和战后所撰写的数百篇关于性取向的文章中，许多作者并不试图将同性恋描写成一种行为，而是一种性格的类型。例如，在1945年的一篇论文中，两位美国海军精神病学家赫尔波特·格林斯潘和约翰·D. 康普贝写道，同性恋性格的主要标志是：表现出女性的兴趣取向、高智商、社会经济地位高，对与相反性别的人社交感兴趣。他们对同性恋者特征的描写还包括使用“伪知识分子”的言语和写作，喜欢使用“哎呀!”“哦，我的天哪!”这类感叹词。[47]

其他医生发明了同性恋者的分类方法。“真正同性恋者”是指长期对同性感兴趣或与同性发生性行为的人。这种行为具有排他性，而不是为了退伍捏造的。在军队中，男护士特别容易被认作真正的同性恋者，因为他们的工作是传统意义上的女性工作。[48]“偶然同性恋者”是指虽然可能没有这种倾向，但只是在时机合适的时候才介入与同性发生性行为的人，比如说，在战场或在军事基地的兵营中持续生活数月。正如该术语所暗示的那样，“意外同性恋者”是指可能因受到欺骗而发生同性恋行为的人，或者在因酒精或毒品而丧失行为能力的情况下而进行同性恋行为，并且无法理解或抗拒同伴或肇事者对其所采取的行动的人。尽管如此，战场之外也有同性恋的士兵。虽然他们不是公开的同性恋者，但乐于在流行的变装秀中模仿女性。[49] 更为知名的一个团体由一群截肢的官兵组成，这是一个由美国军方创建的变装剧团，用于娱乐那些正在沃尔特·里德国家军事医疗中心和其他康复中心治疗、康复的退伍军人。[50]

格林克和施皮格尔必须遵守《美国空军条例》（AFR）的第
120 35—66 条的规定。条例这一部分题为“开除同性恋者”，其中规定：“空军不允许接受同性恋者入伍，必须将真实的、被确认的，或习惯性的同性恋者迅速除名。”如果军队中的任何人，包括心理医生、精神病学医生或牧师，如果同性恋者的欲望或行为，他们都有义务向上级指挥官报告。神职人员必须确定，与他们交谈的官兵知道，他们牧师职业所规定的保密义务在为官兵保密同性恋倾向这个问题上是有限制的。只有一种情形除外，即当信徒在向神父忏悔时承认自己为同性恋，神父可以为之保密，因为这是一种宗教信仰的特殊行为。在其他任何情境下获得的相关信息，神职人员都有义务报告上级。

同性恋军官可以“为了军役的利益”辞职，而入伍的士兵，即最低级别的士兵，将获得所谓的“蓝色退役证明”。[51] 无论其持有者是否是同性恋者，或是由于其他原因退役，“蓝色退役证明”证明其持有者“不适于”从军，且不能获得《退伍军人权利法案》所提供的各种福利（退伍军人的教育资助等）。“蓝色退役证明”是就业的一大障碍，而且得到这类证明的非裔美国人的比例过高。得到“蓝色退役证明”的士兵是全军士兵人数的 7%，其中 24% 为非裔美国士兵。[52]

经常被除名的士兵中还包括那些行为被诠释为过于女性化的人，或者因为关于他们性取向的谣言传到指挥官那里，而被怀疑是同性恋者。空军精神病学家们描述了一个案例，一位飞行员指责另一位是同性恋者，于是军方对此进行调查，在此期间，原告意识到是他自己认错了人。因此他撤回了指控，并将真正的同性恋者姓名告诉调查人员。尽管对这名无辜战士的指控被撤销，但这位士兵的未婚妻和她所在社区的其他人了解到这一指控，未婚妻于是便解除了婚约。在就这个案例进行讨论的过程中，临床医生写道，这个受到误告的飞行员“觉得自己再也不能回家了，他被终身污名化了”。[53]

其他不公正的案件还涉及起诉那些向军队顾问表述感情困惑、
希望得到情感支持的士兵。根据推断，他们并没有违反任何军事政 121
策。那些士兵只不过告诉顾问，他们在青少年时期曾经有过同性恋的经历，便会被确认为有同性恋倾向而被除名。有些时候，他们还会因欺诈而被起诉，因为他们应该在招兵时就将这些信息告诉招兵的人员。指挥官们采用双重标准。任何表现出同性恋迹象的士兵都可能被起诉和除名，而异性恋者有着更大的自由度，很少因性行为不检点而受到审查。一份针对现役军人的调查研究显示，25%“确认为异性恋者”军人报告过自己过去某些不寻常的性行为史，包括与近亲、农场动物和西瓜发生关系。[54]

虽然我不知道我的祖父和施皮格尔关于同性恋和精神疾病的确切看法，但我希望他们站在弗洛伊德一边。尤其是施皮格尔，因为他不得不坚持表示同性恋是一种精神疾病，尽管他保守着自己的秘密。

1981 年，施皮格尔与他的孩子和孙子们在海滨度假胜地庆祝他的70岁生日。在那次假期中，他向家里的每个成员——除了几年前去世的妻子巴贝特——透露了他保守了50年的秘密。第一天早上，他把自己的孩子和孙子介绍给了他的爱人大卫，并给他们讲述关于他以前的情人的情况。他还告诉他们，对这一切，巴贝特全都知情。就在他们婚礼前几周，他向巴贝特承认自己在“二战”前就是个同性恋者。[55]

20世纪70年代初，施皮格尔和另一些志同道合的精神病学家经常在他位于马萨诸塞州剑桥市的住宅聚会。他们聚在厨房的餐桌周围，共同商议制定改革陈旧古板、保守呆滞的美国精神医学学会的策略，并从精神疾病的名单上消除同性恋。他们这一群人被施皮格尔家人亲昵地称为“年轻的淘气鬼”，为选举年轻而更具自由思想的会员成为学会主席而努力着。1973年，当学会成员投票决定将同性恋从《精神疾病诊断与统计手册》中删除的时候，施皮格尔已经是学会主席的当选人了。

在施皮格尔自“二战”以来保存的数百封信件、文章和病人档
122 案中，夹杂着一套有关如何将同性恋士兵从军队中除名的精确说明，或许这也是一条线索，透露出他自己伪装的手法。

归根结底，“二战”造就了整整一代精神科医生。爱利克·埃里克森在“二战”期间治疗在战斗中“精神崩溃”的士兵，从这些病例和经验中发展了他“自我认同”（ego identity）的理论。[56]战争期间出现的精神病流行病学，成为真正的专业领域。战争催生了美国心理学，并使得许多人相信，有关精神健康的职业，尤其是

精神分析学，为“普通人”，而不仅仅是精神疾病患者，提供了有用并能够为社会接受的服务。精神分析疗法成为主流，这也可从1945年阿尔弗雷德·希区柯克（Alfred Hitchcock）的著名影片《爱德华大夫》（*Spellbound*）中略见一斑。影片的开头这样说道：“这是一个关于精神分析的故事，是关于现代科学如何疗愈正常人的情感问题。”可以说，“二战”期间，精神病学取得的最伟大的成就是对军队内外的常见精神疾病（如抑郁症和焦虑症）的诊断、治疗和去污名化。实际上，是军队发展制定了精神疾病的分类法，这后来成为《精神疾病诊断与统计手册》的第一版。[57] 大学在精神病学领域也设立了新的住院医生培训计划。战争刚刚结束，杜鲁门总统认识到精神病学的价值，创建了美国国家精神卫生研究所。

鉴于这场战争对美国精神病学来说是一场胜利并开启了精神病学的诸多事业的事实，因此，在20世纪的大部分时段中，美国军事历史和军事医学文献很少关注精神病学这种状况，就是很令人惊讶的事了。“职业健忘症”[58] 一词可以用来解释这种现象：每当一场新的战争开始时，医务人员便总是会抱怨说，他们根本就没能吸取前一次战争的教训；也能解释为什么在两次大战之间的和平时期，军方几乎没有投入资源来建构强大的精神科治疗护理系统。在大多数精神病学历史中，很少提到军事精神病学，似乎战争没有产生知识。但是，格林克和施皮格尔关于“二战”精神病学的记录，《心理重压之下的男人们》，已经销售了数万本，并在将精神病学从庇护管理的收容机构转变为针对更多样化、病情较轻的患者群体的短期治疗方面发挥了重要作用。[59] 他们还证明了，污名现象是否 123
存在并不取决于人们如何科学地定义精神疾病，而是在于人们如何在道德上评价它。尽管我祖父的战争经历奠定了他在精神病学领域的声誉，但在他自己的精神病学生涯的自传中，他也只是简单地提及“二战”。[60] 这种轻蔑的态度也反映了军事精神病学在精神病学学科中的地位，就像军乐在音乐中的地位一样。[61]

8 正常女和正常男

正如不朽之于希腊人，美德之于马基雅维利的《君主论》，
信仰之于殉道者，荣誉之于奴隶主，魅力之于变装皇后，
常态之于当代美国人同样重要。

迈克尔·沃纳，
《正常的麻烦》（1999）

124 第二次世界大战的结束通常被认为是英雄归来的标志：彩色纸带飞舞飘扬的游行、阿尔弗雷德·艾森施泰特（Alfred Eisenstaedt）为《生活》（*Life*）杂志拍摄的标志性著名照片——日本投降后，一名水手在时代广场亲吻一位陌生妇女。战争的恐怖和道德复杂性被简化为斯塔兹·特克尔所说的“一场好战争”。[1] 但是，战争的突然结束和很多战士的突然退役、战争时期的军事生活与和平的平民生活之间的鲜明对比，尤其是对于那些在身体上和精神上受到创伤的士兵来说，这种改变是一种巨大的变化。对于祖国的平民而言，返回家乡的士兵也带来一种震惊感。在战争期间，老百姓只能看到经过政府审查和挑选过的信息和图像。“战争时期的政府，”
125 史学家韩斯·珀尔斯写道，“呈现了一个虚构的战争记述，其中没有发生任何错误，士兵们都英勇作战，善恶分明，没有被四分五裂的尸体。”[2]

庆功性的战争叙事给战争创伤戴上了一副面具，但最多只是推迟了真相的出现。[3] 而对于退役的军人来说，这种粉饰则是一种额外附加的压力源，在爱国服役的庆祝活动中，他们默默地忍受着、掩饰着自己的痛苦。当人们试图恢复战前美国的性别角色分工时，在战争中失去四肢或坐在轮椅上的男性同样担负着沉重的负担。残疾的退伍军人怎么可能成为他应该成为的一家之主，有着完全的自主能力？当这些男人回到家以后，却比战前更加被动而有依赖性，作为不完整的男人，与其说是个胜利者，还不如说是个牺牲品，他们又怎么能作为理想士兵的代表，表现出自给自足的自立男子气概？[4]

对此，格林克和施皮格尔的回答是，这些人中只有一部分人会适应他们的新环境。在《北非战争神经症》（*War Neuroses*）中，他们的观点令人信服。他们认为，士兵的精神问题不是性格不良或有缺陷的结果，而是在战争中，正常、适应能力良好的男性表现出的可以预期的后果。然而，在1945年版的《心理重压之下的男人们》一书中，他们根据该书作为商业书籍的性质，使用了日益流行的“适应”（adaptation）概念，认为这种心理过程是各种情况下所有心理功能的基础。格林克和施皮格尔认为，在战场上，每个人的压力源都几乎相同，因此精神健康专业人员的问题就会是：为什么一个人对战争压力的适应行动是继续战斗，而另一个人的适应行动则是通过以生病方式避免战斗的风险。这无意中向着一种结论前进了一小步，正是它使战后精神疾病的污名复活到战前状态：通过生病来适应压力的男人一定是心理已经受到了创伤。通过将每个人都经历过的战斗压力中性化——格林克和施皮格尔称之为“普遍化背景”，他们实际上促使临床医生减少对战争创伤的具体背景本身的关注，而是将注意力集中在患者独特的、非战斗历史的个人的状态，那些导致他产生不能适应压力状况的原因。

第二个答案要从与“适应”相关的另一个概念来思考：“常态”（normalty）。“二战”之后的那段时间，在美国常常被称为“墨 126
守成规的时代”（Age of Conformity）。它的特点是，人们都热衷于遵守社会生活中既定的传统，包括女性作为家庭主妇和男性作为赚钱养家的一家之主的分工。1950年，正像大卫·里斯曼（David Riesman）在他的畅销书《孤独的人群》（*The Lonely Crowd*）中警告的那样，美国人民的行为正在变得更加受到“他人导向型”的影响，而不是遵从于他们个人的“内在导向型”的决定。他们积极地让自己和其他人一样，和其他人一样地“正常”，甚至冒着丧失自己个性的危险。在这种状态下，受到战争创伤的士兵只有使自己的言行符合社区的理想标准，才能被看作“正常人”。“正常”变成了一件强大的意识形态的工具，可以用来污名化那些“适应能力”不足，而阻碍了人们“融入”社会的人。

和里斯曼一样，我的祖父也对“正常”这个模糊的概念深为恼火。他对于这个词极为反感，甚至我记得，他每每使用这个词，没有一次不是在它前面加上另一个词，比如“大约”。1953 年，他对一位记者说，美国社会对“常态”的热衷是“神经症的本质”。[5]正如他所解释的那样，美国人越来越神经质，因为他们无法接受变化和多样性。

对于士兵们来说，军旅生活的秩序和军队稳定的社会关系与日常平民生活的相对混乱有着极端明显的差异。那些一直在战斗中度过个性成长阶段的人和那些留在家里、发展事业的人之间存在着一些紧张关系。对于婚姻的不忠诚和其他潜在违规行为的怀疑损害了很多人的婚姻。战争的幸存者会感到巨大的内疚，非常怀念战争中失去的战友们的情谊。而这些友谊关系大部分是跨人种、跨种族的，尽管当时黑人和白人士兵依然被隔离开。军医们担心，少数族裔士兵会受到更多的创伤，因为他们必须重新融入的社区中的种族主义机制比军队中更为严重，并且，他们还担心少数民族士兵会得到不合标准的医疗保健。门宁格和我的祖父都认为，如果所有医院的运作都能像退伍军人的表现一样，那就太好了。尽管在今天，对于那些对退伍军人医院持批评态度的人来说，这种想法听起来似乎很是奇怪。

1945 年 1 月，在欧洲战场胜利日之前的 5 个月时，保守派社会学家罗伯特·尼斯比特（Robert Nisbet）在著名的《美国社会学杂 127
志》的一篇社论中就已经警告说，退役士兵回归平民生活将是“深刻的心理经验”。他呼吁，应建立精神病诊所来帮助那些在融入社会过程中有困难的退役士兵。尼斯比特还指出，回到家中的士兵会发现，“他们只是家庭生活中的边缘人物。他们已经不再是军队关系中的一员，但也还未成为平民社会中的一员”。[6] 其他学者警告说，残疾的退伍军人对国家构成一定的威胁，因为他们不再有可以失去的东西。因此，他们很容易变成危害社会安宁的、暴力的犯罪分子。[7] 这些专家还担心，残疾和毁容的退役士兵会遭到厌恶，或因他们给普通人带来不适和厌恶感而遭到忽视。

珀尔斯写道：“战后，士兵入伍前的精神状况被视为导致他们精神崩溃的最重要因素。”[8] “二战”之后的这种态度呼应了萨瑟尔兰男爵（Lord Sutherland）30 年前的评论。他认为，“一战”之后依旧受到战争创伤痛苦的士兵容易患上精神疾病。正如我祖父战后所说的那样：“有一件事我们可以肯定：大多数在战争初期崩溃的人在参军之前就已经［无意识地］完成了自己生病的准备工作。”[9] 我祖父的一位同事亨利·布罗辛（Henry Brosin）对此也表示赞同。他说：“那些现在带着问题来找我们治疗的人，清楚地表现出他们在早期发展过程中就已经遇到了困难，现在这些困难的轮廓显得非常清晰。”[10] 同样的论点在 21 世纪初再次出现，临床医生猜测，军队中大量出现的创伤后应激障碍病例背后存在着的原始创伤，而这些原始创伤是否在士兵入伍很久前就已经发生了，也许是发生在童年时代艰难的环境中。

有关“适应”的一般性问题也促进了《精神疾病诊断与统计手册》第一版的成书。美国海军上尉、职业军医乔治·尼利·雷恩斯（George Neely Raines）曾担任美国精神医学学会命名法委员会主席。[11] 在这个职位上，雷恩斯负责将军事医学中的所谓的“医疗 203”，即军医中对于精神障碍的分类，融入民用医学手册中的相关章节。1948 年，美国医务总监*办公室发布了“医疗 203”。然而，直到 1952 年，这一部分才被纳入《精神疾病诊断与统计手册》第
128 一版中。它是军事经验和精神分析理论结合的成果。精神症状不再是对外部压力源的预期反应，现在，它们被看作适应效率不良的神经症反应。为了反映“适应”问题，战斗压力的新术语是“严重压力反应”。《精神疾病诊断与统计手册》第一版中的另一些疾病名称也在名称中包含“反应”这个词，因为《精神疾病诊断与统计手册》将精神疾病定义为病理性反应或未能适应压力（抑郁反应、焦虑反应、偏执反应等）的表现。临床医生认为，这些反应在很大程度上是一个人无法控制周边世界而感到无助的结果。这种无助感开始于婴儿

* 美国医务总监（surgeon general）：美国公共卫生局下属美国公共卫生服务军官团（United States Public Health Service Commissioned Corps）的首长，由中将担任。医务总监办公室成立于 1871 年。公共卫生局由卫生及公共服务部所有机构和公共卫生服务军官团构成。卫生助理部长负责管理公共卫生局和公共卫生服务军官团。——译者注

时期，在童年时期形成，并持续到成年时期。

几十年来，美国临床医生，如著名的儿科医生L.埃米特·霍尔特（L. Emmett Holt，1855—1924）和行为心理学家约翰·华生（John B. Watson，1878—1958）都认为，美国父母应对大多数形式的精神病理疾病负责，包括同性恋，尤其是当孩子在强势母亲和软弱父亲的家庭组合中长大时。根据他们的观察，美国母亲对孩子投入非常多的精力，而父亲又在家庭中常常缺席，以至于他们阻碍了孩子发展他们成年后所需的适应技能。霍尔特不鼓励母乳喂养，并建议像清教徒那样，父母将金属棒系在孩子的手臂上，防止孩子吮吸拇指。华生要求母亲们不要亲吻孩子（尤其是男孩子），或是在孩子长到能够自己包扎伤口的年龄之后，不再为他们包扎伤口。在一部出版于1934年的著作《婴儿和儿童的心理护理》（*The Psychological Care of Infants and Children*）中，华生非常讽刺地说，“献给第一位养育幸福孩子的母亲”。

其他倍受尊敬的专家，如菲利普·威利（Philip Wylie）和爱德华·斯特雷克（Edward Strecker）也就此著书立说，警告过于专注于孩子、过度保护型母亲所带来的危险，尤其是对于男孩子的危险。在1944年出版的《毒蛇的一代》（*Generation of Vipers*）中，威利创造了“妈妈主义”（momism）一词，描写一位母亲为了让儿子崇拜她而刻意做出的各种努力。母亲们，他写道，剥夺了她们的儿子和整个国家的男子气概。两年之后，在采访了一些“二战”中受到精神创伤的士兵之后，斯特雷克的观点更进了一步。他认为，“妈妈主义”威胁到国家安全。他将美国的危险母亲分成几类，包括盲目乐观的母亲、自我牺牲的母亲、过度保护型的母亲和伪知识分子型的母亲。所有这

129 些类型在当代人们对于母亲角色的指责中都有其对应之称，例如直升机母亲、舞台母亲、老虎母亲和犹太母亲。母亲的行为中只有极少方面没有受到斯特雷克的指责。

1947 年，也就是在斯特雷克的《他们母亲的儿子：一个精神病学家研究的美国问题》（*Their Mother's Sons*：*The Psychiatrist Examines an American Problem*）出版一年后，记者费迪南德·伦德伯格（Ferdinand Lundberg）和纽约精神病学家玛丽尼亚·法纳姆（Marynia Farnham）写道："女性是现代文明中尚未解决的主要问题之一……至少可以涉及与犯罪、恶习、贫困、流行病、青少年犯罪、群体不宽容、种族仇恨、离婚、神经症相关的问题，甚至被与周期性失业和住房不足相提并论。"[12] 可以肯定的是，一些科学家，如哈里·哈洛（Harry Harlow，1905—1981）很可能持相反的观点。哈洛的一项极有争议并且研究手段非常残酷的研究证明，正是由于母性的缺失，而不是过多的爱，导致恒河猴的行为障碍*。[13] 但是，无论学者们站在哪个立场上，他们仍然认为，女性应对儿童的正常和异常负责，母亲应为孤独症儿童的疾病承担责任，应为成为同性恋的男子和女子负责。这种观点为毁灭一代母亲的社会名望奠定了基础。

---

* 哈洛的实验：哈洛的研究以婴儿时期的婴儿与养育者的关系、依赖关系和社交孤立为重心。他在实验中经常使用恒河猴。两个比较著名的实验为代母实验和剥夺母爱实验。代母实验：将初生的猴子和两个玩偶放在一起，一个玩偶用布制造，提供温暖，但不提供食物；另一个玩偶用金属丝造，生硬冰冷，但有一个装满牛奶的奶瓶。小猴子们乐于与"布妈妈"在一起，即使将食物放在"金属妈妈"的怀里，小猴子吃饱之后，仍会跑回到布妈妈身边；如果受到惊吓，小猴子也会立刻跑到布妈妈身边。剥夺母爱实验的结果表明：在缺少玩伴或母亲陪伴之下成长的小猴子容易产生恐惧感，或比较容易攻击其他同类或人类。——译者注

心理健康专家认为，过度参与孩子生活、过度保护型的母亲和情感疏远的父亲这样的组织容易使得后代形成同性恋倾向。1973年，纽约医学院精神病学家欧文·比伯（Irving Bieber）指出：“每个男同性恋者都会经历一个异性恋发展的初始阶段，在所有同性恋者中，正常的异性恋发展都出现了障碍。”比伯继续论证道：“同性恋成年人的异性恋功能就像脊髓灰质炎（小儿麻痹症）患者的腿一样萎缩了。”[14]

美国儿童依然还会被当作这种观点的支柱，但是，年轻一代开始对此采取越来越强烈的抵抗态度。2016年，在我的小女儿欧菲莉亚读大学的时候，她参加了美国著名的同性恋历史学家乔治·昌西（George Chauncey）的一门课。昌西教授要求学生们就同性恋问题去采访一位长者，欧菲莉亚就去采访了她的精神病学家爷爷小罗伊·R. 格林克。她祖父告诉她，他在诊室见到的每个同性恋者都很不快乐，他们中的许多人都被自己的家庭边缘化，他们一部分的生活内容必须对外保密。他说，大多数男同性恋者都有非常强势的母亲，而在他们的童年时代，父亲则比较软弱，并与他们保持疏远的关系。于是，他们便更加认同女性，恋慕男性。欧菲莉亚则反驳 130
道：“但是，你怎么能知道，他们就不是幸福的同性恋者呢？你说的是那些来到你诊所的同性恋者，他们来找你，是因为他们不幸福。而为什么幸福的人还要去看心理医生呢？”爷爷答道，因为他当时只是相信，如果所有的同性恋者都是异性恋者，他们就会更幸福了。在提交给昌西教授的报告中，欧菲莉亚设问：为什么医生会认为同性恋者的情绪苦闷是由儿童早期的某些事件引起的，而不是由患者生活的社会中伪善地墨守成规和偏见而引起的呢？对于我的父亲来说，答案是肯定的——由于患者感到不幸福，于是他/她便不能遵守社会规范。

我父亲说，在20世纪70年代，任何在芝加哥精神分析研究所申请接受精神分析医生培训的同性恋精神科医生都会受到拒绝。他告诉我，“如果我们怀疑一个申请人是个同性恋者，我们就会非常友好地和这个人面谈。当然，如果他主动告诉我们他是同性恋者，我们就只好说谢谢和再见了。因为，他本人已经有足够的心理问题需要治疗，而不具备成为精神分析师的心理强度”。甚至就连那些在医学界和整个社会中经历过偏见和性别歧视的女性分析医生，也坚持与她们面色苍白、身体虚弱而对同性恋者深怀恐惧的男性同事持同样观点。许多精神分析学家也试图治愈同性恋者。其中一位最直言不讳的治愈倡导者是哥伦比亚大学的精神病学家查尔斯·索卡里兹（Charles Socarides）。我父亲认为，索卡里兹有关“同性恋异常”的演讲很有说服力，非常令人信服。然而，事与愿违，索卡里兹却无力治愈自己儿子理查德的同性恋取向。理查德·索卡里兹于1993年成为比尔·克林顿总统的特别助理，也是联邦政府雇员中最高级别的公开同性恋者。[15]

自1849年“正常”这个词进入英语日常用语以来，科学家们一直对“正常性”（normality）的意义感兴趣。但是，直到20世纪中叶，它仍然是一个学术问题，主要出现在如犯罪、智力和强制绝育之类有争议的研究中。Normal是一个数学术语，原意是“正态分布*”。在日常生活中，我们会说“Normal School”（师范大学，即培训教授直到十二年级学生的教师的学校），也就是说，它意味着共享共同信念和知识的社会普通成员。当19世纪的数学家弗朗 131
西斯·高尔顿（Francis Galton）描述处于正态曲线中等数值的人的特征时，他称之为“平常”。然而，直到第二次世界大战和之后的十年中，“正常”才成为一种理想的状态，并出现了许多外行和专家，就如何成为正常人的问题向美国人民提供建议和忠告。他们的观点来自理解战后精神疾病的努力，表现出对美国母亲毫不掩饰的蔑视，以及对于顺从常规的重视。

“二战”后，有三个新的发展将“正常”概念从数学和医学领域推向了美国流行文化。第一个是塑造和公开展示两尊白色雪花石膏雕像，两尊雕像分别是一位男性和一位女性，用以代表普通的美国女人和男人。第二个是一项由威廉·T. 格兰特基金会赞助的里程碑式的研究，旨在全面描绘正常美国男性的身体特征和个性。第三个是科学家阿尔弗雷德·金赛（Alfred Kinsey）的畅销书《人类男性的性行为》（*Sexual Behavior in the Human Male*）的出版。

1945年，罗伯特·拉图·迪金森（Robert Latou Dickinson）博士和艺术家艾布拉姆·贝尔斯基（Abram Belskie）收集处理了15 000名21岁至25岁白人男性和女性的解剖学平均测量统计结果，并以

---

* 正态分布：也称“常态分布”、高斯分布。正态分布是许多统计方法的理论基础，是一个在数学、物理学及工程等领域都非常重要的概率分布，在统计学上也十分重要，经常在自然科学、医学和社会科学中代表一个不明的随机变量。——译者注

此为根据塑造了两座雕像。他们称它们为“正常女”（Norma）和“正常男”（Normman），并安排它们首先在纽约市著名的美国自然历史博物馆展出，然后在克利夫兰健康博物馆展出。要是你在网上查找它们的图片，你马上就会发现它们看起来不成比例。它们的手和四肢都过长，尤其是肘部到手腕之间的长度。这是因为臂长和手的大小的统计平均值不一定与身高或身体任何其他部位的统计平均值相对应。可能没有人的四肢、头围、腰围、鼻子长度等都恰好体现出大量人口身体统计数字的平均值。当大家发现了这个问题的时候，《克利夫兰诚恳家日报》组织了一场全国性的活动，寻找最像“正常女”的美国女性。最后，他们发现了一位名叫玛莎·斯琪迪莫尔的 23 岁的剧场售票员，她与“正常女”的数值最为接近。于是，报社送给她价值 100 美元的美国战争债券，以示活动的成功结束。这可能是第一次有人因为“平常”而获得奖励。

除了“正常女”之外，20 世纪中叶“正常”的定义是以男性白人为标准，并以男性白人的利益为基准的。就在“正常女”和“正常男”展出的同一年，哈佛大学一些教授发表了一项名为“格兰特正常青年研究”的高额经费的研究成果。该项目的目的在于确定普通美国男性的典型特征，于是，教授们便顺理成章地决定将 268 名哈佛男性本科生作为他们的研究对象。在四年的时间里，项目参与者们研究了学生们的体质、气质、健康和社会背景，以确定他们的典型特征。他们仔细测量了所有这些特征，以得出各方面的统计平均值。1945 年，优生学*家欧内斯特·胡顿（Earnest A. Hooton）在《年轻人，你是正常人》（*Young Man, You Are Normal*）一书中描述了一些并不令人惊异的结果。不出所料，正如人们在 1945 年可能对哈佛男学生怀有的期待——年轻、白种人、在美国出生成长、聪明而且身体健康，[16] 这些学生代表“正常”人的特点，因为研究人员在开始研究之前便已决定，他们所属的精英群体应当是“正常”的代表。 132

胡统以他自己的优生学观点观察“格兰特正常青年研究”的结

---

* 优生学（eugenics）：该词来自古希腊语，eü 意为“良好”，génos 意为“生长”。柏拉图也曾提到过这一理念。现代优生学起源于 19 世纪末期，英国人类学家弗朗西斯·高尔顿（Sir Francis Galton）爵士于 1883 年首次提出现代优生学的概念，认为人类的才能是可以通过遗传延续的。简单地说，优生学是一套旨在提高人类遗传质量的信念和实践。这种愿望导致了历史上各民族和政府通过消除被判断为劣等的人种、民族和群体的存在，促进被判断为优等的民族和群体的发展的一系列立法和行为。西欧和北美各国都曾经制定并推行强制所有“低级人种”，如印第安人及其他少数和弱势民族，以及有身体和智力残疾的个人绝育的政策。德国医生阿尔弗雷德·浦勒兹（Alfred Ploetz）于 1905 年首次提出“种族卫生学”（Rassenhygiene，被等同于“优生学”）的概念。种族优化的理念和政策在纳粹德国达到高潮，在大批屠杀犹太人、辛提罗姆人的同时，纳粹医学研究者利用集中营中的成人、儿童，尤其是双胞胎，做各种有害的人体试验，对于肢体或精神残疾的人（其中有些人只是性格执拗而已）实行强制绝育。同时，在 1935 年建立“生命之泉”（Lebensborn e. V.）机构，由党卫队帝国长官希姆莱直接领导。机构的工作中心是安排未婚妇女匿名生育，父母双方均为“纯雅利安人”，父亲往往是纳粹党卫队成员。这些孩子出生后，由“种族纯洁健康”的父母领养，这些人中的大多数来自党卫队成员的家庭。“生命之泉”除了在德国境内，还在荷兰、比利时、法国、挪威和波兰建立了生育护理院。纳粹德国和其他国家和地区的种族灭绝政策和屠杀不仅在人道主义原则上、政治上，而且也在医学上使人类更加懂得了基因多样性的重要性。20 世纪后半叶，生物医学、遗传医学及诸多相关学科的发展，新的医学技术（如基因编辑技术）的出现，使得人类在背负着历史责任的同时面对着哲学、伦理、立法方面的新挑战。贺建奎基因编辑婴儿的丑闻引起全世界的关注和抗议，说明当今人类对于这一问题的敏感和关注。——译者注

果，并确信，人的身体和精神是不可分割的。他认为，这项研究必须专注于精确测量男性的身体，因为“你的身体是了解你性格的线索”。[17] 非常重要的是，要确保科学家和医生们能够识别健康和不健康的人，哪怕只是为了拒绝向不健康的人提供帮助。长期以来，胡顿一直认为，公共慈善和体制内的慈善机构如果只是保护，而不消除有缺陷的人，它们将会毁灭整个人类。胡顿观察到，“毫无疑问，在过去的 50 年中，精神障碍者、精神病患者、罪犯、经济无能者和慢性病患者的数量都有所增加。这要归功于慈善、‘福利’和医学科学的介入，以及对不健康人群毫无顾忌的养育”。[18] 他认为，如果不采取任何措施来消除世界上的不健康人群，那么，到了
133 2000 年，女性和男性将出现许多畸形，例如小手和小脚。对于胡顿来说，拥有像“正常男”一样大的双手的男性身体是成为强壮的工人必不可少的身体特征。

这种以身体的适应作为“正常性”的新定义与资本主义对大规模高效生产和消费的关注完美契合。各个工业分支都希望将产品标准化，但他们当然不能去做一些像把所有鞋子或帽子都做成同样尺寸的荒唐事情。然而他们可以做到的是，生产适合于大多数人的商品。制造商使用身体尺寸的统计平均值来设计从汽车座椅到公园长椅、公共汽车以及办公桌之类的所有产品。甚至心理学家也用资本主义的术语来构建“正常”的含义。心理学专业也反映出当时的性别歧视：专业人士面临的挑战是，如何“制造”心理正常的孩子——男孩应成长为独立的美国工人，女孩应成为家庭主妇和致力于抚养这些男孩的母亲。

一些医生反对使用这种“正常”的观念。早在 1941 年，美国

精神病学家纳撒尼尔·坎托（Nathaniel Cantor）就说过，现代文明本身从定义上来说就是神经质的。他问道：“那么，我们当中，谁是正常的？”并回答说：“我们之中谁都不正常。”[19] 但是，对于“正常”概念的主要挑战还是金赛的畅销书《人类男性的性行为》。它出版于1948年，是一部令人震惊的宣言。它一鸣惊人，位居《纽约时报》畅销书排行榜上长达6个月之久。《时代周刊》报道说，书商们都说，他完全可以与《飘》（*Gone with the Wind*）的销售量并称成功。[20] 金赛的名字家喻户晓，它甚至被收录在科尔·波特（Cole Porter）极为流行的《太热啦!》的合唱中。这是音乐剧《吻我，凯特!》中的一首歌，其中涉及炎热天气时做爱的困难（“根据金赛报告/你认识的每个普通人……”）。金赛提供了一个惊人的统计数据，即在他调查的数千名男性中，有37%的人一生中至少有一次在与另一名男性发生身体接触时达到性高潮。[21] 他指出，同性恋实际上是一种统计规范。然而，在这个问题上，“统计规范”依然是一种耻辱的标志。金赛说，被我们“认为”是正常的事，往往并不是我们实际在做的事。

对于大多数读者来说，“正常”是一个新词。于是，金赛努力 134
使读者接受自己的观点，告诫他们不要在日常语言中随意使用“正常”和“异常”这样的词。他指出，“正常”和“异常”只是文化中可变态度连续体的两极，它们不属于科学的范畴。然而，在写了这么多关于“正常”的文章之后，他的这个忠告得到的却是适得其反的效果。历史学家彼得·克瑞尔（Peter Cryle）和伊丽莎白·斯蒂芬斯（Elizabeth Stephens）在评论金赛的著作时写道，“这些著作是使得‘正常’一词得以广泛流传的主要渠道之一”。[22] 于是这个词达到了前所未有的流行度。不仅仅是统计学家，普通人也开始普遍使用“正常”这个词。渐渐地，“正常”便不仅仅意味着“平常”，而成为美国人渴望达到的状态。

金赛的批评未能阻止“正常”成为家喻户晓的流行语汇，其中一个原因在于，他的论点的基础是统计数据，而不是情绪。有时候，统计上的“正常”符合社会对“正常”的期待，但有时候——就像同性恋的问题一样——两者也会差之千里。“即使你证明了某些事情在统计上是正常的，比如同性恋，”斯蒂芬斯这样告诉我，“最终更重要的则是，人们已经认定是正常的事物。”她补充道，“即使是对‘正常’最全面、最勇敢的批评，也不会使得这个概念骤然之间失去意义。怀着这种奢望是错误的。”

1961 年，也就是我出生的那一年，我的祖父和我的父亲（他当时还是一名刚刚开始工作的精神分析医生）共同在《综合精神医学档案》上发表了一篇引人注目的长篇文章。文章名为《心理健康的年轻男性（行为正常者）》。[23] 他们描述了一群芝加哥现已解散的乔治·威廉姆斯学院学生的“健康”状况，也就是说，这些学生都没有患有可通过诊断发现的精神疾病。他们的研究非常与众不同，因为很少有精神病学家对健康人感兴趣。十年前，著名心理学家亨利·默里（Henry Murray）写道：“如果一位精神分析医生必须面对那个广受赞誉但仍然无法确证的范例——正常人，他会因为缺乏与这个概念相应的想法而突然让自己惊呆了。”[24] 典型的情况是，医生们只会去研究那些患者的状况，而将其余的人作为“筛查结果阴性”放在一边，不闻不问。而这却使得格林克父子倍感好奇：精神
135 科的医生会怎样看待这些人。毕竟，当时的学术文献对于“心理健

康”的唯一定义对此几乎没有帮助。世界卫生组织认为，心理健康的表现是一个人能够控制自身的本能，而科学家们所提供的定义也很不精确，诸如“自我感觉良好”“对现实有清晰的理解”。

在对半数学生进行了一系列心理测试——包括含有700个问题的调查——之后，他们选定了几十名不符合任何精神病学诊断条件的男性，对其进行访谈。他们发现，这些“健康”的男性并不一定都感到快乐。他们全都有一定的问题，比如，因为什么事情感到不安，有恐惧症、焦虑症等，但是，他们几乎都没有表现出任何严重的失调、障碍或可能导致精神疾病的人格特征。我祖父称这些人为“行为正常的人”（homoclites）。实际上，英语中没有这样的词，但有一个词，叫作“heteroclite”，意思是“偏离了常规或常态的人或事”。“行为正常的人”看上去适应于他们的环境，因为这些“正常”的男性非常普通，完全没有什么引人关注之处。这或许只是一种善意和在研究技术上更为专业的措辞，用来表达“他们真是些很没意思的人”。

“行为正常的人”有着普通的成绩和普通的智商数值。他们有朋友圈和女朋友，喜欢运动，也有爱好，尽管他们的兴趣范围很窄。根据他们的自述，他们很少有超越现实的幻想性活动，没有内省的思想习惯或创造性。当他们遇到问题的时候，无论是情感上的还是实际中的问题，他们都会不自觉地采取快速行动来解决它们。他们更喜欢不断地在“行动”，而不是思考一系列可能会出现的反应。他们没有野心，目标平平——获得体面的工作，能够让他们得到足够的食物和住房，让他们生活在一个安全的社区，而不必过多地担心。简而言之，他们之所以成为有趣的研究对象，就是因为他们太没意思了。然而，当这些表面上健康的学生得到允许，在芝加哥大学学习一些课程时，他们却显得有些异常。大学的教职员工批评他们具有我们通常看重的优秀品质，老师嘲笑他们“正直”“富于美德”“有着正确的目标导向”，是些“肌肉发达的基督徒”。相比之下，教授们理想化了冒险、与众不同的个人主义者，可他们的学生通常都是这样一些人。

注意到精神卫生的专业人员经常谈论整个社会承担精神健康的
136 代价问题，我的祖父和父亲问道：但是，精神健康的代价是什么？这是一个非常不同寻常的问题，甚至在两句话后，他们觉得有必要告诉读者，这个问题并不是一个笑话。他们在描写乔治·威廉姆斯学院的一位受试者时这样写道：“强迫性性格和思想僵化，专注而有限的兴趣，通过行动来保持满足，缺乏创造力、幻想和内省，这是我们应该为心理稳定和精神健康付出的代价吗？”在 1961 年的时候，能说出这种话，真是太棒了！这是在神经多样性的倡导者敦促我们欣赏不同类型的认知、智力和个性的价值，也是在我的学生开始穿着写着“我讨厌正常人”的 T 恤衫的几十年前的事。我的祖父和父亲是在说，“正常”是在削弱人类的能力，一定程度上心理差异应该是人类保持活力、创造力和多样性所必需的。

在“墨守成规的时代”，人人都想成为“正常”人，而被确诊患有精神疾病则再一次成为污名的根源。尽管精神分析在美国社会越来越受到欢迎，但是，谈话疗法对于应对日常生活中普通压力源的人的作用，与治疗患有严重抑郁症、精神分裂症或药物滥用等严重疾病的患者之间当然存在着差异。与精神病学相比，精神分析的优势之一是，它的从业者除了使用包罗万象的“神经症”这个名称之外，对诊断几乎没有兴趣。更重要的是，尽管20世纪中叶时几乎所有的精神分析医生也是精神科医生，但精神分析医生则很少使用药物或休克疗法，因为他们认为，这些治疗手段掩盖了他们想要识别的神经症。正因如此，如果政治人物或社会名流得了严重的精神疾病并寻求治疗的话，他们会去看精神分析医生或全科医生，而不会想到去找那些只接受过精神病学训练的医生，极少会去精神病院。医生则会给他们一些专门为富人和名人保留的模棱两可和言语模糊的诊断结果，如用“过度疲劳”或“精力衰竭”等委婉词语来掩人耳目。就像俗语所言：同样是古怪的行为，要是你贫困，你就是疯了；要是你富有，你就是标新立异。

当然，疲劳是一个很有效的理由，可以包容无数原因和含义。 137
但是，除非精疲力竭与一系列的医疗和精神疾病有关，否则睡眠就可以缓解它，而谁又会需要住在医院里睡觉呢？医生们不会做出“疲劳过度”的诊断，保险公司也不会为此报销费用。但是，社会名流们，诸如玛丽亚·凯莉、林赛·罗韩、赛琳娜·戈麦斯、贾斯汀·比伯、黛米·摩尔——这个名单源源不绝——则都是由于“过度疲劳”而住院的。

1949年4月和5月，在第二次世界大战期间担任美国海军部长、美国第一任国防部长的詹姆斯·福里斯特尔因“过度疲劳”而住进了位于华盛顿郊区贝塞斯达的国家海军医疗中心。新闻发布稿称，他过度疲劳是由于工作繁重。《纽约时报》的一篇文章用军事术语将这种情况描述为“作战疲劳”，这个词是指许多士兵因“战斗太久而没有喘息的机会”而出现的不健康的精神状况。[25] 经过7个星期的休息，医院对福里斯特尔的行动限制有所放松，试图让他有一种“正常”感，以便促进他的康复。

5月21日，星期日，凌晨1点50分，在医院16楼的一个房间里，福里斯特尔读了一本书中的一首诗，并将它抄录在一张纸上之后，将浴袍的腰带系在脖子上，试图将自己吊在窗外自杀，但是，腰带断了，他坠落到楼下一个由沥青和煤渣碎石铺成的三楼房顶上身亡。尽管自杀的证据非常明显，但各种阴谋论的观点依然甚嚣尘上，如宣称共产党人或美国犹太复国主义者杀害他。海军对他的死进行了调查，其结论认为，福里斯特尔得到了相应的、人道的医疗护理和精神治疗。

但是，事情怎么会发展到这个地步？

福里斯特尔从儿童时代就有心理问题。他在家里接受教育*，他的母亲不爱护他，经常用皮带殴打他。[26] 与他的两个兄弟相比，他身材更矮小，不如两个兄弟英俊，身体更虚弱，而且经常生病。福里斯特尔的传记作家们一直认为，所有这一切，都成为导致他对自己的男子气概缺乏安全感的因素。作为一个成年人，在他政治生

---

* 在家教育（homeschool）：指不进入国家教育体制，在家庭中由父母或雇用教师而接受教育的学龄人口。在美国，初始的原因多在于殖民地时期和建国早期以及西部开发时期的教育基础设施不能够满足边远地区学龄人口的就学要求。教育设施得到完善之后，在家教育依然是一种可能的教育形式。一些父母出于种族、语言、宗教信仰即文化价值观等因素，决定在家对子女进行教育。美国各联邦州针对这种教育方式的法律各有不同，但最常受到批评的缺点在于，在家受教育的学龄人口很难得到国家教育机关和安全机关的监督和保护。教育质量、内容难以控制，家暴对于学生的身体及精神的伤害都很难及时得到制止和救治。福里斯特尔就是例证。——译者注

涯的顶峰，他受到两个记者的骚扰，即热衷于刺探丑闻的德卢·皮尔森和给联合组织传闻供稿的专栏记者瓦尔特·温彻尔。皮尔森和温彻尔都对福里斯特尔发起了个人攻击，他们的主要动机在于，他 138
们强烈反对福里斯特尔的保守政治观点，以及他与华尔街、大型石油公司和军队的关系。与皮尔森和温彻尔不同的是，福里斯特尔不赞成美军迅速从欧洲撤军，他强烈反共，支持大幅度地增加国防预算，并且不相信犹太国家符合美国的国家利益。皮尔森和温彻尔都称他为“美国最危险的人”。他们还直截了当地挑战他的男子气概。

1937 年，发生了一起犯罪事件。福里斯特尔的妻子在家门外被匪徒持枪抢走了珠宝，皮尔森和温彻尔断言，当时福里斯特尔本人就在楼上的窗边看到了这一幕，却吓得“全身颤抖”地从后门溜了出去。尽管大部分报告都说明福里斯特尔当时正在睡觉，直到他的妻子进入房子才得知抢劫案之事，但美国和苏联媒体广泛传播报道此事，并将他描绘成一个胆小鬼。杜鲁门总统也对福里斯特尔的精神状态和他继续反对进一步削减国防开支的态度深感烦恼。

在公共场合，福里斯特尔看起来既焦虑又虚弱。他告诉同事说，他被外国特工跟踪，他的电话也被窃听。在一次广播报道中，皮尔森声称，头顶上飞机经过的声音使福里斯特尔惊慌失措，尖叫着说“苏联人来进攻我们啦”！仅在一个晚上，莫斯科电台就将皮尔森的这个节目重复播放了 3 次。

福里斯特尔的朋友、投资银行家费迪南德·埃伯施塔特（Ferdinand Eberstadt）担心他的精神状态，安排他飞往佛罗里达州棕榈滩附近的海滨别墅与朋友们住在一起。与此同时，埃伯施塔特还安排了美国心理健康界最知名的威廉·门宁格也来到这里。门宁格诊断福里斯特尔患有严重的“反应抑郁症”。门宁格将这种抑郁症比作“二战”时期的“战斗疲劳”。他还发现了福里斯特尔的偏执人格：他总是认为自己是个失败者，而且正在考虑上吊自杀。于是，门宁格立刻将福里斯特尔带回华盛顿，并安排他在贝塞斯达的国家海军医疗中心住院。门宁格告诉他，住院只是为了“常规检
139 查”。门宁格认为，让福里斯特尔入住一家全科医院，而不是精神病军医院不会让他感到受到了污名的指责，并可以更好地保护他不受到媒体的骚扰。福里斯特尔的妻子约瑟芬也担心入住精神病院会有损她家人的声誉。[27]

在医院里，福里斯特尔的精神科医生乔治·雷恩斯——就是那位将《陆军精神障碍手册》改编成《精神疾病诊断与统计手册》第一版的海军上尉——诊断他患有“退化性忧郁症精神病”。[28] 今天，这个术语已经过时，但 20 世纪中叶临床医生习惯于用它来描写一种偏执和躁动性抑郁症伴精神病。与门宁格不同，雷恩斯不认为福里斯特尔有自杀倾向。也可能是因为福里斯特尔的地位和名声，雷恩斯有些顾虑，所以将福里斯特尔安排在 16 层一个有窗户的房间里，也并没有为他设置自杀监视人员。

显然，福里斯特尔也很明白自己身上发生的情况。尽管，据报他自杀前并未留下遗书，但在他坠楼之前，他确实写下了一些文字。从内容上看，很难想象它不是遗书。在他坠楼的几分钟之前，一位护理人员看到他在非常认真地抄写一首古希腊的诗歌，那是索福克勒斯的《大埃阿斯》中的《合唱》。[29] 他写完《夜莺》中的片段《夜》之后便停了下来。他把那些纸放进一本书里，而后把书放在床头柜上。在那首合唱曲中，希腊萨拉米斯岛上的士兵为他们

疯狂的朋友埃阿斯深感忧伤，并为他的疯狂将会给人民，尤其是埃阿斯的母亲带来怎样的灾难深为担忧。歌词中认为，与其在疯狂的耻辱中死去，还不如现在就死掉："年逾古稀的母亲苦难将至，凄凉的内心，斑白的额角，爱子痛失。她如何知晓，爱子的故事在耳边低语！……最深重，最苦痛的诅咒，降临在你古老的屋宇！"

很多人都认为，对于福里斯特尔的死，皮尔森难逃罪责。毕竟，就是皮尔森不断地折磨他，攻击他最易受伤的那一面——他的精神状态和他的男子气概。一些记者强调福里斯特尔的精神疾病在政治上的后果，尤其是杜鲁门任命路易斯·约翰逊（Louis Johnson）接替福里斯特尔担任国防部长的决定。"对于约翰逊来说，福里斯特尔的职位现在空缺，"一位评论家这样写道，"如果他遵循福里斯特尔的政策，那么，他应该可以防止美国卷入朝鲜战争。"[30] 皮尔森对他的批评者发起还击，虽然他并没有使用"污名"这个词，但明显暗示出它在福里斯特尔的悲剧中所发挥的作用。皮尔森写道，"最终，我们可能会发现，福里斯特尔先生的朋友们与他自杀之间的关联要远远地大于他的批评者。那些他身边亲近的人，他们现在都私下承认，他的这种精神病已经有一段时间了，使他遭受到令人尴尬的失误，在这里都难以启齿"。他又补充说，海军医生"将他的精神病治疗降低到最低限度，这可能就是他们称福里斯特尔先生的疾病为'神经衰弱'的原因。而且，严重抑郁症这样的疾病当然不会像从马上摔下来一样突然发生。它是在几个月之前就已经开始了。这种疾病不能被搁置不顾或有意忽视，而是必须得到治疗"。[31]《华盛顿邮报》的一篇社论也认为："关于福里斯特尔先生的治疗信息，这里有不少不诚实的现象……当局还撒谎说，他入住 140

贝塞斯达的国家海军医疗中心只是为了做常规检查。"[32]

今天，福里斯特尔自杀的事实成为人们关于他的主要的记忆内容，而不是他在政治上的贡献，这就是精神疾病污名现象的一部分。除了耽误治疗之外，"过度疲劳"的诊断可能只会加剧他的耻辱，因为他一定知道，这只不过是抑郁症的一种婉转的说辞。又过了20年的时间，精神病学界才明白，应该认真对待患有精神疾病的社会名流的特殊困境。1972年，由"精神病学发展促进小组"成员组成的心理健康智囊团出版了一本名为《精神障碍的贵宾患者》的小书，书中指出，对于处于公众视野之内的名人，"他/她对精神科咨询、评估和治疗的偏见，都是具有现实和情感基础的"。[33] 报告还进一步指出，精神科医生本身可能要为污名现象承担责任，因为即使他们在为自己寻求治疗也常常犹豫不决，而当他们真正为自己寻求治疗时，他们又将治疗当作自己医学专业培训的一部分（就像我祖父去看弗洛伊德时所做的那样），而不是作为一种真正的治疗。但作者们还是将大部分责任归咎于整个社会："既然精神疾病是被污名攻击的对象，那么它就必须被隐藏起来，不可告人。"[34] 可悲的是，即使在今天，我们也经常放纵富人和名人，而拖延了他们治疗的时机，进而造成了骇人听闻的后果。

9 从朝鲜战争到越南战争

“精神科医生就是我们这个时代的上帝。”

西尔维娅·普拉思，《普拉思的旅程》（1950—1953）

141 1948年，即美国国家精神卫生研究所正式开始工作前几个月，杜鲁门总统说：“在第二次世界大战中，我们发现的最可耻的事情之一就是，在前来为报国而参加体检的年轻人当中，竟然有近33.33%的人由于某些精神缺陷或某些身体缺陷，而不适合服役。”[1] 沃尔特·里德国家军事医疗中心的精神科前主任哈里·霍洛韦（Harry Holloway）医生告诉我，“第二次世界大战就是成立美国国家精神卫生研究所的契机，我们想要弄明白，到底出了什么问题”。

1946年通过的《国家精神健康法》推动了美国国家精神卫生研究所的成立，它应作为20世纪精神病学的最大进步而进入人们的记忆。杜鲁门总统试图通过说服国会增加针对精神疾病预防和治疗的研究资金来使得这一法律付诸实施。他说，有1000万美国人
142 在其一生中将因精神疾病住院，精神病患者所需病床占据了全国所有病床的半数之多。当时，各州政府和联邦政府用于心理健康研究的资金总额仅为2800万美元。如果把这个数字放在相应的关系中就可以看到，它只是美国人每年在酒精饮料上消费金额的1/300。美国人在宠物和兽医护理上的花费也超过了这个数字，高达3600万美元。

战后不久，心理学家亨利·布罗辛就曾指出，1944年美国用于所有医学研究的全部资金仅够支付美国“二战”期间持续8小时20分钟的军事活动。[2] 威廉·门宁格抱怨说，在任何给定的一年内就诊看医生的患者中，有半数的人患有精神疾病，但是，在任何医学院的课程设置中，精神病学的课程都没有超过5%的分量。[3]

尽管杜鲁门总统抱怨战争中精神疾病的伤亡率很高，然而，对于许多心理健康专业人士来说，第二次世界大战取得了绝对的成

功。相对而言，“二战”期间的战争神经症没有遭到污名，神经症的通用概念也成为美国日常语言的一部分。这并不是说，每个人都想公开自己心理方面的困难，而是士兵们对自己的感受更能坦诚相告，同时临床医生也形成了更多的共情能力。对于一些人来说，战争带来的精神创伤几乎是一种荣誉勋章。1945 年，在战后监督希特勒的副手鲁道夫·赫斯入狱的英国精神病学家乔恩·罗林斯·里斯（Jon Rawlings Rees）在涉及“二战”的毁灭性、知识的极速增长和高度发展的科学生产力的悖论时写道：“在我们的整个社会生活中，没有一个时代，也没有一次经验曾让心理学的原则在战争中受到如此大的挑战，精神病学由于战争而成熟，而在和平时期，这可能至少要花上五年的时间。”[4]

第一次世界大战期间，有明显功能障碍比如失语或者失去行走能力的士兵得到了精神科医生的治疗，而到了第二次世界大战时，更小的问题则成了精神科医生们司空见惯的工作对象，诸如患有焦虑症和忧郁症的士兵。这种临床常见病后来成为普遍的现象，成为军队之外公众普遍的精神障碍。正如威廉·门宁格所报告的那样，“二战”期间，在进入军队医院接受精神病治疗的 100 万名精神病患者中，只有大约 7% 是患有严重精神疾病的人。[5] 这场战争经历的影响在于，它使得美国精神病学成为所谓的职业“门诊治疗”： 143
普通的患者在自己的社区中生活，不再仅仅是住在收容院里。

当然，美国精神病学的这种变化受到了批评。其中一种观点指责军医在没有精神疾病的情况下发明精神疾病，将典型的情绪问题当作心理病理问题加以诊治。另一种观点则认为，精神疾病的发病率确实在增加，美国正在变成一个病态的社会。尽管如此，貌似功能健全的人的心理问题——例如就业和已婚的人——不可能完全被忽视或隐藏起来。普通平民，尤其是受过教育的专业人士，开始接受将精神分析疗法看作一种被社会接受的行动方案，甚至作为一种流行的时尚，用于治疗战后迅速变化中的美国社会可以预期的压力和困惑。而这正是弗洛伊德希望发生的。

然而，对于士兵来说，污名的攻击并没有消失很久，便再次出现了。这让我祖父非常沮丧。在战争期间，士兵脱离了日常生活，个体被转变成一个序列号，被物化，而后被吸收到军队的集体之中，而成为有效协同工作的部件的组合——胳膊/武器（军队）、手（……在甲板上）和靴子（……在地面/土地上）。* 到了和平时期，每位退伍军人都是一个独特而完整的人，他的个性是由他的一生各种经历——不仅仅是他的兵役经历——所塑造的。精神疾病被看成个人软弱的表现，同时也是一种经济负担。如果说，战争使得精神分析疗法成为一种治疗手段，有助于勇敢的士兵重返岗位，那么，在战争结束后，它便成为一种将退伍军人的情感问题归咎于他的童年和家庭的方法。当然，身体残疾是另一回事，并且在西方哲学身心分离观的背景下，不太容易带来污名的困扰。正如笛卡尔在几个世纪前所说的那样，“如果一只脚、一只手臂或任何其他部分与我的身体分离，那么可以肯定的是，我的头脑中并没有任何东西被带走”。[6]

到 1950 年朝鲜战争爆发时，军事医疗保健已经又回到了平民

* 作者在此将关于身体的词汇本身的外延和与军事及战争相关的联想呈现给读者。这种思维方式在文学作品中早已非常常见。海明威的《永别了，武器》一书书名的翻译只是译者必须做出的选择。原文 A Farewell to Arms（1929）中的 arms 一语双关，既用以指代战争中的武器，也用以指代情人的手臂。——译者注

世界。尽管在“二战”期间学到了不少教训，但是许多军医依旧认为，美国可以在没有任何精神科医生的情况下，在朝鲜继续其军事行动。总体来说，军队的医务人员，不仅仅是精神科医生，在毫无 144
准备的情况下面对战争。在“二战”之后短短的几年中，美国海军医院一半以上被关闭，并将医务人员从 17 万人减少到 2.1 万人。朝鲜战争开始时，美国军方不得不颁布一项医生法案草案，强制要求那些接受军队支付教育费用但从未服过军役的医生加入军队。[7]

“二战”刚刚开始时，军队只雇用了 35 名医生担任精神科医生，但是，其中却只有 4 人在美国获得了任何一种精神科的证书。现在，在朝鲜战争的开始阶段，阿尔伯特·格拉斯上校——就是那位指责我祖父对士兵太友好的精神科医生，成了远东司令部所有精神疾病医疗服务的主管，领导仅有的 9 名“精神科医生”。但是，实际上，其中只有 1 人在精神病院完成了住院医生的专业训练。

在朝鲜战争（1950—1953）期间，超过 3.3 万名美国人和数百万朝鲜人丧生。这场战争被称为“被遗忘的战争”，但这不仅是因为我们今天没能记住它，或者因为与其他战争相比，它对美国历史的影响不是那么深刻。早在战争开始仅仅一年之后的 1951 年，《美国新闻与世界报道》（*U.S. News & World Report*）杂志就已经称之为“被遗忘的战争”，因为媒体似乎对它完全没有兴趣。至于美军的精神病学，它似乎遗忘了所有战争，但朝鲜战争似乎是一个特例。虽然朝鲜战争的精神病伤亡率高于越南战争（朝鲜战争为 3.7%，越南战争为 1.2%），但在大多数军事精神病学历史中，几乎完全没有提及朝鲜战争。

美国士兵的战靴一踏上朝鲜的土地，战争导致的精神方面的伤亡就开始增加。3 个月内，在退出战斗的美国士兵中，25%的人的病是精神疾病。现在，格拉斯开始乞求精神科的医生加入军队，他们在之后的几个月中渐渐进入了战区。格拉斯决定将这些医生派往前线。他认为，如果精神科医生真正了解战斗的状况，理解士兵与战友甘苦与共对士气和心理健康的重要性，他们就不会像格林克和
145 施皮格尔那样，让众多战士离开战场。这一创新完全符合当时让医生们尽可能接近战场的总体趋势。也正是出于这种想法，在朝鲜战争期间，流动军队外科医院（mobile army surgical hospitals，MASH）首次投入使用。

格拉斯写道，如果医生身在战区，他会摆脱自己的焦虑和内疚，并会意识到“重新加入自己的战斗部队符合每个士兵个人的最佳利益。”[8] 另一些专家赞同格拉斯的观点，认为让受到精神创伤的士兵撤离战区会带来更大的伤害，因为撤离会使这些士兵无法去做他和他身边全体战友最看重的事情：为他的国家而战。精神治疗包括良好的食物和一张床（“三餐热饭一张床”）、助眠的巴比妥类药物和无抽搐电休克治疗（电量低于癫痫发作阈值）。[9] 更重要的是，随着士兵们学会如何表达自己的情感，谈话疗法，即精神分析的主要内容，便成为常规的治疗方法。在许多医生中间，开始形成一种共识，认为精神科医生既是在从事人道主义工作，也是在从事爱国主义工作，他们在照顾精神创伤受害者的同时，也保护了军队的战斗力。

最后，朝鲜战争将成为精神病学和精神分析疗法进入黄金时代的重要契机。战争期间，西尔维娅·普拉思（Sylvia Plath）写道：

"精神科医生就是我们这个时代的上帝。"[10] 至1961年，精神病学的思维方式将变得极其强大而普遍，《大西洋》（*The Atlantic*）杂志专门发行特刊，指出精神病学、弗洛伊德和精神分析疗法的中心地位。它们几乎涉及美国科学和文学的各个方面，从大脑研究到音乐批评。到1965年，超过10%的美国医学院毕业生选择成为精神科医生，这一比例远高于今天的数据。尽管如此，精神病学专家仍然供不应求。[11] 尽管精神病学正在成为更受欢迎的医学专业，但在2012年，只有3.9%的医学学生申请精神病学住院医生的培训项目，而在2019年，这一比例约为6%。对于美国东海岸的一些群体，如大学教授和经济势力雄厚的阶层来说，有一位自己的心理医生几乎成为一种时尚。同时，在南美和西欧，心理分析疗法也成为主要的治疗手段。[12] 在美国国家精神卫生研究所获得大量资金的推动下，1965年时，除了内科，精神病学系的教学职位比任何其他医学专业都多。[13] 精神病学，尤其是精神分析疗法，现在不仅 146
仅是治疗手法，它们同样也是社会和知识进步的工具——用我祖父讽刺的话来说，它是"人类所有问题的答案"[14]。他警告精神病学家说，这个职业由于热衷于做出不懂得科学的谦恭或严谨性的"奢侈承诺"，而超出了精神病学力所能及的范围。他预测，精神病学将会从人们宠爱的巅峰一落千丈。[15]

战争期间，对于精神分析的早期启蒙在韩国医生中已经可窥一斑。由于对心理健康治疗和护理知之甚少，韩国医生在试图帮助自己的战士时显得茫然不知所措。战前，进入韩国的精神病学思想主要来自日本。韩国人不仅对于压迫他们的殖民者教给他们的任何知识都不感兴趣，更令他们反感的是，韩语中的“精神病”（chǒngsinbyǒng）一词就是直接从日语的“精神病”（seisinbyo）翻译过来的。同时，这个词令人恐惧，暗示着脑部疾病、精神错乱和暴力倾向。此外，韩国人将精神病学与日本殖民者对持不同政见者进行电击作为惩罚的做法联系起来。[16] 韩国确实遵循日本国家制度化控制的模式，使用这些机构控制罪犯和被确认为传染性疾病（如麻风病）的患者。然而，他们通常并没有将患有精神疾病但没有任何暴力行为（或自杀未遂）的人禁闭起来。[17] 在大多数情况下，这些人留在他们自己居住的社区中，没有经过精神病学的诊断（当然也没有精神科医生的治疗），因此也就没有针对脑部疾病的污名现象。直到 1950 年朝鲜战争爆发时，韩国只有很少的精神科医生。而且，他们主要是日本人。他们在日本建立的大学和美国的一些新教传教团里工作。

然而，在战争期间，美国军方使用“医疗 203”作为指导，培训了大约 45 名韩国医生。不久之后，“医疗 203”便成为《精神疾病诊断与统计手册》的第一版。由于在战争中服役的军人占韩国总人口大约 10%，许多患有精神疾病的韩国人都是第一次接受精神科
147 医生的治疗。在他们老师的帮助下，韩国医生很快便成为训练有素的、新的临床医生。他们试图通过区分患有精神疾病的士兵和“无效士兵”，来尽量减少污名攻击的可能性。这个短语后来被改成了“人格障碍”。患有精神创伤的士兵留在军队，而“无效士兵”则必须退伍，也不能获得相应的养恤金或其他补偿。这样做的目的是，向士兵们传达一个信息：只要他们还留在军队，他们就属于“正常”的范围。

这是一个非常巧妙的策略。它缓解了遭受精神创伤的士兵对遭受污名侵扰的担忧，因为他们很容易将自己与那些退伍军人相提并论。这项策略还鼓励士兵们留在战斗部队里。医生并没有使用可怕的疾病术语的标签，而只是用“压力”和“疲劳”这类词。如果这些士兵在他们所在部队行动部署即将结束时表现出精神疾病的迹象，他们通常会被诊断为“短期综合征”或“轮换焦虑”，以避免出院。[18] 这些士兵被留在医院里并得到护理，直到行动部署正式结束。这种方法排除了患者被医疗放弃的耻辱，并且，由于只有很少的士兵因精神疾病而必须退役，因此精神科医生看起来似乎是些更好的医生。

然而，与此同时，尽管新训练的韩国医生消除了留在部队的精神病士兵的耻辱感，但他们也使得无效士兵彻底崩溃。那些因为“无效”而被迫退伍的士兵没有获得任何荣誉，他们的性格和男子气概也受到玷污。更有甚者，韩国军队对这些人中的许多人还做出了“性腺功能低下症”的诊断。这个词在医学文献中已经存在，用来指一种由于雄性激素不足而引起的综合征，表现为青春期前特征的持续存在，如保持童音、无胡须和生殖器过小。但是，韩国军队用弗洛伊德的术语诠释这种现象，将“性腺功能低下症”变成了“情感不成熟”的诊断。

现在，从历史学家珍妮弗·廉（Jennifer Yum）最近发掘的医学文献中可以清楚地看出，韩国医生认为，许多患有精神疾病的人都没有胜任的母亲或根本没有母亲。例如，柳锡晋（Yu Sŏk-jin）医生描述了上等兵申有熙（Shin Yu Hui）的情况。军医们认为，他的背 148
痛及其他症状，包括认知障碍的原因在于他在婴儿时就失去了母亲。申有熙由父亲抚养长大，只是偶然会见到一个不住在家里的姐姐。他7岁的时候，父亲再婚，但继母将他送去和姐姐住在一起。因此，在柳锡晋医生看来，这种成长经历造成了他情感上的空虚。柳医生说，申有熙很肥胖，生殖器很小，阴毛也与他的年龄不相应，尽管已经结婚，但他在性生活方面“缺乏经验”，对女性怀有“压抑的敌意”，缺乏自省能力和“与他人交往的能力”。他还很迟钝、冷漠，不能完成简单的算术。柳医生记录了对“智力发育不全”的初步诊断，这个术语曾经是“智力低下”的统称，也是对“类无睾症”的第二次诊断术语。[19]

一场战争又一次给我们带来了理解精神痛苦的一种新的语言。在战斗停止后的短短几年中，韩国政府发起有史以来首次全国性的心理健康宣传活动。新的精神病医院开始运作，在那里接受治疗的患者中，有很大一部分在当兵时就已经被诊断出患有精神疾病。当时，由于暴力行为在贫困和心怀不满的青年中普遍增加，为回应人们对于这一状况的广泛担忧，官员们开始根据精神科医生的建议来制定纪律和教育政策。在法律体系中，心理健康专业人员进行人格评估，如进行问卷调查和罗夏墨迹测验*；在学术界，学者们将韩

---

* 罗夏墨迹测验（Rorschach Inkblot Method，RIM）：1921年，赫尔曼·罗夏（Hermann Rorschach，1884—1922）受到弗洛伊德对于潜意识研究的启发而创立这种测验方法。罗夏墨迹测验是非常著名的人格测验，也是少有的投射型人格测试，在临床心理学中长期广泛适用。20世纪30年代至40年代，它在欧洲和美国非常普及，并在美国形成了不同的学派。20世纪70年代形成了统一的测试方法和图像，墨迹测验开始走向整合的道路。学者们通过对测验与精神分析理论之间关系的反思重新界定了测验的性质，并开展了大量的实证研究，将测验引向了客观化和科学化的发展道路。测试过程开始时，测试者向受试者展示10张标准化的墨渍图版，请受试者回答诸如“这看上去像什么？”“这可能是什么？”“这使你想到什么？”的问题，而后将这些反应用符号进行分类记录，加以分析，进而对被试人格的各种特征进行诊断。——译者注

国青年的问题归咎于他们家庭的不稳定，并制定了新的子女教养指导方针。这也几乎正是发生在美国的情况。在20世纪50年代和60年代的韩国和美国，珍妮弗·廉写道："虽然这听起来似乎很有些讽刺意味，但是，全面战争的十年和艰苦国家重建的十年在韩国引发了'精神病学科的复兴'，而此后，这种程度上的复兴就再也未曾出现过。"[20]

朝鲜战争并没有像第二次世界大战那样戏剧性地改变美国人的日常生活，也没有引发公众对于军队同等程度的支持。"二战"之后，政治家、记者和医疗专业人士公开讨论他们对于士兵，尤其 149
是那些形成永久残疾的士兵，将如何重新融入美国社会生活的担忧。电影也明确而富有同情心地表现了这些焦虑，如1946年广受欢迎的电影《黄金时代》（*The Best Years of Our Lives*）。[21] 这是第一部以实际残疾的演员（哈罗德·拉塞尔，在"二战"期间失去双手）为主角的电影，它获得了7项（实为8项）奥斯卡奖。相比之下，朝鲜战争的退伍军人试图像往常一样恢复生活，而关于军队复员官兵潜在问题的公开讨论则相对较少。在这一片沉默之中，只有一个主要的例外：有传闻说朝鲜人、中国人或苏联人成功地对美国战俘洗脑，使他们与共产党合作。[22]

这种阴谋论的观点是精神分析革命的一个意外后果。如果医生们能够像格林克和施皮格尔在"二战"中所做的那样，通过催眠和硫喷妥钠来改变人的思想，那么美国的敌人也许可以在战俘身上使用同样的方法，而后将它用在全体美国人民的身上。1950年前后，

“大脑缩水”（head-shrinking）和“洗脑”（brain-washing）这两个词首次出现在英语中，并很快普及开来。

可以说，受这种妄想狂观点影响最大的人就是曾经当过战俘的士兵。在被囚禁期间，他们在悲惨的条件下幸存下来，食物极少极差，没有医药和毯子。由于营养不良和维生素缺乏，他们中的许多人都表现出持久的认知障碍。[23] 同时，他们还被看作被不断灌输共产主义意识形态［反美意识形态］的对象。1953 年后，当 4000 多名朝鲜战争的美军战俘最终返回家园时，许多人感受到的不是欢迎，而是敌意和怀疑。导致他们遭受冷淡待遇的原因不仅仅在于这场战争缺乏“二战”的清晰性、爱国热情和胜利主义的氛围，[24] 而是更为隐秘的因素。

在军方报道了 23 名美国战俘叛逃到中国之后，媒体很快就开
150 始关注一个问题，即数千名没有叛逃但返回家园的美国战俘是否可能也都被洗脑了。《纽约时报》的一篇社论指出，这 23 名叛逃者“活生生地证明了共产主义洗脑确实对某些人有效”。[25] 哥伦比亚大学精神病学家尤斯特·梅露（Joost Meerloo）说，返回美国社区的战俘可能只会“表现出”和离开之前无甚差别的样子。中国人有能力“洗净”了他们的头脑，就是说，消除了士兵自身的思维能力，而用共产主义意识形态［反美意识形态］取而代之。一位美国海军上将说，俘虏国有能力在所有囚犯的头脑中播下叛国的种子，以便在以后的某个时间，中国可以激活他们。[26]

请记住，“二战”之后，随着美国人将注意力从海外问题转移到国内问题上，士兵战争创伤的现实便迅速地退居幕后了。这个过程在朝鲜战争之后又在重复。在零星发现身穿女装的士兵之后，这

条信息便成为煽动谣言的导火线，称战俘已成为同性恋。美国政府声称，在第一轮被遣返回国的病患战俘中有三分之二的人对国家安全构成“红色”威胁。[27] 而精神科医生也加剧了这种恐惧，并强化了麦卡锡主义*时代（从 20 世纪 40 年代末开始，贯穿整个 20 世纪 50 年代）的反共狂热。他们建议美国人不要对返回的战俘怀有敌意，否则会激怒他们背叛美国。“洗脑”也正是理查德·康登（Richard Condon）的畅销小说（后改编为两部极为成功的电影）的基点。《满洲候选人》（*The Manchurian Candidate*，1959）讲述了一位朝鲜战争荣誉老兵的故事。他与美国政府最高层有联系，被洗脑后成

---

* 麦卡锡主义（McCarthyism）：是指毫无根据地指控公民犯有颠覆国家罪和叛国罪。指控者以这些公民对于共产主义和社会主义表示认同的言行为证据，尽管这些言行有时只是些只言片语和用常识便可理解的行为。这个词起源于美国被称为第二次红色恐慌的时期（从 20 世纪 40 年代后期持续到 20 世纪 50 年代），最初来源于 1950 年以美国共和党参议员约瑟夫·雷蒙德·麦卡锡（Joseph Raymond McCarthy）为代表的一种政治态度。在 1950 年 2 月的一次演讲中，他耸人听闻地宣称手头有一份美国国务院政府雇员中“共产党员和间谍”的名单，但从未能为此提出证据。3 月，一位漫画家以“麦卡锡主义”一词为标题，使得这一词很快传遍世界。同时，成立于 1938 年的众议院非美调查委员会开始将关注点由“二战”时期的德、美纳粹活动转向反共调查。在对好莱坞诸多电影从业者的调查中，非美调查委员会传唤编剧、导演和其他从业人士，审讯他们是否与共产党有关系。后被称为“好莱坞十君子”（Hollywood Ten）的 10 位证人不予合作，并以美国宪法第一修正案中保护言论和集会自由的权利为根据，认为他们没有必要回答委员会的质询。但他们最终被控蔑视国会，而被投入了监狱。在此期间，尽管大多数受到指控的人都是完全无辜的，但由于上了黑名单而使他们失去了工作岗位。在政治学术语中，“麦卡锡主义”成为以某种意识形态为忠诚对象，质疑他人对国家的忠诚，并对其进行政治上的诋毁，却不能提供任何有效证据的行为。同时，麦卡锡主义者还会煽动民众中的恐慌，形成对于怀疑对象的政治、社会和心理压力，等等。在这一时期，部分地认同社会主义思想也成为一种政治污名的因素。美国总统特朗普上台后曾多次表现出“麦卡锡主义”的思想倾向和言论，引起美国国内外各界人士的担忧。——译者注

为克格勃的刺客。美国人的爱国心真的那么脆弱吗？一位历史学家指出："日益富裕的社会被指责为软弱、退化和脆弱。……外部的敌人被改造成了内部的敌人。"[28] 不幸的是，阴谋论和笼罩着这些战俘的恐惧气氛持续了很多年，甚至在麦卡锡受到指责和死亡之后，也并未立刻消失。

20 世纪 60 年代中期，美国军队中精神科医生的人数比以往任何时候都多。在这一时期中的任何一个时间点，军内至少有
151 200 名精神科医生，但海外的军事机构却只有少数医生。甚至在越南战争最激烈的时候，1968 年，驻扎在越南的精神科医生的人数也从未超过 23 人。[29] 从各方面来看，数字小本身并不重要，因为在越南战争期间，美军因精神疾病而伤亡的人数较少。在那个时候，美国正在进行它历时最长的战争。与此前的战争相比，医疗记录也更多。无论你在这些记录中按照什么标准查找，如战斗压力、战斗疲劳、焦虑等，估计越南战争期间精神病诊断的总患病率在 2% 到 5% 之间。[30] 关于越南战争中精神疾病患病率低得惊人的结果，格拉斯评论说："越南战争中的军事精神病学在保持战斗力方面取得了最令人印象深刻的记录。"[31] 这些言论很快便被反战人士作为反对他的论据。反战人士指出，精神科军医根本就没有去诊断患病的士兵，而只是关注于让士兵们重返前线，并不关心士兵个人的福利。

很显然，越南战争中精神科军医的工具箱是不完整的。战争开始阶段就已经在编写之中，并在美军进入越南人数达到顶峰的同一

年出版的新的诊断手册《精神疾病诊断与统计手册》第二版（1968）则不再如此侧重于压力反应的问题。事实上，在朝鲜战争期间，被证明有利于诊断战争创伤的“严重压力反应”类别在这一版中被删除了。精神病学的历史学家对于其删除的原因并没有明确的答案，但他们提出了三种可能性：作者们没有或只有很少的战争经验；越南战争早期报告表明，因精神疾病而伤亡的人数很低；医生们相信现有的系统命名法足以描述在战斗中影响士兵精神状态的任何精神疾病。[32] 在新版《精神疾病诊断与统计手册》中，只留下了诊断战争精神疾病伤亡的唯一方法，即“临时性情境人格障碍”类别下的“成人生活的适应反应障碍”。也就是说，唯一可用的诊断是一种暂时的疾病。没有一种精神疾病的类别可以用来表示在服兵役期间出现并持续存在的心理障碍；没有一种诊断的名称可以帮助有长期精神疾病治疗需求的退伍军人获得退伍军人管理局的 152
长期护理。

尽管有超过5.8万名美国官兵死于越南战争（其中有58 193名男性和8名女性），但从精神病学家的角度来看，这场战争是一个异常值。沃尔特·里德陆军研究所军事精神病学部前主任戴维·H. 马洛（David H. Marlowe）表示：

> 越南战争产生的战斗压力伤亡比例极低……因此，越南战争打破了以往强调战斗和战争区域规范伤亡种类的模式。那些强调越南战争与众不同的人声称，由于其可怕的性质，这种诊断标准的目的在于制造大量的创伤后应激障碍伤亡。然而，这种说法是战后发展出来的一个观点。[33]

在整个军队中，精神科医生都为自己感到庆幸，但同时，他们对于自己表面上的成功只能提供一些含糊不清的解释。所有这一切都使得人们难以将越南战争的医疗报告看作对精神疾病伤亡率的准确评估，或是可以将它与其他战争的相关报告进行比较，而得出有意义的结论。[34]

首先，一些医生推断，由于在越南战场的少数美国精神科医生大部分是在战斗环境中工作，而不是在医院里，因此，他们可能几乎不需要记录诊断和病历。尤其是，他们的目标是迅速缓解患病士兵的症状，让他们重返前线。在以往的战争中，伤员被送往治疗中心，在那里他们的疾患得到专门的疾病分类。其次，“严重压力反应”一旦被删除，临床医生便失去了可用的诊断术语来确定与战斗相关的精神疾病的状态。简而言之，没有相应的诊断术语，任何医生都无法做出精神病学上的诊断。在记录中的精神疾病伤亡中，3.5% 被列为“战斗力衰竭”，而其他所有的精神疾病（如人格障碍、焦虑神经症、滥用药物等）都被归类为与战斗或精神创伤无关。[35] 再次，由于与以往的战争相比，更为短期地参与作战（通常
153 为 12 个月）使得精神疾病的发生率有所降低。短期进入战区或许可以解释，然而，为什么大多数的精神问题都是在士兵回国之后才会清晰起来，或在临床上变得明显易见。

最后，与以往美国参与的战争相比，一些历史学家称越南战争为“低强度”战争。医生们认为，第一次世界大战、第二次世界大战以及在朝鲜战争中较小程度上的战争创伤是患者长时间处于遭受轰炸的状态而形成的持久和痛苦的恐惧。然而，在越南，即使在战斗最激烈的时期，战争也只是涉及短暂的小规模冲突，是通过小型

机动战术部队以安全的基地为中心进行的搜索和摧毁行动。此外，在越南的绝大多数美军人员是后勤人员，而不是投入战斗的士兵。历史学家当然不是在暗示这场战争并不残酷——数以万计的美国人和无数越南人失去了生命。而是说，战争中精神伤亡最小化的原因可能在于战争特殊的战斗形式。但实际上，精神问题发生率最高的人群倒是那些在战斗强度最低时期服役的士兵。[36]

第五种可能的解释是，派往越南的医生不熟悉军事精神病学，而且总体上缺乏经验，除非他们的年龄比较大，曾经参加过朝鲜战争。据一位在越南治疗过数百名士兵的精神科医生说，“一个仅受到过最少训练、军衔最低的人成为美国陆军唯一战区（几个月中）唯一的陆军精神病学医生”[37]。大多数被遣往越南的精神科医生都是在社区医院受到培训的临床医生，他们此前并不关心军队心理健康的问题。

平民精神病学界对战争不满的一个迹象体现在 1973 年的相关研究方面。这一年，最后一批美军回到美国，而美国精神病学协会关于越南战争的年会只发表了 3 篇论文：一篇关于海洛因的吸毒问题，一篇关于吸大麻的论文，以及一篇质疑军事精神病学作为研究分支的有效性的论文。最后这篇论文名为《军事精神病学：事实还是虚构?》。在年会上提交的论文中，讨论腹泻问题的论文比讨论越 154
南战争的论文多，甚至关于暴力问题的论坛都未涉及越南战争问题。1975 年，会议在波士顿举行，所有重要的演讲都在波士顿喜来登的战争纪念会堂举办。然而，极具讽刺意味的是，只有一篇论文涉及退伍军人重新适应平民生活的主题，没有一篇论文与战争相关。

10 创伤后应激障碍

心中负载着一个不为人知的故事是最令人痛苦的事。

马娅·安杰卢（1970）

1945年5月8日，来自纽约布鲁克林的18岁学生罗伯 155
特·杰·利夫顿（Robert Jay Lifton）前往时代广场欢庆胜利。那一天是欧战胜利日，成千上万的人聚集在纽约街头，庆祝纳粹德国向盟军投降。影片和照片记录了欢呼的士兵和平民，他们微笑、拥抱、亲吻，并将报纸举过头顶，上面的通栏标题全部用大写字母写着："欧洲胜利日！战争结束了！""欧洲战争结束了。"

1973年1月28日，星期日，也就是越南战争结束的那一天，当时已经46岁的精神病学家、作家、战争的激烈反对者利夫顿打开电视，看到了同一个地方的图像。28年前，他曾在那里欢庆胜利。这时，外面的气温是40华氏度（约4.4摄氏度），对于1月的
纽约来说，这并不是特别寒冷的一天，但下着雨。在电视上，时代 156
广场看起来破旧而又灰暗。没有拥上街头的人群，也许是因为那天不是工作日，也可能是因为那并不是一个确实值得庆祝的快乐事件。虽然联合化学大楼十层楼的窗户点亮了"和平"这个词，却令人觉得这更像是哀悼日而不是庆祝日。几位退伍军人对着电视镜头大喊，说这是一场不公正的战争，是腐败政府犯下的欺骗罪行。一位愤怒的退伍军人喊道："战争还没有结束！"[1] 美国联合通讯社报道说，许多教会都决定不举行任何特殊的仪式来纪念这一天。在华盛顿特区，一位部长说："我们中的许多人之所以没有把帽子扔向空中，是因为我们为战争持续了这么长时间而感到震惊和羞愧。"[2]

6个月后，利夫顿明确地表达了他对军队和自己职业的愤怒。虽然他曾经是驻韩国空军的精神科医生，但现在他是一名知识分子，与他的导师爱利克·埃里克森一起开拓了心理历史学的新领域，并出版了关于洗脑和核武器的书和文章。他确信军队和精神病学之间的关系是一个"邪恶的联盟"，并开始研究如何帮助越南战

争士兵。不久之后，他的工作给退伍军人带来严重的后果。他时而斥责越南战争老兵为战犯，而后又认为他们只是美国战争机器无辜的走卒，所以无罪。这种矛盾的思想体现在他发表于 1973 年的《战后回国：越南战争老兵——既非受害者，也非刽子手》的副标题中。美国公众无法弄清楚，他们到底是应该害怕，还是应该同情这些老兵。长远看来，利夫顿给我们带来了今天污名化现象最少的精神疾病名称之一：创伤后应激障碍。

20世纪 70 年代初是美国精神病学史上的一段艰难时期。这个领域变得非常流行，并且由于它对精神分析疗法的热衷与医学的其他领域差之千里，它的发展前途未卜，只能走下坡路了。在第二次世界大战期间，我的祖父称精神病学是“教条主义掌管者摇摇欲坠的堡垒”。[3] 精神病学现在面临着来自自称为“反精神病学家”
157 的强烈反对，如利夫顿和托马斯·萨斯（Thomas Szasz）。萨斯认为，与其说精神病学是一种治疗方法，还不如说它是一种纪律和惩罚的形式，是炼金术和伪科学。

1972 年的一份报告揭露了纽约精神卫生系统的问题。公民自由律师布鲁斯·J. 恩尼斯（Bruce J. Ennis）发现，法官过于草率地认定某些被告患有精神疾病，因此无法进行法律程序，从而剥夺了他们的获得正当法律程序的权力。[4] 而一旦他们被送进认定因精神疾病而犯罪的罪犯医院，他们会受到不必要的严厉的对待。这些医院违背患者的意愿给他们用药，并以“治疗”的名义利用他们从事卑微而枯燥的工作。曾经进过那些医院的人，出院后很少或根本没有机会找到工作或进入大学深造。[5] 恩尼斯得出这样的结论：没有专家真正知道什么是精神疾病，只要哪个精神科医生那么一说就行。

第二年，即1973年，世界最负盛名的科学期刊之一《科学》发表了斯坦福大学心理学家大卫·罗森汉恩的一篇文章，描述他在加州精神病医院的冒险经历，文章名为《疯狂地方的理性人》（*On Being Sane in Insane Places*）。为了质疑精神病学，罗森汉恩报告说，“8名神智健全的人秘密得到了12家不同医院的住院许可”。参加实验的人包括他的一个研究生、几个同事、一个画家和一个家庭主妇。每个人都各自去了一家不同的医院，使用假名字、假的职业和假的工作地点，并对医生说，他们听到陌生的声音，如“空”“空洞”和“扑通”之类的声音和词语。罗森汉恩还告诉他们，初次就诊时，不要报告其他症状。如果他们被送进医院，不要报告额外的幻听或其他异常情况。[6] 罗森汉恩在报告中说，精神科医生将所有参加实验的人全都诊断为精神分裂症（只有一人除外，这个人被诊断为躁狂抑郁症）。医生们只是根据这些人自己关于幻听的报告，便将他们收入精神病院，使用精神药物治疗他们，并违背他们的意愿将他们留在医院里。这些“患者”将他们住院的时段描述为令人恐惧和感到耻辱的日子。罗森汉恩得出的结论是，精神科医生没有能力区分精神病患者和健康人。直到2019年，经过苏珊娜·卡哈兰坚持不懈的调查，最终收集到很好的证据，证明罗森汉恩歪曲并可能捏造了其实验中大部分的数据。[7] 158

对美国精神病学领域来说，那次试验并不十分令人信任，所谓的“罗森汉恩骗局”是一场公共关系方面的灾难。它更多地证实了，一个“正常人”是否能够骗过医院，而并不是一项对于精神科诊断准确性的研究。精神病学家西摩·S. 凯蒂（Seymour S. Kety）这样比喻罗森汉恩的假病人：就好像一个人偷偷地喝一夸脱血，而后跑到急诊室，吐血，被作为内出血得到立即治疗，然后，这个人批评医生误诊出血的原因。[8]

还有一些人也加入了这场贬低精神病学不可信的“大合唱”，然而他们并不能操控美国公众正在形成的共识，即认为精神病学是个骗局。对此，保险公司的反应就是减少精神科治疗的支付覆盖范围，因为他们认为没有理由支付缺乏科学依据的医疗服务。他们自己承认，精神科医生没有能力区分病人和健康人，因为精神分析治疗的目标是治疗症状，而不是个别的疾病。这种观点仍然在很大程度上支配着精神分析的思想。[9] 我父亲曾经说过，“我们精神科医生诊断的是一个人的性格，而不是他的精神障碍”。但在20世纪60年代后期，在反建制*情绪推动下的新氛围中，患者开始寻求精

---

* 反建制（主义）（anti-establishment；anti-establishmentarianism）：是指站在与传统社会、政治和经济原则背道而驰的批判立场上形成的一系列观点、信念和相关的行动。1958年，英国《新政治家》杂志首次使用这一术语概括这一运动的政治和社会目标。反建制主义一词成为这种观念的政治哲学术语。在美国，反建制思潮在第二次世界大战之后便已出现，“二战”老兵对于美国社会无视他们的精神创伤，要求他们重新融入“正常”社会生活的态度深为不满，进而促进了“垮掉的一代”的文学潮流和摩托车帮会的形成。在20世纪60年代，“反建制”成为流行词。在和平而富有环境中长大的年轻一代看到了社会长期存在的许多错误，开始质疑“建制派”，批判越战、冷战政策导致的资金转移、太空竞赛、种族问题、教育体系所指定的枯燥乏味的教育内容和政府忽视人民疾苦的政策等，在思想上部分地引发了非裔美国人的民权运动和向华盛顿进军的集会游行，提出了“要做爱不要作战”（Make love，not war！）的口号。T恤衫和牛仔裤成为反建制的标志性服装，以抗议西装革履的假正经，以流行文化替代传统经典、以自由的社会关系替代传统的社会各阶层的内部凝聚力。世纪之交，反建制运动以新的主题再次走上街头，其中1999年在西雅图针对世界贸易组织（WTO）抗议活动，2011年开始的占领运动等，都受到世界范围的广泛响应和关注。21世纪10年代，美国反建制思潮与民粹主义产生了一些重合话语，如民粹主义的反精英、反制度化的话语表象，导致反建制运动的参与者从以往教育程度较高的左翼人士转变为教育程度较低的右翼人士。这一点在特朗普大选和任期中的言行以及支持者身份分析中都可见一斑。同时，在英国脱欧公民投票前后也都有明显的类似表现。——译者注

神病学以外的帮助。其他的心理健康专业，如社会工作和临床心理学，都在美国迅速发展，尤其是在东北部、中西部、北部和加利福尼亚州。[10]

同样，也是在 1973 年，在理查德·尼克松总统的副总统斯皮罗·阿格纽辞职后，美国人重又记起精神疾病长久的污名效应。尼克松提名小杰拉尔德·福特（Gerald Rudolph Ford，Jr.）接替阿格纽副总统的职务。由于在总统任期内任命副总统需要得到参议院的确认，福特必须在听证会上接受问讯。《纽约时报》的记者琳达·查尔顿在关于听证会第一天的报道中写道："在参议院委员会关于提名小杰拉尔德·福特为副总统的听证会的第一个缓慢而礼貌的日子里，如果有一件事非常清晰地表现出来，那就是，对美国政界人士来说，曾经咨询精神科医生或心理医生仍然是不可原谅的罪过。"[11]

5 年前，"二战"后曾经骚扰福里斯特尔部长的同一位记者，德卢·皮尔森，指控尼克松在做艾森豪威尔的副总统期间接受了阿 159
诺德·胡茨查奈克（Arnold A. Hutschnecker）医生的治疗。胡茨查奈克医生是纽约的精神病医生，反犹太主义者，尼克松的私人朋友。[12] 尼克松和胡茨查奈克否认两人之间有过医生和患者的治疗关系，只承认尼克松只是寻求"内科"方面的专家帮助，因为胡茨查奈克既是医生，也是朋友。尼克松当选之后，对于选民们来说，这件事便变得无关紧要了。然而，现在这个问题又提了出来：小杰拉尔德·福特是否也接受过胡茨查奈克医生的治疗。

共和党参议员罗伯特·格里芬直截了当地问福特，是否曾经看过任何精神科医生。而福特则将精神病治疗等同于精神错乱，于是他回答说："我的神志清醒得令人厌恶。"[13] 尽管他承认，曾经去过一次胡茨查奈克医生的办公室，但他告知参议院："在任何情况下，我都没有接受过任何医学界人士的精神病治疗。"[14] 委员会也要求胡茨查奈克出席并作证，他确认福特从未成为他的患者。而来到他的办公室，只是一次礼节性的"社交访问"。[15]

然而，1973 年的重要事件还没有结束。就在这一年，利夫顿、加拿大精神病医生查艾姆·沙潭（Chaim Shatan）和一群反对战争的越南战争老兵团体开始游说美国精神医学学会和美国矫正精神医学协会（American Orthopsychiatric Association，AOA），要求关注退役老兵的心理需求。在此之前，利夫顿只是成功地向报纸提供了一些关于退伍军人无家可归、吸毒、表现出自杀倾向和暴力的故事。然而，几乎没有科学数据能支持他所说的退伍军人不良社会适应性的普遍现象，或者表明，他们的状况形成了一种新的精神疾病术语。尽管如此，《纽约时报》还是发表了一篇文章，报道了一名暴力倾向严重的越南战争老兵患有一种名为"越南后综合征"（post-Vietnam syndrome）的新的精神疾病，并报道说，精神病学界对此却视而不见。这篇报道所使用的全部数据都是来自《阁楼》（*Penthouse*）杂志的一系列文章。[16]

利夫顿和沙潭与日益流行的"恳谈小组"形成了密切的关系，在那里，退役老兵讨论他们各自的战争经历。许多这样的团体都是反越战退伍军人组织的成员出面组织的。1971 年，利夫顿和反越战退伍军人组织参加了公民调查委员会发起的非政府活动，这是一
160 个以美国在越南的战争罪行为研究主题的民间组织。在那次活动中，利夫顿指导退役军人们关注暴行问题，因为他说，开放地谈论

自己在战争中的暴力行为会鼓励其他退伍军人也开始谈论这个问题。利夫顿召集的与会者说，杀害平民、妇女和儿童并不是越南战争的一种异常现象。像威廉·凯利中尉这样少数人的行为，在美军官兵中实际上是“标准操作程序”——威廉·凯利下令，在美莱村谋杀了数十位平民。[17] 利夫顿的做法正在创造一种类型化的成见：退役军人即使不是杀人犯和强奸犯，也是一群精神不稳定的人。“越南后综合征”开始成为定义退役军人人格的术语。最终，它被重新命名为“创伤后应激障碍”，并收入《精神疾病诊断与统计手册》第三版（1980）。

在整个 20 世纪 70 年代，战争期间美军暴行的故事也体现在好莱坞影片中。《飞越疯人院》（*One Flew Over the Cuckoo's Nest*，1975）证实了公众的反精神病情绪。《出租车司机》（*Taxi Driver*，1976）和《现代启示录》（*Apocalypse Now*，1979）等恐怖电影，甚至《回家》（*Coming Home*，1978）和《猎鹿人》（*The Deer Hunter*，1978）等非常感人的电影也都证实了这个现象，即公众将越南战争老兵视为一个在道德上受到欺骗、心理上受到损伤的人群。

一些记者和研究人员反对这种类型化的成见，认为不应将退役老兵视为身心残疾而危险的人群。[18] 媒体报道说，需要得到《退伍军人权利法案》规定资助的越南战争老兵的比例高于第二次世界大战和朝鲜战争，但只有 2% 的人回国后吸毒，因精神疾病住院的比例比“二战”士兵低 50%。《纽约时报》写道，退役军人找到工作的速度比过去 10 年中的任何时候都快。[19] 《洛杉矶时报》总结道，“美国越战士兵在心理上比以往战争中的战友更加健康”。[20]

1974 年，军事精神病医生乔纳森·博勒斯（Jonathan Borus）提供的数据显示，曾赴越南服役的士兵与未曾参加越战的士兵在行为、情绪和纪律问题上几乎没有区别。[21] 6年后，博勒斯的结论在对1966年入伍的92 000名海军服役人员的大型纵向研究中得到了验证。由海军的研究人员完成的这项研究表明，退伍军人的精神问
161 题发生率较低，随着时间的推移，发生率更是在下降。与预期结论相反的是，“在越南战争期间和之后，越战老兵中的非战斗人员因与压力相关的精神障碍而住院的比例最高”。[22] 戴维·马洛写道：“如果所有参战将士的战斗水平与第二次世界大战的激烈战斗相当，那么说表现出这种症状的越南退伍军人的比例很高（大约三分之一）才可能是有道理的。然而，事实却并非如此，因为，很多表现出创伤后应激障碍的越南战争退役军人都是距离战场很远的后勤人员。”[23] 博勒斯并没有反对“创伤后应激障碍”作为诊断术语的潜在效用，退伍军人的支持者于是强烈批评他和其他那些怀着退伍军人心理失衡定型成见的人。有些人胆敢声称，实际上，在越南作战的战士在战争期间精神上可能更健康，这些人当然受到了强烈的攻击。然而，在过去的战争中，专家们已经认识到战争经历的一些正面影响，例如同伴情谊、发展共情能力、合作技巧及对生命价值的欣赏。[24]

新的“越南后综合征”诊断的支持者依赖于弗洛伊德的理论，而颇具讽刺意味的是，他们同时拒绝了精神分析理论中有关同性恋的观点。1973年，当美国精神医学学会从《精神疾病诊断与统计手册》中消除同性恋这一“病症”的名称时，协会认为，精

神分析理论是一门软科学，不适合用来将同性恋确诊为一种精神障碍。然而，美国精神医学学会是拒绝还是接受精神分析理论，都取决于它是否符合他们的目的。“创伤后应激障碍”这一术语的支持者利用“压抑”的概念，即精神分析理论的标志之一，来支持他们的观点。正如沙潭在《纽约时报》上发表的看法：“在第一次世界大战期间，弗洛伊德阐明了悲伤的作用，它能帮助哀悼者放下生命中缺失的部分，并承认它只存在于记忆之中。”从这种观点的角度看来，越战老兵压抑了自己的感情，对世界感到麻木。他们心中充满了愤怒和怨恨，却没有表达的渠道。他补充道：“悲伤没有消散，他们心灵创伤的悲痛无处诉说，他们的内疚也无法赎偿。”[25] 就像在精神分析疗法中一样，患者必须记录他的过去，他只能在叙述的 162
过程中记忆他的过去，精神创伤的受害者也必须叙述他的记忆。“越南后综合征”就是这种叙事形式。尽管美国精神医学学会对精神分析疗法怀有偏见，但它最终还是会接受这样的说法，即创伤后应激障碍的患者压抑了他们的记忆。

美国精神医学学会还必须找到一个办法，来保护“越南后综合征”这一诊断免受学会怀有反战偏见成员的攻击。在以往的战争中，医生们几乎没有经过任何争论，便接受了这个现实，即他们不能像在平民生活中那样在战争中工作，因为在战争过程中，医生有着另一个目标，即使用其他的医疗技术。然而，对于像越南战争这样不受欢迎的战争，他们不愿意或者也无法调和他们的利益冲突。协会中的许多成员都认为，军事精神病学家对于战争更加投入，并不是为了治愈患者。[26] 在精神病学的期刊里和专业会议上，关于退伍军人问题的报道也太少，无法激发他们对退伍军人心理健康的兴趣。1969 年，即在越战中暴力行动最严重的阶段，在美国精神医学学会为期一周的年会上提交的数百篇论文中，仅有一篇关于越南战争的论文，以美国士兵与越南妇女的婚姻为主题。此外，平民精神科医生认为，士兵和退伍军人的医疗工作是政府的责任，而不是医生的责任。[27] 精神病学家托马斯·梅尔（Thomas Maier）在 1970 年写道，“无论军队精神病学可能是什么，我看不出道德和科学的合法性可以支持它作为临床精神病学的尊严”[28]。

另一个挑战是找到形成了新的精神障碍的理由。无论是同性恋，还是“创伤后应激障碍”，都没有数据来证明取消它或者保留它的合理性。美国精神医学学会可以以人权为根据，从《精神疾病诊断与统计手册》中消除了同性恋这一病症，而要求将创伤后应激障碍收入《精神疾病诊断与统计手册》的支持者的依据，大多只是一些有关陷入困境的越战老兵的轶事，他们却无法声称自己处于道德制高点，因为公众对于参加了不道德战争的人不表示同情，尽管这些战士中不少人是应征入伍的士兵。支持者成功地提出，新的诊断并不与以往任何其他诊断相重叠。他们断然否认，现有的诊断——如抑郁、焦虑和短暂的反应性精神病——适于描写这些症状，[29] 并指出，自美国精神医学学会从《精神疾病诊断与统计手册》第二版中淘汰了“严重压力反应”之后，便没有再提出任何
163 精神创伤的分类。[30] 而《精神疾病诊断与统计手册》第二版中也只是提供了称为“成人生活的适应反应障碍”的分类。这些支持者认为，这个术语与越南战争的精神创伤无关，因为它只是被定义为“临时性情境人格障碍”。他们还认为，人在经历压力后不久就会出现调整性的反应，而不是像越战老兵这样，在战争结束多年之后才

出现“创伤后应激障碍”的症状。这时，《精神疾病诊断与统计手册》第三版已经开始写作，作者们认识到，新版本的主要目标应该是提供以数据为依据的诊断。为此，美国精神医学学会的领导层开始着力寻找可能验证“创伤后应激障碍”并帮助他们制定严格诊断标准的科学证据。

然而，他们为什么需要科学证据？因为，美国精神医学学会要摈弃精神分析疗法，并消除这样一种观点，即认为精神疾病只是正常心理谱系上的变量表现。他们认为，新的标准将确立“真正的”精神疾病，并以此推动世界各地的研究人员和治疗机构使用相同的诊断标准来提高研究和临床治疗的可靠性。没有标准化，科学的精神病学就没有希望：具有相同症状的患者很容易因为医生的一时兴致得到不同的诊断。流行病学比率出现很大的差异，原因就在于研究人员用来确定是否形成传染“病例”的标准不同；两名进行药物试验的研究人员不能确定他们是否在研究相似的人群。《精神疾病诊断与统计手册》第三版的作者们问道，有什么比创建一个受到普遍认可的类别和症状清单更好的办法？它能使精神病学更加客观，更不容易受到临床和研究实践中不同情况的影响。为临床医生提供以科学严谨的方式使用特定的诊断名称，还有什么会比这种方式更能确保保险公司会支付心理健康治疗的费用呢？

对创伤后状况的科学支持部分来自格林克和施皮格尔关于“二战”创伤的研究，在这些研究中，他们提出，对创伤经历的病理反应可能会在事件发生多年后才会出现，甚至可能会变成持久的慢性反应。[31] 我祖父说，在 1945 年，他感到惊讶的是，“今天住院的大多数神经症患者……在返回美国时才出现了他们神经症的第一个

164 迹象，或者，他们的神经症在登上美国的海岸之后才变得更加恶化了”。[32] 然而，大多数“创伤后应激障碍”的确证并不是来自军队，而是来自收集火灾、车祸、性暴力和其他类型创伤受害者数据的医生的工作成果。

在追踪美国精神医学学会对“创伤后应激障碍”诊断接受的情况时，精神病学历史学家通常认为，这应归功于艾奥瓦大学备受尊敬的精神病学家南希·安德森（Nancy Andreasen）。她发表了一系列关于严重烧伤受害者的文章。在其中一篇文章中，安德森写道，在1945 年波士顿椰树林夜总会火灾（造成 492 人死亡）的幸存者中，有一半被诊断出患有当时所谓的“创伤后神经症”，[33] 而且他们情绪上的痛苦一直持续了几十年。有关“创伤后应激障碍”更多的证据来自研究者收集的关于纳粹大屠杀（Holocaust）幸存者长期心理问题的数据。然而，安德森认为，只有当临床医生有一个共同的操作框架，如通过像“创伤后应激障碍”这样的诊断，来理解悲剧事件的特殊心理后果时，这类长期的情感痛苦才是可以治疗的。[34]

尽管不是非常明显，另一个在社会历史层面上为使“创伤后应激障碍”成为诊断术语而做出贡献的因素，就是女权主义运动。20 世纪 70 年代早期，女权主义团体已将公众的关注导向家庭虐待和虐待儿童（尤其是对儿童的性侵）所造成的心理后果。与此同时，女权主义疗法作为一种独特的治疗方法在美国出现，专门面对诸如性暴力、家庭虐待、妇女在不断的经济增长中未能获得经济收益，以及将妇女客体化为性生物体和供男性评估和使用的生殖体的问题。在学术文章中，女权主义临床医生提出了新的疾病名称，如受虐妇女综合征、强奸创伤综合征和虐待儿童综合征。而他们在此所描写的症状则与“创伤后应激障碍”的症状极其相似，并以此为美国精神医学学会提供了更多的数据，支持这一诊断名称进入新版的《精神疾病诊断与统计手册》。[35]

女权主义临床医生反对使用带有“越南”一词的诊断名称，但认为，“创伤后应激障碍”有潜力成为诊断术语。[36] 他们设问：为什么受到性侵的妇女不能获得与士兵相同的福利？[37] 如果士兵们可以描述美军在越南的暴行，为什么人们不能更公开地谈论强奸和 165
乱伦？如果一名越战老兵可以压抑创伤性事件，而在经过几个月或几年的治疗后才重新发现它，为什么同样的过程就不能发生在性暴力的受害者身上？1973 年，美国心理学会成立了女性心理学委员会和女性心理学协会，以支持女性研究人员和临床医生，并广泛地关注社会因素对女性心理的影响方式，包括女性对性别歧视标准的内化而使其成为其自身的一种自我污名。

此前近十年，临床医生一直在使用“越南综合征”和“越南后综合征”等同义词，1980 年出版的《精神疾病诊断与统计手册》第三版正式收入了“创伤后应激障碍”这一精神疾病的名称。退役军人倡导团体先是赞成“越南后精神障碍”这个术语，后来又提出“灾难性压力障碍”作为一种妥协。最终决定使用“创伤后应激障碍”这一术语的原因在于，这一诊断不仅适用于现役军人和退役军人，而且适用于任何承受过严重压力的人，包括性暴力受害者。美国精神医学学会对它的定义既包括其长期的症状，也包括其在时间上后滞的特点，并确定它的起因在于“超出人类通常经验范围的心理创伤事件”的经历。[38]

在接下来的20年里，由于它几乎没有带来污名的现象，这个术语受到了广泛的关注。同时，研究人员正在稳步积累有关心理创伤的数据。例如，科学家们研究了1972年西弗吉尼亚州布法罗河大坝倒塌事件*中的儿童幸存者。这次事故导致125名居民死亡，1000多人因煤矿的数百万加仑黑色废水泛滥而受伤。灾难发生17年之后，7%的成年人的心理状况符合“创伤后应激障碍”的诊断标准。[39] 同样，学者们也对1974年被巴勒斯坦游击队绑架以色列青少年事件**进行了回顾性分析。当时，在被绑架的青少年中，有22名儿童被杀害。当时遭受绑架的人中，在17年之后表现出持续的“创伤后应激障碍”的症状，任何恐怖袭击的消息通常都会激发这些症状的发作。[40] 一项关于纳粹大屠杀的研究表明，幸存者中约一半人的症状符合“创伤后应激障碍”的标准。他们经常出现的症状是：过度警觉、健忘症和情绪疏离等。在“二战”结束
166 50年之后，这些症状依然存在，而且它们并不因幸存者是在集中营中，还是通过躲藏而幸存下来而有所不同。[41]

1988年，全美越战老兵重新适应研究（NVVRS）报告称，在项

---

* 布法罗河大坝倒塌事件：1972年2月26日，发生在美国西弗吉尼亚州洛根县布法罗河上的一起煤泥蓄水盆地大坝决口的事故，造成多达125人死亡。煤泥蓄水盆地大坝属于Pittston采煤公司，高32米。煤泥被引入盆地进行沉降。大坝未设置排水系统，设计理念是让水慢慢渗入地下水。直到2月24日晚，公司负责人仍未认识到决口的危险。26日清晨7:59大坝决口，淹没了布法罗河谷中的16个城镇。——译者注

** 马洛特大屠杀（Ma'alot massacre）：1974年5月15日，解放巴勒斯坦民主阵线组织的成员袭击了一辆面包车，杀死了2名以色列阿拉伯妇女，进入一幢公寓并杀死了一个家庭，占领了当地一所学校，并扣押了115名学生和教师。25名以色列人在学校被杀，其中包括22名儿童，68人受伤。——译者注

目所调查的男性越战老兵中，15.2%的人（479 000 名）表现出符合“创伤后应激障碍”标准的症状，女性越战老兵中 8%（160 名）表现出相应症状。尽管该研究的结论表明，大多数退役军人都已经成功地适应了战后的生活，但研究者们依然发现，从战争结束到 1988 年，参加调查的越战老兵中有 30.9% 的男性和 26.9% 的女性产生了“创伤后应激障碍”的症状。另外，22.5% 的男性和 21.2% 的女性患有研究人员所谓的“部分创伤后应激障碍”，因为他们符合《精神疾病诊断与统计手册》中的大部分，但不是全部标准。[42] 后续的分析工作还表明，在参加战争 20 年至 25 年之后，78% 全部或部分地表现出“创伤后应激障碍”症状的越战老兵仍然还在遭受它所带来的痛苦。[43] 至 2012 年，美国陆军称“创伤后应激障碍”为“流行病”。

“创伤后应激障碍”依然是一种富于争议的诊断。表现出“创伤后应激障碍”症状的人是一个需要治疗照顾、与人无害的受害者，还是一个令人顿生恐惧的凶手？是一位有坚强心理韧性的幸存者，还是一个心理不平衡的定时炸弹？这些矛盾让临床医生和美国公众都感到烦恼，因为形成这一标志性创伤的是一场依然悬而未决的政治分裂的战争。通过将战争导致的精神症状降低到战争带来的心理影响的层面，使士兵们获得精神保健的权利，但是，他们也因此而容易成为战争带来的公式化成见和公众舆论的受害者。

作为一种被认为是由服兵役期间的特定事件引发的疾病，“创伤后应激障碍”的诊断也影响了士兵的治疗。虽然退役军人可以得到针对战争创伤的治疗，但不能得到对在战前更长时段内个人特定生活史中发生的创伤的治疗。时至今日，士兵们也很少愿意在服役期间暴露与战争创伤无关，或是在战争创伤之前受到的人际创伤（例如性侵犯）所造成的心理问题。暴露出服役前心理问题的士兵会被军队除名，也不会得到任何福利，因为军方可以辩称他们的疾病不是在服兵役期间生成的。为了保护士兵的福利，临床医生可能
167 会将其他精神疾病也解释为“创伤后应激障碍”或是其并发症。这种只为服役期间出现的病症提供精神病护理的政策的基础是这样一种幻想，即认为军人进入军队时精神都很健康。即使他们并不很健康，军方的意识形态依然坚持认为，新兵训练营会消解士兵的不良特点，并把他们改造为新人。

如果临床医生或患者将“创伤后应激障碍”理解为只是在入伍后发生了非常事件而导致的病症，而与其他时间和事件无关的话，那么，军队实际上可能会阻碍有效治疗，比如，针对患者个人特定生活史的心理治疗的介入。尽管我们并不知道有多少患有“创伤后应激障碍”的军人在开始服役时已经经历或目睹了不同形式的暴力，但很可能的现实是，有很大一部分的官兵都有这样的经历。在一支全志愿的军队中，大量新兵来自贫困、受到歧视和充满暴力的弱势社会环境。[44] 不稳定的早期状况，心理健康专家称之为“不良童年经历”，是成人身体健康和心理健康问题的主要风险因素，包括自杀的倾向。[45] 回避更完整的个人历史，而只专注于服役期间的经历，也会掩盖士兵之间的多样性。贫困和饥饿与虐待儿童或性暴力不同，在保留地中成长的美洲印第安人与在纽约布朗克斯成长的西班牙裔人也很不同。

在很大程度上，创伤后应激障碍已成为一种涵盖一切的诊断，一种消除个人生活经验和文化差异的均衡器，并且这一诊断不会给患者带来污名攻击的危险，因为它将病症归咎于环境的压力，而不是个人的某种个性和历史。它已成为救济组织在世界范围内一种通行的科学货币，为灾难的受害者提供治疗和帮助，如针对前南斯拉夫的政治暴力、1995 年日本神户地震、2004 年印度洋海啸和 2010 年海地地震等灾难的受害者。用人类学家乔希·布雷斯劳（Josh Breslau）的话来说，创伤后应激障碍最初只是作为对美国退役军人的诊断，如今“已经成为全球范围内人道主义援助的一个理所当然的维度”。[46] 作家伊桑·沃特斯（Ethan Watters）称之为“人类痛苦的国际通用语言”。人类学家金伯利·台盾（Kimberly Theidon）称之 168
为全球心理健康领域的“创伤产业”。[47]

对心理健康保健全球扩张持批评态度的人士警告说，创伤后应激障碍会将预期的压力反应转化为精神病学的诊断，比如焦虑和过度警觉既是创伤后应激障碍的症状，也是对创伤的理性反应。今天，每当发生自然灾害时，公共卫生官员都会警告，幸存者可能会出现新一波创伤后应激障碍。然而，世界上并非所有人都以同样的方式对创伤性事件做出反应。请不要忘记，“一战”和“二战”期间受到精神创伤的士兵很少提到任何类似于“闪回现象”的情况，而它正是创伤后应激障碍的一个关键症状。实际上，在海湾战争（1990—1991）之前，关于片段性“闪回现象”的报道并不常见。“闪回现象”发生时，患者感到重新体验了创伤发生的实际事件。[48] 创伤后应激障碍的核心特征，如情感麻木和回避提及相关事件，在拉丁美洲的某些地区却是罕见的反应。在今天的撒哈拉以南非洲，我们很快就会看到，对于创伤的反应包括害怕失去生殖器。在南亚，战争创伤经常导致偏执和“想得太多”。[49] 但这些症状，在《精神疾病诊断与统计手册》中都没有被列为创伤后应激障碍的症状。

当然，即使它改变了一个人的生活，对创伤性事件的所有反应也并非都是病态的。在美国，人类学家佐伊·伍尔（Zoë Wool）写道，“回家的麻烦和战后的转变即使没有被归属于创伤后应激障碍的范畴，它们也已经受到限制”[50]。创伤后应激障碍已经成为如此普遍的问题，它继续引导着临床医生只关注其症状清单之内的症状，而无法发现那些精神病学尚未定义为病态的其他战争创伤，例如战后士兵在日常生活和职业选择中发生的众多破坏性的、盲目的和个性方面的变化。[51]

创伤后应激障碍还提醒我们，医生和患者如何合作塑造了一些特定症状及其相关描述，这种过程只有在医生和患者来自不同的文化背景和使用不同的语言时，才会变得非常清晰。例如，在美国接受心理创伤治疗的柬埔寨难民，他们向心理医生描述了红色高棉政权下大规模屠杀和酷刑的恐怖，但他们往往不报告创伤后应激障碍
169 中极为常见的“闪回现象”、噩梦和侵入性创伤记忆，并不都像我们今天经常看到的那样。[52] 美国的医生先是对此大为惊讶。但是，这些难民实际上还是会有“闪回现象”和过度警觉的状态。他们并未将这些现象告诉精神科医生，是因为他们认为这些都是灵魂上的现象，而不是心理上的症状。接受过哈佛大学精神病学家德文·E.欣顿（Devon E. Hinton）检查过的柬埔寨难民不认为惊恐和警觉是一种心理现象。在他们看来，那是心脏虚弱的表现，或者是他们文化

中所谓的“卡亚尔”的攻击。它是一种流经血液的像风一样的物质，“卡亚尔”失调并在体内大幅度增加就会带来上述现象。[53] 一个人可能会向萨满讲述他的梦，因为梦是灵魂层面的现象，但他不会想到去向医生陈述这些梦，除非（在 21 世纪受到过将噩梦与历史创伤联系起来思考训练的）医生向他询问。然而，在与美国临床医生会面后，这些难民重新框定了他们创伤后应激障碍的症状。

创伤后应激障碍也是一种个人疾病，一种最典型的模型就是，一个生活在个人主义文化中非常个性化的人会将对他自力更生和自我控制的侵扰事件解释为心理创伤。在撒哈拉以南非洲的许多地方，人们将他们的创伤描述为家庭或精神、政治或经济层面的现象，但并不会将他们的痛苦诠释为对他们作为自主行为者的侮辱，而是将它看作对他们所属社会群体的侮辱。对于居住在美国西北海岸保留地的一些美洲印第安人社区而言，用“历史创伤”这个概念要比“创伤后应激障碍”更为合适，因为前者影响着他们社区中的所有人，而后者只是影响到个人。尽管“压力”的概念最初出自社会科学家，用以表现社会环境如何影响人的心理健康，但它变成了表达一个人与环境无关的、内在的痛苦体验，即他对自己记忆、自己知识的体验，而最终使得塑造不同类型创伤的社会因素变得含糊不清，模糊了对于创伤的不同看法、经历和治疗手段。[54]

前南斯拉夫饱受战争践踏的一些社区认为，创伤后应激障碍是消极的精神疾病，是一种被动性的疾病。根据这种观点，患有创伤后应激障碍的患者都是些受害者，而不是具有强大心理韧性的斗士。他们还拒绝接受创伤后应激障碍病症诊断标准所暗示的假设，即这些经历精神痛苦的人是受到了外力的“创伤”。他们拒绝接受 170

创伤后应激障碍是一种慢性的、无法治愈的疾病。即使目前似乎不存在任何症状，它也可能在未来几年内出现。在科索沃，国际援助组织将“创伤后应激障碍”的概念作为一种方式，来帮助患者了解他们是受害者，并将他们的愤怒和怨恨情绪引向真正的罪魁祸首。[55] 但是，不幸的是，在这个过程中，他们不知不觉地助长了种族间的仇恨和渴望复仇的情绪。

这些跨文化实例表明，在某种程度上，创伤后应激障碍是一种优越的诊断。当患者或临床医生将症状解释为创伤事件的结果时，他们常常认为那是一个不同寻常的事件。然而，这对于那些创伤事件成为他们生活的日常事件的人来说，又应该如何定义呢？例如长期家庭虐待、营养不良或不可预测的暴力。那些终生受到歧视，或者被关押多年的人的创伤又应该如何定义呢？在这些情况下，谈论少量离散的创伤性事件是没有意义的。

作为一个诊断术语，创伤后应激障碍一定有用。即便是不可靠或无效的诊断，也能引导有益的治疗。它帮助受害者诠释他们的症状，并懂得它们的合理性，帮助医疗提供者理解和解决心理健康问题。尽管心理创伤会导致巨大的痛苦，但它并不一定会导致“创伤后应激障碍”。创伤后应激障碍是我们构建的概念，但它并非在任何地方都有价值。我们将它创造成一种文化上可接受的方式，用以理解一种特定的痛苦，而不是责怪受害者。创伤后应激障碍是我们保住脸面的诊断，是有心理问题的人可能真正想要的唯一诊断。那位“一战”时的精神病学家托马斯·萨蒙曾经说，患者会像维持生命线一样紧紧抓住“炮弹休克症”不放。如果他今天还活着，他会说，“创伤后应激障碍”就是“炮弹休克症”的后继术语。

11 期待疾病

通常被认为具有治疗功能的文化系统

也可能产生相反的结果，

培养出恰恰正是它渴望治愈的病状。

罗伯特·A. 韩恩，《反安慰剂效应》（1997）

171 2014年，当我首次见到托马斯·英瑟尔（Thomas Insel）的时候，他还担任着美国国家精神卫生研究所所长的职务。他到全国各地做演讲，热情地呼吁减少心理健康保健的障碍，并为此付出了很多的努力。英瑟尔是一位神经科学家和精神病学家，当时已经60多岁了，但他的外表和行为都显得年轻很多。他既严肃又和蔼可亲，用一种孩子般的热情表达着他激烈的观点。他告诉我说，“‘污名’是精神卫生保健中最大的问题之一。你应该去研究一下军队和被派往阿富汗和伊拉克的士兵的情况。我认为，与美国社会的任何其他方面相比，军方在消除污名方面做了更多的工作”。开始的时候，我并不相信他的话，但是现在我相信了。

172 还没有任何一场美国参与的战争像阿富汗和伊拉克的冲突那样持续了如此长久的时间。如果以不同的标准来判断越南战争的结束时间，那么，可以说，这场战争持续了11年或13年。然而，在目前这场冲突开始的时候，今天入伍的年轻人甚至可能还没有出生。总而言之，自2001年9月11日之后，美军开始调动部队以来，已经有近7000名军人死亡，数万人身体受伤或受到心理创伤。这些伤员中还有很多女兵。在阿富汗和伊拉克，战斗和非战斗人员之间的界限不明确，而且没有前线战场的界限。女兵和男兵一样有可能介入战斗，并产生与战斗相关的创伤后应激障碍。同时，女兵还可能因性侵而产生创伤后应激障碍。因经历过美国军方所说的“军队性创伤”（MST）的女兵在女性退役军人中的比例高达36%。[1]

鉴于其持续时间长，这些战争打破了以往的那种循环，即在战争中把精神卫生保健的机制建设起来，然后便又忘记了战争中所取得的一切成就。因为这期间并没有完全进入和平时期，也就没有机会去忘记经验。长期处在这些冲突之中，军队得以继续关注精神疾病、污名化和治疗方面的障碍。医生在各部队的整个部署周期中对士兵进行广泛的调查和长时间的采访。心理健康咨询小组的年度报告是对伊拉克和阿富汗战场上的美军将士的实时健康评估，军方研究人员的研究结果发表在诸如《新英格兰医学杂志》等主流期刊上。在我与沃尔特·里德陆军研究所的几位工作人员的一次交谈中，戴蓓拉·尤理科博士说："有时候，你可能会认为平民社会不知道我们在做什么，而在医学界，我们则是二等公民。"杰夫瑞·L. 托马斯回应道："是的，但现在情况不同了。我们可以写论文，媒体也会引用其中的观点。我认为，我们还从未受到过这么多的赞赏。"

军队使得创伤后应激障碍的诊断得到普及，它现在已经成为一个日常常见的词。要是我的一个学生经济课的成绩不好，她会说，"我再也不去上经济课了，它会让我得上创伤后应激障碍的"。我无法判断她在课堂上到底发生了什么事，或者她在这门课上的表现怎样是否与她过去的失败产生共鸣，但是，在回应我后续问题的回答 173
中，她并没有显示出这门课，或是考虑去上另一门经济课，会给她的学业或社会关系带来任何问题。她并没有噩梦，没有痛苦或过度警觉的身体症状，也并没有放弃自己的爱好。她的情况不太可能真正符合创伤后应激障碍的标准。尽管如此，旧金山州立大学的一些心理学家对 769 位本科生的调查样本显示，其中大约 25% 的人在 2016 年美国总统大选后 2 到 3 个月中达到了具有临床意义的创伤后应激障碍症状的标准。这些症状起因于他们对选举结果的震惊和沮丧，也包括侵入性想法、回避并改变原有的亲密社会关系。[2]

“创伤后应激障碍”这个术语的这种泛滥性的使用，让专家们很是气愤。他们担忧，这会使得真正严重的病情显得微不足道。神经科学家、西奈山医学院创伤压力研究部主任蕾切尔·耶胡达（Rachel Yehuda）博士很高兴地看到，精神疾病的污名现象总体上减少了。但是，当我在她位于布朗克斯弗吉尼亚医疗中心的办公室见到她时，她也表达了一些担忧。因为这时，时尚设计师凯特·斯佩德（Kate Spade）和名厨安东尼·布尔丹（Anthony Bourdain）的自杀事件仍然主宰着媒体的头条报道。对于媒体对这类事件的关注，叶乎达感到矛盾。在提及这两位名人时她说，“有时候我会怀疑，我们是否做得有些过分了，就是说，我们是否在努力减少污名现象方面走得太远了？这样使得一些诊断过于宽泛，也美化了一些精神疾病，甚至可能还包括自杀？”她认为，创伤后应激障碍已经变得如此常见，以至于现在任何一个经历了创伤性事件的人都觉得自己应该生病。但是，按照定义，心理创伤是人在情感上的困难。“创伤后的痛苦不仅可以发生，而且是应该发生的。疾病的产生是指这种痛苦持续很长时间，并不断干扰你创伤事件之后的生活。”

于我而言，她的担忧并不在于是否存在真实的或虚构的疾病，就像那位选了经济课的学生和那些旧金山州立大学的学生们的情况一样，后者的情感困惑是因为唐纳德·特朗普赢得了选举，并不是他们真正患上了创伤后应激障碍。和其他一些疾病的名称一样，这个术语现在变成了可以被用来赢得痛苦和不幸的合理权利的工具。
174 就好像，如果没有了这些疾病的标签，他们的痛苦就会变得无效而不受到认可，他们就不能得到像苏珊·桑塔格曾经称之为“病人王国”的公民身份的护照。[3] 然而，耶胡达没有提到的情况则是，那个王国中只有一些地区提供了远离精神疾病污名的避难所：精神疾病从外部侵入我们身体的疾病，显然不是我们自己的过错，比如创伤后应激障碍和神秘的海湾战争综合征（Gulf War syndrome，GWS）。

2008年，也就是在英瑟尔建议我更多地了解军事精神病学的6年前，陆军部长皮特·格伦（Pete Geren）致电英瑟尔，讨论军队中自杀率上升的问题。那时候，格伦担任陆军部长还不到一年。从美国参议院确认他的职务开始，他就将减少自杀和污名化看作自己的首要任务。大量的调查数据显示，士兵们担心如果他们寻求心理健康方面的帮助，他们的战友就会对他们失去信心，认为他们软弱，他们也不会得到提升晋职，甚至可能还会被从军队中除名。在2004年进行的一项重要研究显示，在表现出创伤后应激障碍和抑郁症症状的士兵和海军陆战队员中，只有不到一半的人寻求心理健康的治疗，或是牧师的帮助。负责美国军事心理健康研究的首席调查员查尔斯·霍格（Charles Hoge）认为，“污名伤害是阻止他们寻求帮助的主要原因”。[4]

另一些人认为，军事指挥官应为污名现象承担责任。每年有多达19万名新兵进入美国陆军、美国陆军预备役或美国陆军国民警卫队，根据沃尔特·里德陆军研究所保尔·金（Paul Kim）博士的观点，“无论他们是来自后备军官训练队、西点军校还是基础训练基地，从那些新兵到达的那一刻起，指挥官就是他们成长的推动者或障碍”。退役空军飞行员兼军事牧师罗伯特·瑟坦上校告诉我，有些指挥官否认那些在战斗中没有直接接触暴力的士兵的精神疾病问题。他说：“实际的情况是，很少有人在战斗中真正被枪击或开枪射击。但这并

不能说明，他们就不会感到非常恐惧和焦虑。”另一位患有创伤后应激障碍的退伍军人有另一种关于污名现象持续存在的理论。他告诉
175 我，军方认为污名现象比实际表现的要多很多，“军方以污名现象为借口，这样他们就不会因为精神保健服务太少而受到指责”。

到21世纪之交，多年来一直低于社会其他各方面自杀率的军人自杀率开始稳步上升。到2008年，即格伦出任陆军部长时，军人的自杀率超出了平民的自杀率（军人20.2/100 000，平民19.2/100 000）。无论是军队内部，还是社会上的平民，大多数人在首次尝试自杀时就成功了，而这些人却从未尝试过接受专业的心理治疗。仅仅在4年之后，即2012年，军人的自杀率将会超过每10万名士兵中30人的纪录。[5] 由于自杀率持高，同时也为了降低军内精神疾病的患病率，军方决定取消一项正在实行的宽容政策，即允许曾患躁郁症和曾有滥用药物劣迹的人入伍。

格伦和英瑟尔同意联手，共同进行一项有史以来规模最大的军事心理健康研究项目。项目起始经费6500万美元，其中5000万美元来自美国陆军，1500万美元来自美国国家精神卫生研究所。英瑟尔将它比作与弗莱明翰心脏研究*同样意义重大的项目。这项心

---

* 弗莱明翰心脏研究（Framingham Heart Study）：是一项针对马萨诸塞州弗莱明翰市居民的长期心血管健康状况的纵向研究。项目起始于1948年，针对住在弗莱明翰市的5209名成年受试者进行了跟踪研究，目前的参试者已经是第三代市民。在这项研究开始之前，人们几乎不具备关于高血压或动脉硬化性心血管疾病的流行病学方面的知识。许多现在关于心脏病的常见知识，例如饮食、运动和阿司匹林等常用药物的影响，都是与这项纵向研究的成果直接相关。美国国家心肺血液研究所自1971年以来与波士顿大学合作，继续进行这个项目。来自大波士顿地区医院和大学的各类医疗卫生专业人员都参与了项目的工作。弗莱明翰心脏研究至今依然是美国最重要的流行病学研究项目。——译者注

脏研究项目以住在马萨诸塞州弗莱明翰市居民命名，他们是这个项目的对象人群。弗莱明翰心脏研究开始于1948年，有超过5000人参加，并且时至今日，项目依然还在继续。格伦和英瑟尔想要对士兵的心理健康进行类似的监测，尤其是对于创伤后应激障碍的观察。他们将这个项目称为“陆军现役军人精神疾病风险和心理韧性评估研究”（简称 Army STARRS）。

该项目的研究人员收集了从2004年至2009年间服役的130万现役士兵的历史数据，并跟踪了超过10万名士兵在2009年至2014年间的心理健康状况的记录，不论年龄，包括战争行动前后和期间，以及他们身在战区和医院的数据。自2014年以来，这项研究新的纵向研究（STARRS Longitudinal Study）继续关注其研究对象长时间的心理健康状况，并在承诺保密的条件下，对士兵进行了长期的调查。大多数结果并未显示出非常值得关注的异常，例如，男性自 176
杀人数多于女性；入伍后不久便进入战斗性军事行动，而没有足够的时间适应军队生活的士兵，比那些晚一些进入战斗性军事行动的士兵表现出更高的自杀风险；在过去两年中被降级的士兵也存在着更高的自杀风险。

研究结果虽然并不非常令人意外，但仍然让人担忧。25%未曾进入战争的美国陆军人员表现出符合焦虑、情绪多变、破坏性行为或滥用药品的标准的现象，而11.1%的人表现出多种疾病的症状。这些障碍中，有75%的人是在入伍前就已经发病了。[6] 在另一项研究中，间歇性爆发性障碍（intermittent explosive disorder, IED），即一种以冲动性愤怒和攻击为特征的疾病，是士兵入伍前最常见的疾病，几乎是平民发病率的6倍。[7] 换句话说，成千上万的士兵在通过了他们的入伍筛选时，就已经潜藏着精神疾病，而这些疾病在入伍筛选时或是未被发现，或是被忽视了。正如伊拉克和阿富汗美国退役军人协会指出的那样，一旦他们入伍，“进行自我诊断和寻求治疗就成了士兵和退役军人个人的责任”[8]。即使士兵寻求帮助，他也不会马上得到相应的治疗。目前在阿富汗，有紧急心理治疗需求的美国士兵通常平均需要等待 40 小时才能见到心理医生或精神病医生。[9]

许多在军队中被诊断为创伤后应激障碍的士兵还可能患有其他精神疾病，或者，他们在各自的生命历程中可能经历过其他的创伤，成长过程中或许经受过暴力。然而，在他们的心理健康评估中，这些创伤往往会被服役期间产生的任何其他创伤所取代。此外，如果出现多种诊断的可能性，创伤后应激障碍便成为首选诊断。这一诊断具有三重吸引力：帮助患者获得福利，降低因羞耻感而不能就医的概率，同时还能给患者带来一些荣誉感。

只要能带来一定的益处，人们更乐于接受新的、污名现象低的诊断，这种情况并不少见。人类学家阿德理安娜·佩特伊纳（Adriana Petryna）用“生物公民身份”（biological citizenship）一词来解释为什么乌克兰切尔诺贝利核灾难的幸存者努力得到与受到放射性伤
177 害相关的诊断，以便有资格获得为切尔诺贝利受害者提供的健康和经济福利。正如其他与身份相关的疾病潮流（例如美国的海湾战争综合征）一样，乌克兰人将身份和身体的生物性融合在一起，以便在经济状况不稳定的时候引起关注，并获得经济补偿。“公开生病”在心理和物质收益方面都有好处。[10] 与切尔诺贝利事故的污染声明一样，得到创伤后应激障碍的诊断说明患者在创伤事件发生前是

健康的。

由此，创伤后应激障碍铸造了一个个人历史的疆界。[11] 与士兵的其他生活内容分割开来的是，针对创伤后应激障碍的治疗通常在于消除症状，而不是去除这些症状背后长期的发展原因。如果没有更多的历史视角，那么，要回答这个问题就会非常困难：在两个遭受同样创伤的人中，为什么有一个人，而不是另一个人出现了创伤后应激障碍？前军事精神科医生兰斯·克劳森（Lance Clawson）告诉我，创伤后应激障碍的诊断可能有助于士兵克服羞耻感而接受治疗，“但不一定有助于临床医生找到相应的治疗方式”。

想象一下，假如有一位军人，他的工作地点就是一张办公桌，他从未被调遣到战争地区。他的一位朋友在伊拉克的战斗中阵亡后，他遭受的不仅仅是失去朋友的痛苦，同时，他还因得知朋友死亡的令人恐惧的细节而感到痛苦，他有睡眠障碍、焦虑，有时还会呼吸急促。然而，如果他被转到精神科医生那里治疗创伤后应激障碍，那么，精神科医生所面临的情况就是，如果他深入挖掘这位士兵的背景，他就会面对一种危险，即他可能会发现这位士兵在服役前就已经出现引发当前症状发作的证据，引发当前症状的导火线可能是这位士兵的童年经历，也可能是来源于他以前抑郁症和焦虑症的病史。

在不了解有关患者心理健康的病史的情况下，创伤后应激障碍的诊断可能会证明某些治疗手段是合理的，但是，这一诊断实际上可能不符合普遍接受的标准，也就可能不像其他诊断那样对治疗有益。任何诊断的价值都在于它为患者所提供的内涵。尽管美国精神医学学会很久以前就已经指出，创伤后应激障碍只是对于以前“正 178

常”患者的诊断，军队中的许多精神疾病仍然被简单化地归结为创伤后应激障碍。同样有问题的是，如果创伤后应激障碍的定义如此广泛，足以包罗一位患者的多种心理症状，那么，如果患者的症状不适合创伤后应激障碍的范畴，又将如何呢？比如说，孤独症、强迫症或性别不安？这些状况是否就应该拒绝治疗，或者，表现出这些症状的士兵就应该退伍？

然而，创伤后应激障碍还并不是现役军人中最常见的精神疾病。滥用药物是最常见的状况，其次是抑郁症。在退伍军人的病症统计报告中，抑郁症名列榜首。[12] 创伤后应激障碍仅仅是出现在士兵医疗档案中最常记录的一种诊断，也是媒体中最常讨论的一种诊断。此外，士兵的精英程度越高，他们个人对于进入记录内容的影响力就越大。一位不愿透露姓名的军事精神病医生说，那些住在华盛顿特区附近的沃尔特·里德国家军事医疗中心的美国陆军特种部队的战士可以查看并编辑他们的个人病历，有时还可以用创伤后应激障碍来代替其他的诊断。有经济能力的士兵通常会在私营医院或诊所寻求心理治疗，自己支付费用，以避免精神疾病的记录进入他们的军事档案。国防部还设立了军事共享资源服务（Military OneSource），并向无力负担私立心理治疗机构费用的士兵宣传，他们可以使用这项服务，作为获得基地外免费短期心理健康治疗的一种方式。

显然，如何根据军人在服役期间出现的心理状况提供治疗这个问题，体现在军事医学的理想与努力招募足够士兵的全志愿军队的现实之间的冲突上，尤其是当志愿军必须与一个能够提供其他就业种类的强劲经济结构相竞争的时候。2017 年 9 月，面对士兵严重短

缺的情况，美军重启宽容的规定，对于有自残史、情绪障碍、吸毒
/毒瘾史和酗酒/酒瘾史的男性和女性放宽入伍申请的规定。尽管军
方并不认为放宽入伍规定是减少精神疾病污名现象的一种方法，但
它依然肯定会产生这种效果。放宽对招募多年前曾有药物滥用问
题，并已经克服了这个问题的人的禁令表明，一个人以前的精神疾
病并不是他永久性的烙印。这也表明军队正在放弃原有的意识形 179
态，即关注战士入伍时是否患有精神疾病和服役期间是否有复发的
可能性。时间将会证明，如果官兵们在服役时出现了创伤后应激障
碍的症状，而他们在入伍时就承认了自己有这种心理健康上的状
况，那么，入伍时承认病症的事实是否会影响这些军人在服役中再
次出现这些症状时获得专业治疗的机会。

为了减少精神卫生保健的障碍，美国军方实施了多种策略。例如，2007 年，美国海军建立了 13 个军事行动健康诊所，要求水手进行一年一度的健康检查，并在参加了军事行动之后进行健康评估。在此之前，心理和身体健康的医疗设施都处在不同的地理位置。海军认为，如果他们在同一医疗地点也纳入心理治疗，可能就会促进心理健康治疗，因为这样，士兵便不会害怕被人看到走进精神病院而感到耻辱。这种做法的另一个好处是，它可以避免经常对治疗产生负面影响的那种身心分离的思维方式。患有创伤后应激障碍的士兵可能会遇到情绪上的困难，但同时，他们也会体验无数身体上的症状，包括呼吸急促、心跳加速和腹痛。此外，在针对平民的研究中，创伤后应激障碍与其他精神疾病一样，与吸烟、滥用药

物、性冒险和其他行为有关，这些行为都会增加他们产生严重医疗问题的可能。

减少心理治疗障碍的另一项政府策略是修订美国联邦人事管理局的第 86 号标准表格。任何寻求保密等级许可的人都需要填写这个表格，其中包括，申请人是否在过去的 7 年里因“情绪或精神状况”寻求治疗护理的问题。虽然肯定的答案并不一定意味着申请失败，然而提出这个问题本身便已清楚地表明，申请人经历过心理治疗被认为是一个缺陷。但自 2008 年以来，如果申请人曾经因“服役过程中适应军事战斗环境的调整”，或因非暴力婚姻、家庭或悲伤相关问题而寻求心理健康护理，那么，这个问题可以做出否定的回答。换句话说，大多数士兵不必担心接受过心理健康护理会危及他们获得保密等级的许可。查尔斯·霍格希望传达的信息是，“生
180 活中都会有一些需要咨询的情况，尤其是涉及战斗经历和人际关系的情况”。[13]

2011 年，陆军副参谋长彼得·基亚雷利（Peter Chiarelli）将军认为，减少污名现象最好的方法之一就是取消“创伤后应激障碍”中的“障碍”一词。基亚雷利在谈及“障碍”* 一词时指出，“那是一个肮脏的字眼儿”，[14] “在我看来，事情是很清楚的，只要‘障碍’这个词能以任何方式阻碍人们获得所需的帮助，我们就应该取消它”。[15] 平民社会的支持者和非营利性机构都同意，“障碍”带有“软弱”的内涵：“创伤后应激障碍是你在战斗中受伤的伤口，

---

* 障碍（disorder）：英文是“混乱”或“失衡”的意思。汉译在程度上比英语更为缓和，并且，汉语中一些精神疾病的诊断名称均译为“障碍”。无论译者是否具备消除污名现象的意识，译文都有益于降低患者的耻辱感。——译者注

就像被子弹打伤一样。”[16] 尽管如此，创伤后应激障碍却并不能为士兵赢得一枚紫心勋章*。美国陆军医务部长艾瑞克·舒马赫将军指出，创伤后应激障碍是一种正常的反应，并质疑道，“如果说它是正常现象，为什么还说是障碍呢”？[17] 但是，美国精神医学学会在其出版于2013年的《精神疾病诊断与统计手册》第五版中依然保留了“创伤后应激障碍”这个诊断名称，因为编辑们担心，如果删除“障碍”一词，可能会导致患者的保险范围受到限制。还因为，仅仅“压力”虽然会导致精神疾病，但压力本身并不能构成可诊断或可治疗的精神状况。

其他的军方领导人则专注于制定恢复士兵战前的心理韧性的程序，但经济代价极其高昂。有批评者认为，如果士兵从战场返回时患有创伤后应激障碍，他们的耻辱感就会增加。[18] 如果他们在完成了这些恢复心理韧性的训练程序，却并未恢复战前的状态，一些士兵便会逻辑性地认为，他们一定是真的是缺乏心理韧性。

目前尚不清楚，这些努力中的任何一项是否确实会影响寻求治疗的障碍或自杀率。从2004年开始，军方的心理健康咨询小组每年都会发表有关推进心理疾病的早期干预和降低耻辱感工作的年度评估，但从一开始，这些评估便显示出，军人们对心理健康保健的认识几乎没有发生任何变化。通过调查确定士兵寻求心理咨询

* 紫心勋章（Purple Heart）：是一种美国军事勋章，以总统的名义授予那些自1917年4月5日后在美国军队服役期间受伤或死亡的军人。因勋章形状为心形，中心是华盛顿将军的侧影像，绶带为紫色，故名。——译者注

的意愿来衡量他们耻辱感的程度，在所有心理健康咨询小组的评估中都保持着稳定的数值，只有在 2008 年略有下降，之后趋于平稳。沃尔特·里德陆军研究所的保尔·金博士表示，“我们感到很失望。我们开展了如此大规模的反污名化运动”。罗伯特·瑟坦也对无法控制自杀率深表沮丧。他告诉我，“你去观察这些训练程序、医生与领导沟通的方式、指挥官与士兵沟通的方式，跟进关心有问题的
181 士兵，与他们保持联系。实际上，你会看到他们所做的事情都是正确的。但是，我们真的对这些士兵产生了影响吗”？

作家塞巴斯蒂安·容格尔（Sebastian Junger）在关于阿富汗东部战斗的描述中评论说，“军队缩编了监督士兵精神健康方面的人员”，对士兵们产生了极其深刻的影响。一位心理咨询医生在帮助一位称自己“心理一团糟”的士兵时，建议他开始吸烟以缓解紧张情绪。容格尔说，大多数军人都会不惜一切代价将心理健康的治疗推迟到战斗任务结束之后。容格尔所描写的一个单位，一个经历了极其激烈战斗的战斗连，“在任务结束的时候，据说，全连有一半的士兵都在服用精神药物”[19]。

容格尔没有提到，他所调查的士兵可能特别容易患上并报告精神疾病的几个原因：第一，他们还很年轻。大多数精神疾病是发展性的，也就是说，早在出现任何明显的临床表现之前，疾病的根源就已经存在，但它们会在青春期后期发病，这就是为什么军事精神病医生告诉我，他们领域中最好的专业人员都是那些受过儿童精神病学训练的医生。而在临床医生看来，十八九岁的男性仍然是孩子。第二，许多士兵的成长环境非常艰难，他们入伍前可能经历过许多心理困难。这使他们容易患上常见的精神疾病。第三，心理治

疗的基础设施越是到位，士兵就越有可能利用它。在参战的连队中，在某种程度上，寻求心理健康的帮助似乎已经正常化了。

参战的连队中有数量众多的士兵寻求精神治疗并不令人惊讶。如果有精神科医生跟随连队，更多的士兵可能会对他们的心理问题更加敏感，并寻求帮助。尤其是在较少存在监视*的情况下，症状不太严重的患者可能未能获得治疗。当然，这看起来似乎有更多的人事实上是生病了。与此同时，精神科医生也会积极地寻找需要治疗的症状。心理医生有时候将这种认知偏见称为“工具定律”（law of the instrument）。大家都知道，如果你有的只是一个锤子，那么所有的东西看起来都像一个钉子。如果将可供支配的医生投入检测战斗连队的健康状况，那么，肠胃或头痛的专家便会报告更多的肠胃 182
不适和头痛的症状。每次战争的不同并不在于某种特定症状的流行，而是正像军事精神病学家查尔斯·恩格尔（Charles Engel）所指出的那样，形成了一种条件，“士兵和退伍军人可以报告症状，而医生和其他医疗保健的提供者提供诠释”[20]。

士兵的过去和现在之间的隐晦关系在“海湾战争综合征”中得到了缓解。这种症状出现在“沙漠风暴行动”（1991）期间，表现为疲劳、头痛以及胃肠道、呼吸系统和皮肤疾病。最早产生海湾战争综合征的士兵主要是被派往波斯湾的70万美国士兵和5万英国士兵。在对科威特进行了数月的轰炸后，1991年2月，开始

---

* 监视：这里作者更多地是指在工作和居住空间狭小拥挤的环境里，人与人之间无形中会形成一种相互关注以至于监视的机制。——译者注

了一场短暂的地面战争，战斗持续了4天。

与创伤后应激障碍一样，没有直接介入战斗而被诊断为海湾战争综合征的士兵怀有相对少的耻辱感。尽管有许多这一诊断的支持者至今依然在公开宣传，海湾战争综合征是在地面战斗的4天中，战斗人员进入了试验性疫苗和毒素环境的结果。但是，我为了收集这本书的材料而采访的军事临床医生们告诉我，在第一次海湾战争开始之前，20世纪80年代后期从中东返回的士兵也报告了类似的症状。这些士兵中的许多人，正如得到海湾战争综合征诊断的士兵一样，都有心理障碍的历史，且通常是从童年时代就已经开始了。许多报告因被派往中东而产生了性交疼痛的女兵还披露了在服役前后遭受性侵的历史。

比尔·克林顿总统下令发布的一份详尽报告所宣布的结论认为，海湾战争综合征的症状是真实存在的，士兵的痛苦也是真实的。但是，很有可能是压力引发了这些症状。研究人员并没有找到证据来证明导致这些症状的因素可能是神经毒气、生物武器、杀虫剂、疫苗、贫铀或油井燃烧产生的烟雾。[21] 然而，尽管这些症状
183 是由压力引起的，但海湾战争综合征则是表现在身体上而不是情绪上，因此它们不符合创伤后应激障碍的诊断标准。

为什么这些士兵会患上海湾战争综合征？在地面进攻之前和之后，他们经常得到有关化学品泄漏及它们会引起的身体症状的警告。军方推测萨达姆·侯赛因可能会使用化学武器。因此，他们也在寻找与之相关的症状。公共卫生专家有时会使用“反安慰剂”（nocebo）这个词来描述这个过程，也就是“安慰剂”（placebo）这个词的反义词。“安慰剂”是一种假药——例如药丸、注射剂或药

膏——可以让人感觉好一些。相反，“反安慰剂”则是一种让人感觉不舒服的假药。假设我对一群人说谎，告诉他们，当天早些时候在他们的办公楼里发现了小小的煤气泄漏的情况，如果他们有任何呼吸急促、头晕、头痛或恶心的症状，请马上报告。这时，很可能会发生的情况是，有些人很快就会出现这些症状。因为，他们会观察自己的身体，积极地寻找这些症状，查看自己的呼吸和平衡。而你呢，这位读者，你可能在阅读上面这两句话的时候，便已经开始注意自己的呼吸，或者意识到自己的头痛。正如心理学家所说，这样的注意力偏差有利于解释医学测试没有发现的共同症状。

根据退役军人健康事务登记部的数据，在近 70 万名参加了“沙漠风暴行动”美国军事人员中，大约有 1.5 万人出现了医学无法解释的持续性身体问题。[22] 在另一项综合临床评估方案的研究中，美国国防部发现了 1.3 万个同样的病例。[23] 进入战区的士兵出现这些无法解释的症状的概率远远高于那些虽然部署在海湾但不在战区附近的士兵。然而，重复多次的科学研究都未能确定产生海湾战争综合征在人体生物学上的基础。

海湾战争综合征也出现在英国（称为“海湾相关症”）。但是，那是很晚才发生的事。直到 1993 年夏天，英国广播公司（BBC）才首次播出了两个报道，描述海湾战争期间美军中海湾战争综合征的情况。[24] 当时，英国政府完全没有第一次海湾战争参战士兵关于 184
海湾战争综合征的记录。在第二个广播节目播出后，英国政府立即任命了一名医生，毕尔·库克尔中校，作为转诊联系人。至 2001 年，大约有 3000 名英国海湾战争的退役军人在库克尔率领的医疗评估团队登记注册。显然，这个比例使得海湾战争综合征已经达到流行病的程度。[25] 学者伊莱恩·肖瓦尔特（Elaine Showalter）写道，流行病持续的时间越长，“患者就会越发强烈地要求他们的疾病被认可为真性疾病。从某种意义上说，他们感到自己的自尊和诚信都受到了质疑。……每一波宣传都会带来新的患者。他们认为，应在寻找疾病的外部原因和‘灵丹妙药’治疗手段上投入越来越多的资源”。[26]

兰斯·克劳森是被调用去进行所谓的“《精神疾病诊断与统计手册》结构化临床访谈测试”的医生之一。这项标准化测试需要好几个小时的时间，对所有怀疑患有海湾战争综合征的男性（和少数女性）进行测试，或者当患者的实验室测试无法识别其身体不适的肌体上的原因时，也要进行这项测试。克劳森告诉我说，“这些人真的非常痛苦，但我们永远无法弄清楚他们患病的根源”。他和他的同事们对一些患者进行了数十次的《精神疾病诊断与统计手册》结构化临床访谈测试。这些陌生的患者与他们这些医生在测试前从未谋面，测试后也不会再见到。“这项测试能够出色地帮助我们将心理症状与身体症状区分开来，但是，它不太适合于帮助我们弄清身体症状在于心理疾病上的含义。为此，医生需要时间、治疗手段及与病人的交谈。而如果我们要求他们给我们讲他们过去的生活故事，患者们时常就会认为，我们会认为他们‘疯了’——这是他们自己的话，不是我这么说。”

一位曾经参战的退役军人在沃尔特·里德国家军事医疗中心接受治疗，他接受了泌尿科和放射学检查，因为他的阴茎上有一个疼痛的、移动的肿块。在泌尿科医生和放射科医生的检查全都一无所获后，他们把他转到了精神科。克劳森说，“患者认为那里有一个肿块，但医生们都没能找到它。我们该怎么办？患者非常确定地认为，这个肿块是他在伊拉克的沙漠中吸入了什么物质造成的，而坚决拒绝考虑这可能是个心理上的问题。我们是不是要说他身体残疾是因为沙漠里的什么东西？如果我们这样做，我们是否完全保持诚实？如果我们不这样做，他可能就没有资格获得任何相应的治疗，无论是在精神科，还是其他科室。而他确实应该得到治疗”。185

许多海湾战争的退役军人对于专家认为海湾战争综合征“无法解释”的结论感到愤怒，似乎那个词就是“精神病”的代名词。[27]同样令他们不满的是，并没有证据证明，与没有患海湾战争综合征的人相比，患有海湾战争综合征的退役军人受到过某种物质的伤害。这就是污名化的根源之一：认为心理学上的解释就是否认疾病。正如一组研究人员指出的那样，“退役军人以及为他们提供医疗保健的机构都不希望波斯湾战争退役军人的身体症状被错误地归咎于心理原因，因为这可能导致患病的退役军人被污名为对压力反应不佳的‘躯体化障碍’患者”。[28]

查尔斯·恩格尔博士还记得，在 1996 年夏天，即海湾战争结束 5 年之后，五角大楼给数万名士兵发了一封信，其中也包括他本人，因为他也曾在海湾战争中服役。信中告知他们，在 1991 年的战争过程中，他们可能接触过致命的化学品，其中包括致命的神经毒剂沙林和环沙林，这些有毒物质可能是在美军摧毁伊拉克南部一个名为哈米希亚的军火库后流失到空气中的。在内华达州进行了数月的羽流和火箭破坏模型实验后，研究人员刚刚得出结论，与他们之前的预测相比，在哈米希亚形成的羽流可能传播得更远。在哈米希亚的军火库燃烧期间并没有士兵死亡，但医生们不想排除其长期有害健康的可能性。在对 1991 年 3 月 10 日至 1995 年 9 月 30 日毒气散发期间“无论任何原因”住院的患者的详细研究表明，在住院检查的海湾战争退役军人中，毒气散发范围内和范围外的士兵没有表现出健康上的差异。尽管如此，恩格尔说，1996 年那封信发出之后，“我们看到，向登记处提交症状的报告大幅度飙升”。恩格尔所说的“登记”是指“综合临床评估项目”。最近的一项研究也表明，接触和未接触羽流的退役军人在死亡率上也没有差异。[29]

许多退伍军人继续反对海湾战争综合征是一种精神疾病的观点。不仅仅因为它的症状与创伤后应激障碍的症状不同，海湾战争
186 综合征还涉及皮肤损伤、尿失禁、呼吸系统疾病、神经病和其他症状。因此，很多海湾战争综合征患者都认为，这些症状不可能只是出于心理原因。然而，心理困扰通常与皮疹、荨麻疹、牛皮癣、痤疮、阳痿、咳嗽、腹泻、便秘、胃痛以及低血压和高血压相关。胃肠系统症状在精神疾病中非常常见，以至于一些医生将肠道称为“第二大脑”。压力还会导致非癫痫性癫痫发作、身体震颤、视力障碍、背痛和步态异常。实际上，在美国和英国，大多数患有焦虑症和抑郁症等常见精神疾病的人并没有表现出心理上有问题。[30] 他们只是去看自己的常规全科医生，而这些医生也倾向于治疗身体上的症状，除非患者将自己的问题至少部分地描写为心理问题，否则这些医生很可能不会发现患者有焦虑或抑郁的问题。[31]

所有症状，包括心理症状，即使它们来自环境压力，也都有生物学上的因素。同时，相反地，许多生物性的现象也都有心理上的因素。我们只需要想一想，像脸红这样简单的事情，大多数人都会同意，它是由社交互动中的不适感引起的，或者有时只要想象一下

这种互动的情景，人就会脸红。窘迫尴尬会引发一种反应，在这种反应中，化学物质和荷尔蒙开始扩张我们的血管，将血液带到皮肤表面，并使身体降温，我们的心率也会增加。此外，科学家们已多次证明，精神疾病和一般的压力源是造成各种不同人体医学疾病的重要风险因素。[32]

军事精神病学教会了我们一些知识：从美国内战中因“怀旧”或思乡病而导致的死亡，到第一次世界大战中的炮弹休克症、第二次世界大战中的战争神经症、中东战争的海湾战争综合征，以及现在常见的创伤后应激障碍。它们都是许多不同形式的战争压力衍生的疾病。每场战争都有它自己的综合征。

第三部分　身与心

12

泄密

柏修斯需要一顶隐身帽来追捕妖怪。

我们却用隐身帽紧紧遮住眼睛和耳朵，

以便可以否认妖怪的存在。

卡尔·马克思，《资本论》第一卷（1867）

这或许是柏拉图最为著名的一则寓言，在这里，他设想了 189 一个山洞。山洞里的人从一出生便被关在里面，并用铁链固定着，行动受到严格的限制。由于铁链的限制，他们都只能面向一个方向，身后发生的事情则无法看到。如果有人在他们身后的篝火前活动，他们只能看到映在山洞岩壁的影子。柏拉图告诉我们，这些人就会认为，那些影子，而不是投射影子的人，都是真实的物体。[1]这则残酷的寓言旨在教育我们，应当懂得谦卑，帮助我们看到真实与真实的表象之间的微妙界限。

精神疾病的污名现象就像看到影子一样，它也告诉我们视觉对于感知和知识的重要性。因为我们看到的一切都会受到我们用于这一现象的观察方式的影响，因此纯粹的视觉只是一种幻觉。正如柏拉图想象中的山洞囚徒一样，我们总是从不同的方向观察不同的事 190 物，无论是从前面，还是从后面，抑或从一个主要的方向。我们会根据我们过去所掌握并认为理所当然的文化分类思想，或者通过我们以为这都是某人或某机构为我们设计的方式，来审视一切。当我开车旅行时，我会经常想起这个事实。在路上，会看到不同的景观、地貌相继出现，上面点缀着广告牌，写着某处“风景如画”并以此告诉游客，在天地相连、广阔而又遥远的地平线上，他们应该寻找什么，观赏什么景致。

几十年来，患有严重精神疾病和发育障碍的人实际上都是处于不可见的状态。我们将他们送到精神病人的收容院或州立医院，这样我们就不必去看他们，或与他们进行互动。我们将他们看作症状和精神疾病的类别，例如“精神分裂症”或“白痴”，而不是真实完整的个人。而我们之中的其他人就像柏拉图的囚犯一样，只能看到医生和科学家给患者和深受痛苦的人投下的阴影。

在19 世纪末和 20 世纪初，大多数美国精神和身体残疾者往往都被隐藏在公众视野之外，只有当他们在马戏团中被当作“大自然的错误”展览，以满足观众的好奇心时，才会被人们看见。然而，所谓的《丑陋法》又加剧了他们的隐匿性。人们向朋友和亲戚隐瞒自己的疾病，甚至战争的创伤。为了免除患者面对残酷事实的痛苦，医生们也经常对他们撒谎，淡化他们病症的严重性。在 20 世纪 70 年代，苏珊·桑塔格报道说，一位著名的肿瘤学家告诉她，在他的癌症患者中，只有不到 10% 的人知道他们患有癌症。他们只知道自己快要死了。[2] 演员、运动员和政治家都会千方百计地隐藏他们的疾病或残疾程度，而不采取这种策略的社会名流则是极其罕见的。他们将名誉作为投射坚强、优雅或尊严的平台，就像卢·贾里格那样。1939 年，他穿着队服，在座无虚席的洋基体育场对球迷们说，尽管他患有神经功能退化症*，但是他是“地球上最幸运的人”。然而，甚至这种表现也被媒体过滤了。正如退伍军人残疾问题专家所指出的那样，“大多数美国人与残疾士兵的初次接触

---

* 神经功能退化症（neurodegenerative disorder）：亦称为“神经退行性疾病”，因大脑和脊髓的细胞神经元逐渐退化所直接导致的疾病。由于大脑和脊髓的细胞一般不会再生，所以过度的损害可能带来不可逆转的、毁灭性的后果。该病随着时间的推移而恶化，会导致功能障碍，如痴呆和认知障碍等。常见病如阿尔茨海默病、帕金森病。影响中枢神经系统疾病（CNS）细胞功能的基因突变，可能导致亨廷顿氏舞蹈病、早发性阿尔茨海默病或帕金森病、肌萎缩性脊髓侧索硬化症等神经功能退化性疾病。——译者注

并不是面对面发生的”[3]。

在第二次世界大战后的头十年里，美国人经常在家里消毒。这 191
种做法完全符合中产阶级的理想生活方式：妻子是家庭主妇，丈夫外出工作。他们的生活围绕着几个“正常”的孩子展开，这些孩子在圈着白色尖桩围栏的院子里玩耍。[4] 在 20 世纪 60 年代和 70 年代初期，我在芝加哥市中心长大。尽管当时我的住处附近有一所被称为“智障”儿童的学校，即贝特曼学校，但在这期间，我却很少看到患有明显智力障碍的儿童。我经常路过那所学校，但我并不记得曾经在学校操场上、透过窗户（窗户总是关着）或附近的公园里看到过那个学校的孩子。路过的时候，我和我的朋友都会屏住呼吸跑过去，以免吸入那所学校周边的空气。

残疾儿童有时会在寄宿机构中度过数年甚至一生的时间，常常是因为他们的家庭别无选择。直到 1974 年，美国各地的学校系统都有权拒绝向学校认为无法接受教育的学生提供教育。华府公立学校在其 1971—1972 学年的教育预测中表示，“估计有 12 340 名残疾儿童将无法就学”[5]。而对于非裔美国学生来说，这种拒绝为残疾儿童提供教育的倾向尤其严重。

那个时候，距约翰·肯尼迪总统签署《社区精神健康法》（这是他被刺前签署的最后一部法律，1963）已经过去了 10 年。[6] 肯尼迪认为，新法律将使残疾人摆脱“监禁式的隔离”。他启动的这个项目，今天被称为“去机构化项目”。这个项目关闭了大型的政府精神病院，那里经常发生虐待患者的情况，并将在那里住了几十年的数千名患者送回他们各自的社区。在 1961 年的研究项目中，欧文·戈夫曼在华盛顿特区美国政府圣伊丽莎白医院进行了一年的实地考察。根据戈夫曼的研究描述，这些机构中重复出现无视人的尊严的行为。他总结道，“精神疾病患者可能会发现，自己处于一种医疗服务理想的重压之下，被它压垮，而这种服务则使得我们其他常人的生活更加轻松”[7]。肯尼迪对立法付出了感情上的投入，
192 因为在他自己的家庭中，他也经历了智力障碍的问题。他的妹妹罗丝玛丽有学习障碍，进入成年时期极度焦虑并易怒。在她的整个童年时代，家庭医生们都认为她“智力发育迟缓”，但他们却找不到原因，也无法推荐治疗计划。[8] 1941 年她 23 岁时，父母决定送她到乔治·华盛顿大学精神科医生沃尔特·弗里曼医生那里，接受脑白质切除手术*。然而，手术彻底失败，她的大脑严重受损。她的弟弟妹妹后来回忆说，突然有一天，罗丝玛丽从他们的生活中彻底消失了。她在威斯康星州的一个机构度过了她的余生。[9] 从在那里拍摄的照片上可以看到，她坐在轮椅上，下巴下垂，头偏向左侧。正是罗丝玛丽的悲剧促使她的妹妹尤妮斯·肯尼迪·施赖弗（Eunice Kennedy Shriver）创立了世界特殊奥林匹克运动会（Special Olympics World Games）。

在 20 世纪 60 年代，一些人士认为，精神疾病患者在国家机构

---

* 脑白质切除手术（lobotomy）：亦称为“前脑白质切除术”。是世界上第一种精神外科手术，被认为可以治疗诸如精神分裂症、忧虑紊乱症及其他严重精神病症。通过脑外科手术的方法切断丘脑和额叶之间的神经束以及部分灰质。这一手术疗法在 1930 年至 1950 年期间产生、发展并推广，1949 年，安东尼奥·埃加斯·莫尼兹（António Egas Moniz）以此获得诺贝尔医学奖。而 1950 年前后的一项研究表明，三分之一的病例在手术后没有多少变化，另外三分之一比术前还有所恶化，罗丝玛丽显然属于后一类。1970 年以后，随着更为精确的脑外科手术技术和药物治疗的发展，以及各方面的负面评价，脑白质切除手术被医学界摒弃。——译者注

中从事无薪劳动具有剥削性质。媒体描述，尤其是好莱坞电影中对精神病院的展示，加强了公众和学术界对彻底变革公共政策的呼吁。推动去制度化的进程是一项美国特有的运动。在法国、德国、荷兰和其他欧洲国家，政府对其机构采取改革的策略而不是拆除，并建立了与国立医院直接相连的医学院校外精神卫生保健设施。[10]通过去机构化，美国政府实际上是在放弃精神疾病的患者，城市则成为离开收容机构的患者的求生空间。这些患者最终只能在市政流浪者收容所过夜，或是在街道上房屋暖气的烟道口边乞讨金钱，或在垃圾中寻找食物。去机构化就是现代的“愚人船”。[11]

到 20 世纪 70 年代中期，当我还是一个十几岁的少年时，我注意到，在芝加哥我家附近可以看到越来越多的流浪者。他们中的很多人自言自语，似乎正在产生幻觉。我父亲和他的同事们都称这些人为“流动性精神分裂症”或“人行道精神病患者”。2002 年，美国的精神病医院住院患者的人数由 1955 年的 559 000 人急剧下降到 2002 年的 80 000 人，[12] 而这是发生在美国人口增长了 75%（从 1955 年的 1.66 亿增加到 2002 年的 2.88 亿）的情况下出现的现象。 193

不仅是人道主义理念，抗精神病药物的开发也成为推动去机构化进程的动力。这些药物显著降低了躁动症和精神病的严重程度。它们使许多患者可以离开他们常住的医院机构，并可能成为门诊患者。另外，还有一个控制资金方面的动机，即减少政府的医疗保健预算。政策制定者们认为，将精神疾病的治疗从医院转移到社区，将会有效地节省由政府负担住院治疗的高额成本，并能提供更加人道和有效的护理。

然而，去机构化的承诺却从未完全实现。首先，这些抗精神病药物并不总是有效。同时，为了停止那些令人难受的副作用，很多患者自行停止服药。这些副作用包括迟发性运动障碍，即一种与抗精神病药物相关的运动障碍。它涉及下巴、嘴唇和舌头的肌肉不自主地收缩，这本身就会令患者产生耻辱感。人们会紧盯着患者，或者移开视线，马上就给这个人贴上“精神分裂症”的标签。更重要的是，虽然这些药物减少了精神疾病，但它们对精神分裂症的负面症状（面无表情、缺乏精力、言语单调，语言交流时只能使用单音节，以及社交关系的萎缩）的改善程度则较小。其次，决策者并未为以社区为基地的治疗制定能够切实推行实施的计划。无论是营利性，还是非营利的社区组织所提供精神卫生保健都依赖于资金不足的联邦和地方政府机构。最后，政策制定者并没有解决住房和流浪者收容所的稀缺问题，[13] 同时，许多美国人也抵制在他们居住的社区内建造经济适用房。结果是，更多的人变得无家可归，或者最终因轻度犯罪而受到监禁。[14] 随着时间的推移，监狱取代了州立的精神病医院，而变成了最大的提供精神治疗的机构。[15] 尽管在2007 年到 2018 年之间，美国流浪者的比例是人口总数的 15%，但是今天，在美国的任何一个晚上，都有超过 50 万人无家可归，其中大多数人露宿在毫无庇护的地方。

现在，那些曾经支持去机构化的人产生了第二个想法。在电话采访中，埃默里大学学者桑德尔·吉尔曼认为，“如果当时我知道
194 我现在所知道的信息，我不确定，我是否还会如此坚定地支持去机构化的政策”。确实，今天许多无家可归的人在过去的几十年中可能是不会流浪街头的，他们或者由家人照顾，或者在国家的寄宿机构居住数年或数十年。已故的神经学家奥利弗·萨克斯（Oliver

Sacks）甚至还为此写了一篇文论，即《失去美德的收容院》。[16] 他承认，在许多州立医院，患者由于医院设施的陈旧落后而实际上受到身体上的虐待。不过，他也回忆道，在20世纪初，纽约皇后区一家名为科瑞迪莫的州立精神病院里有游泳池、乒乓球桌和音乐室。直至20世纪中叶，他们甚至还有自己的电视演播摄像室。在这里，患者可以写剧本，当制片人，导演他们自己的剧作。萨克斯说："即使在设施最差的医院里，患者也会有人的体面、真实的生活和善良的待遇。"他说，医院为患者提供了免受天气、暴力和饥饿伤害的保护。"总之，就是提供庇护。"

然而，去机构化也使我们在对于精神疾病的理解和体验方面有所进步。这一进程迫使公众看到以前被隐瞒而密不露面的人，并开始反思美国社会应该为缓解他们的境遇做些什么工作。这其中不仅仅包括那些在越南战争中身体和心理全都伤痕累累的士兵，而且也包括在破旧的医院里深陷困境的人们。去机构化使得士兵和州立医院的患者都回到自己家里，至少现在，社区意识到了他们的存在。

精神疾病患者的可见性的提高为诊断（包括注意缺陷与多动障碍、创伤后应激障碍、孤独症和进食障碍等新诊断）的激增奠定了基础，使得构建一个强大的特殊教育系统成为必不可少的措施，并催生了一系列新疗法。去机构化还减少了许多——尽管不是全部——精神疾病的污名现象。人们越是经常谈论精神疾病，并将其视为普通人类生活的一部分，它们在人们的眼中就越发平常，越发不可怕，患者就会更加乐意接受精神治疗。如果没有去机构化的进程，我们今天可能不会公开地谈论精神疾病，更多的人依然还会在沉默和羞耻中忍受痛苦。 195

1944年，在他们结婚的第14年，爱利克·埃里克森和乔安·埃里克森生下了他们的第四个孩子尼尔。当时，乔安41岁，爱利克42岁。爱利克是加州大学伯克利分校的德裔美国教授，有望成为20世纪最杰出的心理学家和精神分析医生之一。在他以往众多的成就中，他和乔安合作，建立了理解儿童成长发展的经典框架，被称为“埃里克森社会心理发展阶段”。当他成为哈佛大学教授时，因写作圣雄甘地的心理史而获得了普利策奖。他是儿童和人格发展方面最顶尖的专家。传记作者们注意到，尽管爱利克自己缺乏自信，但他却非常谨慎地为自己塑造了一个公众形象，即一位自信、善解人意，并且是儿童健康、发展和游戏的诠释大师，就连他自己的孩子们都认为，他有神一般的光环。作为诚实和透明的代表，他要求他的孩童患者的父母，永远不要有秘密。然而，在诊所里的爱利克和在家里的爱利克是完全不同的两个人。

尼尔出生时患有唐氏综合征，医院的工作人员使用当时的术语告诉埃里克森夫妇这个消息，说他们的儿子是“蒙古白痴”*（Mongolian idiot）。面对这个局面，爱利克不知所措。于是，他打电

---

* “蒙古白痴”：1866年，英国医生约翰·朗顿·唐（John Langdon Down）在《伦敦医生临床讲座报告》杂志上发表《白痴种族分类观察》一文。这是第一篇对于这种病症的观察报告。由于病人的面部特征，它长期被称为“蒙古症”或者“蒙古痴呆症”。1965年，蒙古国向世界卫生组织提交申请，要求修改这一病症的名称，因为它带有明显的种族歧视的性质。实际上，早在1961年，著名医学杂志《柳叶刀》在19名国际医学人士的推动下，已开始使用“唐氏综合征”这一术语。20世纪80年代之后，“唐氏综合征”便渐渐成为广为传播的医学术语。——译者注

话给两位朋友征求对策。这两位一位是人类学家玛格丽特·米德（Margaret Mead），另一位是精神分析医生约瑟夫·维尔莱特（Joseph Wheelwright）。两人都劝他和乔安立刻把尼尔送到一家收容机构，否则这个孩子肯定会有损爱利克的职业生涯和公众形象。爱利克一生都致力于描述正常的发育进程，而现在，他却有了一个身体畸形、智力上也肯定残疾的孩子。

在米德的建议下，爱利克甚至没有让乔安看到孩子，并在完全未曾与她商议的情况下，便独自决定将尼尔送入一家收容机构。米德担心，一旦让乔安看到尼尔，她可能会依恋孩子而阻止爱利克将他送走。然而，当乔安发现真相之后，她也并未做出任何改变现状的举动。在她的余生中，对此事的无能为力和内疚始终伴随着她。[17] 爱利克告诉她，尼尔已经被送到一家收容机构，而且他可能在 2 岁之前就会死去。然而，在几周内，她决定去见尼尔。乔安 196
对尼尔的外表和缺乏反应的状态深感震惊，于是让自己接受了尼尔被机构化的现实。埃里克森的传记作者劳伦斯·弗里德曼写道，"乔安认识到，尼尔的存在会破坏她的浪漫形象。就此，她比爱利克·埃里克森更热衷于维护一个以儿童心理分析大师为户主的健康、充满魅力而又富于活力的家庭形象"。[18] 此后的多年中，乔安确实偶尔也会去看望尼尔，但每次爱利克都不会同去。除了长子凯艾在高中时发现了真相，其他孩子全都不知道他们还有另外一个兄弟。埃里克森夫妇对自己的孩子们和朋友们撒谎说，孩子生下来就是死胎，也没有举行葬礼仪式。凯艾发誓保密。

哥哥姐姐们最终发现了尼尔的存在，但几年后，尼尔死于与唐氏综合征相关的心脏病并发症。事情发生时，爱利克和乔安正在意大利，因为爱利克正在学术休假*。他们让儿子杨恩和女儿苏尔为这位他们从未谋面的弟弟办理火葬的后事。而爱利克和乔安，儿童发展“埃里克森八阶段理论”的作者，在书中再三强调父母和家庭健康正常的重要性，却甚至都没有回国参加尼尔的葬礼。保密和披露彻底破坏了家庭中的所有关系，并几乎导致埃里克森夫妇离婚。孩子们再也无法完全信任他们的父母，似乎他们害怕自己也会像尼尔那样被抛弃。无独有偶，极具讽刺意味的是，爱利克的母亲也曾隐瞒他在德国实际上是私生子的身份，他也从未发现自己的父亲是谁。不仅如此，另一个具有讽刺意味的现实是，尼尔的出生给爱利克和乔安带来了极大启发，促使他们研发成功了今天非常著名的“人格发展理论”，并塑造了其后几十年中心理学家对于人类成长过程的诠释框架。[19] 对于爱利克和乔安来说，尼尔正是“正常”的反面，弗里德曼称之为埃里克森框架的“负面背景”。

2005年，埃里克森的女儿苏尔·埃里克森·布洛兰在回忆她的父母时写道：“事实上，我的父母都非常依恋于他们的成功名望和理想夫妻的公众形象，他们极度渴望受到外界的钦佩，这种强烈的需求导致他们如此容易受到尼尔出生所带来的危机的影响。”[20] 然而，埃里克森夫妇对于尼尔的态度仅用自恋心理来解释还是欠完整
197 的。爱利克和乔安“只是与当时生育了唐氏综合征儿童的父母一样，做出了极为普遍的反应——沉默、感到羞耻和深刻的悲伤”。[21] 正是由于他们做了人们所期待的决定，因此，他们也从不需要为将

* 学术休假：一些欧美大学专为教授提供的学术研究时段。期间不必留在学校，可以进行学术旅行，专心从事研究。——译者注

尼尔送到制度中的收容机构而担负个人和情感上的后果。

尼尔死的时候 21 岁，没有留下照片。

1954年，22 岁的哈里·霍洛韦（Harry Holloway）进入俄克拉何马州位于诺曼市的格里芬州立纪念医院工作。医院院长告诉他，医院的设计容量原本是 2000 名病人，但现在却有近 4000 人在这里住院。工作人员在试图管理人满为患的病房时常常感到力不能及。并且，大多数人必须承担的工作远远超出他们在培训中掌握的能力。有些夜晚，在哈里工作的病房区，只有他和一名保安一起工作。他是一名护理人员，是一个做事有秩序的人，但他并没有临床经验。然而，对于医护人员来说，格里芬州立纪念医院是一个没有吸引力的地方，所以这里总是人手不足。哈里获得了“护士”的岗位。他在下午 3 点到晚 11 点的晚班时，除了他之外，工作人员中只有一人不是文盲。

格里芬州立纪念医院成立于 1907 年，当时名为俄克拉荷马疗养院，但被称为医院，而它看上去更像是一个实验农场，因为在那里，患者们自己生产食物，饲养自己的牲畜。它也被称为“疯子”的收容所，然而实际上，只有少数患者真正患有精神疾病。哈里告诉我说，“那里的大部分患者都有认知障碍，以前我们称之为精神障碍”。有些人患有严重的精神疾病，包括妄想狂、失语和其他因未经治疗而进入梅毒晚期所导致的认知障碍。其他人是被家人遗弃的老人。

哈里梦想成为一名精神科医生。多年之后，他将成为美国军队医学院、健康科学统一服务大学精神病学系的主任。因此，当时他对少数诊断出患有精神疾病的患者很感兴趣。其中有一位 44 岁的患者名叫伊诺克，患有精神分裂症。在哈里看来，伊诺克似乎显得比其他患者更悲伤、更脆弱，或许这只是患病多年的结果。44 岁
198 的伊诺克在格里芬州立纪念医院度过的年月几乎和哈利的年龄一样大。“在某种程度上，”哈里说，“当我看到伊诺克第一眼时，我就觉得我早就认识他。”在医院里，伊诺克住在一幢名叫“希望楼”的病房楼里。而哈利说，这个名字就是一个彻底的谎言。瑞内·尼克森，医院以前的一位行政人员说，在医院历史的早期阶段，院长会告诉人们“没有希望”。患者的家属们常说，“权当你去参加葬礼，因为你的家人再也不会离开这里了”[22]。很多患者死后被埋葬在医院旁边一个没有标记、杂乱无章的坟地里。

哈里在梳理了伊诺克的病历后发现，在他住在格里芬州立纪念医院的 22 年里，“伊诺克几乎全身的骨头都折断过。他遭到殴打和单独禁闭，受到了极其可怕的虐待。太可怕了”！哈里甚至还发现，他和伊诺克还曾经是邻居。

1932 年，也就是哈里出生的那一年，他的父亲确定，必须对这个与父母住在相邻农场的年轻人采取行动。当时 22 岁的伊诺克患有精神病。传说，他曾将一把屠刀向母亲扔过去，哈里告诉我，“力量之大，那把刀几乎完全消失在墙里面。现在，我父亲自己有了一个孩子，他害怕，伊诺克会到我们农场这边来伤害我”。哈里的父亲说服了警察，下令对伊诺克进行精神病评估。哈利说，“他们只看了伊诺克一眼，就确定说，他对我们的社区构成威胁，然后就把他送走了”。

哈里对这件事感到极度深刻的内疚。甚至在几十年后我们谈话

时，这种内疚仍然清晰可见。哈里曾试图和伊诺克交朋友，告诉伊诺克，他记得他家的兄弟姐妹，而他自己在他们邻居的农场长大。但伊诺克似乎从来没弄明白，哈里会认识他的父母，对这个问题也从未做出任何反应。哈里哭着对我说，“在他父母的农场，伊诺克度过了悲惨的 22 年。而后，只是因为我出生了，他又在这里悲惨地度过了 22 年”。

哈里在格里芬州立纪念医院工作第一年结束的时候，精神病学将发生一场革命，它会有助于去机构化的努力。在那年早些时候，抗精神病药物面世了。史密斯-克莱恩-弗闰持医药公司推出了氯丙嗪*（商标为 Thorazine）。在 20 世纪 40 年代，设计研发这种抗精神病药最初的出发点在于，它具有成为抗疟疾药物和作为战场 199
麻醉剂使用的潜力。获得普利策奖的作家苏珊·希恩（Susan Sheehan）在描写关于科瑞迪莫的州立精神病院时写道：“氯丙嗪的效果非常好。那些往常容易发生暴力行为的患者很快都变得非常平静，那些喜欢对人大喊大叫的患者现在也只是在那里安静地自言自语。现在，可以允许使用椅子，窗帘也可以挂上了。甚至患者还可以得到允许，使用剃须刀和火柴，这一切在使用抗精神病药物之前都是完全不可想象的情况。”[23] 在短短一年内，从 1955 年到 1956 年，纽约州报告说，约束和隔离作为纪律措施和护理机制的使用频率下降了 50%。[24]

* 氯丙嗪：亦称“索拉嗪”。——译者注

在使用氯丙嗪之前，医生们为了减少患者的痛苦、自残或暴力，能够使用的方法几乎全都会用上，甚至也会使用诸如脑白质切除手术和胰岛素引发昏厥疗法的残忍手段。他们还会使用约束行为的机械装置，并使用一系列药物，如使用磺胺类药物使患者困倦，用胂凡钠明，即一种抗梅毒药物，来治疗瘫痪。其他药物还包括水合氯醛和三聚乙醛等催眠药，它们混合在一起，变成了一种绿色的液体混合物，我的祖父称之为“绿河”。这个词可能是芝加哥精神病学词典中独家所有。他告诉我，人的肝脏不能很好地代谢它，所以病人呼气的时候，因为它有水果的气味，就会吸引昆虫。我祖父说，“你立刻就可以认出，那些人是精神病患者，因为他们的脸上总是有苍蝇围在那里嗡嗡叫”。

1955 年 7 月开始，格里芬州立纪念医院允许给患者使用氯丙嗪。哈里记得，起初它并没有给大学的专家们留下什么深刻的印象。“他们当时在使用氯丙嗪时，只是用很小的剂量，只有 70 毫克，因为医生们对它有些恐惧，因此有时它并不能显示任何作用。但在我们医院，我们有时会用 7000 毫克，而我们的平均剂量可能是 3000 毫克。”当然，剂量过大时会有副作用，但这种药物减轻了精神分裂症的所谓阳性症状（幻觉和妄想），并使得一些患者可以出院。

大约在同一个时间段，一系列联邦法院的裁决禁止政府违背本人意愿限制非犯罪人员的行动自由。这些法院还指出，在某些情况
200 下，一个人的行为决策也还是有一定道理的，例如保护其本人或其他人的安全。而现在，法律要求各州使用最少的限制，以实现这一目标。[25] 8 月，哈里鼓励医生们，给伊诺克使用氯丙嗪。第二个月，伊诺克便可以出院了，他再也没有回来。他的家人都欢迎他回家。

哈里记得，到了20世纪70年代中期，几乎格里芬州立纪念医院的每一栋建筑都被夷为平地，住院患者的人数也下降到200人或更少。“很快，”哈里一边回想着自己当时的年龄，一边说，“现在还活着的人当中，没有人会记得，在这些药物开发使用之前和之后的世界有着怎样的天壤之别。”事实上，鉴于当今抗精神病药物的供应，北美和欧洲很少会有临床医生见到过长期未经治疗的精神分裂症患者。“没有人会再次看到这样的变化，”他说，“这个国家再也不会有人会看到如此巨大的转变。这真是太惊人啦！”

我们回想一下，从启蒙运动期间对大量失业者毫无规范的制度化导致了第一个精神疾病类别的产生，到20世纪70年代，对于另一群人的去机构化的行动也达到了同样的结果。以往在收容机构内得到诸如“白痴”和“弱智”等模糊诊断的患者，现在在机构外面成为他们社区的成员。他们将会迎来根据他们的诊断而定制服务的更好的前景。

在收容机构里，患者是否被诊断为精神分裂症、孤独症或智障都无关紧要，因为他们都得到了大致相同的治疗方式。患者被收容机构接纳，并不是因为他们得到了这样或那样的诊断或有怎样的智商，而是因为，他们被认为不具备在社区中独立生活和独立工作的能力。[26] 拥挤且人手不足的机构无法提供个性化的治疗，或者长时间仔细监测患者病情的条件。但是，在去机构化之后，新的精神疾病便会急速增长。

在20世纪药物、专利疗法和特殊教育计划的新世界中，诊断

分类变得至关重要。“智力低下”是一个泛泛的通用概念，指任何
201 长居在收容机构中存在明显认知缺陷的人。它很快就被其他更为准确的术语所取代，如学习障碍、发育障碍和孤独症。一群专业方向不同的人士齐心协力，确定不同的精神疾病，并使它们成为公众讨论的主题。这个网络中有家长、学校心理学医生、医生、保险理算员、研究基金会人员、广告商、游说议员、政治家的说客、慈善家和律师。还包括流行病学家，即估计特定人群中疾病分布可能性和状况的研究人员。临床医生提供术语，学校提供个性化教育计划，流行病学家提供统计数据。

大型流行病学项目的第一批出版物，如“曼哈顿中城研究*”[27] 和“斯特灵县研究**”[28] 揭示出，精神病院以外的精神

* 曼哈顿中城研究（Midtown Manhattan Study，1962）：曼哈顿中城研究的一手材料来源于对纽约市中心随机选择的受试者进行的为时两小时的访谈，并对由此获得的材料进行深入研究和统计审查。第一卷（1961）得出了两个主要结论：心理健康风险随着年龄的增长而增加，并且在社会经济地位（SES）较低的受试者中风险最大。项目的最初主持者托马斯·雷尼（Thomas A. C. Rennie）博士在第二次世界大战后开始研究心理健康与社区社会之间的关系，开创了一个新领域——社会精神病学，并在1950年担任康奈尔大学第一位社会精神病学教授。同年，他设计了曼哈顿中城研究。项目进行期间，雷尼突然去世，之后，项目在亚历山大·雷顿（Alexander Leighton）博士的领导下完成。全部研究成果于1962年发表。名为《大都市的心理健康——曼哈顿中城研究》的研究报告将精神病学和社会科学的不同学科结合起来，使用社会学的手段来理解和解决医学问题。——译者注

** 斯特灵县研究（Stirling County Study，1963）：1948年，在社会学家及精神病学家亚历山大·雷顿（Alexander Leighton）博士领导下，在加拿大斯特灵县进行的纵向研究，其结果至今依然有效。研究聚焦临床抑郁症的分布和加拿大人中的焦虑症，以确定精神疾病的患病率及其与社会和文化因素的关系，并在纽约、阿拉斯加、尼日利亚和越南的其他几个社区进行了比较研究。研究显示，“多年来，抑郁症的患病率一直保持在5%左右，而且这一比率是北美大多数人的典型代表”。其结果以三卷本专著及32篇其他出版形式的论文等文献出版，至今依然构成很多研究的出发点。——译者注

疾病患病率比专家预期的要高。这两项研究都使用了神经精神病学筛查辅助（NSA）的方法，这是军队在第二次世界大战期间开发并用于筛查新兵的心理健康量表。“曼哈顿中城研究”显示，在市中心抽样的1911位（20岁至59岁）的居民中，有80%的人表现出精神疾病的症状。在加拿大东部的斯特灵县研究中，83%的成年人显示出临床上的精神疾病症状。20世纪80年代，流行病学集水区研究（Epidemiologic Catchment Area Study，ECA）结论认为，“在任何6个月的时间里，美国每5个人中就会有1人患有精神障碍”。[29] 近期的全美精神疾病患病率研究估计，在任何12个月内，美国有26.2%至32.4%的成年人患有可诊断的精神疾病。[30]

所有这些专业相关人士代表着一个比相联机构内部结构更为复杂的组合。现在，在社区中，精神疾病治疗市场存在着竞争。[31] 毫不奇怪，诊断的数量和范围也在稳步增长。1968年第二版《精神疾病诊断与统计手册》列出了193个类别。1980年的第三版中列出了292个类别。1994年的第四版中列出了383个类别。自2013年以来，第五版中共列出541类精神疾病。[32] 20世纪80年代，有
一些诊断在医学专业之外并不为人所知，例如拔毛癖（无法控制的 202
拔掉自己身上毛发的冲动）和人为疾患（患者故意伪造心理或身体症状）。然而，即使是些更为常见的症状，如强迫症、孤独症和神经性厌食症，也依旧是些新发现的而又令人费解的类别。

因为医药界已经为特定诊断开发了药物，因此，精神疾病的类别变得越来越重要。到20世纪中叶，除了氯丙嗪之外，还增加了治疗抑郁症的三环类抗抑郁药、治疗躁狂症的锂盐和针对老年嗜睡的兴奋性药物。汽巴制药公司（Ciba）最初以利他林［品牌名称为

“派醋甲酯”，利他林（Ritalin）的名称来源于合成了这种物质的著名化学家林恩纳多·潘尼宗的妻子马格瑞特，昵称“瑞特”（Rita）]治疗注意缺陷与多动障碍，老年嗜睡患者称之为“提神药”。1937年，一位名为查尔斯·布拉德利（Charles Bradley）的儿科医生发现，使用小剂量的苯丙胺会使人变得安静，而不是兴奋。这种疗法提高了因“行为问题”住院但智力“正常”的儿童的学习成绩，改善了他们在学校的表现。[33]

如果氯丙嗪能够治疗最严重的和使人衰弱的疾病，那么利他林的推广使得精神科药物更容易被接受，进而步入人们的日常生活。1961 年，也就是美国食品药品监督管理局（FDA）批准利他林用于治疗儿童行为障碍的那一年，精神药物的广告投资急速增长，其中大部分都是用于利他林的广告。[34] 妇女杂志上的广告表现儿童安静地在他们的书桌前做功课的图片，以及母亲和老师们的评语，将利他林描述为一种神奇的特效药。20 世纪 70 年代初期的一则广告展现出一个英俊的男孩在服药前后的状况：第一张照片显示一个四口之家和其中一个穿着休闲装的小男孩。因为他的母亲试图抱着他拍照，小男孩在拼命地挣扎着，想要挣脱。照片的标题为“1971：一个难以控制的孩子，一个心烦意乱的母亲”。第二张照片是一张学校的集体照，同一个男孩，吃药之后，在照片上穿着清爽的衬衫，打着领带，微笑着。照片的标题为“一个普通的四年级学生，家庭关系和谐融洽”。今天，美国大约有 15% 的男孩和超过 10%
203 的女孩在他们短暂生命中的某个时刻被诊断出患有注意缺陷与多动障碍。[35]

在接下来的几十年里，心理健康行业的专业人士越来越感到乐观。他们认为，精神药理学可以将精神病学从一门主观的软科学转变为一门通过实验和数据证实的、客观的科学。如果一种药物，如利他林，有助于纠正负责注意力和行动的大脑区域的异常活动，那么这就意味着，注意缺陷与多动障碍（多动症）是一种发生在大脑中的障碍。研究人员们也希望，通过更多地表现精神疾病的生物性特征，减少精神疾病的污名现象，进而使得精神疾病会像任何其他疾病一样被作为普通疾病得到社会广泛的接受。1990 年，曾发表过有关注意缺陷与多动障碍神经生物学论文的精神病学家艾伦·查梅金（Alan Zametkin）指出，大脑研究成果表明，注意缺陷与多动障碍并不是父母教养不当引起的心理问题。他告诉《纽约时报》的记者说，“有人说，不应该使用药物，那是一个教养问题。……我们希望有效的药物将终结这种想法”。[36] 神经学家现在感到很大的压力，他们必须开发出对于异常代谢活动和化学失衡的定量测量方法，以表现精神疾病“超出了患者自身所能控制的范围”。[37]

关于不同精神疾病患病率和范围的报告减少了对精神药物的抵制，并促进了公众意识和预防工作。到了 20 世纪 80 年代，媒体似乎对于“进食障碍”的问题非常关注，尤其是因为这种疾病的死亡率很高。在一篇综述中，作者回顾了 1935 年至 1995 年间发表的 42 项主要研究，它显示出，在患有神经性厌食症的患者中，平均死亡率达到 5.9%。其中大多数患者直接死于这种疾病，大约四分之一的人自杀。[38] 精神保健倡导者们指出，如果能有更多的人了解这些疾病的迹象和症状，那么，就会有更多的人得到治疗，而死亡人数就会下降。

1981年，美国广播公司（ABC）播出了一部根据史蒂芬·雷文克隆（Stephen Levenkron）的小说改编的影片，名为《世界上最棒的小女孩》（*The Best Little Girl in the World*）。故事讲述了一个因心情沮丧而产生进食障碍的少女的经历。同年，研究人员创立了第一本专门针对这一主题的学术期刊，名为《国际进食障碍期刊》。第二年，出版了两部关于神经性厌食症的回忆录，一部是舍拉·麦克劳德
204 （Sheila MacLeod）的《饥饿致死的艺术》（*The Art of Starvation*），另一部为雪莉·波尼·奥尼尔（Cherry Boone O'Neill）的《为了关注的饥饿》（*Starving for Attention*）。1983年，女演员简·方达（Jane Fonda）透露她曾患有神经性厌食症、神经性暴食症的经历。从1954年开始，已经持续了20多年。1984年，当时美国最著名的音乐艺术家之一，歌手卡伦·卡彭特（Karen Carpenter）死于与厌食症和暴食症相关的心脏病并发症。这时，神经性厌食症突然成为美国民族意识的一部分。在杂志和脱口秀节目中，人们普遍认为，它是与现代女性美的理想相关的新状况。

神经性厌食症的诊断似乎突然间呈爆炸式增长。是否真的出现了更多病例，还是只是因为社会名流的自白使得广大公众更容易接受这种疾病，实际上无人知晓。然而，专家们很清楚的是，仅仅那些瘦得皮包骨的时装模特本身是不足以导致人们产生这种疾病直至死亡的。相反，这些形象给处于精神疾病风险中的女孩们提供了一种表达情绪困扰的语言。一些心理学家认为，控制食欲和体重是女孩在她们的生活发生巨大变化和不确定性的时段试图控制自己和周边环境的一种方式，这可能与殖民地祖鲁兰地区出现“曼带克”状

态的妇女并不存在太大的不同。并且，由于女性的苗条身材被理想化，并成为众口称赞的对象，社会也会认可很多促进瘦身的行为，例如剧烈运动和节食。

神经性厌食症并不是什么新病症。早在1873年，伦敦的威廉·古尔爵士（Sir William Gull）和巴黎的查尔斯·拉塞格（Charles Lasègue）医生就已经分别描述过这种病症，然而，两人同时对此关注是否与疾病发生率的增加有关，现在就不得而知了。无论如何，古尔和拉塞格的著作提供了坚实的历史证据，证实这种情况已经存在了几个世纪，因此，我们不能仅仅将其归咎于现代社会中对于理想身体形象的推崇和对控制体重的关注。来自韩国、伊朗、日本和挪威等国家以及中国香港地区的患病率研究表明，这些国家或地区的患病率与美国的情况一致，而且大多数研究都表明，神经性厌食症不仅仅是一种罕见而又新奇的病症，就像来自意大利、德国、中欧和日本的报道一样。以中国香港为例，厌食症往往不包括患者对 205
自己身体的错误看法，而在于患者将自发限制进食归因于食欲不振或感觉自己的身体非常臃肿。[39]

哥伦比亚大学的提摩希·沃尔什（Timothy Walsh）博士是《精神疾病诊断与统计手册》第五版进食障碍工作组负责人，回忆起他在纽约接受精神病学培训的岁月，他告诉我，“在20世纪60年代末和70年代初，在我工作的布朗克斯市医院，我从未见过神经性厌食症。或者说，至少没有那样的相关记录”。20世纪60年代后期，沃尔什的妻子在韦尔斯利学院读本科，她也回忆说，现在回想起来，当时有些学生肯定患有厌食症，但那时候她和她的同学都没有一个词可以将这种现象解释为一种非正常的症状。

神经性暴食症是一种比神经性厌食症更加新近得到命名的疾病，尽管实际上几个世纪以来一直有关于这种模式的记录，即患者暴饮暴食后立刻采取清除的手段。1979 年，英国精神病学家杰拉德·拉赛尔（Gerald Russell）在看到被诊断为厌食症的患者后，首次描写并命名了这种症状，因为他发现，这些患者表现出不同的症状特征。这些患者并没有体重过低的状况，他们喜欢暴饮暴食，然后便清除掉吃下去的食物*。有些人因胃酸和营养不良而出现牙齿发黄、碎裂，溃疡，头发和指甲变脆等症状。回想起来，拉塞尔自问，是否正是由于他使得神经性暴食症的存在家喻户晓，而在无意中鼓励人们产生了暴食症。2017 年，他告诉一位记者说，"一旦这种病症得到清晰的描写，我就要对我自己的论文承担全部责任。关于这种病症，人们则得到一种共同的语言。并且，与之相关的知识也得到非常迅速的传播"。[40] 事实上，正如斯坦福大学一项进食障碍预防计划的研究所表明的那样，公众关注性作为诊断率提高的一个因素不容低估。[41]

由于高中和大学年龄的女性是发生进食障碍的最大风险人群，教育机构的相关责任单位经常安排公开的演示或信息会议，介绍如何识别和治疗这类疾病。这些计划的目标是预防这类精神障碍，鼓励出现症状的人寻求治疗，并减少污名现象。然而，更高的意识水平实际上会带来更多、更频繁的相关症状的报告。在斯坦福大学 509 名女性新生中，研究人员邀请了其中一半的学生组成实验组，

* 患者在暴饮暴食之后，大多通过强迫自己呕吐的方式，排除掉刚刚吃下去的食物。——译者注

她们组成小型讨论小组（每组由 10 到 20 名女生组成），并邀请 2 个人作小组报告。这两位之中的一位是大学知名工作人员，另一位则是已经成功地接受治疗战胜了暴食症的高年级学生。研究人员描写道，这两名女性“稳重、自信、很有吸引力，并且风度翩翩”。 206

参加研究项目的所有女生，包括那些没有听演讲的女生，都接受了一项调查，调查目的在于观察她们与进食障碍相关的想法和行为。正如预期的那样，在介绍之前，两组之间没有差异，因为受试者是随机分配的。项目结束后，研究人员对所有女生（参加小组活动的一半和未参加的另一半女生即对照组）进行了两次后续调查，一次是在活动结束的 4 周之后，一次是在 12 周后。因为之前实验组和对照组之间并未显示出区别，现在报告中出现的任何变化都可以被认为是活动造成的影响。

研究人员发现，参加预防项目的女生关于厌食症和暴食症症状的报告比对照组的报告更多。换句话说，这个项目似乎产生了一种矛盾效应，反而促进了进食障碍的发生。对此，研究人员感到很是困惑。或许参加项目的学生学到的不仅是预防疾病，或许她们认同极具魅力的演讲者，或许她们学会了新的行为方式、新的减肥方法。或者，也许她们学会了如何识别和报告先前就已经存在的症状。

斯坦福大学研究人员认为，最委婉地说，他们的预防策略是无效的。至于这个项目为什么反而会增加症状这个问题，实验报告的作者们认为，他们“无意之中使得对于进食障碍的污名现象降低到了认为这种病症为正常病症的程度”[42]。这就似乎是在说，污名现象有保护作用。然而，一种同样合理的结论是，学生们开始认识到，某些症状的定义和病症描述为她们提供了一种思想模式。对她们来说，在参加项目之前，这些症状只是一些没有组织的思想和行为。或许这个项目确实减少了污名现象，从而提高了诊断和治疗的可能性。换句话说，与作者的观点相反，预防项目实际上可能是有
207 效的。

到了20世纪末，进食障碍已成为一些心理健康专家所说的“隐性流行病”。“隐性流行病”专家、学者雷纳德·戴维斯（Lennard J. Davis）写道，“它实际上就是一种密码，用来为新的精神障碍开展公共关系的活动”。[43] 我们也看到其他诊断的流行度急剧增加，比如注意缺陷与多动障碍、孤独症、躁狂抑郁症和创伤后应激障碍。一种特定的疾病被诊断得越多，它就会得到越多的关注，它看起来也就越像是一种新的、真实确定的病症。当有关疾病的信息在适当的文化和历史条件下的传播程度达到某种临界点时，它们就会具有传染性。

比如，随着儿童精神病学、精神病流行病学、精神药理学和特殊教育行业的发展，孤独症也同时成为一种常见的诊断。孤独症看起来似乎是一种新出现的、更普遍的疾病，然而，仅仅是更多的儿童得到了孤独症的诊断，并进入了特殊教育项目这一事实，并不意味着孤独症的发病率增加了。这种思路就等于在说，因为在今天的美国，去咖啡馆的人数大幅增加，所以就证明了美国咖啡消费者大量增加一样荒谬。根据研究人员斯蒂芬·欣肖和理查德·谢弗勒（Richard Scheffler）的观点，同样的情况也发生在注意缺陷与多动障碍上。他们指出，“只要诊断类别的相关信息带来了医疗和教育服务，它的使用便往往会迅速飙升”。[44] 1845年就已经发生过同样的

情况。当时，英国人建造了新的疯人收容院之后，疯狂的发病率便直线上升：建造收容院，疯子们肯定会来的。关键在于，有时候，出现了更多的诊断实际上是一件好事。它意味着，实际上有更多的人得到了治疗，那一种精神疾病已经不再处于潜藏的状态，比如在获得早期干预、治疗和教育服务机会较少的农村和少数族裔社区，孤独症的患病率有所增加时，意味着他们可更直接地得到帮助。[45]

如果诊断并不常见，症状甚至可能不会被发现。正如我和我的妻子乔宜斯一起看着家庭录像，回顾伊莎贝尔的童年时所发现的一样。那段录像是在伊莎贝尔 14 个月时拍摄的。当时，她正坐在自己卧室的地板上，专心致志地把十几枚硬币放进一个存钱罐，一次放一枚。我们对她喊，“伊莎贝尔！看看我们！你在做什么？”她的眼睛根本就没有动，只是继续往扑满里面放钱币。在录像中，我 208
说，“哇，她多专注啊”！乔宜斯说，“她有着科学家的头脑，真是难以置信”！伊莎贝尔完全没有注意到我们，而我们也并未感到担心，因为我们只能用我们所了解的诠释方法去观察她。

那是 1992 年 12 月，我们从未想过她这种喜欢重复性的行为、缺乏与我们互动的欲望，以及不具备转移注意力的能力，是她可能有患孤独症风险的迹象。孤独症并不是一个日常语汇，当时，大多数父母也都认为它是一种罕见的病症。甚至就像乔宜斯这样的心理学家的母亲也没想到去观察自己孩子是否表现出孤独症的症状，尤其是当他们还处在婴幼儿年龄段的时期。学龄儿童的父母们常常谈论的主题是注意缺陷与多动障碍和焦虑症，但并不关注孤独症。而在 1992 年时，我们甚至也很少使用“兴趣局限”和“行为刻板重复”这样的词语。儿科医生也不会定期筛查孤独症，大多数医生甚至不相信在幼儿两三岁之前就可以得到确定的诊断。直到 1994 年，“亚斯伯格症候群”才成为一种得到认可的诊断。今天，许多父母和大多数儿科医生都了解孤独症的迹象，并且很容易注意到伊莎贝尔所表现出的症状。同时，临床医生也越来越愿意做出诊断，或者至少建议对 14 个月大，甚至更加年幼的幼儿进行某种形式的治疗性干预。现在，媒体将孤独症描述为一种流行病，并宣传应当找到它的病因以及研发治疗方法。

每当一种诊断变得很流行，其他类别病症的诊断比率就会直线下降。因此，在过去的 20 年中，尽管美国公立学校系统中的孤独症分类增加了 2 倍，但公立学校特殊教育计划中儿童的比例却并未发生变化。[46] 只有一种情况：只有在其他诊断分类人数下降的情况下，才会发生进入特殊教育计划的儿童比率保持不变，而孤独症人数却同时大量增加。事实上，当孤独症的诊断变得更加常见，也不再那么可怕、不再那么令人羞耻的时候，那些许多父母都认为令人尴尬难堪的病症分类，如智力障碍和特殊学习障碍，便大幅度地下降了。孤独症从狭义的疾病扩展到广谱的疾病，精神分析医生们的宣传显著地降低了社会舆论对于母亲们的指责。同时，《精神疾病诊断与统计手册》暂时纳入亚斯伯格症候群，作为对于具有高度
209 语言能力的孤独症患者的描写。这一切都有助于减少耻辱感和污名现象，并使得以孤独症替代其他诊断的名称成为更有意义的做法。

尽管《精神疾病诊断与统计手册》仍然认为孤独症是一种先天特发性的疾病（发病原因尚不清楚），但在实践中，孤独症已成为对很多患者的首选诊断，而这些患者的症状实际上具有已知的病因，例如患有可识别遗传综合征的儿童，其中孤独症的症状只是他

们总体病症的一部分。[47] 患有罕见、复杂遗传疾病的孩子的父母可能更喜欢“孤独症”而不是“智力障碍”的诊断，因为通过宽泛的归类，孩子可以进入由越来越多的同龄人及其家庭组成的社群，并可以更顺利地进入已存的和新建的教育计划。

优秀的临床医生都知道，有多种诊断方法可供使用。他们可以选择在特定时间点上最有可能使特定患者受益的诊断方法。换句话说，如果有医生做出诊断，并不总是意味着患者患有与所有其他疾病完全分开的离散疾病。美国国家精神卫生研究所儿童精神卫生部前主任朱迪丝·拉波波特（Judith L. Rapoport）博士曾经告诉我，“只要我能让孩子得到我认为他需要的教育，如果为此我必须说他是斑马，那我就会说，他是斑马”。更重要的是，随着诊断对各种各样的人群越来越有用，得到诊断和没有得到诊断的人之间的差异就会减少。2019 年一项有关孤独症症状的分析综合研究了数百项已发表的研究成果中所描述的 27 723 名个体的历史数据，作者发现，在过去的 20 年中，被诊断为孤独症的人与非孤独症的人之间的区别越来越小。[48] 如果这种趋势以同样的速度持续下去，在不远的将来，每个人都会成为孤独症患者。

日本精神分裂症的一个案例说明，诊断术语的变化如何促进了对于疾病的关注和治疗，并有助于减少污名现象。在日本，精神分裂症过去非常隐蔽，而且污名现象也极其严重。医生们很少向精神分裂症患者本人，甚至患者家属透露诊断结果。很多怀疑自己或家人可能患有精神分裂症的人想尽办法避开心理健康专家。为了

减少这种耻辱感和污名现象，日本临床医生尝试使用新的精神病学
210 语言。在一项开始于 1993 年的项目中，当时日本全国精神病家庭联合会要求日本精神病学和神经病学协会（JSPN，在日本相当于美国精神医学学会的学术组织）为精神分裂症寻找一个新的术语。日语中“精神分裂病”是一个已经使用了几十年的术语，它不仅有“分裂的精神”的意思，这个词的内涵中还有精神被撕裂、永久性的断裂，而且随着时间的推移，断裂还会继续扩大、没有好转的可能等意思。同时，如果日本人听到这个词，他们的大脑中就会立刻出现紧身衣的景象。

日本精神病学和神经病学协会调查了诊断的临床应用，在 1999 年的报告中显示，协会中 52% 的成员表示，他们只是偶尔将诊断告知患者和家属。只有 7% 的成员表示，他们会告诉所有精神分裂症患者他们所患的疾病名称，而 37% 的成员则只是将诊断结果告诉了患者家属。根据精神病学家佐藤光源（Mitsumoto Sato）的信息，日本有 167 000 名精神分裂症患者在精神病院平均住院时间长达一年之久，但他们却从未得知自己的诊断结果。[49]

2002 年，精神病学家们通过会议、座谈会和学术论文的讨论形式对新术语进行审议后，日本精神病学和神经病学协会通过投票决定，将旧的术语改为“统合失调症”，字面上的意思是“整合障碍”。临床医生们迅速接受了新的术语。2002 年，36.7%的临床医生将诊断结果告知他们所有的精神分裂症患者，这一数字在 2003 年继续攀升至 65%，并在 2004 年达到了 70%。[50] 随着岁月的流逝，日本的年轻人在新诊断术语的接受过程中长大，甚至也不再学习旧的诊断术语。最近的调查表明，日本的年轻人认为，“统合失

调症”是一种严重但可以治疗的疾病，可以随着时间推移而好转。[51] 改换术语显然产生了很大影响。[52] 由此，许多欧美医生也都建议改变英语中“精神分裂症”这个术语。[53] 然而，新的术语并不能改变患者的病情状况本身。精神分裂症是慢性的、严重的，并且难以治疗的病症。它也可能是所有精神疾病中最孤立的一种。症状本身——妄想、缺乏快感、缺乏与他人相处的兴趣——更不用说精神疾病在公共环境中引起的担忧，会产生社会学家有时称为“社会性死亡”和心理学家称为“社会失败”的现象。精神分裂症患者也学会了不将自己的想法告诉别人，因为他们担心会受到进一步的孤立。 211

在日本的一个偏远地区，有一个名叫“贝色尔之家”（Bethel House，日语：べてるの家）的地方。这是一家成立于 1984 年的非营利组织，目的在于帮助精神分裂症患者。居住在贝色尔之家或附近的人生产、运输海藻产品、面条和其他当地特产，经营咖啡馆和礼品店。一年一度，居民们都会举办一场为期两天的名为“幻觉与妄想活动日”的活动（日语：幻覚妄想大会），每年都会有数千名游客前来参加。还会有比这种活动更能引起公众对精神分裂症患者的关注的事情吗？

在当地基督教会和一位精神科医生川村敏明（Toshiaki Kawamura）先生的热心帮助下，一群精神分裂症患者在日本东北部北海道浦河町 13 000 人的小渔村里建立了“贝色尔之家”。他们都曾是浦河町红十字医院（日语：浦河赤十字病院）精神病院的出院病人，医院拥有 60 张床位。在贝色尔之家，他们谈论精神分裂症（他们使用旧的术语），唱关于精神分裂症的歌曲，写作故事和诗歌，制作关于精神分裂症的电影。对这个社区进行了多年深入研究的人类学家中村夏莲（Karen Nakamura）博士告诉我，“川村医生的想法是，要倾听患者的想法，而不能只因为这会使你感到不舒服，而让他们缄口不言”。

中村博士指出，与美国不同的是，在日本，抗精神病药物并没有导致去机构化或社区精神卫生系统的发展，实际上，在 1956 年至 1966 年间，当药物开始普及使用时，医院里精神病患者的病床数量增加了 4 倍。今天，严重精神疾病患者的机构化仍在继续，这也是日本人并不认为流浪者患有严重和慢性精神疾病的原因之一。如果他们真是精神疾病的患者，他们很可能会在某个地方的医院里，而不是流浪街头。相反，人们最典型的推测首先是，无家可归的人肯定是遭受了可怕的经济损失，或是遭受了残酷的大学考试制度的创伤，或者是因年老而被家庭遗弃。[54]

因此，贝色尔之家的存在是非同寻常的现象。它的成员并不隐藏他们的症状，而是谈论甚至庆祝它们。在一年一度的节日期间，他们表演喜剧小品，销售他们的产品，展示他们自主研究残疾的结
212 果，并邀请来访者参观他们的社交技能工作坊。通过这些活动，他们自己掌控关于自己生命存在的叙事，而防止外界将他们的身份仅仅缩减为他们的疾病。的确，中村说，虽然这个节日有时看起来像是“心理问题旅游”，但她认为，对于这些患者而言，这些活动是在给他们助力。她告诉我，很多人很容易感到被家庭抛弃在一个“偏远的地方”。“在任何其他地方，他们都会在那里死去，在那里度过一生，不会留下任何意义上的遗产。大多数人都没有孩子。”中村还指出，严重的精神疾病往往会剥夺一个人对于自己的信念，

即相信自己很重要，自己能够对未来产生影响。她说，“贝色尔之家找到了一个使患者在这个世界上留下痕迹、不被人遗忘的方式。我想，我们每个人都想被记住”。

幻觉与妄想大奖赛是活动日的一项标志性活动。该奖项授予那些“幻觉”与“妄想”中对贝色尔之家的社会凝聚力和社会支持贡献最大的人。例如，2002 年，该奖项授予了曾经是工程师的山根耕平（Kohei Yamane）先生。他确信，会有不明飞行物来接他，他还制定了迎接它的计划。贝色尔之家所有成员都与他谈论不明飞行物的话题，询问它的样子，里面能够容纳多少人，等等。山根对讨论很是满意，而后，贝色尔之家的成员告诉他，如果没有执照，就不能进入不明飞行器，而这个执照只能从川村先生即他们精神科医生那里获得，而川村医生现在正在川村航天中心做兼职工作。通过这种方式，工作人员就可以带领山根到川村医生那里就诊，并成功地阻止了他去乡下进行冒险的旅行。2007 年，该奖项授予了贝色尔之家同住一间公寓的四名居民，因为他们四人都产生了同样的错觉——房子里有一个隐形人。而这种共同症状使得他们公开讨论他们的忧虑，并互相支持。获得大奖和赢得大奖的经历也在这些成员之间创造了一种记忆、一条永恒的纽带。

他们的庆祝恰恰是与所谓的“社会失败”相反的成功。

13

无异于其他的病症？

“抑郁症不过就是心着凉了而已。”

日本电视连续剧《心理医生》（2002）

从20世纪80年代开始，制药公司、心理健康倡导者、美国 213
国立卫生研究院，以及世界各地的研究人员和临床医生形成了作家罗伯特·惠特克（Robert Whitaker）所说的“四声部和声”，即一个强大的“四声部合唱”，共同向公众宣传精神疾病的生物性特征。[1] 他们都认为，只有当人们了解精神疾病是大脑疾病而非性格缺陷时，才能减少污名现象。

然而，精神疾病的生物学模型一直是精神疾病污名化的核心。在第一版和第二版的《精神疾病诊断与统计手册》中，精神疾病的概念被定义为患者对于环境的情绪反应，通常是与环境相应的反应，比如战斗中的焦虑或因亲人去世而感到悲伤。1980年，第三版《精神疾病诊断与统计手册》中以更加科学的术语重新定义了精神疾病。在这一版中，对于特定类型的人而言，精神疾病意味着他/
她显示的不同临床状况。这些精神障碍是医生们可以测量、做出可 214
靠诊断的症状，它们与某些人口群体相关，是医生们可尝试通过药物治疗的疾病。这时，疾病的名称术语趋向清晰，精神病患者是“精神分裂症患者”，患有抑郁症的人则是“抑郁症患者”。然而，这也正是污名的含义：一种诊断会成为代表一个整体的人的代名词。[2] 为了应对出现污名现象的风险，我所认识的大多数临床医生都倾向于说，某人患有精神分裂症或抑郁症，而不是说他们的身份是精神分裂症或抑郁症，但是，社会上的其他人不一定都会注意到这个语言上的细节。

许多专家推断，如果可以将精神疾病视为医学上的一种身体状态，那么它就不太可能被用来定义一个人的人格。这也是在20世纪60年代，英国医生感到欢欣鼓舞的原因之一。因为他们发现，疯狂国王乔治三世的精神错乱和幻觉并不是由不明原因的精神疾病引起的，而是由一种叫作紫质症的代谢紊乱引起的。他们宣称："这一诊断澄清了汉诺威王朝家族成员遗传性疯狂的污点。"[3] 1984年，为了减少耻辱感和污名现象，精神病学家南希·安德烈森（Nancy Andreasen）称精神疾病为"大脑破损"（broken brain）。手臂或腿骨折的人不会考虑逃避医疗的帮助，但患有严重精神疾病的人却不喜欢见医生。安德烈森认为，对精神疾病患者的偏见和歧视源于无知，"来自没有能力意识到精神疾病是一种身体疾病，是一种由生物力量而不是道德败坏引起的疾病"。[4]

社会科学家经常将这种以医学术语理解人类愿望的行为称为"医疗化"（medicdlization）。医疗化的思想起源于启蒙运动，来自世俗主义和科学的发展，以及将人类那些曾经非物质方面的经验，如精神、思想和个性，变成物质化的动力。医疗化是一个将以往的非医疗问题转变为医疗问题的过程，比如，如果人们认为分娩是一种需要进入医院产科病房的疾病时，或者当妇女需要服用更年期药物时，非医疗问题便转变为医疗问题。由于人们习惯于"身体优先于精神"的思想，心理健康专业的医学化，如脑损模型（broken-brain
215 model），倾向于将这样一个事实最小化：即在许多文化中，包括我们自己的文化、性格、信仰和道德都来源于我们的大脑，而并非来自我们的骨骼。

医疗化也是资本主义一个必不可少的组成部分。在资本主义制度中，社会为了政治和经济目的而组织和利用人体，将人体资本化，例如，利用它参加投票、纳税、在工厂工作和在战争中冲锋陷阵。如果社会作为一个理想的、高效的组织机制，比如一座工厂，那么利用机械和功利主义的术语来解释人体也是有道理的。医疗化将身体简化到可以使用生物医学术语观察和测量的层面。而在资本主义制度中，如果一个身体出现了疾病，那么它就很容易受到制药技术和保险体制可报销的诊断的影响，制药和保险将这些身体塑造成适合医疗市场的患者。这些技术控制着患者恢复的过程，以便帮助身体迅速恢复劳动力，并使生产的损失保持在最低的水平。

为此，世界银行在 1996 年采用了一种“疾病负担衡量标准”就不足为奇了。这项标准计算疾病对一个国家经济生产力发生的影响。“伤残调整寿命年”（disability adjusted life year，DALY）衡量因过早死亡、伤残或疾病而损失的寿命年数。[5] 虽然“伤残调整寿命年”不是一种严格的经济指标，因为它们不以货币价值来表示，但它们依然以经济和物质方面的语汇暗示了人的生命的价值。因此，伤残调整寿命年无法体现疾病个人或人群在非物质层面的经历。

脑损模型是数百年来人们努力在客观现实层面而不是在文化层面上寻找精神疾病原因的转世再现。许多在 19 世纪早期研究精神错乱的第一批医生都是颅相学家，即试图通过测量颅骨、鼻子、下巴或耳朵的形状和它们之间的距离来解释或预测精神疾病、个性和犯罪行为倾向的科学家。许多科学家认为这些测量手段是污名现象。它们是病理学的清晰证据。[6] 在一个重要的意义上，脑损模型是颅相学的现代翻版。颅相学家研究人的颅骨的目的在于将个性理解为与生俱来的存在，因此文化对此没有责任。而现在，我们出于 216
同样的原因研究大脑，今天，耻辱的根源和污名现象的对象是患者的大脑图像。

在过去的20年里，美国国家精神卫生研究所前所长托马斯·英瑟尔认为，污名现象、缺乏诊断和治疗不足的根源在于，人们不能认清精神疾病在生物学上的原因。英瑟尔四处演讲，向听众展示彩色的大脑图像，以此说明患有不同精神疾病患者的大脑有着很大的区别。例如，与未患有注意缺陷与多种障碍的儿童相比，患有注意缺陷与多种障碍的儿童大脑皮质表面的面积更小，精神分裂症患者的大脑皮层厚度与对照组成员相比要更低一些。[7] 普通民众往往认为，这些事实不足为奇，他们聆听演讲并非出于接受教育的目的，而是在于将精神病学的心理和行为方面的问题推向次要的地位，进而降低大脑在精神疾病中的作用。为什么是大脑？英瑟尔说，因为与精神疾病相关的神经生物学异常常常早在它们在行为层面上表现出来之前就已经在大脑中发生了。他说，对于我们来说，我们必须在行为症状出现之前就要寻找并尽量治疗大脑出现的变化。否则就等于是在心脏病发作或中风发生之后才检查或治疗人们的心脏病或高血压症状。在他关于促进神经科学发展的呼吁中，大脑是最为关键的人体部位，因为精神疾病是我们治疗最不成功的一种疾病。

英瑟尔在演讲中使用的一些图像是儿童患者的脑部扫描，比如参加拉波波特儿童精神分裂症发病观察的纵向研究的儿童。儿童精神分裂症是一种极为罕见的疾病。[8] 图像显示了患者大脑在结构上与正常大脑间的差异，并且患者大脑结构随时间而变化的模式，这些变化在行为症状变得严重之前是可以观察到的。几年前，我在拉波波特办公室见到她的时候，她向我展示了她的团队如何将一系列的图像拼接起来，那就像一部动画电影。他们在 8 年到 10 年的时间里，以不同的时间间隔进行核磁共振成像扫描。这些延时“电影”展示了儿童大脑从在子宫内到大约 2 岁期间失去在出生前生长的多余神经元和突触的过程。这个过程被称为“突触修剪”，一直会延续到大约 10 岁，但是，“修剪”的模式因条件不同而不同。拉 217
波波特可以从被诊断出患有精神疾病的儿童的扫描电影中看到这种模式，并以此为根据做出判断：其中哪些来自早发性精神分裂症、孤独症或患有注意缺陷与多种障碍的儿童。这些都是极为重要的神经科学的发现，因为超过一半的精神疾病病例的首次发病是在患者 14 岁的时候。[9]

同样，孤独症的研究人员正在使用计算机视觉分析来检测和量化运动行为的变化，比如，幼儿的眼球运动和头部转动。以前，这些测试会因为研究者认为幼儿太年幼而无法进行标准临床评估。这种方式常被称为“数字表（现）型”。[10] 对于创伤后应激障碍，研究人员正在使用计算机语音分析来识别该病症的核心特征在音调、变化、语速和发音方面的听觉标记。[11] 自 20 世纪 80 年代以来，精神分裂症研究人员一直在努力识别患者所谓的“前驱症状”（来自拉丁语 prodromos，意为在某事件“之前发生的情况”），即精神分裂症状在实际清晰地表现出来之前的早期阶段便已经在宣示自己的存在。制药公司都极度渴望这些研究取得成功，因为这样，他们就可以向那些甚至还没有表现出需要药物治疗症状的人销售药物。尽管此类研究的既定目标是提高诊断的精度，消除临床评估过程中的主观性，但其基础项目的目的在于，使得精神病学诊断立足于科学的客观事实的基础之上。

扫描仪和计算机帮助研究人员更多地了解大脑，但它们实际上几乎没法告诉我们有关精神疾病或神经疾病患者的经历和需求，因为这些患者都是处在各自的生活和社会环境中的。例如，照顾患有晚期阿尔茨海默病的亲人的人对于患病亲人大脑的临床描述并不十分感兴趣。他们希望医生识别的并不是他们亲人的大脑图像，而是需要医生们认可他们作为护理人员的经历。[12] 对于精神疾病的诊断和治疗，脑部扫描也并未提供任何帮助。仅仅因为图像显示明显的异常，也并不意味着这些异常最初肯定是由基于大脑的问题所引起的，它肯定也并不能为任何特定的疗法提供一张可行的路线
218 图。[13] 实际上，神经科学文献已经充分呈现了这种经历本身，例如创伤、慢性身体疼痛、营养不良、教育，甚至冥想，都会在大脑中产生可观察到的、解剖结构上的变化。如果大脑的结构具有如此大的可塑性，并且如此容易受到这些环境因素的影响，那么，说精神疾病是一种大脑疾病是不是太过于简单了？

2005 年，英瑟尔写道，“精神病学对公共卫生的影响将会要求人们将精神障碍理解为脑部障碍，并作为脑部障碍来治疗”。[14] 他的规划与国际上许多公共卫生工作者为诊断和治疗精神疾病所做的努力并驾齐驱。这些在西方，在《精神疾病诊断与统计手册》中概念化的术语，在世界各地使用时，则会面临着将患者个人从他/她的文化背景中隔离出来的危险。在美国精神医学学会的网页上，出版了全球心理健康方面的读物，例如《西班牙巴斯克人的人格障碍》《埃塞俄比亚妇女的精神创伤和抑郁症》《伊朗妇女的产后情绪障碍》，等等。世界卫生组织的“心理健康差距行动计划”（Mental Health Gap Action Programme，mhGAP）发现，在全球范围内使用这些术语有很多问题。为了减轻西方精神病学术语“批发出口”的负面影响，心理健康差距行动计划做出了令人赞叹的努力。它试图在西方护理治疗模式的使用和当地文化环境之间，以及在使用药物和当地本土的治疗系统之间找到平衡。尽管如此，天平还是倒向了大脑科学的一边。2011 年，在发表于《柳叶刀》杂志的一篇文章中，行动计划的领导人写道，“对于精神疾病患者的不理性和不适当的治疗措施，应该受到劝阻并被淘汰”[15]。他们还补充说：“没有治疗效果，缺乏对于精神疾病、神经疾病和滥用药物行为的预防措施，部分地反映了对大脑及其分子和细胞机制极为有限的理解。”

在同年发表在《自然》杂志上的另一篇文章中，一个由心理健康专家组成的大型专家智囊团列出了未来十年全球范围内相关研究和治疗的优先范畴。尽管智囊团的专家呼吁大家了解人体生物学层面和人的文化环境对于心理健康的影响，但文章再次确认了西方医学对于个人的关注。文章收入了一张照片，上面是一个大约五六岁的索马里女孩，被用链子拴在树上，她可能患有发育障碍或智力障碍。[16] 编辑选择了一个单独的女孩的照片，因为它会引起关于人 219
权问题的人道主义话语的共鸣，即每个人都享有生命权、自由权和尊严权的理念。这个女孩代表着低收入国家典型的智障儿童，正如非政府组织传播的其他图像中所体现的其他典型的救助对象一样，例如难民、被贩卖的妇女，以及其他受害者。[17] 在这张索马里女孩的照片上，读者看不到任何家庭、政治或宗教背景的迹象，只有她孤单一人。这个形象掩盖了她生活的其他内容。

人类学家多米尼克·贝阿格（Dominique Béhague）说，在她位于巴西南部的工作环境中，精神疾病的术语“将政治从困境中解脱出来。比如，不去讨论政府政策造成的社区贫困，而代之以讨论有关抑郁症或自杀倾向的主题”。事实上，巴西精神病改革者认为，污名概念本身之所以可以冲淡政治的功效，因为“污名”也可以是貌似中性的歧视性词语。[18] 贝阿格说，“我研究的非裔巴西裔低收入人群的阶级和种族污名现象是如此严重，而且这与苦难有着如此密切的联系，所以，如果脱离了这种社会条件，谈论任何疾病或因疾病而产生的污名现象都毫无意义”。在那个社区，青少年可能会为了解决在学校缺乏集中注意力的问题而寻求或接受帮助，但不会接受将他们注意力缺陷障碍归因于身体生物层面或大脑层面的观点。在考虑有关他们的注意力问题时，他们自己，甚至他们的顾问更有可能会直接考虑到与贫困、饥饿和偏见相关的因素。

将一个人降低到他/她的疾病的层面上，并且，将因疾病而忍受歧视群体的问题非政治化，这种现象没有任何一个地方像在法国这样明显。在法国，如果非法移民获得了一种所谓的“疾病签证”，就可以在法国居留。政府授予签证是一种人道主义姿态，对象是患有严重的、危及生命的疾病，并且在他们自己的国家得不到充分治疗的人。然而，正是出于这个原因，为了能长期保持疾病，有些人拒绝就医，而另一些人则想方设法让自己感染艾滋病毒——这种令人不安的做法正是在实践被桑塔格称为允许进入“病人王国”的“恶劣护照”的步骤。对这一现象进行了文献记录的学者米里亚姆·蒂克廷（Miriam Ticktin）表示，疾病签证并不提供就业权利、
220 其他福利，或进入法国社会的机会。此外，并不向极度贫困或严重精神病患者提供这类签证。蒂克廷写道，“以人道主义作为驱动逻

辑，只有遭受痛苦或患病的身体才被看作彰显共同人性的合理对象，值得通过赋予权利的形式而给予承认；这种观点的基础在于精神疾病生物学层面上的合法性、固定性和普遍性”。[19]

哥伦比亚大学精神病学家米尔纳·韦斯曼（Myrna Weissman）讲述了一个故事，主人公名叫威廉。故事显示出美国临床医生对于患者“生物”和“精神”状况如何做出不同的评价。威廉出生在20世纪80年代中期，整个童年时期得到过无数精神病诊断，其中包括注意缺陷与多动障碍、强迫症、孤独症和妄想型精神分裂症等，而且，威廉也没有朋友。精神科医生指责威廉的母亲对威廉太过关心宠爱，对他过于宽容，并且他的教育缺乏结构性。他在学校里常常受欺负，还被停学。他因为经常使用暴力而被送进精神病院时，医院的工作人员也不鼓励家人探望。1999年，威廉患上了白血病。与精神科医生大不相同的是，威廉的肿瘤学家对他母亲的细心大为称赏，并鼓励家人到医院探望他。大学生志愿者还来到他的床边和他玩游戏，或者陪伴他。韦斯曼认为，“通过权威地将这个男孩确定为患有某种特定类型的脑部疾病，精神卫生工作者不太可能将孩子的行为失控归咎于母亲”。[20]

我理解，在一个人们对身体和精神上的疾病的看法和行为如此不同的社会，人们对精神疾病的生物学模型怀有极大的渴望。我也理解简单地泛用概念带来的诱惑，即用科学术语向别人说明自己的疾病有时比用心理或情感术语来解释要容易得多，而且很多人都希望能够通过脑损模型将疾病的责任从人转移到器官上，似乎在说：“不是我生病，而是我的大脑。”[21] 然而，正如我们将看到的，几乎没有证据显示，这种认为精神疾病“像任何其他疾病一样”的模

221 式在历史中任何一个时间点上成功地减少了污名现象。

试图使精神疾病更像是一种医学意义上的疾病的一个问题是，实际上，许多医疗保健工作并不关心可识别的生物现象，如细菌、病毒或癌症细胞，而是更加关心无法解释的症状，如疲劳和身体疼痛。例如，头疼是最常见的“医学意义”上的症状之一，但医生们却不了解导致大多数头痛的原因，也并不清楚止痛药减轻头痛的机制。与撒哈拉以南的非洲人和中东人相比，欧洲人和北美人发生头痛的概率要大得多，同时，他们头痛的经历和对头痛的解释也各不相同。在非洲一些社会中，所谓的紧张性头痛是一种蚂蚁或蠕虫在患者的头上爬行的感觉；在美国，它则通常是一种悸动性的疼痛；而一些东南亚人则将头痛描述为头皮感觉酸疼。许多头痛患者都会寻求医疗帮助，并可能获得某种方式的治疗，但他们的诊断和治疗却很少会在大脑成像或在其他实验室检查的帮助下进行，而且，除了“头痛”的诊断之外也不会得到其他诊断。

医生们经常开出治疗各种疾病的处方，包括由病毒、细菌或寄生虫感染引发的疾病，甚至并不知道是什么病毒、细菌或寄生虫可能导致这些疾病。杂货店的货架上摆满了无麸质食品，却没有一种针对麸质敏感性的医学测试，只有腹腔疾病检测除外。在美国，乳糜泻*的患病率在 0.5% 到 1.0% 之间。同样，人们也会在治疗莱姆病（Lyme disease）后很长时间内继续寻求经常性的治疗，以缓解

* 乳糜泻：对麦胶蛋白（小麦、大麦、燕麦中的蛋白质）不能耐受，引起小肠黏膜特征性改变，导致消化吸收不良综合征。——译者注

它所导致的使人神经衰弱和风湿病的症状。然而，科学家们尚未发现任何导致慢性莱姆病的潜在医学原因。[22]

许多科学家仍然希望，就像糖尿病或心脏病一样，精神疾病有朝一日会成为“真实”的疾病。然而，这种比较本身则是一种思维错误的结果。第一，将精神疾病与此类疾病进行比较会令人产生错误的期望。精神疾病是很难治疗的疾病，并且，它临床诊断的根据是患者的行为，而并不是科学本身的缺陷。大脑是远比心脏或胰腺更为复杂的器官，并且，它的复杂性很可能使得英瑟尔和其他人想象中的未来永远无法实现。精神疾病不能简单地降低到细菌、病毒 222 或动脉阻塞的层面，它极端复杂的遗传学问题只是其病源学的一个方面。第二，将“身体”和“心理”状况相提并论也是很有问题的想法，因为科学家们已经一再证实，心理学在心脏病、癌症和其他医学层面的疾病患者的病情恶化或改善方面起着至关重要的作用。例如，对于冠心病患者发病率和死亡率而言，抑郁、焦虑和压力都是主要的危险因素。[23]

第三，如果实验室的检查结果表明存在着某些明显的风险，很多人便会为了避免某些疾病的发生而寻求治疗。但是，并没有任何测试可以预测即将发生的精神疾病。例如，我们可以在心脏病发作之前很长时间就开始治疗心脏病，因为某些检测结果，如高胆固醇或动脉阻塞，都具有相当高的预测性。当然，如果患者的兄弟姐妹或父母患有精神分裂症、孤独症或躁狂抑郁症等高度遗传性疾病，临床医生当然会留意观察患者的精神症状，但医生没有办法在患者生病之前就对他/她可能产生的精神疾病进行治疗。有些行为看似可以预测，但也只是在疾病已经发生之后回想起来，才会发现这些征兆早已出现。精神分裂症患者的亲属在患者发病后可能会说，他小的时候就很冷漠，朋友也很少，并且表现出与社会环境期待不符的行为。神经性厌食症患者的父母可能还记得，他们的孩子在严重疾病暴发之前的很多年中都是很挑食的。尽管我们可以在中风之前治疗高血压患者，但我们无法治疗精神分裂症发病之前的冷漠少年，或者神经性厌食症暴发之前挑食的人。有多少心理健康的成年人在青少年时期冷漠和不满？有多少没有进食障碍的成年人曾经或现在仍然还是很挑食？

第四，与其他器官不同，人的大脑不容易通过活检而进行研究。当然，动物模型对于开发从视力障碍到癌症的各种治疗方法都非常有用。例如，老鼠的大脑被广泛地用于研究。虽然老鼠也会患上癌症，但没有人能知道它们的精神状况。例如，在一项联邦政府的研究中的一个观察主题是，老鼠是否会产生幻觉或偏执的妄想，
223 认为它们是政府监视的对象（在这项实验中，受到监视实际上是真实的情况）。鉴于这些挑战，我认为精神病学实际上已经做得很好了。

第五，将一个人大脑的健康程度作为判断他/她整体个性的标准，就像仅仅通过一个人的基因、种族、宗教、性别或性取向来判断他/她一样过于简单化和非人性化，降低了人的价值。鉴于我们对社会因素在塑造形成精神疾病方面的作用的了解程度，我们又如何能从患者的大脑中去除他的文化和经验呢？如果我们这样做，我们就有可能忽视贫困、精神创伤和其他逆境对我们产生的影响。尽管一些临床医生认为，基于大脑的精神疾病模型可以最大限度减少将精神疾病视为性格弱点的看法，但是这种说法现在可能已经过时

了。我们越来越不会相信，有人可以经历战争的创伤或充满暴力的童年，而精神上不受深刻影响。同时，我们也更加相信，具有处理这些影响的人具有较强的心理韧性。

如果我们认为，将精神疾病的患者描述为化学成分失衡，或大脑神经回路异常，那么我们就有可能是在提供理由，让其他人害怕那位患者，认为他/她永久受损。然而，这里需要治疗的是人的大脑，而不是整顿修复社会环境。如果医生使用药物治疗大脑的疾病，但药物不起作用，或者患者的身体不能耐受，那么，这个人可能会被贴上“麻烦病人”或“不合作病人”的标签，会被认为是他们自己给自己造成痛苦，或者他们可能会觉得自己是个失败者。

那么，脑部扫描是否有朝一日可能帮助临床医生诊断和治疗精神疾病呢？今天，当然，对一个发生了明显人格变化的人进行脑部扫描可能会发现，脑肿瘤造成了他的精神症状，但这种生物学发现超出了《精神疾病诊断与统计手册》的范围。请记住，在排除器质性原因之前，我们甚至不鼓励心理健康专家将某些症状诊断为精神疾病。目前，据了解，很少有人支持使用脑部扫描作为诊断和治疗精神疾病的基础步骤。然而，如果它真的成为可能，这些测试是否有可能被滥用？一个脑部扫描异常，但并没有出现任何行为症状的 224
人是否会被解雇或被拒绝录用，或者遭到医疗或人寿保险公司的拒绝？

1982 年，小约翰 · W. 欣克利（John W. Hinckley Jr.）企图暗杀罗纳德 · 里根总统一案以欣克利被无罪释放告终，原因是欣克利作案时处于精神错乱的状态。在审判期间，辩护律师在法庭上出示欣克利的大脑扫描图像，以此为证据，说明他的大脑健康状况明显低于平均水平。他们认为欣克利的大脑"缩小"了。尽管没有数据证明犯罪率与大脑体积大小之间存在着因果关系，但欣克利的律师则试图向陪审团介绍他的大脑有可能出现问题，而这是他本人无法控制的。如果是这样，法官和陪审团就不必担心无罪释放是在偏见基础上做出的主观判断。放射科医生说，欣克利的大脑比"正常"人的大脑小。律师认为，这个简单的事实是无法捏造的。[24] 仅仅通过大脑扫描并不能诊断精神疾病，律师对这些当然全部弃之不顾。

通过成像来表现正常大脑的科学努力失败了，因为存在太多混杂变量：扫描对象的遗传学信息、扫描的时间、对象当天吃的食物、对象是惯用右手还是左撇子等因素。在针对精神分裂症的研究中，一些研究人员试图通过只扫描白人的大脑来消除人种差异带来的变量，[25] 但这种策略可能会使人误解白人的大脑就是正常的大脑，进而认为，白人的大脑是理想的大脑。这种方法与 20 世纪中叶的另一项研究形成同样一种误导，那项研究试图仅以哈佛本科男生为研究对象，来定义常态的标准。

一些研究表明，基于大脑的精神疾病模型在科学和医学界最为流行。例如，在意大利的一项大型调查中，精神分裂症患者的亲属中只有 21% 的人认为"遗传"是一个原因，而 74% 的护士和 75% 的精神科医生则认为，"遗传"是一个重要因素。[26] 亲属们很少指责患者个人，因为他们看到，患者的痛苦来源于他们参与了这个远远大于个人的世界的活动，如战争创伤、环境灾难、家庭内部社会关系和经济危机。与世界其他国家和地区相比，英格兰、埃塞俄比
225 亚、德国、希腊、日本、俄罗斯和南非等地的人在思考精神分裂

症、抑郁症、创伤后应激障碍和其他精神疾病的原因时，他们会优先考虑到社会压力的因素，尤其是家庭冲突，而不是生物层面的因素。

1990 年，在德国，精神健康专业人员和非专业人员对精神分裂症的病因进行了排名。专业人士将生物因素和遗传因素排在首位，而将压力、家庭破裂和缺乏意志力排在最后。非专业人士的排列则正好与之相反。2001 年，研究者重复了这项调查，结果表明，公众的看法越来越接近专业人士的观点。但是，非专业人士的看法中显示出，与污名现象减少的情况相反的是，人们与精神分裂症患者保持社交距离的愿望有所增加。1990 年，19% 的受访者表示，他们不愿意住在精神分裂症患者的隔壁，而在 2001 年，这一比例上升到 35%。[27] 因此，基于大脑模型的病因诠释似乎增加了污名现象。

另一项研究结果显示，从 1996 年到 2006 年，美国公众越来越多地普遍将精神疾病，特别是抑郁症和精神分裂症视为神经生物学疾病。他们越是坚信这些疾病为神经生物学疾病，就越发支持对这些疾病的治疗。但是，研究人员写道，“没有任何实例证明，神经生物学概念与明显降低污名现象直接相关”[28]。了解精神疾病在神经生物学层面的失常，实际上加强了这样一种信念，即精神分裂症和抑郁症患者是危险而且不可预测的人。同样，孤独症研究的批评者认为，将数百万美元投入研究以开发孤独症谱系障碍的诊断和基因测试，有可能给孤独症患者及其家人带来污名伤害，使他们被认为他们的“基因”“不适合”生存。[29]

现在，在寻找病因和有助于诊断的特异性蛋白标识物（diagnostic biomarkers）的努力中，遗传学成为其中的重要组成部分，并能够帮助结束各方面对父母和家庭的指责。遗传学也可能是开发新疗法、治愈方法甚至根除疾病的关键。例如，唐氏综合征（又称“21-三体综合征”）在子宫内并不难识别。患有唐氏综合征的人出
226 现多余染色体，即第21对染色体拷贝数异常，出现三体，可以通过产前基因检测在妊娠头三个月末检查确定。在冰岛的新生儿中，唐氏综合征几乎已经全部消失，因为近100%的未出生婴儿全部接受了产前基因检测，发现唐氏综合征的胎儿都会被流产。通过人工流产的手段选择性地根除唐氏综合征的做法是生物伦理学（bioethics）中论争最为激烈的主题之一，也是在孤独症患者支持者中激烈的争论话题。

与唐氏综合征相反，科学家们已经找到了100多个与孤独症相关的易感基因，它们通常被称为“候选基因”（candidate gene），预测可能还有1000多个。它们之所以被称为候选基因，或者是因为已知这些基因的变异与我们今天定义的孤独症的发生有关，或者是因为这些基因位于怀疑与孤独症相关的位点。此外，科学家们已经为孤独症患者确定了2000多个拷贝数变异（copy number variation，CNV），即一个人基因组中的缺失或重复。而这正是让许多孤独症患者支持者感到担忧的事实。对他们来说，孤独症是一种人类多样性的表现，而不是一种疾病。如果有对孤独症进行产前基因检测的方法，那么，是否所有天生孤独症风险高的人都会被流产？

我们知道，有许多疾病与特定的基因突变有关。例如，亨廷顿

舞蹈症的发生就是与亨廷顿基因的两个拷贝之一的突变直接相关。早发性阿尔茨海默病与 19 号染色体上载脂蛋白 E（ApoE）的变体相关。然而，并没有任何一种基因会导致孤独症。实际上，可能会有数千种不同的途径使得数千种不同的基因导致被我们称为可视性（表现型）“孤独症”的发生。孤独症本身就有多种表现型的病状。正如科学作家史蒂夫·西尔伯曼指出的，很可能出现的情况是，如果你随机选择 100 个孤独症儿童进行研究，每个孩子都有可能有他/她自己独特的遗传原因。[30] 事实上，在大规模研究的样本中，只有 3% 到 5% 的孤独症儿童具有孤独症最常见的遗传因素。这就意味着，我们不应该认为，孤独症是一种遗传错误。产生这种表型的途径太多了——基因和调节基因的多种途径和组合，将孤独症降低 227
到生物层面，认为只是由于我们的基因发生了功能故障，在科学上是没有意义的。

自然选择理论可以帮助我们理解孤独症不是遗传错误的命题，它还可以进一步表明，孤独症是人类正常变异的一部分。我们都知道，由于孤独症患者在社会关系中相对孤立，与没有这些疾病的人相比，孤独症和精神分裂症患者往往生育更少的孩子。那么，为什么在过去的几千年里，自然选择并没有完全消除与这些病症相关的基因变异呢？一种可能的解释是，这些基因的影响很小，不会影响繁殖，但这又似乎不太可能，因为孤独症的症状通常会限制一个人建立社会关系、结婚和繁殖的可能性。另一种更令人信服的解释可能是，与孤独症相关的基因变异是一些“旁观者”，这就是说，它们与其他处于正向进化压力（positive selective pressure）下的基因变异相关联或共同进化。换句话说，如果自然选择的进化过程保留了孤独症的风险，那么，使我们面临患上孤独症风险的常见遗传变异可能对人类有着积极的作用。

近期的遗传学研究为一些观点提供了依据，我们认为，在我们所重视的人类变异的各个方面（如语言和社交技能）与我们倾向于不重视的方面（如孤独症）之间存在着有意义的关系。科学家们发现，与孤独症相关的基因与明显属于人类的基因组区域相邻，这些区域称为人类加速进化区（human accelerated regions，HARs）。人类加速进化区由增强子（enhancer）和调节子（regulator）组成，它们对于基因是否表达发生影响。它们不是基因，也不编码蛋白质，但它们与基因相邻并调节它们的表达。为了定位人类加速进化区，科学家们观察了大量不同哺乳动物物种的全基因组，并定位了在 6500 万年的哺乳动物进化过程中完全保守的区域。这些区域往往包含非常少量的碱基对（base pair，大约 100 个）。进化保守性是所有生物基
228 因实际上非常相似的原因之一：例如，大约有 50%相同的基因，与水仙花大约有 35% 相同的基因。

接下来，科学家们在这些仅存在于人类的保守区域内寻找片段。迄今为止，他们已经确定了大约 50 个人类加速进化区，它们提供了一种在人类进化历史上相对较短时期内加速进化的特征。一些科学家认为，人类加速进化区与认知、智力和学习，以及孤独症和精神分裂症的基因有关。加州大学洛杉矶分校的科学家、孤独症遗传学先驱之一，丹尼尔·格施温德（Daniel Geschwind）非常专注的问题是：基因组的保守区域必须告诉我们关于正常人类变异的哪些信息？在我和格施温德交谈的过程中，他说，“增加孤独症风险的遗传变异与受教育程度的相关性为 0.3”。这就意味着，尽管很微

弱，但两者之间确实存在着积极的关系。如果真是这样，那么孤独症与使我们成为具有教育、创造和高智商能力的非凡哺乳动物的相同遗传途径有着密不可分的关系。如果这些基因以某种方式被消除，那么，人类的这些能力可能会陷入危险的境地。

在美国国家精神卫生研究所最近的一次演讲中，格施温德描述了心理学家劳伦斯·宾德（Laurence Binder）多年前的一项研究。在我看来，格施温德提及这项研究的目的在于表达他自己的观点，即智力障碍，如孤独症和其他发育障碍，实际上可能成为“常态”的一部分。宾德试图发现的是，智力高于平均水平的成年人在韦克斯勒成人智力量表（Wechsler Adult Intelligence Scale）Ⅲ中的十四部分不同子测试中的表现如何。韦克斯勒成人智力量表是一种常见且经过充分验证的心理测试。宾德发现，在他的测试样本中，28% 的成年人至少在 2 个部分的测试中得分异常；超过 19% 的人在 3 个或更多部分的异常范围内表现出色，14% 的人在 4 个或更多部分的得分异常。四分之一的成年人在至少一部分测试中的得分低于正常值三个标准差，界线智能*（borderline intellectual functioning）表明有明显的智力障碍。[31] 但是，这些参试者都是非常聪明的成年人。格施温德指出，宾德的发现说明，“没有普通人（average human being）这样一种存在，因为每个人都擅长某些事情而不擅长另一些事情”。 229

例如，我的女儿伊莎贝尔有一些非同寻常的技能：她的卡通画华丽优美，她音高准确完美，并且可以告诉你她在钢琴或吉他上听

* 界线智能：智力水平分级的一种，位于正常智力（85 以上）和智力低下（70 以下）之间，即 70—85。——译者注

到的任何一个和弦中的每一个单独的音符。她的记忆力比我认识的所有人都要好。2019 年 7 月的一天，伊莎贝尔、乔宜斯和我在车里听到收音机里开始演播史蒂维·旺德（Stevie Wonder）的歌曲《迷信》(*Superstition*)。乔宜斯问伊莎贝尔是否曾经听到过这首歌，伊莎贝尔答道，“听到过的。那是在旧金山的出租车上，是在 2015 年 10 月 31 日，是我们休假的日子，那天我们一起出去吃晚餐”。她惊人的记忆力保证了她能够极度精确地管理她在工作中需要照顾的动物，记住每只动物的生命体征和药物治疗的每个细节。她还会记住她见到过的大多数人的生日，这项天赋可以帮助她维持社交关系。而社交能力正是孤独症患者面临的最大挑战之一。相比之下，我的记忆力却很差，不会完成简单的拼图游戏，也没有什么艺术技艺。

精神病遗传学专家并不否认许多变量，即环境的和生物的变量，塑造了我们的生命。例如，我们可以说，精神分裂症是所有精神疾病中基因决定性最强的疾病之一。然而，对同卵双胞胎（因为他们具有相同的遗传密码，并在同一个家庭中一起长大）的研究表明，当双胞胎中的一个患上精神分裂症时，另一个患上精神分裂症的概率仅有 30%。[32] 两个人也可能有抑郁症的遗传倾向，但其中只有一人患上了抑郁症，那很可能是由于生活经历的不同，例如，这两个人中的一个在失去亲人后变得抑郁。不能说抑郁症完全是遗传的，因为亲人的死亡而引发了这些症状；同样，也不能说这完全是生活经验造成的（科学家们称之为环境），因为遗传确实产生了作用。

即使是完全遗传的条件也不是完全不受环境控制的。苯丙酮尿症是一种明显可识别的遗传缺陷，苯丙氨酸羟化酶（PAH）的基因遗传缺陷，即调节分解氨基酸苯丙氨酸的酶的产生的基因。由于苯丙酮尿症患者不能产生足够的酶，苯丙氨酸会在体内积聚并引起一 230
系列症状，包括癫痫发作和智力障碍。但是，低苯丙氨酸的特殊饮食可以极大地限制遗传缺陷的影响。可以说，苯丙酮尿症是一种完全遗传性的疾病，但是，它也并不是完全脱离环境和经验（饮食）而孤立存在的。[33]

对于科学家来说，基因与环境之间相互作用的复杂性是极为难以理解的主题，更不用说对于不从事科学研究的普通民众了。我曾经在韩国做过一些研究工作，在那里，孤独症的污名现象经常与认可遗传学的首要地位及其社会意义的信念直接相关。我采访过的很多韩国父母都倾向于认为孤独症有一个重要的遗传基础，而且他们认为这种可遗传的概率非常高，但是，一个对于遗传学仅仅略知一二的人往往推测，“可遗传”就意味着“会遗传”。“遗传度”并不等同于或接近于“遗传的”（尽管这两个词听起来极为相似）。遗传度的测量只告诉我们某种性状可以归因于遗传差异的程度，而不说明它可遗传的程度。遗传度还包括新发基因突变，即在一个人身上第一次发生的无数突变，这就是为什么我们中没有人完全是我们父母的精确基因组合的一个原因。很大一部分孤独症病例是由新发基因突变引起的，这可能也发生在伊莎贝尔身上，因为，乔宜斯和我都没有孤独症的家族史。然而，我在韩国采访过的家长们则认为，任何遗传疾病都会损害家庭和整个家族血统遗传的完整性。

于是，一位母亲可能会对她孩子孤独症的诊断感到恐惧，这不仅是因为她担心她的这个孩子，也因为她还担心她的其他孩子，以及他们未来的婚姻前景。如果假定“遗传”意味着“会遗传”，母亲们就会问，谁会愿意通过结婚而进入一个有遗传病的家庭？因此，父母有时会拒绝接受孤独症的诊断，转而去寻求一种没有遗传负担的诊断，即反应性依恋障碍。[34]

1980 年，反应性依恋障碍被首次收入在《精神疾病诊断与统计手册》第三版中，但它实际上早已在临床医生群体中得到关注，甚至早在 1952 年，即在第一版《精神疾病诊断与统计手册》的时代，便已得到关注。这一时期，由于精神分析范式占据着主导地
231 位，人们认为精神疾病是患者对家庭环境的一种不健康反应。在第一次世界大战和第二次世界大战之后，随着对幼童出生或度过了幼年时代的虐待性机构（例如战俘营和大型孤儿院）的详细记录的增加，心理学家认为，某些环境条件可以解释一些儿童缺乏社会关系中的回应能力和发育迟缓的现象，有些症状甚至在婴儿期就可以观察到。[35] 于是，临床医生们倾向于将过去存在某种“极端形式的护理不足”——如忽视其需求、物质及心理照顾的匮乏或缺乏持续性的照顾——的儿童诊断为反应性依恋障碍。[36] 但是，正如在韩国的情况一样，一些临床医生也在没有任何虐待证据的情况下，对显示反应性依恋障碍症状的儿童做出了诊断，因为他们推测孩子们一定受到了虐待。

在 2006 年至 2011 年间，当我和我的同事在韩国进行大规模流行病学研究时，我们发现，学校和医院及诊所记录中很少提到孤独症，大多数临床医生都说它在韩国是一种罕见的疾病。这并不是说，孤独症像《精神疾病诊断与统计手册》中定义的那样，是不存

在的疾病。参加我们项目的临床医生评估了韩国一个中等城市的50 000 多名 8 岁 至 12 岁的儿童——这项评估工作是一个耗时 5 年的复杂过程。他们发现孤独症的患病率超过 2.6%，仅略高于新泽西州孤独症患病率的估计数值。[37] 我们惊讶地发现，主流学校中三分之二符合孤独症诊断条件的学生全都从未接受过任何特殊教育或任何发育成长问题的临床诊断。有些孩子悲伤痛苦，其他人则是糊里糊涂地混着走完了他们的学校教育时段。每升一个年级，他们就会被更多学业和社会关系的要求击垮。

被人们定义为遗传精神疾病的诊断和记录会带来耻辱感和污名现象，可能是韩国媒人制度的遗产之一。即使在今天，媒人在韩国也依然扮演着重要的角色。他们并不是安排婚姻，而是帮助介绍潜在的配偶，寻找在经济和教育状况、遗传和血统方面相匹配的伴侣。如果一位母亲为她患孤独症的孩子寻求并接受反应性依恋障碍的诊断，她宁愿接受一部分指责，似乎是在说，“我们家并没有坏基因；我只是这个孩子不称职的妈妈”。通过牺牲自己而承担不良 232
养育的社会耻辱，她保护了家庭的其他成员免受遗传异常的生物学上的耻辱和污名。

如果只是母亲而不是孩子真正生病，那么也就可以假设，还有更大的康复机会。事实上，在过去的 10 年到 15 年里，在很大程度上，这种情况是一群韩国临床医生在韩国普及反应性依恋障碍诊断的结果。首尔开始出现帮助母亲学习如何对孩子产生更多情感依恋的项目。心理健康专家有时会鼓励反应性依恋障碍儿童患者的母亲辞职。如果孩子状态好转，诊断和治疗就会得到成功的验证。如果母亲拒绝辞职，但孩子仍然有所好转，则诊断可以通过这一论点来验证，即母亲和医生之间的治疗关系给孩子带来了帮助。韩国的案例向我们展示了生物医学和精神分析模型的局限性，两者都可以增加污名现象，但每一种都会增加不同类型的污名现象。

在日本，对疾病的遗传学和生物学解释与在韩国一样具有侮辱性和污名性。整个家庭都可能因为一个人的疾病而受到指责，这种情况也使得媒人很难为这类客户找到两相情愿的婚姻伙伴。人类学家乔治·维克里（George Vickery）写道，至 21 世纪之交，日本人很不愿意谈论与精神疾病有关的大脑或体内化学成分失衡的问题。“相反，”他说，“他们通过压力来隐喻精神疾病。”他们使用英文单词“stress（压力）”，而不是日语中相应的词。日本人开始使用一系列不同的英语词来指称精神疾病和心理保健提供者，因为外来词削弱了日语中等价词的情感力量。接受心理健康治疗的人可能会说他们去了“心理诊所”或去拜访了“（心理）顾问”，就像在美国一样，很多人都更愿意说他们正在他们的“治疗师”那里治疗，而不是“心理医生”、社会工作者或精神科医生。[38] 同样，由于日语中指称特定精神疾病的词语，甚至“精神科医生”一词仍包含具有严重残疾，以及住院治疗等进入体制收容的意思，因此，在 21 世纪初，心理健康倡导者开始将与精神疾病相应的日语单词翻
233 译为“精神障害”，意即“灵魂上的残疾”，一部分目的也是在于将痛苦更多地定位在心脏而不是头部或大脑。因此，出于促销目的，制药公司将抑郁症称为“心凉（心着凉了）”，以此来吸引消费者。

然而，随着过去20年中抑郁症比例和自杀率的增加，并且增加的原因尚无可靠的解释，以这种婉转的方式谈论精神疾病则变得更加困难，因为它似乎将其严重性降至最低的程度。于是，日本人便不再从精神疾病术语而是在工作压力中寻求答案，他们采用了“过劳自杀”“过劳死”和“社交萎缩”等新词。这种对于外部因果关系的强调限制了耻辱感和污名的发生，因为压力是每个人都会遇到的事情，而且，压力也是可以通过改变外部环境而得到缓解的。在许多社会中，医生的经验是，使用“精神疾病”这样的词会妨碍治疗。例如，加尔各答的医生描述他们与患者谈话时会使用“紧张”之类的词语，而不用“抑郁”或“焦虑”，因为在他们看来，紧张的含义是“别人做了什么对你有害的事”。[39]

从日本抑郁症的历史中我们可以看出，精神疾病名称的普遍接受程度和有用性是如何波动变化的，它取决于人们将发病的原因解释为内部（即生物学）的还是外部（环境）的因素。20世纪，当抑郁症从神经病学和精神病学领域中被消除，并代之以社会和历史因素的解释时，日本的抑郁症诊断和治疗比率就有所增加。例如，在19世纪后期的一段时间里，抑郁症很普遍，甚至可以给某人的性格笼罩上一层优美的光环。根据人类学家北中淳子（Junko Kitanaka）的研究，感到抑郁，就像19世纪后期美国和英国的神经衰弱一样，“会让旁人联想到日积月累的悲伤、过度的苦思冥想，或默默地忍耐痛苦”。她说，抑郁症就是“常态的延伸”。[40] 但到了20世纪初期，日本医生深受美国和英国精神病学影响，开始将抑郁症定义为一种潜藏的、危险的、不可预测的和不可逆转的脑部疾病。有了这样一个定义之后，就不会有人愿意被与抑郁症和任何其他精神疾病

234 联系起来。北中写道，“脱离了心理学上的关系，割断了它的社会意义……抑郁症变成了一种远离经验、极端耻辱的疾病。没有一个日本人还能承担作为它的患者的痛苦”。[41] 在日本，抑郁症的诊断也几乎消失了。

然而，抑郁症还是再次蔓延开来。为什么会这样？因为它再一次被与社会意义重新联系起来。正如以前使用“神经衰弱”这个术语一样，日本人现在认为，抑郁症是工作和现代生活压力过大的症状，比如照顾年老的父母，以及在市场上的竞争。穿着硬领白衬衫、西装，打着领带的男性职工正在成为抑郁症的象征，不少人死于“过劳”，切切实实地就是死于“过度劳累”。在美国，抑郁症通常与女性有关（美国女性的抑郁症患病率是男性的 2 倍），但日本的抑郁症则越来越男性化，体现在挣扎在工作岗位上的工薪族身上。在美国，人们对精神药物的过度使用表示出越来越多的担忧，而在日本，考虑到自杀率很高的特殊情况，人们则担心药物使用不足。

我并不是在说，基于大脑的生物学因素和遗传模型对于研究和治疗没有帮助，我们对大脑的工作原理了解得越多，发现有效疗法的可能性就越大。然而，神经生物学和遗传知识只是一个宏大系统中的一个组成部分，而大脑则是这其中的成分。正如早已过时的先天后天论辩一样，并不存在“非此即彼”的选择。应当懂得，生物系统和文化环境共同发生作用，如果否定这一点，就会冒着回到过去的风险，就会将我们带回到“生物学决定命运”的时代，而正是这个概念，为制度化、脑叶切除术、绝育、种族主义甚至种族灭绝提供了合法化的根据。我是说，实际上，生物模型牢固地植根于资本主义社会的个人主义理念之中，即使它们带来有益的治疗，也可能不会减轻耻辱感和污名现象，甚至可能会使情况变得更加糟糕。生物模型的思维方式还掩盖了我们复杂的政治、经济和社会生活的各种层次。正如资本主义制度中的工人异化于他们的劳动产品一样，同样，认为精神疾病“像任何其他疾病一样”的思维模式也使我们异化于我们的情感和社会生活的产物——无论是积极的还是有害的产物，无论是成功的还是失败的尝试，正是我们自身之外的 235
各种因素，我们周围的人和环境，确定了我们的身份。

因此，在安妮·塞克斯顿关于疾病的诗歌中，她摈弃了医学科学自封的真理和客观性——算术并不能解释癌症的发展。没有一份临床检查表可以说明躁狂抑郁症患者在住院期间母亲缺席的意义。在《双重形象》中，塞克斯顿看着急促的秋雨中飘落的黄叶，对4岁的女儿说：[42]

> 让我告诉你，你永远无法真正地懂得：
> 所有医学假设的话语
> 我的大脑永远不会像眼前这般真实
> 落叶一般地放手而去。

14

『就像一根魔杖』

我们从那里面走出来，

又见到繁多的“星辰”。*

但丁·阿利吉耶里，《神曲·炼狱篇》(1472)

---

* 《神曲》三篇最后一行都以“星辰”结束，表示向往光明。——译者注

236

美国国家精神卫生研究所的主任们、精神病学系主任们，以及其他心理健康行业的领导者经常争辩说，治疗精神疾病的最佳方式就是将它理解为大脑的疾病，并且，通过治疗大脑而不是试图改善人的自我，我们也能够减少污名现象。但是，直接作用于大脑的电痉挛疗法*呢？电痉挛疗法是治疗难治性抑郁症的一种既安全又高效的疗法，然而，可以说，在所有的疗法中，它是最令人恐惧的疗法之一，甚至在面临生命危险的时候，患者及其家人都不愿意接受它。

许多作者在他们关于自己的精神疾病回忆录中都披露了很多各自社交和性生活中最隐秘的细节，但是他们却不会透露他们曾经接受过电痉挛疗法的治疗。一位作者曾经承认，电痉挛疗法对她很有帮助。她曾经写了很多有关抑郁症的作品，却从未提及电痉挛疗法。最近，她对我说，“患有抑郁症是一回事，接受过电痉挛疗法是另一回事。告诉别人你曾接受过这种疗法不会给你带来任何好 237
处，它甚至还可能导致雇主不会雇用你，因为他们会认为你真的病得很厉害，你的脑袋真的很有问题”。相比之下，精神药物的污名化程度要低得多，或许是因为人们认为，它们对大脑的作用如此间

* 电痉挛疗法（Electroconvulsive therapy，ECT）：亦称“电抽搐疗法”或“电休克疗法”（electrical shock therapy）。将电极紧密安置于患者头的顶部和双侧颞部或非优势侧颞部，使用一定电量的电流通过患者大脑，引起患者痉挛发作和丧失意识，以治疗一些精神疾病。常用于治疗精神分裂症、严重抑郁症、严重自杀倾向、躁狂抑郁症、神经性厌食症等患者。在诸多并发症中，记忆减退是令患者最为担忧的副作用，但大多数情况下，会出现可逆性的记忆减退，患者能逐渐恢复记忆，但也会出现不可逆性的记忆丧失的情况，尽管这种情况极其罕见。——译者注

接而又神秘，无人能够理解。当然，服用精神药物的患者中很少有人真正知道这些药物在大脑中是如何发生作用的。我们服用的这些药剂，尽管也会作用于大脑，但只有在它们被吞下、吸收、代谢并通过血液输送后才能发挥作用，几乎就像魔法药水一样。

在有关电痉挛疗法的问题上，很多医生也是与之相关的污名现象的同谋，因为他们甚至没有考虑到使用这种方法治疗患者将会面临的社会压力。我在采访乔治·华盛顿大学精神病学系的临床医生时发现，他们甚至不知道患者在华盛顿特区的哪个医院可以接受电痉挛疗法的治疗。可以说，任何提供全面性精神病学医疗服务的单位都应该提供这种治疗手段，并使之成为连续治疗的一部分。这并不是因为电痉挛疗法一定比药物或心理治疗更好，而是因为，临床医生应该能够在患者疾病过程中的任何特定时间上使用针对特定症状的最佳治疗方法。

某些研究结果显示，经过电痉挛疗法治疗之后，精神病性和非精神病性抑郁症的缓解率高达 90%—95%。早在 1985 年，美国国家卫生研究院就曾发布了一份关于电痉挛疗法的共识报告，其中指出："在严重抑郁症的短期医疗管理中……还没有一项对照性研究表明，存在另一种比电痉挛疗法的效果更好的疗法。"[1] 鉴于自杀行为越来越普遍，例如，2016 年美国有近 45 000 人自杀，自杀是 10 岁至 34 岁人口中的第二大死因，[2] 我们可能需要更普遍地使用这种疗法。当然，可以肯定的是，它确实有副作用。但是，要是想象一下它可以挽救多少生命，还是应当选择它！

既然有这么多积极的证据，为什么电痉挛疗法仍然遭受如此多的污名攻击？这个问题的答案要从另一种干预形式开始讲起，那就是脑白质切除手术，就是我祖父极力反对的那种残酷而又不精确的神经外科手术。在 20 世纪中叶，胰岛素、卡地阿唑和电刺激都是和脑白质切除手术共同使用的疗法，因此它们之间有着一定的相互关系，这不仅是因为这是会带来污名的疗法，而且还因为科学家经常将脑白质切除手术本身描写为一种对大脑的巨大冲击。[3] 没有人 238
还会想念脑白质切除手术，它给成千上万患者带来脑损伤的悲惨后果。[4] 所以，当脑白质切除手术被摈弃的时候，电痉挛疗法也受到了背弃。

2007年，加利福尼亚州的一位公交车司机霍华德·杜理（Howard Dully）出版了一本书，回忆了他在 1960 年接受脑白质切除手术后的经历。当时他 12 岁，忍受了很多疾病和接受脑白质切除手术带来的羞耻，以及隐瞒疾病和手术带来的后果。那时候，医生使用一个样子类似于冰锥的锥子，用榔头从患者眼眶凿入大脑，破坏掉相应的神经。杜理对这个过程没有记忆，可能是因为手术前使用过的电击疗法引起了记忆丧失。他的父亲和继母并没有和他讨论这件事（杜理的生母早在 7 年前就去世了），他自己当时吓坏了，也不敢问。直到他写这本书之前，除了几个亲密的朋友和他的妻子之外，他对每个人都保密。他实在是太羞愧了，不敢告诉任何人他的大脑已经受到损伤。

杜理说："我一直觉得和正常人不一样，想弄清楚是不是我的灵魂里少了点什么？"于是他翻出了自己的病历，它引导着他找到了乔治·华盛顿大学的神经病学家沃尔特·弗里曼。现在杜理明白了，只有这样一件事让弗里曼闻名世界。仅在乔治·华盛顿大学，他就做过数百次脑白质切除手术。在大学图书馆弗里曼档案里保存了杜理的病例，在关于他手术前的描写记录中，弗里曼说他是一个具有暴力倾向、没有感情、与环境“格格不入”的少年。

1949 年，发明了脑白质切除手术（最初称为白细胞切除术）的葡萄牙神经学家埃加斯·莫尼斯（Egas Moniz）获得了诺贝尔生理医学奖。莫尼斯备受称颂的原因在于“他发现了白细胞切除术在某些精神病中的治疗价值”，他发明的手术方法改善了 1 万多名接受手术的患者的生活。[5]“白细胞切除术”（leucotomy）这个词来自古希腊语的 leuko（白）和 tome（刀：切除），意即“切除大脑白质”。莫尼斯自己并未主刀做过任何手术，因为他自己的双手在研究中受到放射性物质的影响，发生了变形。

正是弗里曼将手术重新命名为“脑白质切除手术”，并发明了一种著名的手术方法——使用他自家厨房中常用的冰锥，那上面还
239 写着华盛顿特区制冰厂的名字：“U 线制冰公司。”作为一名雄心勃勃的医生，带有推销员的活力和表演者的戏剧天赋，弗里曼为自己创造了一个利基市场，成为美国第一位脑白质切除手术医生。他在摄像机镜头前演示脑白质切除手术，穿着无袖长袍展示自己的肌肉，并在流行杂志上鼓吹手术的好处。他秃顶，留着修剪整齐的山羊胡子，戴着圆框眼镜。在手术室外面，他穿着昂贵的三件套西装，胸前的口袋里插着方巾。他的个性有时会引起周围人的不安，所以，他也因性格古怪而闻名于世。在他职业生涯的早期，他有一个病人无法取下自己套在阴茎上的金属环，弗里曼成功地取下了它，病人想把要它回来，弗里曼却告诉病人，它必须像所有手术标

本一样留在医院里。实际上，他把那个金属环拿到珠宝商那里，在上面刻上弗里曼家族的徽章，挂在自己脖子上很多年。[6]

与几个世纪之前的皮内尔一样，弗里曼承诺将重度精神病患者从国家的医疗机构中解放出来。从1936年到1970年，大约有5万名美国人接受了脑白质切除手术。其中大多数手术都是由弗里曼和他的合作伙伴、神经外科医生詹姆斯·沃茨（James Watts）主持完成的。他们的手术室距离我写下这些语句的地方只有一百码之遥。脑白质切除手术是一种极不精确的手术，与连环杀人犯杰弗里·达默（Jeffrey Dahmer）伤害他的受害者的做法没有太多不同。达莫在受害者的头骨上钻孔，并注入酸液，他认为这种方法会使他们变成僵尸。[7]

在弗里曼的那个时代，脑白质切除手术的工作过程是这样的：通过电击使患者失去知觉，而后，医生用锤子在患者的眼球上方将冰锥打穿患者的眼眶骨，由此进入大脑，而后移动冰锥，将前额皮层的一部分与大脑的其他部分分开，尤其是与丘脑分开。丘脑是向大脑皮质发送感觉信息的部分。手术医生会在两个眼眶进行同样的操作。病人手术后会在一天之内恢复，但眼睛会有青肿的瘀伤。

弗里曼认为，脑白质切除手术切断了使感觉转化为过度或不平衡情绪的交流循环。正如他本人所言，这个过程将大脑的情绪部分与思维部分分开。一位历史学家将脑白质切除手术医生比作一个电工：“如果一个灯泡的瓦数过高，并具有着火的隐患，那么，解决 240
方案不是更换灯泡，而是切断电源线。”[8]

在著名的《神经和精神疾病》杂志上，弗里曼写道，H. D.（即霍华沃德·杜理姓名的缩写）是一个喜欢撒谎、偷窃、欺骗，四处涂抹粪便和尿液的霸道孩子。他的继母洛欧告诉弗里曼，“他对爱或惩罚全都没有反应。……他不肯去睡觉，但之后又睡得很好。他经常白日做梦，当被问及此事时，他又说，‘我不知道。’尽管外面阳光灿烂，他还是会打开房间里的灯”。多年之后，霍华德的父亲罗德尼承认，洛欧因为不喜欢继子，故此捏造了这些行为问题，希望他就此离开。接受了脑白质切除手术之后，洛欧和罗德尼安排霍华德进入了寄养系统。

许多这样的孩子都在弗里曼手下接受了脑白质切除手术：一些不易管教、注意力不集中、多动，患有我们今天所说的孤独症，有学习或认知障碍的孩子，他们或者被认为没有情感，或者过于情绪化，总之，任何不符合他定义中行为“正常”的孩子。他还以同样的方式对待成年人：无生育能力的男性、患产后抑郁症的女性，或“性冷淡”或滥交的人，或对自己的仪表不够重视的女性。脑白质切除手术的功能之一，就是强制女性接受当时的性别规范。“如果她能做饭、打扫卫生、照顾孩子并参加性生活，”一位学者在提到接受脑白质切除手术的女性患者时写道，“就可以认为，她已经完全康复了。”[9]

实际上，术后临床观察将接受脑白质切除手术的数千人描述为迟钝、冷漠、没精打采和冷淡无情。正像杜理那样，接受了脑白质切除手术的患者的亲属在提及这个手术时都会认为，它对患者的灵魂产生了影响。“似乎他的灵魂被毁灭了。”一位英国妇女谈到她的丈夫时这样说。另一位瑞典妇女谈到她的女儿时说，“她是我的女儿，但她的灵魂不知为何已经丢失了”。[10] 弗里曼自己形容接受脑白质切除手术的患者为顺从的“蜡制人偶”。[11]

然而，许多父母和配偶显然对这个结果感到满意，因为，与手术前促使他们寻求治疗的那个人相比，他们更愿意接受这个漠然而冷淡的个性。弗里曼确信，脑白质切除手术能够帮助患者从事低 241 薪、低地位的门房或服务行业的工作，而不至于承受这类工作常常随之而来的羞耻感。这种通过手术来将人“正常化”或得到“修复”的努力也将体现在针对身体差异的医疗上，例如，强制连体双胞胎分离，对出生时生殖器不明确的孩子施以“生殖器正常化手术”。这种情况大约占所有活产婴儿的 3%，只是因为他们出生时不符合两性异形的理想。[12]

在那个时期，我的祖父总是难以抑制他的愤怒。脑白质切除手术是一种剧烈的、不精确的且不可逆转而又损伤大脑的手术。尽管医学界许多人都反对，但它仍被认为是一种有用的手术。1941 年，弗里曼安排著名记者瓦尔德玛·克门普费德在当时美国发行量最高的杂志之一《星期六晚邮报》上发表了一篇文章，称赞脑白质切除手术。克门普费德写道，“总的来说，这个绝妙的程序是合理的。尽管长期患有早发性痴呆症的病例没能得到帮助，但疑病症患者不再认为自己患有癌症或失去理智；想自杀的人不再渴望死亡，不再企图毁灭自己；被害妄想症的受害者也忘记了想象中的阴谋家的阴谋。……在整个精神病学治疗史上，还从未有过这样的成功”。[13]

我祖父格林克和弗里曼曾经是朋友，现在却变成了对手。对于弗里曼的手术，我祖父提出了一系列批评意见。第一，我祖父挑战那种假设，即认为精神疾病完全是器质性的疾病，因此可以通过脑部手术实现修复。第二，他批评了关于脑白质切除手术决定的主观性。产生焦虑的患者需要割掉他的大脑？临床医生有什么根据来做出实施手术的决定，因为焦虑并非容易测量的现象？我的祖父通过第二次世界大战得到的经验是，焦虑对于健康有着重要的心理功能，它使我们对危险保持警惕，并激励我们在困难的环境中维持生存。我祖父说，焦虑本身“不是病态”，只是程度而已。第三，我祖父反对医生们急于实施脑白质切除手术，因为他认为许多接受脑
242 白质切除手术的患者原本都可以通过其他方法进行治疗，包括谈话疗法。[14] 我祖父说，“很明显，即使是自然的恢复过程，也被这种手术彻底阻断了”。[15] 第四，他指出，即使脑白质切除手术减少了焦虑或多动症状，它也可能会削弱患者的主动性、上进心、创造力和自发能动性。而且，考虑到手术使脑组织和血管遭受创伤，且愈合时生成了疤痕，谁知道可能会产生怎样的长期影响？我祖父谈到脑白质切除手术时说，“可能发生的最大危险之一，就是形成一种虚假的常态，这种常态可能会让患者重新回到具有灾难性结果的境况之中，并为此承担它的严重的后果”。最后一点，或许这是最令弗里曼及其追随者感到不安的一个论点，那就是，他们的病人群中包括那么多孩子，我祖父坚决反对对年轻人使用这种激进的方法，因为他们的大脑仍然处在发育阶段。

然而，这些论点都没有得到许多进行脑白质切除手术的医生的认可。他们全都坚信，所有的精神疾病都是器质性的，而脑白质切除手术就是解决方案。在克利夫兰举办的一个关于脑白质切除手术的讨论中，我祖父是唯一持反对意见的人。弗里曼回答说：“我总是反对格林克博士的意见，这一点，他也是知道的。”在《美国脑白质切除术》一书中，专注于残疾研究的学者珍纳尔·约翰逊（Jenell Johnson）记录了格林克对弗里曼的嘲弄。我祖父告诉弗里曼

说，他读了所有有关脑白质切除手术的医学学术文献，也包括《星期六晚邮报》上的吹嘘文章。而弗里曼反过来批评格林克对于这种手术的情绪化反应。在他自己在克利夫兰讨论的发言记录中——现在这些文献都存放在乔治·华盛顿大学的图书馆里，弗里曼在我祖父发言中的每个“感觉”或“想到”这些词的下面都画了横线，比如，“我觉得一个人不能轻易摒弃……”“我认为这样做会有危险”。在他的反驳言论中，弗里曼认为，行医不应该靠感觉，而应该靠理性。弗里曼指责格林克“只是在用他的丘脑*思考”。格林克回答说，他之所以使用诸如“我感觉”或“我相信”之类的短语，是因为他和其他任何人都不知道脑白质切除手术在短期或长期会产生怎样的后果。[16] 面对“格林克只是在用他的丘脑思考”的攻击，我的祖父则回击说，他（弗里曼）是否在建议他（格林克）回到芝加哥后接受他（弗里曼）给他（格林克）实施脑白质切除手术？总之，格林克说，他对这么多患有精神疾病的人被残害感到“极端地焦虑”。

当然，我的祖父的正确观点会得到证实，但是，这也只有在媒 243
体开始关注遭受脑白质切除手术可怕后果的名人之后才会实现，如伊娃·佩龙（Eva Perón）、美国著名剧作家田纳西·威廉斯（Tennessee Williams）的姐姐斯罗丝·威廉斯和肯尼迪总统的妹妹罗丝玛丽·肯尼迪。弗里曼对于给罗丝玛丽的大脑造成极度损伤负有责任，地位一落千丈，从受到追捧到备受蔑视。1954 年，乔治·华

* 丘脑：是感觉的高级中枢，除嗅觉之外，全身的各种感觉都是通过丘脑传导。丘脑没有思考的功能。——译者注

盛顿大学拒绝授予他荣誉退休的身份。1967 年，他因渎职而失去了行医执照。到那个时候，他已经做了近 3000 次脑白质切除手术。

今天，依然还会有实施脑白质切除手术的情况，但只是偶然用于治疗精神疾病，例如用于严重而又难以治疗的强迫症。尽管这类情况非常罕见，但确有一些无法治愈的癫痫患者可以通过去除一些脑组织来缓解病症。并且，整个手术的程序与任何其他类型的神经外科手术一样——不是用冰锥穿过眼眶，而是使用高分辨率成像技术，伴随着脑电图仔细监测。

悄声低语就是污名的声音。在我年轻的时候，我听到我父母的朋友们小声议论那些住进精神病院，而且还接受了他们所谓的“电击痉挛疗法”的人，好像这些患者是些服刑的人一样。他们更多地谈论治疗而不是某个患者的抑郁症，似乎治疗本身就是一种诋毁诽谤性质的违法行为。我的祖父对于电击痉挛疗法并不发表任何判断。在整个 20 世纪 40 年代和 50 年代，他不厌其烦地警告不要接受脑白质切除手术。然而，他却从未反对过电痉挛疗法。1977 年，当时我还在读高中，他曾让我观摩电击痉挛疗法，试图唤起我对精神病学的兴趣。

我看到的那个病人正在芝加哥南部的迈克尔·里斯医院接受治疗。她是一位老人，大概 70 多岁了。虽然她的身高中等，但体重可能还不到 90 磅。她以前一直有精神抑郁的问题，现在患有紧张性抑郁障碍。我记得做手术的房间里有刺鼻的体味，因为她的个人卫生很差。我的祖父告诉我，因为她不活动，所以现在她已经出现了危及生命的血栓。医院的治疗手段中可用的药物都没有效果，而且实际上是被浪费掉了。看起来，她可能活不了几天了。

一位医院的工作人员，可能是麻醉师，给她注射了两针。第一 244
针是全身静脉麻醉，这使她失去知觉，第二针使她肌肉松弛。接下来，他们在她的头皮上安置了电极，并在她的嘴里放了一个咬合物，尽量减少她可能咬到舌头的危险。他们短暂地开启电闸，告诉我，所用电压比电源插座[*]中的电压略低一些，刚好足以产生短暂的癫痫发作。在这个过程中，她的脚趾发生了轻微的颤抖，整个程序持续了大约 10 秒钟。

我记得，当时我觉得很是失望，因为我期待的是非常戏剧化的过程。我父亲告诉我，1954 年，在当住院医生的时候，他的两名患者在接受电痉挛疗法过程中骨折，一名颈椎骨折，另一名手腕骨折，原因是，当时他们没有使用肌肉松弛剂。然而，我看到的这个患者几乎没有动。今天，在互联网上可以观看实际电痉挛疗法治疗的视频，大家都会发现它看起来并不像好莱坞电影中恐怖的休克疗法。

我不记得这是否是这位患者第一次接受电痉挛疗法治疗，无论如何，我记得很清楚的是，当我两周之后再次看到她时，她正坐在沙发上看电视，腿上放着一大盆爆米花。要是没有电痉挛疗法的治疗，她肯定不会活下来。因此，我完全能够理解，为什么尽管自己从未接受过电痉挛疗法，作家安德鲁·所罗门却会使用“神奇有

* 美国的电压为 110 伏。——译者注

效”“奇妙”“恩惠”和“抑郁症最成功的物理治疗”等这样的词语来描述它。[17] 我也能理解，为什么脱口秀主持人迪克·卡维特说电痉挛疗法“就像一根魔杖”。能够想象，为什么前民主党总统候选人迈克尔·杜卡基斯（Michael Dukakis）的妻子奇迪·杜卡基斯（Kitty Dukakis）决定写一整本书来讨论与电痉挛疗法相关的污名现象。她这样写道：

> 精神病患者已经有足够令他们担心的问题，不应该还要根据其他人的想法来决定自己的治疗方法。这太不公平！我知道什么是污名操作，因为我也被卷入其中。在我开始接受电痉挛疗法的前两年中，除了我的直系亲属和最亲密的朋友，这件事
> 245 我没有告诉任何人。我还要他们所有知情的人都发誓保密。

由于公众一般认为电痉挛疗法是一种极其激烈的治疗措施，患者们也同样将与之相关的污名现象内在化了。认为如果他们同意接受这种治疗，他们就真的是“疯了”。

珍纳尔·约翰逊还记得自己是如何跟关于电痉挛疗法的偏见做斗争的。那是 1995 年，当时她 19 岁，读大学二年级。她 70 多岁的祖父患有精神病性抑郁症，也就是说他患有抑郁症，并且会出现幻觉和妄想。他拒绝进食，并且对他使用的任何药物都没有反应。在他位于北达科他州乡间的家乡，针对严重精神疾病的治疗手段非常有限。他是一位农夫，在家乡度过了他一生中大部分的时间。为了治病，他的家人把他送到了 160 多公里外的法戈市的精神科医生那里。当医生推荐使用电痉挛疗法的时候，约翰逊表示强烈抗议，

说这是不人道的、野蛮的方法。第二天，她停下来思考自己的抵抗思想。在谈到《飞越疯人院》这部电影时，她告诉我，“有那么一瞬间，我突然在想：我在这里正在为我所爱的人做出关乎生死的决定，然而，那只不过是一部杰克·尼科尔森的电影而已”。她最终决定支持医生的建议。她的祖父接受了治疗，之后也还偶尔继续接受电痉挛疗法，作为维持疗效的一种方法。

尽管如此，当约翰逊开始写作关于脑白质切除手术的历史时，她有意识地决定不向读者透露自己的抑郁症。约翰逊告诉我，“起初，我不想提及这件事，因为那正是我得到终身职位的第一年，我担心人们会认为我与他们心中理性的理想代表背道而驰。我正在履行我自己强烈反对的污名行为，我正在贬低我所提倡的残疾研究中的内视角观点：没有我们的参与，就不是关于我们的话题”。于是，她问自己，“还有谁的故事未曾被讲述”？最终，约翰逊决定在她关于脑白质切除手术的书中披露她本人与这个主题的关系。但是，其他人那些不为人知的故事仍然困扰着她，那些患者的故事被当成破坏公认的正常现状的阴影。

鉴于对抑郁症和电痉挛疗法长久的污名现象，1988 年获得普利策奖的小说家威廉·斯蒂伦（William Styron）的自我披露使得《纽约时报》的许多读者都惊异不已。在一篇社论对页版的文章中，斯蒂伦透露说，他曾患有严重的抑郁症，并在医院里度过了 7 个星期的疗程。[18] 在后来的文字中，他还会透露，他也接受过电痉挛疗法的治疗。1985 年夏秋两季，他变得郁郁寡欢，在短短 6 周内，体重降低了 25 磅，并且，他还想方设法地自杀。他知道，他需要 246
紧急治疗。很长时间以来，他的医生们一直建议他不要住院，因为那会给他带来污名的伤害。“对他来说，污名是件无所谓的事。”他的传记作者这样写道。但是，斯蒂伦的抑郁症已经极端严重，他已经没有力量来抵抗它了。[19] 1992 年，他出版了一本关于抑郁症的简明回忆录，书名为《对视黑暗：疯癫回忆录》(*Darkness Visible: A Memoir of Madness*)，给无数患者带来了希望。他引用但丁《神曲·炼狱篇》的最后一行作结：我们从那里面走出来，又见到繁多的“星辰”。[20] 在将近 20 年后，玛丽·克里根在关于自己抑郁症的那部感人至深的回忆录中这样写道，“以如此美丽的诗句作结，是斯蒂伦送给许多读者的礼物，因为，他们无法找到准确的语言来形容各自经历的苦难”。[21]

作家裴甘·肯尼迪称赞斯蒂伦将抑郁症从阴影中带出来，并向世界展示了这样一个事实，即惊人的职业成功和充满爱心的家庭也无法使人免受精神疾病的痛苦。斯蒂伦的女儿亚理山德拉告诉肯尼迪，她父亲关于抑郁症的披露使得读者能够谈论他们的精神疾病，“就像‘#我也是(#Metoo)’反性骚扰运动一样，”她说，“‘只要有一个人站出来说：发生了这样的事。这是真实的事件。它带来这样的感受’，那么，就会打开一道闸门。”[22]

正是因为被披露曾经接受过电痉挛疗法的治疗，托马斯·伊格尔顿(Thomas Eagleton)失去了副总统候选人的资格。在 1972 年的总统选举中，乔治·麦戈文(George McGovern)和伊格尔顿代表民主党对垒理查德·尼克松及其竞选伙伴施皮罗·阿格纽(Spiro Agnew)。密苏里州民主党参议员伊格尔顿因其良好的声誉、对天主教工人阶层的吸引力普遍被认为是一个很好的人选。然而，他作为麦戈文竞选伙伴的生涯却仅仅持续了 18 天。作为一位参议员，直到他 1987 年退休的时候，伊格尔顿的工作始终卓有成效。他是《全体残障儿童教育法案》（1975）的主要支持者之一。这一法案就是后来的《残疾人教育法》的前身。他起草的法案有效地结束了美国在越南的军事介入；他还是 1970 年和 1972 年《清洁水法案》的主要支持者，可以说，这是 20 世纪保护环境最重要的立法。然而，大多数人对于伊格尔顿的记忆却只是关于他的病。伊格尔顿本人也 247
预测到了这一状况。在 2003 年，他告诉一位记者，他死后的讣闻上可能会写着："汤姆·伊格尔顿，很短时间内是麦戈文竞选名单上的副总统候选人。"[23] 这正是污名操作的影响：完全根据一个人的疾病来定义这个完整的人。

当伊格尔顿接受副总统候选人的提名时，他并未提及自己曾经在 1960 年因为躁狂抑郁症接受过三次电痉挛疗法的治疗。这时候，很可能能够缓解伊格尔顿疾病的锂盐和安非他酮（商品名"威博隽"）尚未出现。但是，他接受过电痉挛疗法的真相很快便被媒体曝光了。伊格尔顿在新闻发布会上说："在我的一生中，我曾因神经衰弱三次自愿就诊。"新闻发布会结束后，一位记者写道，伊格尔顿"将成为历史上最引人注目的副总统候选人之一。……在整个竞选过程中，他肯定一直都会意识到，选民们会注意到每一次抽搐、扭曲或颤抖，以此说明医生没有达到他们的治疗目标"。[24] 实际上，提名之后，伊格尔顿在接受哥伦比亚广播公司的《面对国家》节目的采访时，主持人乔治·赫尔曼对他说："我注意到，你现在正在出汗，双手在颤抖。"[25]

一旦被认为患有精神疾病，伊格尔顿与公众的关系便发生了永久性的改变。实际上，他失去了为自己陈述的机会，而变成了病人，成为别人的视觉对象。他们盯着他，试图从这个被重新定义的人身上看出些许病症的端倪。[26] 患有严重精神疾病的患者经常失去声音和意志，他们试图对自己的病情和治疗保密。如果他们确实针对这个主题发表言论或文字——例如在回忆录、小说和诗歌中发表观点，或者像伊格尔顿那样，在电视采访中谈论它，那么，他们的言论也通常只是被看作他们疾病的证据，正如有些学者在他们分析精神分裂症患者的著作中的做法一样，只是专注于寻找非理性和表现心理障碍的例子。更重要的是，由于医生和政治家往往认为残疾人缺乏自我表达的能力，因此他们质疑，那些最直言不讳和表达精确的残疾人权利倡导者是否是“真正”的残疾人。[27] 学者凯瑟琳·彭德盖斯特写道，“精神上的残疾是语意证论上的残疾”。并不是由于一个人因为疾病而天生缺乏能力，而是因为这些能力被社会
248 剥夺了。[28] 这就好像如果你生病了，你就不能确切地表达自己的意思。也正因为如此，大家想知道，是否正是因为这个原因，在那篇关于癌症和肺结核的污名现象的著名文章中，苏珊·桑塔格才没有提到这样一个事实：就在撰写这篇文章的时候，她本人正在接受乳腺癌的治疗。

作为一名政治家，伊格尔顿清楚地知道许多身体上的疾病在政治上并不危险。尽管德怀特·艾森豪威尔在办公室心脏病发作，但他还是赢得了大选，连任总统。相反，在麦戈文竞选活动的领导人中，包括其竞选团队主任加里·哈特（Gary Hart），以及众多主要报纸，都力劝伊格尔顿为了保持麦戈文的候选资格而迅速退出副总统

的竞选。根据哈特的观点，在冷战最激烈的时候，选民会拒绝一位有着精神疾病史，而且有权进入核武库的候选人。麦戈文和伊格尔顿很快得出结论，精神病史对竞选活动有着致命的伤害，最后，麦戈文让约翰·肯尼迪的妹夫萨金特·施莱弗取代了他。

大选之后，尼克松以压倒性优势战胜了麦戈文，一些人将失败归咎于伊格尔顿，但实际上，麦戈文可能本来就没有赢得大选的机会。麦戈文甚至有可能低估了美国民众。民意调查显示，大多数美国人对伊格尔顿深怀同情，并批评麦戈文完全是出于政治和竞选筹款的原因而“抛弃”了伊格尔顿。记者们也报道说，许多美国人认为麦戈文很残忍，而伊格尔顿却相反，反而表现出坚强和正直，让许多人看到了抑郁症的流行。伊格尔顿说：“我走出困境时比我陷入其中的时候更强大。我自己心中一片平和。……这可能是我生命中最重要的一周。我做了我应该做的工作。我成了众矢之的，但我坚持过来了。”[29] 在伊格尔顿退出候选团队后不久，麦戈文去观看华盛顿红人队的季前美式橄榄球表演赛时，听到全场观众的嘘声和嘲笑。仅仅几天之后，伊格尔顿去观看圣路易斯红雀队的一场棒球比赛时，却得到全场起立鼓掌的致意。之前，上千人在飞机场迎接他。在几天后的一次采访中，伊格尔顿回忆起自己12岁时的抑郁症情绪。他每天早晨站在镜子前问自己，“今天会有人发现［我的心情抑郁］吗?”他说：“现在大家全都知道了。奇妙的是，几乎每个人对此都怀着非常友善的态度。我是说街上的每个老百姓，原 249
本我害怕，他们不能理解。”[30]

我们只能去想象，如果像伊格尔顿这样有精神病史的政治家今天获得总统的提名，情况会是什么样？时至今日，还没有一位总统承认自己曾经接受过专门的心理健康治疗。当记者向南希・里根询问精神疾病的治疗时，她答道，“接受精神病治疗意味着你并不是真的能够控制你自己，说明你是在逃避你自己的责任”。[31] 所以当比尔・克林顿和其他美国政治领导人需要情感支持的时候，他们只是求助于基督教的牧师。

在21世纪，描述患者接受电痉挛治疗时实际发生的情况可能会有助于降低人们对它的恐惧。一次电痉挛治疗的疗程通常是8到12次治疗，通常每周进行2到3次，一共持续3到4周。每次治疗都在手术室中，由一个多名医护人员组成的团队协作进行。医疗团队包括一名精神科医生和一名麻醉师，他们确保患者在整个5到10分钟的治疗过程中处于睡眠状态，并且保证患者的肌肉完全放松。护士将一根静脉注射塑料导管插入患者手臂的静脉中，以输送麻醉剂，通常是用美索必妥。它是外科医生和牙医经常使用的一种短效麻醉药物。很不幸的是，使用“痉挛”这个词使人们认为患者的身体在接受电痉挛治疗期间会动，但实际上患者根本不会动。他们躺着不动，肌肉松弛剂琥珀胆碱（简称sux）起效快，而且持续时间短。护士还在患者的一只脚上裹上一条血压袖带，然后抽紧一点。袖带起到止血带的作用，因此只会有极少的肌肉松弛剂进入足部。这使得医生们可以在癫痫发作期间看到患者脚部的轻微颤动，使得他们可以确定，必要的癫痫发作正在发生。通过电痉挛治疗仪产生的癫痫发作仅持续大约1分钟的时间，在此期间，大部分电流被皮肤和颅骨吸收，实际上，只有少量电流到达大脑。

患者头部会安置四个电极：两个通向脑电图机（即记录脑电信号的生物电放大器），两个通向电痉挛治疗设备。当医生监测脑电 250
图、血压、心率和呼吸时，精神科医生根据患者病情所需，发送精确剂量的电流。剂量涉及电极的放置和电的脉冲宽度。大约 20 年前，医生们发现，仅将电极放置在头部右侧似乎可以最大限度地减少记忆的丧失，并且与两侧放置同样有效，因此，现在医生在开始治疗的时候，几乎总是单侧放置电极。[32] 今天，标准治疗的电力输送被称为“超短脉冲”，这意味着脉冲宽度仅持续约 1/1000 秒的一半，持续极短的时间也可以最大限度地减少记忆损失。

电痉挛治疗开始时，医生通过最少量的电流诱发癫痫发作。他们从最短暂的刺激开始，逐渐增加时间的长度，直到患者癫痫发作。这样做的目的是测量患者癫痫发作阈值，即每位患者个体化的电流剂量——对他们个人而言最为有效的剂量。医生们发现，最有效的剂量只比每位患者个人的阈值高一级。从这个点开始，医生都会在其后每次治疗时，根据患者对治疗的反应，以及每次治疗后副作用的情况，做出相应的调整。

为什么电痉挛治疗在治疗重度抑郁症方面如此有效？与大多数医疗措施一样，可能我们最好不要去追究“为什么治疗有效”这个问题，而是应该追问“治疗手段是如何运作的”。例如，我们都知道抗生素可以杀死细菌，阿司匹林可以缓解头痛，但是我们中很少有人（也包括我在内）能确切地理解，这些药剂是如何发生作用的。大约 10% 的美国人服用抗抑郁药物，这个数字与服用他汀类药物的人数比例相同。他汀类药物是降低胆固醇的药物。我怀疑，大多数服用抗抑郁药物或他汀类药物的人是否知道它们的作用机制，但是，他们对于药物的效果却非常清楚。奇迪·杜卡基斯曾经写道：“我不知道电痉挛治疗是如何发生效力的，并且，我也并不在意。……电痉挛治疗对我有治疗效果。它缓解了我的痛苦。”[33]

现在已经出现了大量关于电痉挛治疗的生理学基础、患者反应
251 预测、仪器技术、剂量和功效的文献。与任何复杂的科学主题一样，这一主题当然存在着多种观点和争论，然而，绝大多数有案可查的观点是，电痉挛治疗产生疗效的机制在于它诱发癫痫发作，进而刺激大脑停止癫痫发作。[34] 在这个过程中，脑细胞迅速释放神经递质，并改变大脑的新陈代谢和血流，似乎大脑自身阻止癫痫发作的努力本身就是一种其内部产生的天然抗抑郁药物。电痉挛治疗增加了流向电活动增强区域的血液流量，[35] 并对大脑中几乎所有类型的神经递质发生影响，包括血清素、多巴胺、乙酰胆碱和身体中天然生成的阿片类药物（例如内啡肽）镇痛系统。[36]

实际上，电痉挛治疗应该是一种医生们可以引以为豪的治疗干预措施，尽管人们第一次想到它时，可能会觉得不寒而栗。对于那些患有严重抑郁症和有自杀念头的患者来说，这是最快捷的治疗方法；对于紧张性抑郁障碍的患者来说，这也是最有效的治疗方法。紧张性抑郁障碍是一种与情感障碍（affective disorders）和精神分裂症相关的危及生命的疾病。紧张性抑郁障碍的患者可能不再进食、行动、说话，或者甚至完全没有面部表情。这些症状——脱水、营养不良、大小便失禁、不能行动，甚至眼睛都不会眨一眨——都会影响到每个器官系统的运作并导致死亡。[37] 这样的患者在经过一两次电痉挛治疗之后，就可以减少自杀念头和紧张性抑郁障碍的症状。

电痉挛治疗是得到批准的医学疗法，属于“神经调节”类别下面的一项。国际神经调节学会将其定义为“通过有针对性地传递刺激来改变神经活动”的疗法。然而，直至今日，仅仅提到电痉挛治疗就会让人深感惊恐，因为它的形象依然与几十年前电击的残酷图像密切相关。这些形象在人们的大脑中根深蒂固，似乎在电痉挛治疗这件事上，时间好像是静止不前的。今天的电痉挛治疗与过去的“休克疗法”几乎没有相似之处。1975 年，《飞越疯人院》上映。虚构的影片中以电击手段作为惩罚和酷刑，实际上，甚至在那个时候，电痉挛治疗就已经是一种针对抑郁症有用且相对安全的治疗手段，尤其是当其他的治疗手段都不起作用的时候。电影原著小说作者肯·克西（Ken Kesey）承认，他当时并不具备第一手治疗知识，只是根据自己的想象写下了这个情节。

心理治疗和药物疗法对于严重精神疾病的长期治疗至关重要， 252
但对于有死亡风险且对抗抑郁药物没有反应的患者来说，它们在短期内可能没有明显的效果。抗抑郁药物可能需要 6 周或更长时间才可能显示出治疗效果。如果一种药物没有发生作用，患者就需要尝试使用另一种药物，他们就失去了宝贵的时间。美国国家精神卫生研究所进行的一项名为“缓解抑郁症的有序治疗替代方案”（Sequenced Treatment Alternatives to Relieve Depression）试验的精密研究表明，如果重度抑郁症患者对第一种药物没有反应，他们从第二种药物中获益的可能性也比较小，而第三种或第四种药物的效果甚至会更小，以此类推，即使新药是属于不同类别的药物，效果也会不佳。效益递减规律在这里非常适用，每当患者对一种新药没有反应，他们就越来越不可能对其中任何一种药物产生反应。[38]

这就是电痉挛治疗变得如此重要的原因。大部分患者几乎马上就会看到正面的效果。可以说，精神疾病的医疗手段中，它的毒性是最小的。尽管它有潜在的副作用，比如短期和长期地丧失记忆，但它的副作用的清单要比精神药物的副作用（包括性功能障碍、体重增加、口干和便秘）清单短得多。此外，由于电痉挛治疗不会与其他药物发生相互作用，因此对于可能服用多种药物的老年人来说，也是安全的。这种疗法也已经安全地施用于儿童和孕妇。丧失记忆的状态通常只持续短暂的时段，其中一些记忆丧失的现象与电痉挛治疗无关，而是与麻醉有关。因麻醉引起的记忆丧失会发生在任何需要麻醉的患者身上。尽管如此，由于少数患者出现永久性丧失记忆，还是必须为副作用做好准备。

然而，公平地说，要完全弄清楚哪些副作用是由抑郁症引起的，哪些是由治疗引起的，并不是一件容易的事。抑郁症本身往往还涉及患者认知方面的问题，包括在语言记忆、决策速度和信息处理方面出现缺陷。有时候，患者将这些问题归因于电痉挛治疗，而
253 实际上，这些症状是残留的抑郁症的证据，因为即使抑郁症的其他症状得到缓解，认知缺陷仍然还会持续存在。

瑞贝卡是一位 50 岁的母亲，有 3 个孩子，住在波士顿附近。她请求我不要使用她的真实姓名。她写作以精神疾病为主题的文章，甚至还以自己的抑郁症为主题出版了一本书。尽管她是一个心胸非常开朗的人，但她还是不想让大家都知道，10 年前，在经过多年长期的心理治疗，并且在一系列不同药物治疗都告失败之

后，她接受了 20 次电痉挛治疗。我问她，为什么不愿意我在书中使用她的真实姓名，她答道，“我的理由正是和你写这本书的动机一样，因为它带来的污名伤害太深刻、太广泛了”。

还在读大学期间，瑞贝卡第一次经历了抑郁症。她去大学健康服务部，看了内科医生。当时，医生说她可能不需要精神科医生，他很乐意和她谈上三四次，“帮我度过这个艰难的时段”。她回忆道，“我想，人们并不认为我生病了。我也并不认为自己生病了，我只是以为，因为我有某种性格缺陷，所以在应对生活的时候，我会比别人有更多的困难。在我最终向自己承认，这是一种真正的疾病之后，我付出了很大的努力，争取人们的认可”。她的内科医生最终意识到她需要专家的帮助，并鼓励她去看精神科医生。

在十多年的时间中，药物缓解了她的抑郁症。然而，在怀孕期间，她停止了服药。于是，在她的第一个孩子出生后，她的抑郁症加重了。在家里，她会把丈夫留在餐桌旁，而自己却在黑暗中独坐。她不明白，自己为什么没有因为表现不佳而被解雇。“我只是一个母亲或妻子，我不知道疾病会持续多久。”为了摆脱抑郁症，她咨询了一位接受过电痉挛治疗培训的医生。他答应帮助她缓解抑郁症，并向她保证，尽管可能会出现失忆的现象，但随着时间的推移，记忆可能会恢复。

在经过了 10 个疗程之后，瑞贝卡感觉自己好像失去了部分记忆，于是决定停止治疗。但是，这样一来，她的抑郁症便越来越严重起来。“我必须回去完成剩余的疗程，”她说，“我的状况正在倒退，但是，重新回到治疗中是我一生中做过的最困难的事情。直到 254
现在，每当我开车靠近那个地方的时候，我都会呼吸急促，心情紧张。”几周后，她感觉自己就像从睡梦中醒来一样，“能够享受周围环境的色彩和音乐，早上起床，梳头，化妆。对我丈夫来说，和生病的我一起生活一定就像是娶了一个患有阿尔茨海默病的人，一个只剩下从前自己的外壳的人。我离开了自己，但现在又突然回来了”。

然而，随着时间的流逝，瑞贝卡意识到，她失去了大量的记忆，而且，每一次发现失去了记忆都具有很大的创伤性。最令她痛苦的是，她不再记得孩子们谈论的共同经历，那些确认他们母子关系的、临时自发性的回忆。比如，他们会说，“妈妈，记得我们曾经……”在接受治疗几年后，瑞贝卡参加了一个关于电痉挛治疗的研讨会。会上有一位演讲者，是一位临床医生和电痉挛治疗研究人员，他坚持认为，由于电痉挛治疗而导致的记忆丧失量很小或只是暂时失忆。“我听了极端愤怒，”她回忆道，“会后，我跟着他走出会议大厅，告诉他我自己丧失记忆的经历。他却对我不屑一顾，完全没有把我当回事。也许因为我是女人，也许因为我以前是精神病患者，我不知道为什么。但他只是一直说‘他们’有数据。”

我问瑞贝卡，对于那些正在考虑接受电痉挛治疗但对其副作用感到害怕的患者，她有什么忠告。“我讨厌它，但它确实有效。我失去了太多的回忆，但我的状况好起来了。”她将电痉挛治疗比作通过截肢手术切掉坏疽的身体部位。“为了生存，你必须永久地放弃自己身体的一部分。”起初，对我来说，这个比喻听起来有些夸大其词，但后来我越想，就越觉得它很贴切。在这个医疗手段极为精确的时代，电痉挛治疗仍然是一把钝刀。用一位临床医生的话来说，“就像试图用锤子校正手表”。[39] 电痉挛治疗似乎不会对认知能力和智力产生负面或持久的影响，然而虽然很多患者都恢复了记忆，但是还是会有一些人，就像瑞贝卡，确实永久地失去了记忆，那些在接受电痉挛治疗之前清晰存在的、重要生命事件的记忆。这种现象被称为“永久性逆行性失忆症”。而且，不幸的是，因为这种丧失记忆的现象总是带有轶事的性质，当它确实发生时，医生们对它的接受和理解却很缓慢，进而让许多患者感觉到，好像没有人相信他们的苦难。[40] 255

近些年来，电痉挛治疗的野蛮恐怖形象已经从人们的记忆中消失了。在美国和英国，接受这种治疗手段的患者人数有所增加。[41] 2015 年,《大西洋》杂志发表了一篇名为《电休克疗法的复归》的报道。2018 年，安德森·库珀（Anderson Cooper）在哥伦比亚广播公司主持的栏目《60 分钟》中有一期节目名为“电休克疗法会卷土重来吗?”无论是那篇文章，还是电视节目，都提到很多曾接受过电痉挛治疗的社会名人，他们将自己的治疗体验称为“奇迹”。这些人当中，包括奇迪·杜卡基斯和迪克·卡维特。其他明确表示支持电痉挛治疗的社会名人还包括纽约爱乐乐团的鼓手罗兰·科洛夫（Roland Kohloff）和钢琴家弗拉基米尔·霍洛维茨（Vladimir Horowitz）。在他们的音乐生涯中，他们从未忘记过各自包罗万象的保留曲目中的任何一个音符，尽管他们都曾短期性地失去记忆。女演员嘉莉·费雪和帕蒂·杜克也都撰文讲述她们接受电痉挛治疗的积极经验。耶鲁大学医学院院长雷恩·若森堡医生写道，电痉挛治疗挽救了他的生命。

这两段电视报道中还介绍了莎拉·黎杉蓓博士的故事。远在她出生之前，电痉挛治疗挽救了她祖父的生命。她身材高大、严肃、穿着优雅，是一位具有权威气质而又深思慎重的演讲者，给人留下深刻的影响。她也是电痉挛治疗学和更广泛的神经调节领域的科研领军学者之一。在电视报道中，她通过案例说明电痉挛治疗的功效，尽管，不幸的是，两个节目中的记者都使用了“电击”这个词。心理健康领域的专业人士都避免使用这个词，但媒体似乎仍然不懂得它的诸多坏处。奇迪·杜卡基斯将自己的著作定名为《电击》，那只是因为，作为一名电痉挛治疗的倡导者，她要掌握这个词的所有权，而不是任凭记者们随意地去定义它。因为对她来说，电痉挛治疗挽救了她的生命。

当我在美国国家精神卫生研究所黎杉蓓的办公室与她会面时，她说：“想象一下，你患有抑郁症，但是，因为你在电影中看到了那些观点和图像，所以你万分恐惧。你和你的家人也都为了避免你接受电痉挛治疗而宁愿延长你的痛苦，甚至不惜给你带来生命危险。或者，你患有精神病性抑郁症，你有幻听的症状，那些声音在说些可怕的话，折磨你，还告诉你说，你做了一些可怕的坏事，为
256 此，你应该受到惩罚。这个声音告诉你，你应该自杀。那种痛苦，那种绝望的深度……但是，这一切都可以不必发生，因为，这是可以治疗的。但是，可悲的是，不少患者确实是在接受电痉挛治疗之前就自杀了。”对黎杉蓓来说，很难理解的是，为什么电痉挛治疗的错误形象会在民众中延续了这么长久的时间。

在我们交谈时，黎杉蓓刚刚阅读了美国疾病控制与预防中心2018年夏天发布的报告。报告显示，美国和加拿大的自杀率呈现

出令人不安的增长趋势。自 1999 年以来，在美国一半的联邦州中，自杀率增加了 30%。“北美的人口增长了，”黎杉蓓说，“但电痉挛治疗的使用率却没有增长。可以通过接受电痉挛治疗而从中收益的人数和真正接受了这种治疗手段的人数之间不成逻辑的差异正在继续增大。如果我们能够消除这一差异，如果我们能够为人们提供有效的抗自杀的治疗，无论他们身在何处，只要他们需要，我们就应该提供帮助，那样，我们就有机会降低自杀率。”

即使人们想要接受电痉挛治疗，却依然存在着是否能满足需求的问题。在华盛顿特区，无论是我所在的大学，还是乔治城大学的附属医院，都不提供电痉挛治疗。在美国较贫困的社区，患者就更难获得电痉挛治疗。公司拒绝支付费用也可能成为电痉挛治疗的障碍。事实上，预测严重抑郁症患者能否获得电痉挛治疗的主要因素也在于他们是否拥有联邦医疗保险或私人保险。电痉挛治疗的完整疗程通常需要在数周内进行多次治疗，费用可能会高达 40 000 美元。过去，国家机构化的收容机关里也使用电痉挛治疗（与其说是治疗，不如说那是对“不良行为”的一种惩罚），[42] 那里的居留者大都非常贫困。而现在，情况发生了逆转。今天，接受电痉挛治疗的典型患者是 40 岁以上、拥有良好医疗保险的中产阶级或较富有的白人。

很大程度上，由于反精神病学的拥护者（如科学教的信徒）成功延续了电痉挛治疗的负面形象，一些州实际上已经通过法律来规范它的使用范围，进而使患者更不易获得这种治疗手段。除了人工流产，我不知道州级立法机关还在其他任何医疗方面试图规范已经通过了联邦政府和整个医学界批准的治疗程序。尽管并没有任何证

257 据表明，电痉挛治疗对于有死于抑郁症风险的儿童或青少年会产生负面影响，但在科罗拉多州和得克萨斯州，法律却这样规定：16岁以下的患者不得接受电痉挛治疗。这些州的立法机关坚持认为，他们必须保护儿童和青少年，尽管并没有清晰的证据证实，控制电痉挛治疗如何能够保护儿童。事实是，在美国，接受电痉挛治疗的全体患者中不到1%的人年龄在18岁以下，[43] 而且从20世纪40年代起，电痉挛治疗就被认为对儿童是安全的。[44] 人们不得不追问，在政府保护人民的义务中为什么不包括保护青少年免于抑郁和自杀？

在佛罗里达州，必须持有2位与电痉挛治疗机构无关的医生的书面意见，才能使得儿童或青少年获得治疗，但州政府对于任何其他医疗手段的批准程序却没有这样的规定。在密苏里州，16岁以下的患者可以接受电痉挛治疗，但必须经过法院命令。根据历史学家爱德华·肖特（Edward Shorter）的说法，田纳西州允许接受电痉挛治疗，但只限用于抑郁症和躁狂症。而允许用于这两种病症的原因只是在于，一位立法人士在《星期六晚邮报》读到20世纪60年代的一篇文章，文章指出，与其让儿童自杀，还是应该让他们接受电痉挛治疗。[45] 加利福尼亚州是受科学教影响最大的州，该州的法律提出的条件是：接受电痉挛治疗的儿童和青少年必须持有不少于3名医生的同意书，医疗方面必须向患者提供书面信息，说明“医学界内部对使用电痉挛治疗有各种不同的看法”。[46] 在欧洲，尽管电痉挛治疗面临的阻力相对小，但在20世纪70年代的反精神病科学运动和科学教扩展到欧洲期间，电痉挛治疗的使用率也同样在下降。

从黎杉蓓的角度而言，她致力于继续改进电痉挛治疗手段，并开发新的、副作用较少的神经调节方法。她的目的不仅在于使治疗手法尽可能地安全，而且要为精神科医生提供更加多样的治疗方法。由于许多患者因为害怕失去记忆而拒绝接受电痉挛治疗，黎杉蓓希望消除这种副作用，并以此降低接受这种治疗的障碍。为了尽量减少丧失记忆的副作用，她正在实验的方法之一是，对大脑进行磁刺激，使之产生电流。医生们可以更精确地聚焦磁脉冲，瞄准对抗抑郁反应很重要的大脑区域，并同时避开对记忆很重要的大脑部分，如海马体*。黎杉蓓参与开拓的先驱性手段称为“磁力癫痫治 258
疗”（magnetic seizure therapy，MST）。这种方法引起癫痫发作，但并不产生认知方面的副作用。目前，这种方法正在世界各地进行测试。“患者不应该在自己的记忆和精神健康之间做出非此即彼的选择。”黎杉蓓对我说，“我们能做得更好。”

实际上，我们也正在做得更好。2019 年 3 月，美国食品药品监督管理局批准了一种鼻腔喷雾剂，称为“艾氯胺酮鼻喷雾剂”，并规定只能在医生诊室给药。产品名称为 Spravato，用于治疗难治性抑郁症的成年人。它是引用其近亲药物氯胺酮形成的新配方。氯胺酮是一种在手术麻醉中使用了几十年的化学物质，但也被普遍作为消遣性药物使用。艾氯胺酮鼻喷雾剂疗效甚至比电痉挛治疗还要快。电痉挛治疗的积极效果持续时间更长，但是，这种新疗法至少让医生有机会挽救患者的生命，并且可以尝试新的治疗手段的

* 海马体（hippocampus）：人类和脊椎动物大脑中的重要部分，由于形状很像海马而得名。其核心作用是将经历的事件形成新的记忆，包括自传性记忆和情境记忆。——译者注

组合。

无论我们对于电痉挛治疗和一般的神经调节方法已经有了多少知识和经验，医生们依然面对着陡峭的医学高峰。反对使用电痉挛治疗的一方得到了“公民人权委员会”的支持，这个组织是科学教教会的一个分支，在世界各地都设有办事处。我去参观科学教设在洛杉矶博物馆的展览时，一直都迫不及待地想马上离开。整个展览空间被设计成一个行刑室，里面展示着铁链和各种刑具，还有一扇巨大的监狱大门，你进入之后，门就会在你身后砰然关闭，以此引发观众的恐怖感。根据公民人权委员会*的主任让·伊斯特格特的观点，精神病学是“有史以来最大的骗局”，精神病医生被毁灭人们生命的欲望所驱使，在科学和医学的旗帜下作恶。

然而，我们不能低估了公民人权委员会的作用。1999 年，就在美国医务总监办公室（United States Office of the Surgeon General）发布第一份关于心理健康的报告之前不久，公民人权委员会了解到了其中一句话的内容。在这份报告中，联邦政府将电痉挛治疗描写为“针对抑郁症安全有效的治疗方法”。公民人权委员会及其盟友迅速采取行动，并对相关机构施加巨大的政治压力，要求在报告中强调电痉挛治疗只是最后的手段。在最后发表的报告中，那句话写成：“当今，针对大多数抑郁症患者的一线治疗手段包括抗抑郁药物、心理治疗或组合型治疗措施，……只有在这些措施无效或治疗速度

---

* 公民人权委员会：科学教的一个非政府组织。成立于 1969 年，总部设在洛杉矶，由科学教提供活动经费、组织、经营。其主要目标在于取消精神病学，而代之以科学教创始人 L. 罗恩·哈伯特的方法。公民人权委员会直接代表哈伯特的思想，活动宗旨为“调查和揭露精神病学违反人权的行为”。——译者注

太慢的情况下，……可以考虑使用电痉挛治疗。”[47]

259

据我了解，电痉挛治疗并不危险。如果我的亲人正在遭受痛苦，而且没有任何其他手段可以缓解他们的痛苦的话，即使它有一定的危险，我依然会为他们决定使用它。然而，电痉挛治疗仍然与对身体施加暴力有关，就像针对癌症的放射治疗和化学疗法的副作用，类似于心脏手术等重大手术，外科医生会在胸骨上切开一个8到10英寸的切口，但是这一切手段都是为了使患者恢复健康。同样，医生们现在使用的一系列植入式电子装置也不能说就是酷刑，例如，心脏起搏器和构成新“电子治疗”行业的各种神经刺激植入物。在讨论电痉挛治疗的问题时，玛丽·克里根提醒我们，在许多电视剧中，扮演主角的是体外除颤器，它向心脏发出强大的电击，通过这种手法挽救生命，它并不会产生污名现象。[48]

研究电痉挛治疗的科学家和使用这种疗法的医生依然受到批评者的骚扰和威胁，因为批评者认为，这种方法是一种残忍的暴行。事实上，一些在电痉挛治疗方面训练有素的医生停止了这种疗法的使用，因为他们不想再继续奋争，并为此承担风险。不久前，当一批电痉挛治疗专家抵达美国食品药品监督管理局，讨论批准一种新的电痉挛治疗设备时，反精神病学和反电痉挛治疗的积极分子排在走廊两旁，挑战专家和新的疗法。当专家们经过时，一些抗议者辱骂他们，称他们为“电击医生”；另一些人则模仿电击的仪器，发出“嗞嗞嗞”的声音。

15

身体的诉说

无法以眼泪表达的悲伤就会让器官哭泣。

亨利·莫兹利（1867）

1975年，三名男子出现在桑尼·伊莱殊库的诊所。伊莱 260
殊库是一名年轻医生，在尼日利亚西北部工作。这三个人前来就诊的缘由非常荒谬，所以伊莱殊库拒绝接待他们。三人中，一名警察站在两名男子之间，他对医生说，其中一名男子指控另一名偷窃了他的阴茎。

为了使盗窃罪成立，警察需要一份医疗报告来证实偷盗的行为。这位警察非常执着地坚持自己的要求，伊莱殊库只好检查了那位所谓的受害者。正如伊莱殊库所预料的一样，他看到一个完全与身体相连的、完整的、明显具有相应功能的器官。但那位受害者却不是那么肯定。当然，它看起来似乎完好无损，但它真的是在那里吗？它的功能还都正常吗？这时，警察倒是因为事情得到了澄清而很是高兴，反过来指控受害者诬告另一位男子。[1]

这一来，阴茎盗窃引起了伊莱殊库的关注。他开始注意到更多 261
相似的事件，几乎所有事件都是以相同的模式发生的。在拥挤的市场或公交车站，出现了一个陌生人，他的穿着与当地人不同（通常是远方地区，甚至其他国家的民族服装）。走近受害者，向他询问时间或者问路，同时触摸了他的身体或者他的衣服。这时，就像伊莱殊库所描述的那样，典型的受害者很快就会感到腹股沟“发冷”或出现“令人作呕和下沉的感觉”，他们赶紧伸手去确认自己的生殖器，检查它们是否还在那里。意识到它不见了，受害者便会尖叫道：“我的生殖器被偷了！”并设法发动群众追捕小偷，捉到之后便会通过殴打、棍棒相加、焚烧等手段来惩罚他，甚至私刑处死。人们相信，他们在小偷身上施加的痛苦和恐惧越多，他归还阴茎的可能性就越大。直到20世纪80年代后期，伊莱殊库写道，“在拉各斯的街道上，可以看到男人们小心翼翼地或公开或隐秘地保护着他们的生殖器，隐秘的做法是将双手插在口袋里”。[2] 这个例子说明身体如何成为表达思想的媒介。

人类学家认为，在快速变化和迅速城市化的社区中，生殖器盗窃现象是对匿名化焦虑的一种可以理解的反应。在这些社区中，以往大多数人的社交互动仅限于已经认识的熟人圈。耶鲁大学人类学家路易莎·隆巴德（Louisa Lombard）认为，人口的增长、穿越边境和地区的广泛贸易和远程旅行的压力为神秘恐惧提供了肥沃的土壤：“‘他者’，”她告诉我，“给一个人的个人和社会身份带来威胁，而其中大部分都集中在对繁殖能力的焦虑上。”隆巴德回忆说，在中非共和国发生了一起生殖器盗窃案后，她采访了受害者。这个人花了几天时间躺在自家院子的垫子上，朋友和家人全都围在他的身边，充满关怀地照顾他，似乎他身患重病，或者是犯罪事件中的受害者。只要他需要帮助，全村的人都会来支持他。许多人都说，他们看到他赤身裸体，没有生殖器，但身体上却没有明显的伤口。

重要的问题不在于器官被盗或任何其他疼痛或危险的症状是否“真实地发生”，而是在于，为什么某些身体症状会成为在某一特定时间和地点表达痛苦的适当的文化语言，这与弗洛伊德曾经提出过的“症状的感受”相关。如果症状具有一定的意义，那么它们不仅更为常见，而且也会更少地受到污名的伤害。污名可能不会彻底消
262 失，但是，如果人们认为是某个个人而不是社会应为他们的疾病负责，如果心理痛苦来自人的内心而不是来自某些外部因素，如果他们的症状非常奇异而又令人费解，并不像人们所期待的那样，那

么，污名现象就会增加。而如果疾病的形式可以作为表达共同痛苦和牺牲的载体而得到理解和接受，如果患者是无辜的，是环境的受害者，耻辱感和污名现象就会减少。如果一个生殖器盗窃案的受害者在繁忙的市场上大声呼救，他并不担心人们会认为他发疯了。他知道，人们都会相信，他的指责是真实的。而且，他也不会为引起公众对他的生殖器或生殖器缺失的关注而感到尴尬。大家都认为，他的痛苦是对危机的理性反应。而且，正是因为大家都认为它是有道理的，所以也就没有迫切地去寻找证据。即使丢失的身体部位似乎还在那里，它的存在也可能只是一种幻觉，因为盗窃本身就是一种魔法。

大多数社会更乐于外化疾病的罪责。但在美国，人们不太会相信，引起疾病的原因是市场上恶意的陌生人，而认为其原因是病毒或细菌。我们更倾向于通过医学框架来解释我们身体的痛苦，并同时在医学范畴内寻求治疗我们病痛的方案。在很大程度上，这是因为我们对科学充满信心，相信非个人的、看似客观的遗传学和生理学的机制不受任何个人的控制。如果医生告诉我们说，我们感染了，我们就会相信，我们的身体里存在着这些微生物，尽管我们自己并没有看到它们。现在，停下来想一想，我还从未听说过因为感染而接受治疗的患者要求他们的医生向他们展示显微镜下实际存在的病毒或细菌。

随着科学的进步，以及美国医疗行业中因公众参与而带来的越来越乐观的态度，医学化过程随着时间的推移而愈发得到加强。[3]

在世界各地，生物医学知识在互联网上广泛传播，名人、社会名流为特定的疾病成立基金会，研究人员更乐于将他们的研究称为科学家与公众之间的“伙伴关系”“合作”和“联盟”。[4] 实际上，由
263 于在研究中更好地履行了知情承诺，研究主体现在应该了解项目背后的科学，例如背景、目的、风险和收益。但现实是，随着公众获得科学知识的机会增加，以及公众对非专业人士理解科学知识的能力的信心，公众与科学家之间出现了新的，有时甚至十分激烈的冲突。如果专家无法解释疾病的发生，这种冲突便非常容易发生。

在美国关于孤独症和预防疫苗的辩论中，这些冲突表现得最为明显。有线电视新闻网（CNN）、全国广播公司有线电视新闻频道（MSNBC）和福克斯广播公司（Fox）的电视直播的专题讨论会节目中也邀请了诸如詹妮·麦卡锡和唐·伊姆斯这样的影视界名流，似乎他们的看法与科学家的声音具有同样重要的意义。声名狼藉的安德鲁·维克菲尔德医生伪造数据支持他的伪论点，称孤独症与麻疹疫苗之间存在着联系。当他因此在英国受审时，他的一名支持者举着标语牌，上面写着：“我们需要糟糕的科学！”詹妮·麦卡锡坚持认为，许多研究表明，疫苗并不是引起孤独症的原因这种说法是错误的，因为科学家研究的对象人群是错误的，科学家并没有去研究那些因疫苗而引发孤独症的儿童。麦卡锡追随者拒绝将孤独症视为一种发育障碍或精神疾病，并坚持认为它是一种由外部原因引起的身体疾病。

具有讽刺意味的是，建立在知识信仰基础上的科学民主化反而带来了如此多的对科学的不信任。例如，如果医生无法确认一位患者自己认为的真实症状，并发现造成这种症状的病因，患者便会认

为医生不称职。如果医生除了确认患者报告的症状之外并没有发现任何其他的问题，那么，这位患者便会到他的“医生超市”中去寻找另一位医生，找到一位能够发现症状产生的原因，并提供治疗方案的医生。在孤独症的问题上，有些家长相信，疫苗、汞或其他毒素引起了孩子的孤独症症状，于是他们四处寻找，直到找到愿意使用违反常规，而且通常是很危险的治疗方法的医生。这些方法中包括使用螯合疗法*、高压氧舱**、营养疗法和其他疗法，而这些疗法并未得到任何研究的证实，例如，孤独症是由慢性细菌或病毒感染、酵母菌感染和汞中毒导致的假设。[5]

对于医疗化和过度强调痛苦的心理根源这两种现象，我祖父都强烈表示反对。早在1945年，他就开始为研究机构制定科研计划， 264
研究人体的生物、心理和人类社会系统之间的相互作用。1951年，心身医学和精神病学研究所成立，耗资200万美元，作为芝加哥迈克尔·里斯医院的一部分。直到1976年，我祖父一直担任主任的职务。研究所支持95名研究人员研究人的身心之间的关系，以便能够为患有癌症、心脏病、甲状腺功能亢进、偏头痛和溃疡性结肠炎等疾病的患者提供心理方面的治疗。正如我祖父所说，“任何疾病都没有单一的病因。健康也没有单一的原因”。[6] 他对《纽约时

---

* 螯合疗法（chelation）：是一种生物基础疗法，利用螯合剂结合或祛除血液中可能存在的导致中毒或过多剂量的金属及矿物质（例如铅、铜、铁和钙）的方法，以治疗人体的金属中毒。在现代西医学中，螯合疗法是一种治疗铅中毒或其他重金属中毒的常规疗法。——译者注

** 高压氧舱（hyperbaric oxygen chambers）：是实施高压氧疗法的专用医疗设备。在高压力（超过常压）的环境中，患者呼吸纯氧或高浓度氧可治疗缺氧性疾病和相关疾病。人在高压氧舱中溶解在血液中的氧随着氧舱的压力增高而增加，进而实现治疗效果。—— 译者注

报》的记者说，“许多患者和医生仍然强烈抵制在对于患有身体疾病（例如溃疡或心脏病）的患者采取治疗措施的同时，也对他采取针对情感苦闷问题的治疗”。[7] 他坚持认为，如果不能解释身心之间的健康或不健康关系，那就不可能解释什么是健康或不健康。他回忆起克雷佩林之前的时代，那时候，所有的医学都是心身医学。

许多患者认为自己只是有一些身体上的症状，因此对于精神科的健康护理保持着极其谨慎的态度。我的妻子乔宜斯是精神科医生，她职业生涯的大部分时间都用在为患有危及生命的疾病——例如罕见的遗传病、晚期癌症和艾滋病——的患者提供咨询，劝说他们接受精神科的治疗。每当有患者第一次来找她，她告诉我，“我知道他们可能花了很长的时间才到达了我这里”。考虑到精神科医生短缺，这些患者不仅需要得到治疗，而且他们还必须坚持不懈地要求，才能得到预约。乔宜斯并不一定会和她的病人谈论耻辱和污名的问题，但是她说，“这个问题始终都是一句潜台词”。

乔宜斯还发现，经常是，患者有精神疾病方面的问题，但是他们却去寻求非精神科的治疗。今天，大约三分之一到神经科医生那里就诊的患者——其中包括身体麻木、视力和语言障碍、癫痫发作和瘫痪的人——的症状都是可以通过医学检查、测量和观察积累的数据及可辨别的因素来证实原因的。医生会将这些患者中的一些人诊断为“功能性神经症状附碍”。[8] 但临床医生却不愿意告诉患者这个诊断实际上是什么意思：它是“转换障碍”的现代术语（意即
265 无法通过医学手段解释的身体症状），曾经是心身障碍（psychosomatic disorders）的现代术语，而心身障碍又曾经是歇斯底里症的现代术语。医生们知道，许多患者会对诊断做出非常敏感的反应，就

好像他们被指控捏造症状，就好像他们的病不是真实存在的一样。为了避免给患者带来污名的伤害，对于那些躯体疾病无法解释病因的患者，临床医生在将他们转诊给心理健康专家时会非常谨慎地选择措辞。他们经常会告诉患者说，“心理治疗师可能会帮助您应对身体上的疾病”。

在很大程度上，精神科医生也放弃了诸如“转变”“心因性”和“心身”这些词。第五版《精神疾病诊断与统计手册》收入了难以精确说明的精神疾病类别，称之为“身体症状障碍”，实际上，尽管只要患者使用简单的谷歌搜索就能马上明白，这是一个为了婉转表达“心身障碍”的空幻词。为了更加深入地淡化心身障碍概念的影响，几年前，美国心身医学研究院改名为“会诊-联络精神病学研究院”。这是一个专注于在医学疗愈和精神疾病交叉点上介入治疗的精神病学分支。研究院更名的直接原因正是在于与“心身障碍”这个词相关的污名现象，然而，许多医生甚至还从未听到过“会诊-联络精神病学”这个术语。

这正是问题的关键。无数患有各种身体疾病的患者都能够从专业的心理治疗中受益，但是医生和患者却依然“同心协力”地将身体与心理分别看待，认为身体的疾病才是“真实的”，心灵的痛苦则是某种虚构故事，而不在乎这种分离正是耻辱和污名的根源，造成心理健康护理的障碍。事实上，在美国，医学化进程也成为鼓励医生推进所谓的“躯体化”的过程。患者将身体不适，包括良性不适，理解为身体疾病或是潜在的身体疾病，而许多医生则是利用“医疗产业联合体”带来的经济效益来治疗他们。[9]

2000年，生殖器盗窃在撒哈拉以南的非洲成为一种流行病。[10] 报纸，包括政府官员，也通过反复强调关注这一问题的合
266 理性而为其传播推波助澜。2005 年 12 月 9 日，尼日利亚驻多哥大使在各种压力下被迫召开新闻发布会，强调说，尼日利亚人没有盗窃多哥人的阴茎。然而，即使将这些案例视为错误而不予理会，这种现象本身最终也证实了它们真实存在的可能性。在过去的 20 年中，在加纳、塞内加尔、尼日利亚、冈比亚、刚果民主共和国和中非共和国，此类盗窃事件一直源源不断。[11] 可悲的是，这些问题已经酿成不少暴力事件。2001 年 4 月，尼日利亚奥约州有 6 名生殖器窃贼被烧死。[12] 在那之后一个月，在尼日利亚西南部的奥孙州，有 12 名生殖器窃贼在 2 周内被谋杀。他们之中有 8 个人是来访的基督教福音派教徒，被活活烧死。警察局长称这一集体犯罪事件为"集体歇斯底里 *"。[13]

2010 年，隆巴德听说在中非共和国北部的泰陵古鲁，一位苏丹商人仅仅通过简单的握手就偷走了两根阴茎。"我并不感到惊讶，"她说，"我知道，其他非洲国家也有类似的故事。"她告诉我，一名

---

* 集体歇斯底里（mass hysteria）：也称为群体性心因性疾病（mass psychogenic illness），俗称为"集体发疯"。是一个社会心理学术语。指在大量人群中发生强烈的情绪激动，例如摇滚和流行音乐会的观众、重大体育赛事的球迷的狂热，或哀悼去世名人时所表现出无法控制情绪的集体现象。在专业上也用来指因集体性的恐慌、错觉和无病因的疾病症状迅速传播的现象，包括一人以上的人群出现无意识的类似实际症状的现象。这种情形常常通过谣言、煽动、榜样引发，并广为传播。这些人都相信他们患上了同样的疾病，即群体性心因性疾病或称流行性歇斯底里。对于音乐的狂热而产生的集体歇斯底里被称为"李斯特狂热"（德语：Lisztomanie），起始于 1841 年的柏林。1844 年 4 月，德国诗人海涅在巴黎创造了这个术语。——译者注

喀麦隆妇女在阿姆斯特丹被捕，据说原因是她试图在用法式长棍面包走私几根阴茎，那样子就像幻想版的法式奶酪热三明治。隆巴德了解到，在15世纪和16世纪的欧洲、中国和新加坡也有阴茎丢失的事件。1967年，出现了一种被称为“缩阳症”（koro）的流行病，引起了普遍的恐慌。人们认为，患者的阴茎会缩入身体中，进而导致死亡。[14]缩阳症（Koro这个词在马来语中是“龟头”的意思，俗语中代表阴茎）今天仍然很常见。它被认为有致命的危险，并且经常出现在大批人群中。相关症状在印度、土耳其、新西兰、韩国、中东都有报道，来自西印度和希腊进入英国的移民也有相关的报道。[15] 美国医生也会遇到这种症状，因为来自其他国家的移民带来了他们的本民族的原生文化。1989年，我熟识的一位医生正在波士顿郊区一家医院的急诊室做兼职，一个中国男子和他的姐姐惊慌失措地赶到急诊室。他姐姐用手在他的裤子外面紧紧地抓住他的阴茎，防止它消失。

人们坚持这样的认识并不是因为他们没有受过教育、容易上当或缺乏理智，而是因为失去身体部位的症状对他们和他们的文化社区来说是有道理的。美国医生过去称“缩阳症”这样的病症为“文化约束”障碍，现在则称之为“文化习俗病痛”。这两个词都是在说，“这种事在美国是不会发生的”。然而，所有的病痛都是带有文化背景的。当海湾战争的退役老兵认为他们的生殖器在四天的地面战斗中遭到了毒素和疫苗损坏时，我们不称之为“缩阳症”；非洲人也不称阴茎盗窃为“缩阳症”。然而，所有这三种症状复合体则都只是从精神焦虑到身体表达的相似途径上的不同终点而已。 267

学者马克·米克尔（Mark Micale）写道，身体对压力的反应是

"另一种身体的、语言表达的和手势的语言，一种标志性的社会交流"。[16] 正如我们在海湾战争综合征中看到的那样，反安慰剂效应（nocebo effect）随着生病的人越来越多而变得更强，尤其是当一个社会认可或同情这种疾病的时候，效果就会愈发强烈。当其他人目睹甚至听说这些症状时，他们自己身上也会出现同样的症状，似乎病症在相互呼应一样。1962 年，在坦桑尼亚（当时称为坦噶尼喀），小学生的笑声会使人虚弱，甚至出现剧烈的疼痛。这种笑会持续几小时，甚至两周之久。最终学校关闭，父母们全都惊慌失措。同年，一家美国纺织厂的员工开始报告有谣言称，有些工人被一只小虫子咬了，在被咬后 20 分钟内就生病了。在 6 月的短短几天内，同一家工厂的 62 名工人都出现了皮疹和恶心的症状。其中大多数都是女工、非工会会员，劳乏过度、工资过低和离婚的妇女，她们正是非常容易受到心理压力影响的人。后来，这场流行病被称为"六月虫病"，但并没有任何一位医生、科学家或流行病学家针对它所呈现出的症状发现了任何身体生物学上的原因。[17]

在最近一起原因不明的神经系统症状案例中，美国国务院报告说，在 2016 年至 2017 年期间，驻扎在古巴的 26 名美国外交官及其家庭成员，成为——用国务卿迈克·蓬佩奥（Mike Pompeo）及其前任国务卿雷克斯·蒂勒森（Rex Tillerson）的话说——"健康攻击"的受害者。受害者出现了听力、视力、平衡、睡眠及认知方面的问题。在第一批美国人生病 4 个月之后，尽管常驻加拿大的美国外交官中并没有出现类似疾病的报告，但美国大使临时代办还是与加拿大方面相关人员会面，提醒他们注意这个问题。很快，15 名加拿大外交官也出现了相同的症状。倍受折磨的使馆工作人员回忆道，在症状出现时，他们在家里或酒店房间里“听到一种新的、具有当地特征的声音”。[18] 对许多受害者来说，他们在抵达古巴24小时内就已经开始出现这些症状，因此，可以排除感染或化学性物质病原体致病的可能性。这些症状与脑震荡的症状一样，但当时，这些患病的外交官并没有头部外伤。政府官员们怀疑，这可能是古巴人使用定向声波发动的协同攻击。

一篇关于古巴疾病的学术文章的作者们认为，这种致病的“未知能源”可能是超声波、次声波或微波。然而，大多数科学家则认为，外交官们出现了功能障碍。对他们的病情可能是精神疾病的观点，这些遭受伤害的大使馆工作人员表示愤怒。其中一位外交官告诉为《纽约时报》撰文的作家丹·赫尔利（Dan Hurley）说，“对于我们这些遭受痛苦的人来说，暗示我们的疾病只是我们大脑中的臆想是对我们的又一次伤害”。[19] 道格拉斯·史密斯是那篇文章的作者之一，他认为，这种病症代表着一个值得研究的新临床症状。他说，他完全同意这个事件中患者的意见：“症状是真实的。……只有不明就里的旁观者才会认为这是心因性的问题。”但是，苏格兰神经学家乔恩·斯通（Jon Stone）告诉赫尔利说，“将美国和加拿大驻古巴外交官断定为受到脑损伤这种做法，对任何人都没有帮助。这可能会阻止他们接受可能对他们有帮助的治疗”。[20]

*2012*年冬天，20名少女出现了运动系统抽搐和语言器官痉挛的症状。她们都住在纽约西部水牛城以东的勒罗伊小镇。小镇人口仅有7641人。在大致同一时间，这种症状在她们的学校里出

现。她们的症状接近于妥瑞氏症，患者出现无法控制的、突然的和重复的运动神经性症状，通常包括口吃、大笑和哭泣。然而，这又与妥瑞氏症不同。妥瑞氏症是一种发育障碍，并不具有传染性，并不是像在勒罗伊出现的这种自发的、具有传染现象的状态，而且这种症状通常都是对于焦虑或压力的暂时反应。无论它们是真实的，还是想象的，这种现象就像那些从未上过前线的士兵也患有“炮弹休克症”一样。随着记者们潮水般涌进这个平静的小镇，孩子们和他们的父母以及各种科别的医生都出现在电视节目中。为朱莉娅·罗伯茨赢得一项奥斯卡最佳女演员学院奖的《永不妥协》（*Erin*
269 *Brockovich*）的原型人物埃琳·布罗克维奇也来到这里，并带来了测试水和土壤毒物的设备。电视访谈节目的片头都是以女孩们的可爱照片开始：她们是快乐的竞技啦啦队员，拥有艺术天赋、优秀的学生……直到有一天，她们从午睡中醒来，便开始了这种痉挛抽搐。特拉·桑切斯在电视节目《助如医生》（*Dr. Drew*）中说道，“我完全没法控制口吃”。最后，口吃总算过去了，但继之而来的则是“无法控制的抽搐”。几个星期之后，特拉开始出现她母亲所说的非癫痫性癫痫发作。它的表现是：她能够说话的时候，就不能活动身体。“就好像她是一尊雕像，”她母亲说。和特拉一同出现在电视节目中的另一位女孩莉迪亚·葩科的症状非常严重，在一段时间里，她不得不坐在轮椅上。在节目中，观众可以看到她的右侧脸上有一大块青瘀伤，那是因为她无法控制自己的动作而撞伤了自己。

在接下来的几周里，各种医学测试都没有显示女孩子们在病理学上的病因。环境测试也都呈阴性。然而，镇上的父母、孩子和居民都倍感愤怒。他们不信任当地的政府或医生，因为医生们说，孩子们的症状可能是心理性的。父母们说，这些女孩在出现这些症状之前并没有受到任何情绪上的困扰。当医生们一个接着一个在电视上说，集体心因性疾病在世界各地都很普遍，父母们都觉得受到了侮辱。在《助如医生》的节目里，他们说，他们要求得到一个真正的诊断。在提到医生时，特拉的母亲说："他们的感觉、他们的推测认为这是由压力和焦虑引起的，或者是转换障碍，但这都不够，不足以说明问题。"莉迪亚的母亲对《新闻周刊》说，病因不可能是心理上的，"我就是无法理解，很明显的是，她的身体真的出了问题"。

当助如医生问特拉，她对于转换障碍的诊断有何看法时，特拉答道："实际上，我真的不明白这是什么意思。"助如医生似乎在诱导特拉，他说，"在排除所有潜在的身体生物学原因之前，不会考虑它是某种精神疾病的状态"。这是句话隐含着一个很高的标准，它为建立各种因果关系留下了无限的可能性，因为很难证明争论的
一方已经穷尽了所有诠释的可能性。是不是有可能是那个月的大 270
雨，将据说在几十年前倾倒在勒罗伊附近的垃圾中的毒素冲入了供水系统？2004 年修建学校的时候，从垃圾场附近的采石场采来的石头和砾石中，会不会有什么有害物质？也或许是镇上气井的问题，它们已经导致了一些树木的死亡？

最终，父母们在新泽西州找到了一位名叫罗萨利欧·特里非勒提的医生，他认为，女孩子们的抽动症状可能是由于自身免疫性疾病引起的。他怀疑，女孩子们患有伴有链球菌感染的小儿自身免疫

性神经精神障碍（PANDAS，熊猫病*），这是一种与链球菌感染相关的罕见疾病，尚未被广泛地接受为一种独立的疾病。2014 年，缇斐乐蒂医生告诉《大都会》（*Cosmopolitan*）杂志，他已经治疗了 3000 多例熊猫病患者，并且“每个幼儿园班级很可能都会有一个患有熊猫病的孩子”。[21] 美国国家精神卫生研究所的苏珊·施维多（Susan Swedo）和她的同事是最早描述这种症状的科学家。1998 年，施维多报告了 50 例患有强迫症或妥瑞氏症儿童患者的病例（50 人中有 40 人有抽搐痉挛症状），并且他们在接受链球菌感染治疗后的几周内出现了这些症状。[22] 相关的病例报告显示幼儿发病率比较高，首次被诊断出患有熊猫病的儿童的平均年龄为 6 岁。在一项针对显示出这些症状的患者的研究中，只有 1% 的患者年龄在 14 岁或以上。[23] 美国国家精神卫生研究所的另一位儿童精神病学家丹尼尔·派因（Daniel Pine）尽管没有对熊猫病进行研究，但已经见到过很多患者的父母，他们的父母认为他们自己也有这种病。只有在少数情况下，他才认为诊断似乎是正确的。派因告诉我，“熊猫病是一种真实的情况，我的意思是，真正存在着一种链球菌感染后出现的症状”。“但是，”他又补充说，“这种情况非常罕见，只有在非常严重或反复感染后才会出现。每次复发后患者都会有抽搐的症状，不会只出现一次。”事实上，当记者联系到施维多并询问她勒罗伊女孩们是否可能患有熊猫病时，她说，即使她们不是完全不可能，也是很不可能的。熊猫病是如此罕见，她甚至无法想象，在同

---

* 熊猫病：PANDAS 是 pediatric autoimmune neuro-psychiatric disorders associated with streptococcal infections 的缩写。汉译为“熊猫病”。实际上与大熊猫无关。——译者注

一所学校里会有两个孩子患上这种病。

然而，对于父母们和特里非勒提医生来说，只要有这种可能就已经足够了。他要求给女孩子们做血液检查，发现大多数女孩的血液中都含有针对链球菌产生的抗体。然而，这一发现仅仅说明，这 271
些女孩们过去曾接触到链球菌。它并不能说明她们为什么在少年时并且在没有复发性运动障碍病史的情况下出现熊猫病的症状。它也没法解释，为什么整个少年群体同时患上熊猫病。更没法解释为什么只有高中女生生病，而且她们都是年龄相仿的朋友或熟人。

普利策奖获奖记者苏珊·多米努什（Susan Dominus）采访了 5 个女孩及其家人。她发现，这 5 个女孩与父亲的关系都不好。第一个女孩的父亲甚至在她 14 岁时对她进行身体虐待；第二个女孩被寄养别家；第三个女孩由她的姐姐而不是她的父母监护；第四个生活贫困，挣扎在无家可归的边缘上；第五个女孩凯蒂，在母亲接受脑部手术后一周开始出现症状。多米努什向特里非勒提医生询问，女孩子们的家庭生活是否可能导致了这些症状的出现，特里非勒提回答说，“他没有时间向她们询问这些事”。[24] 然而，服用抗生素之后，女孩们的病情却有所好转。也许这些药物具有安慰剂效应。也可能是由于，她们的父亲向她们表达关爱；也可能是由于，朋友们和整个社区的人都团结起来支持她们，使得她们的症状有所缓解。或者，正如神经科医生拉斯洛·梅驰乐博士所见，媒体对她们不再关注，可能也是她们病情好转的因素。梅驰乐在水牛城治疗了 20 位女孩子中的 15 位。[25]

精神疾病的污名机制对于患有这种无法解释的病症的患者有着特别的影响。如果将身体和心理分别对待，那么，身体上的病症就只是身体的疾病。因此，出现了身体症状的患者可能不会寻求或接受精神疾病治疗（除非它是最后的手段），不必要的医学检查项目会延长或加剧患者的问题，甚至导致严重的并发症，例如医生可能会将惊恐发作误认为心脏病暴发。我的一个容易焦虑的朋友确信，他正在经历心力衰竭的发病过程，于是做了一个心脏导管插入手术。他甚至拒绝考虑他正在经历的这些症状，如呼吸急促、头晕、胸痛和手指有刺痛感是与他最近家庭状况的巨大变化有着任何
272 一种关系，而手术反而最终损害了他原本正常的动脉。一年多后，他的心脏病专家，而不是他的内科医生或精神科医生，给他开了一种抗抑郁药，以帮助他缓解最初引发了心脏症状的焦虑情绪。

然而，最初出现的心脏症状实际上对他是有益的。当他做心脏导管插入手术的时候，他的家人和朋友都来到他心脏监护室的床边。换句话说，当他的家庭团结一致、共同应对威胁的时候，他的症状在一定的时段内有效地激发了情感和社会支持。心理健康专家有时将这种由某些症状引起的心理或社会益处称为二级获益。一级获益是指表明患者存在情绪问题的症状，二级获益无论会带来怎样的好处，都会强化一级获益。

二级获益还可以鼓励其他目睹这些益处的人经历类似的状态，尽管这都是在无意识中发生，心理学家有时称之为“社会或行为传染”。二级获益的“传染”实际上很常见，比如，当别人微笑或打哈欠时，我们会不自觉地跟着微笑或者打哈欠。更常见的情况是，

我们模仿他人的行为时，会更多地重复我们认同的群体成员的行为，因为我们凭直觉就能理解他们使用的肢体语言。当我和我的本科研究助理在 2012 年的《今日秀》（*The Today Show*）节目中看到对勒罗伊女孩们的采访时，我们看到，她们的手臂和头都在抽搐痉挛。这时，我的学生突然惊讶而担忧地说："格林克博士，我的胳膊也在抽搐！"

医生们通常都会谨慎行事。华盛顿特区的一位内科医生告诉我："除非我非常了解患者，不然的话，我觉得，告诉患者他们的身体症状可能源于心理问题是件很令医生为难的事。对患者来说，这种说法是极大的侮辱。似乎就是在说，他们是在无病呻吟地装病。"她怀疑，所谓的麸质敏感性患者人数急剧增加的根源，可能在于一种心理困扰压力下的文化习俗病痛。"除了患有乳糜泻的人，"她说，"几乎每个对麸质敏感的人都只是在治疗他们的心理压力或焦虑。然而，无麸质饮食是无害的，它是一种良性干预，所以我又能有什么理由来阻止他们改变饮食习惯呢？它就像是一种安慰剂。安慰剂效应如此强大，真是令人难以置信。"附近一所大学的 273
胃肠病学系的主任则更为谨慎。他说："我希望，在人们发现广泛的麸质敏感性确实能在身体生物学方面找到解释的那一天，我们不会被处以火刑。所以，我对此既不证实，也不证伪。很多时候，我都会说'去吧'！'去尝试那些无麸质食品吧'！于是，患者们就会跑回家去，对他们的配偶说我给他们确诊啦，是麸质敏感！"

除了麸质敏感和慢性莱姆病之外，美国的医生们还见到一些患者，他们认为自己患有慢性真菌感染，因此服用了大量抗真菌药物。而另一些人确认自己患有多元性化学敏感症（美国医学会并不承认这种诊断)，他们由于坚信自己的化学敏感性而慎重地限制自己的行为。慢性疲劳综合征/肌痛性脑脊髓炎是另一种备受争议的疾病。患有慢性疲劳综合征/肌痛性脑脊髓炎的患者会出现极度疲劳的状态，并且还有其他症状，如头痛、无法集中注意力。然而，正如海湾战争综合征、纤维肌痛综合征和其他多症状疾病一样，并没有任何一种实验室测试可以诊断慢性疲劳综合征/肌痛性脑脊髓炎的存在，没有人知道其背后的病因，任何治疗手段都是为了改善症状，而不是治疗综合征本身。事实上，就症状而言，这些病症中没有一种有明显的特征，可以容易与其他病症区分开。[26]

临床研究表明，慢性多症状疾病最有效的治疗方法是运动、认知行为疗法（CBT）和心理疗法相结合，而这些发现激怒了许多患有慢性疲劳综合征/肌痛性脑脊髓炎的患者。[27] 运动至关重要，因为缺乏运动会使身体失调而加剧疲劳，并可能导致很多医学上的其他问题。然而，建议对慢性疲劳综合征/肌痛性脑脊髓炎的患者进行运动和心理治疗的精神科医生以及一些资助针对这一病症进行精神病学研究的政策制定者，都受到了死亡恐吓。

如果在谷歌上简单地搜索一下“慢性疲劳死亡威胁”这个词，立刻就能找到几十篇文章。这些文章的主题都集中在慢性疲劳综合征/肌痛性脑脊髓炎的患者与医生之间的冲突上。这些患者认为，这是一种生物性的疾病（可能是一种病毒、免疫紊乱或荷尔蒙失调），而这些医生却对他们的痛苦不予理会，只是将它说成心理因
274 素。在英国，这些患者的愤怒尤为突出。1989 年，英国《卫报》的一位作者这样描述这种愤怒：“受到感染是可以保持尊严的，它没有心理诱发疾病的耻辱感，因为那意味着软弱和缺乏道德品

质。”[28] 我的看法是，实际上，慢性疲劳综合征/肌痛性脑脊髓炎是生理性还是心理性疾病，这一点并不一定重要。重要的是，生物模型通常会阻碍潜在有益的心理治疗的介入。

2001 年，这种充满敌意的环境迫使受到最强烈诽谤的研究人员之一、伦敦国王学院的西蒙·维思礼博士的研究重点从慢性疲劳综合症/肌痛性脑脊髓炎转移到军事心理健康方面。他告诉记者，“现在，我去过伊拉克和阿富汗，在那里我感觉安全多了”。[29]

16

在尼泊尔架设身心的桥梁

想要治愈身体，就必须治愈心灵。

尼泊尔谚语

战争幸存者往往背负着创伤和损失的重负，以及关于爆炸、 275
处决、酷刑和性暴力的记忆。特别是在尼泊尔、塞拉利昂、乌干达和萨尔瓦多等国，儿童精神疾病发病率很高，他们是被征召入伍的童子兵。尼泊尔的一项研究显示，超过一半的前童子兵都经历了焦虑和抑郁等严重的痛苦。同样，从未被征召入伍却经历过战争的儿童的心理健康状况也仅次于童子兵的状态。[1] 童子兵遭到的污名伤害往往更加严重，因为他们的家人可能会因为他们曾经搬运过尸体或与其他种姓或族裔群体一起吃饭或居住而拒绝接受他们回家再次融入自己的家庭。在尼泊尔，女兵尤其会受到污名的伤害，因为她们的家人和社区怀疑她们在宿营时睡在男兵的附近（这是违反文化规范的行为），更有甚者，怀疑她们和男兵发生过性行为。 276

尽管如此，久居尼泊尔的一名人道主义工作者告诉精神病学家、人类学家、尼泊尔文化和心理健康专家布兰登·科尔特（Brandon Kohrt）说："尼泊尔没有创伤后应激障碍的患者。"他的意思并不是说，那里不存在创伤后应激障碍的症状，而是说，这种疾病类别在很大程度上是不为人知的。而且，如果有人寻求或接受心理创伤的治疗，对于这位患者来说，就会成为一个很大的问题，因为这是一种恶业。在印度教（尼泊尔的主要宗教）和佛教（尼泊尔的第二大宗教）中，业力是一个生命前世的行为决定其今生的繁荣发达或痛苦无助的决定性因素。[2] 即使一位受害者经历了创伤事件，它也可能被认为是业力差的迹象，因为它表明这个人容易遭受不幸。

在 1996 年至 2006 年持续的十年尼泊尔内战期间，尼泊尔有数千人失踪，超过 15 万人流离失所，10 万人遭受酷刑，1.4 万人被杀害。对于尼泊尔人来说，为战争受害者如截肢者提供医疗服务是一件非常困难的事，因为他们作为受害者的身份意味着他们本人的恶业是由他们或家人前世的罪孽造成的。那么，如何才能在尼泊尔减少耻辱感和污名现象，并倡导和提供心理治疗呢？问题的答案并不在于大脑科学。在尼泊尔，临床医生通过创造性地改造本土信仰而取得了一定的成功。要想在尼泊尔成为一位精神健康的工作者，就必须具备足够的性格力量、奉献精神和饱满的乐观心态，因为在这个国家，精神病学是一个不受欢迎的职业，被赋予负面的评价。

布兰登·科尔特是医生、博士，看上去既像个怪才，又很有一种反主流的时髦仪态。他是一位留着山羊胡子、戴眼镜的医生和研究人员，还戴着一条由印度教最神圣的植物之一——圣罗勒木制成的尼泊尔项链，右边胳膊的小臂上还有刺青。刺青用古典蒙古语写着：“想要治愈身体，就必须治愈心灵。”在他的职业生涯中，科尔特致力于减少耻辱感和污名化。1996 年，他还在读大学的时候，在尼泊尔度过了一年。令他深感震惊的是，尽管心理创伤的发生率非常高，但是尼泊尔几乎完全不具备精神卫生保健的资
277 源。他看到了与种族歧视、基于性别的歧视、环境灾难和机动车事故相关的创伤。也正是在这一年，尼泊尔共产党发动了内战。战争的原因之一是对于社会不平等的普遍不满，其中也包括对获得医疗保健的机会。普通公民几乎没有医疗服务的选择，即使他们有机会获得医疗服务，也是与精英阶层即上层种姓的成员、富人和掌握政治权力的人所获得的那种医疗服务大相径庭的。无论是通过接受教

育，还是通过努力工作而拥有个人财产，或掌握独立追求自己生活的权利，妇女都不会获得这样的机会。科尔特感兴趣的是，这些障碍如何影响了尼泊尔人的心理健康，以及鉴于心理保健服务的缺乏，当地是否可能存在有益于患者的传统治疗形式。

他在尼泊尔南部的一座印度教疗养寺庙中度过了两个月。人们会将萨满无法治愈或无法在家照顾的亲人送到这座寺庙里，比如那些我们会称为精神病患者，或处在躁狂发作阶段的躁狂抑郁症病人。寺庙把他们安置在动物棚里，让他们睡在铺着干草的地上。新来的人一开始通常都会被拴在一根用水泥固定在地上的柱子上防止逃跑。这也是在向患者的家人表示，他们的亲人会留在那里。毕竟，正是因为这些患者会在夜间逃离，消失数天或数周，有时候还会越过边境进入印度，许多家庭才会把患病的亲人送进寺庙。科尔特在这里见到一些严重而且顽固的精神疾病，比他在美国能看到的状况恶劣得多，因为进入寺庙的患者已经很久没有得到治疗了。在美国，医生几乎没有机会看到精神病自然发病的过程，因为当医生观察病人时，他们已经服用了某种药物，即使还没有，他们也将很快服用药物。

寺庙里的患者有男有女，有阿尔茨海默病的老人，也有精神疾病刚刚暴发的年轻人。有一些中年人患有持续的、未经治疗的精神障碍，他们听到的声音告诉他们，他们做了可怕的坏事。有些患有精神病性抑郁症的妇女已经停止进食，并且缄口不语。科尔特还看到严重的酗酒者。寺庙的僧侣为了防止他们到处去找酒，用铁链把他们锁住。还有些人因为强行戒酒而死于癫痫发作。寺庙每天都举

278 行一些宗教仪式，这是一个类似于天主教中驱魔*的过程，以驱除导致这些患者问题行为的魔鬼。[3] 寺庙里的 20 位或 30 位病人会聚集在一起，挤在一处。他们赤着脚，一个挨着一个地跪着，随着扩音器传来的声音，有节奏地摇动着身体，一个人弹奏风琴，另一个人诵经。还会有一个人，即一位神职人员，穿着白色的袍子，拿着一根又长又细的棍子，殴打那些他觉得被魔鬼附体的人，把魔鬼从他们的身体里驱赶出去。

一位二十岁出头的年轻人，名叫拉姆·巴卡斯，突然失去了视力，说话也非常怪异，还经常从家里逃走。没有人能理解所有这一切是如何同时发生的，它们是否在心理上相互关联，或者他是否患有某种急性感染。在他失明 6 个月之后，他的家人既困惑又恐惧，他们把他送到寺庙里。就像其他新来的患者一样，拉姆·巴卡斯也是被铁链锁着。科尔特回忆说，随着时间一天天过去，拉姆·巴卡斯似乎产生了更多的互动欲望，他被铁链锁住的时间也就随之缩短了。最后，他开始参加寺庙里的宗教仪式。他甚至成为寺庙僧侣的助手，帮助指导其他患者完成各自的康复过程。事实上，他的进步很大，僧侣们最终把他送回了家。

---

* 驱魔（exorcism）：由神职人员施行的驱逐魔鬼的宗教仪式。通过诵读圣经、祈祷、展示十字架和圣像、信仰宣示、宣誓等手段，将藏在一位病人身体中，在一幢房屋、村庄或城市作祟的魔鬼驱逐出去。这种仪式大多是不公开的宗教活动。在现代一些西方国家，尽管其并未受到法律的禁止，但教会组织对于仪式的批准也制定了相应的规定，如对于给所谓“魔鬼附体”的病人（即他/她的身体被魔鬼占领而失去了自治自主的能力）驱魔的神职人员必须事先向病人的治疗医生和心理医生了解病人的病情。但“魔鬼附体”的病人并不被看作宗教意义上的有罪之人，无需为自己的行为负道德和法律责任。许多医生都认为，被看作“魔鬼附体”的病人往往都有着器官上的疾病或是精神疾病的患者，与神魔无关。

然而，他的家人却担心，他会给家里带回邪恶的魔鬼，或者他自己会再次变得狂暴。他们让他住在羊圈里，邻居们都叫他“疯子”。最后，拉姆·巴卡斯的家人非常担心他们会受到社区的排斥，于是又将他送回到寺庙里。用科尔特的话来说，“他们告诉寺庙：‘我们不要他了’”。

一年后，科尔特再次拜访寺庙，询问拉姆·巴卡斯的情况。他已经去世了。他的病并没有复发，他是在修理僧侣用于治疗仪式的扩音器时意外死亡的。尽管双目失明，但拉姆·巴卡斯还是爬到寺庙的屋顶上去修理扩音器，他要么是触电而亡，要么就是从屋顶上掉下来，或者两者兼而有之。科尔特对拉姆·巴卡斯的死深感痛心：“我并不是说，在一个社区中不会发生这类事故，但是，他完全没有必要留在那里。他已经好多了，本来可以回到自己社区中，279
成为一个富有工作成效、发挥作用的成员，而不是被赶走和抛弃。”科尔特了解到，经历像拉姆·巴卡斯这样命运的人并不罕见。无论一个人去哪里接受治疗，无论是寺庙、医院，还是收容院，当他们再次回到家里时，都会发生同样的事情。事实上，许多以前的病人现在留在寺庙里生活和工作，就是因为他们无处可去。

最让科尔特感到困惑的是，寺庙里的病人都是他们的家人送来的，也就是说，他们确实拥有一定的社会支持。而科尔特在美国医院急诊室看到的精神病患者往往是独自一人，把他们送到医院来的人是警察。“在这里（美国），你确实可以体会到，他们真的被亲人抛弃了。要是他们能得到一位亲人的电话号码，就已经是非常幸运了。但是，那个电话永远都没有人接。”读大学的时候，科尔特还在南加州大学社会工作学院做兼职工作，帮助住在集体住宅中患有精神分裂症的男性患者，他们中的大多数人跟自己的家人几乎没有或是完全没有联系。但在尼泊尔，严重精神疾病的患者家庭对他们还是投入了很多关注，而在家庭之外为他们寻求治疗则是最后的解决手段。他们还是希望患病的家人尽快恢复健康，并不是马上就会抛弃他们。对于拉姆·巴卡斯的家庭来说，将他送到寺庙去并不是一件轻易决定的事，但是当他已经恢复得不错，回到家里之后，家人居然又将他送回寺庙，这一定让他深感恐怖。这正是使得科尔特深感震惊，并驱使他去探究精神疾病患者恐惧的根源，寻找降低恐惧的解决方案的原因。

当科尔特结束了在尼泊尔一年的工作后，他在日本逗留了 3 个月的时间。在那里，他也发现人们对精神疾病和心理健康治疗的明显恐惧。他看到无论是在一个收入非常高的国家，还是在一个收入低得令人难以置信的低收入国家，人们都对精神疾病怀有羞耻感，社会上都有污名现象。这使他决心投身于心理健康事业。2006 年，科尔特在埃默里大学攻读研究生期间，他又回到尼泊尔，进行了 18 个月的研究，观察研究在尼泊尔内战期间为共产党人民解放军作战
280 的前童子兵。这场在尼泊尔被称为“人民战争”的武装斗争是一场反对尼泊尔国家的农民起义，目的在于废除君主体制，以及与之相关的社会和经济制度的不公。数千人在战争中丧生，其中大部分人死于政府之手。战争结束后，幸存者被他们目睹的暴行所困扰。有的亲眼看见亲人和朋友死去，有的曾被抓获或被投入监狱。

令人惊讶的是，科尔特说，“这样的故事一次又一次地出现，尤其是在那些曾在人民解放军中当过童子兵的女孩中尤为常见。‘我当兵时，我的生活比现在我回到家里更好’”。她们并没有被

贩卖，也没有报告自己受到性侵的经历。事实上，她们告诉科尔特，人民解放军保护她们，避免她们受到性暴力的伤害。这是加入军队的好处之一。科尔特继续说，“但当她们回到家里，那里，是我真正见到的充满耻辱和污名的地方”。

一位女士，我称她为阿莎，曾经就是一个贫困的低种姓家庭的两个孩子之一。她热爱学校，努力学习。但是，当她到了 12 岁的时候，她的父母由于无力负担两个孩子的学费，决定让她的弟弟继续读书，而让她辍学留在家里，尽管弟弟对学校似乎并不感兴趣。一年后，尼泊尔共产党的女工作人员来到镇上招募新兵。她们说服阿莎从家中逃走，加入战争，并向她保证说，在军队中她能够为妇女的自由而战。在后来的一年里，她周游全国，参加女权活动，但也见证了暴力。一天，阿莎陪着女指挥官来到自己家乡附近，她请求指挥官允许去探望她的父母和兄弟。她的家人却立即告诉她，不许她再回到军队去，她必须立刻嫁人。阿莎拒绝，但她惊慌失措的母亲则迅速采取行动，并在附近的村庄找到了一个 22 岁的男子。那个人很难找到妻子，但科尔特不知道其中的原因。

阿莎再也没有回到军队去。她被迫嫁人，其间，她的父母隐瞒了她当过兵的事实。但是，没过多久，她的婆家人就发现了她的过去。“他们发现了这件事之后，”科尔特说，“不仅开始不尊重她，而且像对待动物一样对待她。”她忍受着精神折磨，几个月之后，281
她企图自杀。她的公公发现她用一根绳子吊在房顶下，但还活着，挣扎着喘气。他把吊着她的绳子砍断，将绳子递给她，告诉她，他们家不欢迎她。然后说：“回你父母家去，在那里自杀去吧。”

阿莎的父母说，他们也不欢迎她留在家里，但还是不情愿地给了她一间卧室。只要她保持距离，从不离开家，从不参与任何家务，他们就容忍她待在房子的一个房间里。阿莎告诉科尔特，“他们认为我软弱无用，只是个负担，甚至都不许我出去收集柴火”。男孩子们会跑到她的窗户旁边来嘲笑她，或者在半夜敲响她的窗子，故意打扰她的睡眠。弟弟则完全忽视她的存在。虽然她的头上有一个屋顶，但归根结底，她实际上就是无家可归。

村里的联合国儿童基金会的工作人员试图提供帮助。他们邀请阿莎参加歌唱俱乐部和舞蹈俱乐部的活动，并向她提供一个裁缝培训的机会，但是实际上她是家里的囚犯，很少能参与这些活动。联合国儿童基金会还从科尔特工作的组织聘请了一位跨文化心理社会组织驻尼泊尔的顾问，每周去她家和她交谈几个小时。大约一年之后，阿莎接受被非法招募到沙特阿拉伯做家政工人。又过了一年，她在那里也遭受了虐待。但是她有了收入，并将大部分收入寄回给她母亲，请她为她保存。当她终于从沙特阿拉伯回到家时，却发现，母亲和她的男朋友带着所有的钱跑掉了。

阿莎现在比以往任何时候都更加被边缘化，没有人接受她，她似乎根本无法成为社区的一员。另一些女性童子兵也有着类似的经历，但她们的痛苦往往因社会环境的支持而有所减轻，比如，慈爱的父母并不会偷走她们的钱，甚至远房亲戚也向她们敞开了大门。但是，这一切，阿莎都没有。她表现出抑郁症和精神疾病的症状，还有创伤后应激障碍，然而她病得越重，就越被孤立。她告诉科尔
282 特，“唯一一次被当作人对待，是我在尼泊尔共产党军队里当兵的时候”。她可能见过炸弹和鲜血，但至少她觉得自己好像是一群什么人中的一员。正如另一位年轻女性所说，“现在，我们只是觉得

我们是虚无的一部分”。

科尔特最后一次见到阿莎的时候，她仍然住在她的那个房间里，她的父亲、兄弟和邻居都躲着她。

在科尔特开始研究人类学的时候，他发现，有很多全球卫生工作者将他们的职业生涯奉献给了研究和治疗艾滋病毒/艾滋病、肺结核和其他传染病的问题。著名的资深学者都正在观察研究文化是如何塑造精神疾病的体验，如何构建人们关于心理的知识。但是，在这个时候，科尔特并未发现有任何一位学者，将人类学和精神病学结合起来作跨学科的研究，以研发新方法来帮助减少精神疾病的耻辱和污名现象。从一小群荷兰心理健康专业人士那里，科尔特获得了灵感。他们认为，心理健康不能只用单一创伤事件的存在或不存在来解释，而应当被理解为一个人所处的整个社会系统的一部分，包括经济、政治和性别等诸多因素。

这个荷兰工作小组的观点与科尔特见过的其他大多数人道主义工作者的观点形成鲜明的对比。“一次又一次，”他说，“我总是遇到这样的观点，就是说：灾难发生之前，一切都很好。这正是人们通常对于低收入和中等收入国家的人口典型的浪漫想象，尤其是在像尼泊尔这样富于田园情趣的地方。大家都会认为在地震发生之前、海啸袭击之前、战争之前，每个人都过得很好。”2012 年，科尔特发表了一项关于尼泊尔人抑郁和焦虑的研究结果，是对于内战之前和之后的同一批人的特别观察。战争确实提高了焦虑的患病率，但并没有增加抑郁症的患病率。实际上，在人们接触到任何冲突之前，抑郁症的发病率很高，但冲突之后的患病率几乎没有增加。抑郁症不是战争的直接结果，而是由多种预先存在的风险因素导致的病症，例如生活在重男轻女程度相当严重的社会中的女性、贫穷、低种姓的社会成员，以及几乎无法获得教育和医疗保健的
283 人。社会科学家有时将这种交叉相连、层层叠叠的复杂因素称为“交叉性”（intersectionality）。尼泊尔共产党人坚信，与当权政府做斗争是一种心理上的解放。然而现实的状况是，在全民人口中，并没有一个群体中的任何一种精神疾病的患病率有所下降。[4]

尽管如此，临床医生和政策制定者在工作时往往会认为，各种背景因素与诊断、治疗和治疗效果无关。因为如果精神疾病是基于身体生物学上的变化，那么就可以假设发病的机制是普遍的，于是在任何地方都可以以相同的方式进行治疗。这种观点将污名化与科学对立起来，受到世界卫生组织的推崇，并得到英国首要医学杂志《柳叶刀》的大力宣传。在 2001 年出版的一篇篇幅为 160 页的文件中，世界卫生组织使用“污名”一词达到 73 次。文件中指出：“作为世界领先的公共卫生机构，世界卫生组织有一个也只有一个选择：保证我们这一代人将是容忍让羞耻和污名凌驾于科学和理性之上的最后一代人。”[5] 尽管世界卫生组织推崇社区参与精神卫生保健的工作，但也最积极地推动科学战胜土著信仰和迷信崇拜。在这份研究性文献中，世界卫生组织实际上是在暗示，精神疾病是一种身体在生物层面上的疾病，无论患者属于哪个阶级、种族和性别，精神疾病都会以同样的方式影响每个人，由此掩盖了造成痛苦的长久而又根深蒂固的政治原因。[6]

当然，每个社区都会存在心理健康护理的障碍。在拥有强大医

疗和科学基础设施且资源丰富的国家（例如法国、阿根廷、美国和日本），只有不到 25% 的精神疾病患者得到了“最低限度的适当治疗”。[7] 此外，大多数精神卫生保健服务都是由非精神卫生保健机构提供的，比如初级保健机构。而在中等偏上收入的国家（如罗马尼亚、墨西哥和黎巴嫩），获得最低限度相应治疗的人口比例下降至 11.4%，在中低收入国家（如秘鲁、尼日利亚和伊拉克），这个比例下降至 3.7%（即每 27 人中只有 1 人）。[8] 但是，得到治疗并不能解决所有问题。并不是说，只要有人开始接受治疗，一切就都会变得很好，污名现象也就随即消失了。除了必须应对受到社会环境的边缘化、欺凌、暴力和歧视之外，医疗保健系统内部也同样存在着污名化的问题。因为有些临床医生自己可能会对精神疾病患者 284
感到恐惧，认为他们无法治愈，进而忽视患者对于维护身体生物层面健康的需要。

在尼泊尔西南部靠近印度边境的奇特旺区的乡村地区，科尔特和他的同事们进行了一项研究，观察通过有关心理健康的科学教育和培训是否减少了医护人员的污名化倾向。首先，他们召集了来自同一地区的两组初级保健级别的医护工作者，并对他们进行了标准化调查。这种调查方法已在许多国家使用，以测量污名现象的状况。其中包括公众和临床医护人员关于精神疾病的看法、疾病发生的因果诠释、知识和偏见的问题。已完成的调查表明，两组初级保健级别的卫生保健工作者都具有很高的污名化倾向。两组医护人员都不希望接受患有严重精神疾病的患者到他们的机构接受治疗。他们说，他们无法提供相应的治疗方法，担心病人会出现暴力行为。他们认为，患有严重精神疾病的患者应该被关在精神病院里。

完成调查之后，科尔特随后对这两组健康保健工作者进行了世界卫生组织“精神卫生差距行动计划”（mhGAP）的培训。这是针对没有接受过精神病学或心理学培训的卫生工作者的直接指导，帮助他们为患者提供诊断和护理。总而言之，这两个小组拥有相同的知识，接受相同课程的培训，有着相同的背景。而后，科尔特仅为其中一个组提供了一个额外的培训模块，其中包括让这一组医疗保健工作者认识那些患有或曾经患有精神疾病的患者。这些患者向医护人员讲述疾病给他们带来的痛苦、他们的韧性，以及他们康复的程度。他们的家人也来参加活动。

接下来，科尔特立刻在两个小组中再次进行了培训前所做的相同的调查，此时距离第一次调查的时间已有 18 个月。在此期间，曾经接触过精神疾病患者的那一小组的诊断中，精神疾病的诊断比例比另一组高。科尔特查看了患者病例中有关症状的描述，他发现，这些地区初级医疗机构医生的诊断和治疗与受过训练的尼泊尔心理健康专家的看法一致。而在仅接受了标准培训，但并未接触到
285 精神疾病患者的那一组初级医疗机构医生的诊断中，大约有三分之二的诊断和治疗手段与专家推荐的不一致，因为这些医生不知道他们应当寻找什么症状。在反思美国专家试图通过使用人体生物学知识来构建精神疾病，并以此来减轻污名化的努力时，科尔特说：“我们并没有改变任何精神疾病的定义，也没有向这些医生提供任何额外的人体生物学知识。但结果是，更多的人得到了治疗，更多的人有了好转。并不是因为这些医护人员学到了更多的科学知识，而是因为，他们与患者进行了人性化的交流。”他说，事实上，在埃塞俄比亚、印度、尼泊尔和南非，世界卫生组织的标准培训对污

名化现象产生影响的唯一证据表明，它们加剧了污名化的问题。他说，“例如，印度的卫生保健工作者从‘精神卫生差距行动计划’培训中了解了更多关于精神疾病的知识，这却让他们更有可能认为，精神疾病患者非常危险”。

科尔特认为，他的新方法成功的原因在于医生与患者的接触。这和在美国使用的方法完全相同，它减少了在军队和学校中的歧视现象，并改进了与严重精神病患者发生接触的警察的培训课程。“仅靠知识，”科尔特说，“我们是不能实现我们的目标的。如果我们花上一些时间与和我们自己完全不同的人进行交往，随着时间的推移，我们就会将他们看作人类的一部分，并发现他们与我们的共同之处。”关键是用新的观点挑战先入之见，这种观点是通过在平和的培训计划环境中与患者互动而产生的。

科尔特在制定与当地信仰相融合的治疗策略方面做了很多的工作。在他第一次去尼泊尔的时候，科尔特认为，那种笛卡尔式的身心分裂在那里应该是不存在的，他想象会在那里发现亚洲康复运动所推崇的身心合一的观念。那时候，他对于神经科学家的工作已经非常熟悉，比如肢解了笛卡尔思想的安东尼奥·达马西奥（Antonio Damasio）。达马西奥通过生物学术语展示情绪如何作用于身体，以及身体又如何反过来作用于思想和行为。[9] 人类学家早已表明，在世界大多数地区，人们并不认为身体和心灵是割裂而各不相关的个体，而是认为，情感的痛苦往往通过身体得以表达，因此，试图去 286
区分情感上的和身体上的症状是没有意义的徒劳。[10] 健康是一个整体问题，比如身体各个器官的相互依存，或者阴阳之间的和谐平衡。在尼泊尔，科尔特发现，他不能提出身心是分离还是统一这样的简单问题，因为，在那里，情况要复杂得多。

在尼泊尔的医疗诊所，抑郁症的患者不会说“我觉得自己毫无价值”或者“我的生命毫无意义”。他们会说，他们的手脚有酸痛、麻木、刺痛和烧灼的感觉。医生们称之为“感觉异常”。尼泊尔语的名称为“jhamjham”。抑郁症患者也会说自己胃疼（消化不良或胃功能障碍）。尼泊尔精神病学家瑞夏芙·柯伊拉腊（Rishav Koirala）告诉我，大多数精神疾病患者，无论症状严重还是轻微，都总是在诊所和诊所之间、医生和医生之间穿梭奔波，寻找治疗身体疼痛的方法，甚至还会卖掉自家的土地来支付费用。“有时候，他们在忍受了多年的痛苦之后，最后还是进了精神病院。”

在尼泊尔南部，科尔特发现，尼泊尔人将身体分为几个部分：心-神（*maan*）、脑-神（*dimaag*）、肉体（*jiu*）、人的灵魂（*saato*）和社会地位（*ijjat*）。“心-神”和“脑-神”之间的关系对于理解污名现象可能是最重要的。尼泊尔人把“心-神”作为名词，无论是在日常用语，还是在临床对话中，都用来表达一个人的意图、感受和意见，以及一个人的担忧、情绪和记忆。于是，并不是你，读者朋友，想要读一本关于精神病学历史的书，而是你的“心-神”想要读。这种思维方式的结果是，尼泊尔语中的很多句式都是被动语态。如果有人想要说他喜欢足球，他实际上会说，“足球是我‘心-神’中的一件大事”。如果有人感到抑郁，他就会说“我的‘心-神’非常伤感”。在尼泊尔语中，即使是“我想去”这样简单常见的话，也会被说成“我的‘心-神’被吸引去了”。“心-神”的不适也可能导致身体和情绪上的疾病，因为长期的渴望和梦想以及痛苦的记忆都可能是其中的一部分，就像“心-神”上的伤疤或疼痛。源自同一个梵语*词根（*manas*）的类似的词，在世界各地被用来指称与“思考”相关的行为（例如希腊语中的 *menos*、拉丁语的 *mens*、孟加拉语的 *mon* 和英语的 *mind*）。[11] 287

“脑-神”是指以符合社会期待的方式行事的意图。它代表着不违反社区规则的思想、决策和理性。如果说，“心-神”是指你想要（want）做什么事，那么“脑-神”就是指你应该（should）做什么事。在某种程度上，“脑-神”就像弗洛伊德的自我（ego）和超我（superego）的概念合二为一，而“心-神”则类似于本我（id）。“脑-神”是自我意识（the ego）和良心（the superego），它控制着人内心的欲望。正如科尔特向我解释的那样，“心-神造就了你的个性，而脑-神则让你能在社会中生存”。于是，“脑-神”出现的损伤，也就成为精神疾病的证据。比如说，如果一个人对酒精上瘾，那就意味着，“脑-神”不能控制他渴望喝酒的冲动。一个损伤的“脑-神”就相当于西方模型中受到损伤的大脑，但它受到的污名伤害却更加严重。因为在尼泊尔，一个人如果出现“脑-神”损伤，那么这就意味着，他不是一个有着正常行为的社会成员，甚至

---

* 梵语和印欧语系（Indo-European languages）：印欧语系是当代世界上分布区域最广、使用人口最多的一个语系。然而，无论是“印欧语系”，还是“印度-日耳曼语系”这样的术语，都容易引起非语言学专业人士的误解，因为它们的起源既不是印度语，也不是日耳曼语系的语言，而是早已消亡了的赫梯语（今天土耳其的安纳托利亚地区）和古老的吠陀梵语。英国语言学家、东方学家威廉·琼斯（William Jones，1746—1794）发现了梵语与拉丁语、希腊语和古波斯语之间惊人的相似之处。德国语言学家弗朗茨·博普（Franz Bopp，1791—1867）深入研究了这些古典语言在语法和词形变化上的一致性，提出它们共同起源的假设，并奠定了比较语言学方法论的基础。他的研究深受威廉·洪堡（Wilhelm von Humboldt，1767—1834）的推崇。今天的语言学家在进行比较语言学或是历史语言学的研究时，都会经常参考这些古典语言横向和纵向的发展历程。——译者注

可能被视为带有潜在暴力行为的危险。

科尔特回忆起尼泊尔一位医生的话，这位医生说，即使他确实在为某些患者治疗焦虑或抑郁，他也不会将这些症状直接称为焦虑或抑郁。“如果患者听到自己的患有‘精神疾病’，他们就会‘将这一刻视为世界末日’。”[12] 患有严重精神疾病的人可能不能结婚、被解雇或被驱逐出家庭，配偶也会开始考虑离婚。“脑-神”的疾病会引起极大的惊恐和羞耻，其中包括荣誉和社会地位的丧失。社会地位（*ijjat*），即个人社会自我的层面随着“脑-神”的状态而得到加强或受到损害。科尔特认为，“在美国，我们经历了关注大脑研究的科学发展的十年。由于精神疾病的遗传观点的出现，我们告诉每个人，精神疾病不是由性格缺陷或个人失败引起的，然而，这一切似乎并没有明显地减少了污名现象的发生”。他认为，有一种解决办法，就是要强调心（heart）在改善心理健康和社会功能方面的作用。“在尼泊尔，每当我们通过谈论‘心-神’，而不是只强调大脑来涉及精神疾病时，人们便更容易敞开心扉，并愿意进行治疗，而且会在整个治疗过程中采取非常合作的态度。”

谈论心也会产生使患者积极参与自己治疗的效果。例如，科尔
288 特要求正在接受精神卫生保健的人拍摄照片，表现他们正在从精神疾病中康复，而后与医护工作者谈论这些照片。[13] 这些患者并不喜欢去拍摄微笑的、享受生活的、面貌健康的人们，而是去拍摄了很多山羊的照片。科尔特和他的同行们称这些照片为“山羊标志”。如果患者拍摄山羊，则表明他们已经恢复到可以饲养山羊的程度。患者要求被尊重并不是因为他们正在接受治疗，或者因为他们作为一个人应该受到尊重。他们要求受到尊重，是因为他们具有生产能

力，并为各自的家庭做出了贡献。这些人自身耻辱感下降的原因并不在于他们适应了非污名化的疾病诊疗框架，而是因为他们适应了他们所处的经济和社会生活。

因为每个人都有“心–神”，医生就可以询问病人，“心–神”中发生了什么。如果向一位新患者询问他“脑–神”的情况，那么医患关系很可能就会马上结束了。没有人会自愿地去看一位治疗“脑–神”疾病的医生，除非他自己的生活搞得一团糟。在经过了十年内战后，有些诊所很少有人来问诊，因为他们将自己称为治疗“创伤后应激障碍”的专业诊所。而“创伤后应激障碍”这个词译成尼泊尔语后就相当于“精神休克”的意思，即“脑–神”的休克。而后，2015 年，又发生了大地震，数千人死亡，更多的人无家可归。卫生保健工作者认为肯定会有很多“创伤后应激障碍”的患者，但却不知道，如何才能让精神卫生保健更具有吸引力。

尼泊尔精神病学家瑞夏芙·柯伊拉腊刚刚从医学院毕业的时候，他只是少数几位对精神病学感兴趣的医学学生之一，因为很多医学学生都认为，精神科是一个地位低下的专业。在尼泊尔，在柯伊拉腊学习的医学院里，甚至没有提供精神科的轮值门诊。但是，柯伊拉腊是一个思想开放自由的人，对欧洲哲学、吉姆·莫里森和门户乐团也都很感兴趣，正因如此，他自学了精神病科学。世界卫生组织听说了这位年轻医生的事迹，得知他为患者投入很长的时间，而不是仅仅花上几分钟，写好处方便将他们打发走，很快便任命他为地震反应的心理健康协调员。

科尔特和柯伊拉腊很快就发现，许多尼泊尔的心理顾问都有一
289 种预设，认为患有“创伤后应激障碍”的患者有谋杀或自杀倾向。于是，他们将心理创伤的治疗纳入“心-神”受到伤害的痛感和伤痕的语汇中。两位精神科医生将“创伤后应激障碍”描述为“心-神”疾病，而不是“脑-神”问题。这其实并不夸张，因为，“心-神”是储藏记忆和感觉的部位。他们当然知道，他们不能忽视“脑-神”的存在，但他们可以将针对它的治疗解释为加强“脑-神”功能的方法。科尔特说，“我们必须对患者说，我们是要帮助他们强身健体，也包括加强他们的‘脑-神’健康。这样，当他们的‘心-神’悲伤难过的时候，他们就能更好地应对它。换句话说，告诉患者说，他的大脑很好，但我们帮他训练它，让他的‘心-神’更加强大”。

柯伊拉腊并不完全同意科尔特关于强健大脑的想法。柯伊拉腊更倾向于消除典型的心脏和大脑间的区别。因此，当他见到患者的时候，他几乎完全只想谈论关于心脏的话题。他告诉他的病人，他们的痛苦与大脑没有关系。“我为什么要去谈论大脑疾病和认知能力，让患者倍感恐惧呢?”尽管有很多外国公共卫生工作者询问如何将尼泊尔概念转化为以人体生物学或以大脑为基础的术语，如何才能消除尼泊尔的概念而使得西方的科学概念得以普及，但柯伊拉腊则更加关注重启尼泊尔以往存在的疾病诠释模型。他说，每个人的体内都有两颗心，一颗是“内心”(*bhitri maan*)，一颗“外心”(*bahiri maan*)。我们都意识到我们的“外心”，因为它是由我们的感觉以及其他人都可以观察到的、我们所有的情绪和身体症状组成的。但是，我们还有一颗“内心”，一颗隐藏在我们意识之外的心，

因此，它比“外心”更加强大。即使患者在很大程度上没有意识到，它也会产生身体上的症状。当我告诉寇如乐，他的这种“内心”和“外心”的观点听上去像是弗洛伊德的理论时，他大喊道：“就是这样！一个是有意识的，一个是无意识的！”

当柯伊拉腊在一处没有医疗保健服务的偏远地区设立临时“健康营地”的时候，他就懂得避免谈论大脑的必要性。“我们第一次建立营地时，”他说，“我做了让步，允许医疗顾问们称之为‘心理’健康营，用的就是‘脑-神’这个词。但是，没有患者来问诊。”几个月之后，他再一次设立了“健康营地”，而这一次，医疗顾问全体同意，称“健康营地”为“慢性头痛医疗营地”。柯伊 290
拉腊回忆道，“有不少病人前来，还需要排队。每位患者都有抑郁和焦虑的症状！但没有一位患者认为自己患有精神疾病。但是，你知道吗？我们就给他们治疗抑郁症和焦虑症，他们都有了好转”。

当他在临时诊所与患者交谈时，柯伊拉腊使用历史悠久的尼泊尔语中的描述，“几个世纪以来一直存在的短语，比如‘压力引起的头痛’和‘压力引起的胃灼热’”。他在谈论到幻肢时，引导患者探索心脏与身体疼痛之间的关系，让患者感到心中更加舒服。不幸的是，幻肢现象是非常多的尼泊尔人都了解的问题。“我告诉他们，他们的精神痛苦带来的身体症状都是真实存在的，尽管它们是源于心中的感受，就像有人感觉他的肢体还在那里，即使它已经被截肢了。我还告诉他们，治疗需要时间。”

柯伊拉腊似乎并不介意花时间。如果他认为能够为患者提供帮助，他也会跑到偏远的村庄去看一两位患者。尼泊尔遥远的西部地区，从普桑市乘长途汽车 5 小时，而后在田间的临时车道上骑 90 分钟摩托车。在那个地方，会有人因精神疾病而被捆绑，或者脚被固定住。他给我看了一张这种木制装置的照片：一个人的脚插在里面，然后用脚踝上方的钉子锁住，这样脚就不能出来了。有一个男子，我们就叫他易迈吧。他 30 多岁，被脚枷固定已经有 18 年了。易迈十几岁的时候就结婚了，在他精神错乱之前，即使在受到脚枷约束的情况下，与妻子的性生活也保证他们养育了两个孩子。他的家人为他洗澡，喂他吃饭，在天气恶劣时，让他住在房子里。“他的身上有伤痕，皮肤感染也留下了疤痕，他的头发被剪得很短，但并不是像绅士那样的发型。”他也曾被带到宗教治疗师那里，但从未去看过医生或健康助理。医院实在是太遥远了。他的家人告诉柯伊拉腊，他们将他固定在脚枷上是为了保证他的安全。要是没有那个脚枷，他就会逃跑，或者从悬崖上跳下去。

易迈的家人并没有为他寻求帮助，而是他们的一位邻居把他的情况告诉了柯伊拉腊。他说，他认为易迈应当看医生。这位邻居把柯伊拉腊带到易迈居住的小山丘上。他的家人对柯伊拉腊深表欢
291 迎，并送给它一些黄瓜以示款待。柯伊拉腊让易迈开始服用抗精神病药物利培酮。几个月后，易迈来到了普桑市，“他穿着考究，我们聊了起来，就好像他是一个完全不同的人。一个被困 18 年的人可以恢复得这样好，真是非同寻常啊！我不知道后来怎么样了，两年后，当我回到普桑市的时候，他没有再出现在诊所”。

精神疾病的治疗方面已经有了一些显著的进步。曾经有一个赤身裸体在普桑市街道上漫无目的地游荡的女孩，仅靠着路人给她的

残渣剩饭聊以活命。现在，她是医院的患者，针对她的病症，抗精神病药物取得了巨大成功。她过去在这个城市非常有名的事实，提高了人们对精神科治疗潜在益处的认识。尼泊尔的社会名流仍然不愿透露他们的精神痛苦，而接受过成功治疗的患者也很少向其他人推荐精神科医生，因为他们害怕这样会暴露自己的病情，或使得交谈的对方觉得受到了侮辱。然而，就柯伊拉腊而言，他说，他坚决不会气馁，也不会成为尼泊尔人才流失的一部分，像那些本国最优秀的医学学生，毕业后跑到斯堪的纳维亚国家、澳大利亚，或是其他国家工作。柯伊拉腊知道，他的工作是一场艰苦的奋斗，但是他现在对能够在短期内取得良好的治疗效果而深感满意，就像治疗易迈这样多年忍受痛苦却未能得到治疗的人。他希望成为尼泊尔精神病学的先驱。他喜欢开玩笑地引用弥尔顿的《失乐园》中的名句：宁愿在地狱中统治也不愿到天堂去服务。柯伊拉腊说，他感觉应该在尼泊尔掀起一场精神病学革命，通过在当地的语言模式中重新定义精神疾病的症状，从而减少耻辱感和污名现象。然而，他既是一个务实的人，也是一位幻想家。他说，“尼泊尔不是那种只靠着乐观心态就能生存的地方”。

17

有风险的尊严

餐厅服务员对费城残疾人权利活动家苏诺拉·泰勒说：

“在这里，你可以寻求帮助。

这里不是一个重视独立自主的地方。”

2013年1月一个炎热的夏夜，澳大利亚网络安全专家米歇尔·菲尔德豪斯（Michael Fieldhouse）在墨尔本的家中招待朋友。一对夫妇带着他们患有孤独症的儿子安德鲁也应邀前来。安德鲁是一位少年，不说话，并且患有严重的智力障碍。“就是那一类的人，”菲尔德豪斯说，“很多人称之为‘功能低下’，更有甚者，说他们‘被社会淘汰’。”在主人家的院子里有一个日式小池塘，周边环绕着鹅卵石。菲尔德豪斯看到安德鲁抓起一大把鹅卵石，然后将它们一块一块地扔进池塘里。“我看的时间越长，就越觉得，他似乎是在以持续一致的、有规律的时间间隔扔石头。”于是，菲尔德豪斯告诉我，“我就给他计时，发现他确实在以完美的时间间隔 292
扔石头。他这样玩着，一直到晚上”。菲尔德豪斯说：“这就是我顿 293
悟的一刻。我想，为什么一个看起来有着严重残疾的人能够如此精确地完成重复的动作？”

菲尔德豪斯本人是大型信息技术服务公司DXC Technology新兴业务和网络安全总监。DXC Technology是惠普和企业服务公司计算机科学公司（CSC）的一个分支。自那天晚上之后的几个月里，他开始重新思考了他对于“天赋”和“技能”的定义，并尽自己最大的努力，阅读了关于孤独症的所有文献。他了解到，许多孤独症患者都具有严重的智力障碍，不说话，还有自残行为，终生需要照顾。然而，平板电脑、计算机和其他电子设备等技术设施，以及社交媒体和在线聊天室，使得许多孤独症患者变得更加善于社交。并且，一部分患有孤独症的人的特殊才能也开始得到一些雇主的认同和赏识。孤独症患者一些曾经被看作残疾表现的特征，现在则成为受到认可的才能，例如，他们对于特定主题的细节有着非凡的记忆力，以及在视觉和数学模式方面的检测能力。

这些技能对于计算机编程、软件开发和其他基础科学领域的研究非常有利。正因如此，著名作家、孤独症自我倡导者、动物科学专家坦普尔·格兰丁（Temple Grandin）认为，对于孤独症人士来说，美国国家航空航天局（NASA）是他们在全美最大的雇主，也是为他们提供最大庇护的单位。环保活动人士格蕾塔·通贝里（Greta Thunberg）认定自己患有孤独症，并表示，孤独症是她的“超强能力”。作家史蒂夫·西尔伯曼问道，孤独症患者对于人类的贡献或许比我们所能想象的要多得多：“正像我们都知道的那样，地球上的第一个工具可能就是由那么一位独自坐在洞穴深处、乐于独处的人开发的。在其他神经正常的人围着篝火聊天的时候，他却打碎了无数的石头，直到找到那一片最为尖利的石片，做成最尖利的矛尖。”[1]

于是，菲尔德豪斯一直在与和他同样有着人力资源问题的高管沟通：他们都缺乏能够从事人工智能、模式识别、自动推理，以及大型数据集组织工作的人才。当然，DXC 一直在招聘新员工，但员
294 工流动率很高，不仅在 DXC，在类似的企业中也是如此，所有企业都在为获得相同的劳动力资源而相互竞争。“我与玛莎百货（M&S）各地分店的同事，英国的食品公司、加拿大 BHK 矿业公司寻求具有良好视觉检测能力员工的人事高管，以及同房地美（Freddie Mac）的企业领导交谈后发现，我们都认为，在人才库中，尤其是我们 DXC 需要的人才库，需求和供应的平衡确实出现了一些异常。”回想一下安德鲁的情况，菲尔德豪斯问自己，孤独症人士是否可能具

有这些我们急需的才能，但正是因为他们是孤独症患者，所以他们从来都不会想到去申请工作。甚至，如果他们真的去申请，也永远都不可能通过第一轮选择。为什么不给他们一个机会，哪怕是失败的机会？

后来，菲尔德豪斯从他一位以色列国防军（IDF）客户那里学到了一些经验，给他带来了极大的启发，即以色列军队如何接收残疾人服役的经验。以色列国防军实行义务兵役制，所有年满 18 岁的男女平民都必须在军中服役 3 年。如果本人愿意，犹太教正统派教徒和阿拉伯裔以色列人可以免除兵役。除了这些人，绝大多数免除兵役的年轻人都患有严重疾病、孤独症、智力障碍或其他发育障碍。不能服兵役可能成为令人羞耻或受到污名伤害的原因，因为这是一个以色列青年进入成年时期具有礼仪性的阶段。当年轻人见面时，他们互相问的第一个问题往往就是对方在哪里完成了各自的兵役。而没有服兵役的人就可能会觉得自己缺乏能力，似乎他们不是一个完整的公民，并且这样的人容易得到负面的社会评价。父母们也发现，他们在情感上很难应对孩子免除兵役的身份。[2] 同样重要的是，以色列国防军是“人民的军队”，所以它是社会上很少能形成交往机会的人产生社交互动的罕见环境之一，比如，不同种族或宗教的成员在军队里必须共同工作或生活。以色列国防军的官兵还会参与众多民用项目，进一步促进了社会融合和公众对多样性的认识。

几十年来，以色列国防军总是自动地向患有孤独症的在校学生发出免除兵役的通知信。2007 年，国防军与智障儿童的民间倡导组织和以色列政府监督智障和发育障碍的一个分支机构合作，开启了

295 “平等军装”计划。这项计划接纳轻度至中度智障的年轻人，经过培训，他们可以从事一系列不同的工作（尽管该计划的参与者并非居住在军事基地里，但如果他们愿意，他们也有权随时离职）。这些工作包括清洁卫生、仓库备货和视觉智能分析员（例如分析卫星图像和实时扫描监控照片）。军方相信，并且这些观点也得到专家的支持，许多患有孤独症谱系上病症和其他发育障碍的人士具有不少有用且尚未开发的技能，有些人还具有特殊的感官能力，包括辨别其他人无法辨别的声音和视觉模式的检测能力。

举例来说，在以色列国防军视觉情报部门 9900 部队，数十名患有孤独症的年轻人正在看着电脑屏幕，判断高分辨率图像是否显示出可疑之处。这些男性士兵（迄今为止只有一名女性曾经加入）申请加入这项特别计划，被录取的人在以色列中部的阿挪学院（Ono Academic College）接受了卫星图像分析的培训，在培训期间，他们在辅导员的帮助下针对工作中的社会关系及后勤方面的能力进行训练。如果他们成功地完成了训练课程，他们便会被接受正式入伍。发育障碍儿童的父母特别渴望让他们的子女在军队服役，因为他们在 21 岁正式成年时即将失去国家提供的特殊需求服务。在美国，父母们有时将这种情况称为“落在雷达的视野之外”，因为为成人寻找支持比为儿童寻找帮助要困难得多。在以色列，这种状况被称为“血腥二十一”。[3]

以色列后来还为高中毕业生开发了其他类似的项目。每个项目都有助于潜在的应征者确定他/她能力上的相对优势。尤熙·科汉是“特异军装”项目的发起者之一，他说，他的目的在于挑战过度的呵护。他说，“有特殊需要的孩子的父母倾向于过度保护他们的孩子，这使得这些孩子没有得到与健康孩子同样的机会，得到自己做事的可能”。[4]“特异军装”项目聘用治疗师、社会工作者和特殊教育工作者来培训有身体和智力障碍的人士，也包括唐氏综合征人士，在公共场所做指路员。他们首先接受了志愿者的训练，后来得到支持，成为领取薪贴的正式士兵。 296

如果在一群被诊断患有孤独症的人中，以色列军方可以找到卫星图像分析员，那么菲尔德豪斯问自己，为什么他就不能找到优秀的员工——对于给了他们工作机会的公司心怀忠诚的员工？2014年1月，菲尔德豪斯启动了一项招聘计划，作为对他所谓的典型“毕业生”招聘的补充。毕业生的招聘面向拥有计算机科学、工程和相关学科的本科或研究生学历的人员，而孤独症患者招聘项目则只是从来自大学的毕业生中录取所需员工人数的一半，另一半则是从澳大利亚的“理工学院”（社区学院和职业学院）招募，而且招募的条件也并不以应征者是否拥有计算机及相关领域毕业证书为标准。“我们到患有孤独症人士的社区去，例如他们的支持团体，向他们宣布说，我们正在征招患有孤独症但对计算机感兴趣的成年人，不一定要有职业工作档案，因为我们自己可以训练他们。”他说，“我们为我们的网络团队招聘的人员设置了护理、历史、心理学等课程。”菲尔德豪斯说，患有孤独症的员工特别擅长发现数据中的不规范之处，这些不规范的现象很可能正是欺诈行为的迹象。他们也非常善于检测黑客对计算机的入侵。

菲尔德豪斯对于企业吸引保留员工的纪录感到满意。在过去3年中，从毕业生中招聘的员工有76%的人留在了DXC。而在过去5年中，92%的患有孤独症的员工留在了DXC。在我见到菲尔德豪斯的时候，那里有 100 多名患有孤独症的员工，多数为男性（菲尔德豪斯认为，原因在于男孩子患有孤独症的比例比较高）。或许，对于菲尔德豪斯来说，回报最大的是，雇用孤独症患者的益处已经扩大为面向全部精神疾病的患者。在他的岗位上，他说，具有挑战性的问题并不是孤独症患者本身，也不是对管理人员进行管理患有孤独症员工的培训，而是那些可能与孤独症相关或不相关的精神疾病。“有那么多精神疾病层面的状况，”他说，“这是我们的头号问题：焦虑、抑郁、睡眠障碍，甚至有自杀念头。但是，作为一个整体，应对孤独症的所有这些共病的症状对于我们部门和我们公司都有很大的好处。”对这些孤独症员工的支持精神也在公司其他员工中得到推广普及。比如说，一位经理最近帮助一位患有创伤后应激
297 障碍但不是孤独症患者的变性员工找到了一个不会引发她焦虑的工作岗位；另一名非孤独症患者的员工正在割伤自己*，在她的 DXC 经理的关怀下，她同意让她经理与她的治疗师交谈，这样他能了解如何在工作中有效地支持她。

“对我们来说，重中之重就是心理健康，”菲尔德豪斯补充道。现在，精神疾病是 DXC 的经理们正常谈论的话题。这种态度是符合菲尔德豪斯称为“以认知为基础”的公司精神的。“如果你从事建筑行业，工人们到脊椎神经医生那里就诊就是司空见惯的事。如

---

* 割伤自己：是一种自我伤害，即自残的行为，也就是患者故意损坏自身身体的行为。这些行为不被社会所接受，但患者大多也无意自杀。自残不是一个独立的临床表现，而是作为精神障碍或疾病的症状出现，甚至不一定伴有精神疾病的并发症。最常见的自残形式是使用刀、刀片或针等锋利或尖锐的物体造成割伤或扎伤。伤口主要出现在手臂和腿部以及胸部和腹部区域。烧伤或化学烧伤也会出现在自残行为中。——译者注

果你在一个以思考、推理和学习为基础的行业工作，那么，寻求心理健康护理就应该是很普遍的情况。”现在，心理健康是所有员工小组会议的常规话题。就在我和菲尔德豪斯在华盛顿见面的一个月前，一位员工来见他，和他讨论与她更年期健康状况相关的工作困难。她告诉菲尔德豪斯，她睡眠不好，经常要离开她的工作岗位去洗手间，而且“她根本就不是以前的她”。菲尔德豪斯说，“这是多么了不起的事情！20 年前，你认为一个职业女性会让人注意到自己是一个女人，一个正在衰老的女人吗？尽管更年期只是生命中荷尔蒙的自然变化，但过去则是根本不可言说的话题啊！”

DXC 和许多其他有着类似计划的公司并不认为，这种对于工作岗位多样性的新的、包容和支持性的开放态度，是对资本主义“游泳或者淹死”的意识形态的叛逆。他们也并不认为自己的角色是为了替代政府的服务或干预措施。然而，随着政府减少福利支出，我们正在见证越来越强烈的倡导人权和平等的呼声。例如，世界各地的法院都在扩展残疾人的权利，但并不是为了实行平均主义或推进国家福利，而是为了消除伴随资本主义制度而来的不平等和不公正。现在，一些学者称之为介于社会主义和国家福利之间的“第三条道路”。[5] 这种倡议也考虑到包括马克思和恩格斯很久以前曾经表达的担忧，即资本主义经济将如何通过疾病、畸形和残疾来侮辱体力劳动者和穷人的身体。更重要的是，在资本主义制度中，大家庭作为一种社会组织机构变得越来越重要，因为它不仅可 298
以生产工人，而且即使在他们达到所谓的独立年龄之后，也能继续支持他们。

在美国，鼓励融合性就业、污名现象的下降、心理健康意识的提高，以及有保障的产假和陪产假等规定，这些现象都可能证实了伟大的经济理论家和资本主义批评家卡尔·波兰尼（Karl Polanyi）过去曾经做出的预测。20 世纪 50 年代，波兰尼曾说，他并不担心资本主义的发展会破坏社会支持。他相信，即使是最保守的资本家，也会一以贯之地反对社会与经济的分离。他说，在要求政府放松管制的同时，也会存在着希望政府为经济提供稳定性和可预测性的诉求。如果人们渴望自由市场经济，即放任市场的任何发展，那么无论是通过政府行为（如设置关税、发行货币或发动战争），还是通过社会运动（如争取公民权利、残疾人权利和工人权利的斗争），人类都会寻求影响经济发展的途径。[6] 例如，某些类型的立法可以非常矛盾地既赋予个人和个人主义理念权力，同时也仍然执行国家和市场的义务来照顾需要帮助的人，如 1989 年英国的《儿童法》赋予儿童的权利超出其家庭赋予他们的权利。换句话说，资本主义社会机制也会存在着支持资本主义意识形态框架的反资本主义对策。

在孤独症研究人员邦妮·埃文斯（Bonnie Evans）眼中，在英国保守派首相玛格丽特·撒切尔（Margaret Thatcher，1979—1990 年任英国首相）的任期内，英国的孤独症诊断率显著急剧上升。然而，这并也不奇怪，她支持削减政府服务。“诊断，”埃文斯说，“能够保护某些人避免因 20 世纪 80 年代社会福利系统的大规模削减而失去所需的政府服务。”[7] 如果没有得到相应的诊断，有些人可能会失业。得到孤独症的诊断，患者就有权获得国家的服务，并得到一个建立自己新的孤独症患者身份的机会。在她看来，资本主义塑造了我们今天所了解的孤独症的类别。反过来，资本主义制度也将孤独症变成了一种谱系和一种社会身份，从而用它抵御资本主义的负面影响。 299

同样，20 世纪 60 年代在加利福尼亚州掀起的“独立生活运动”(ILM)，目的在于促进残疾人的独立性。它同时是一项为残疾人争取民权的进步运动。它的思想基础植根于个人的自主权、自决权和资本主义自由市场的意识形态。[8] 这场运动的话语和辞令直接影响了联合国《残疾人权利公约》。公约提出的目标是“使残疾人能够独立生活”。尽管运动本身的动机在于对自决权的基本承诺，但有时“独立生活运动”的语言也被用来表示经济上的自给自足。一方面，很少有人会反对为所有残疾人扩大有意义的工作机会，使他们具有生活的目标感，并使他们能够融入社区生活。能够进入这种对非残疾人开放的同类工作和生活范畴越多，减少污名现象就越容易。另一方面，这种期待也意味着，对于没有经济生产力或无法独立生活的人来说，实现所谓有意义的生活是不可能的，这正是资本主义理想的重复，而正是资本主义理想首先要为精神疾病的污名现象承担责任。而这当然与推动运动的积极分子们的善意相去甚远。

如果说，资本主义曾经创造了新的类型的人群，那么它的目的在于排斥另一些人群，如残疾人和精神疾病患者。然而，在新的历史条件下，资本主义制度也可以促进社会的包容。当然，事实是，与非残疾人相比，残疾人成为穷人的可能性更大，[9] 残疾人失业人数也高于非残疾人。[10] 在美国一些州，严重精神疾病患者的综合失业率高达90%。然而，包容和排斥是一个动态的过程。请不要忘记，在第二次世界大战期间，近50万残疾人进入了英国劳动力队伍，而在战后，他们却被劳动市场边缘化了。[11] 尽管为患有孤独症等疾病的残疾人提供有偿就业仍然是一项严峻挑战，但是在当今大多数国家里，他们能够获得前所未有的教育机会、交通服务、居住环境和信息。很多公司都正在启动新颖的计划，例如为员工提供
300 全天候支持的保密协助*，以及冥想、瑜伽和减轻心理压力等实体课程。由于认识到发育障碍者在高中后从事有偿或无偿工作的就业结果会更好，高级中学正在提供新的工作计划，并促进发育障碍者高中毕业后的“支持性就业”。在这个项目中，发育障碍者的工作岗位获得政府资助的支持，使得他们能够在包容性的工作环境中取得成功。[12]

美国绝大多数企业都没有专门针对残疾人的招聘方法，或支持性就业的策略，[13] 然而，许多在这方面投入了大量精力的公司都是规模庞大且具有影响力的企业，如沃尔格林、美国银行、万豪和摩根大通。在这些企业中，工作教练帮助新员工适应工作，并经常检查并帮助他们排除各种困难。对于患有孤独症的员工来说，从一项任务过渡到另一项任务，可能是难以适应的变化。或者说，他们难以理解如何保持应对变故的灵活性。比如，如果经理要求员工在某一天提前到达岗位，或某一天晚点下班，患有孤独症的员工则是

---

* 员工私密信息保密：即关于员工的疾病、性取向、家庭计划及其他隐私采取完全保密的措施。在北美和大部分西欧、北欧国家，为了保护员工的权益，法律禁止雇主在招聘或入职后以任何方式询问、调查、获取、保存或传播这类信息。——译者注

难以做到的。工作教练的任务就是帮助这些员工理解工作岗位的规则，因为这些规则中有些部分也往往并未明确说明，或者只是近期几周或几个月才变得清晰起来。对于员工而言，工作教练会帮助协调经理和员工及同事之间的关系，以推进工作。

这一通常被称为“支持性就业”的总体策略始于 20 世纪 80 年代中期，但直到最近才开始繁荣发展。它扭转了长期施行的“训练和入职”过程。与以前先提供一般培训，然后就业进入工作岗位的程序不同，这种新方法可能可以称为“岗位就地培训”。它先提供就业的机会，而后再对员工进行有针对性的在职培训，并保持对于相关工作岗位上员工的持续性支持。[14] 我认识的一位患有孤独症的女士，在华盛顿特区的血液学实验室中从事烦琐的血细胞计数工作。她与雇主达成的工作协议中有一项规定，她可以比其他工作人员更多次地休息，每次时间不长。每次休息时，她可以独自在房间里转圈散步，这种做法可以帮助她减轻心理压力，重新专注地工作。

2017 年 4 月，包括摩根大通、福特汽车公司、安永以及众多高科技企业在内的 50 家大公司在加州硅谷召开会议，讨论如何更多地雇用患有孤独症的成年人。德国 SAP 软件公司是这次会议的主 301
办者，公司代表展现了 SAP 公司如何在过去 5 年中雇用了 128 名孤独症谱系障碍的患者，并制定了一个长期的人事目标，即实现孤独症患者的雇用率达到员工总数的 1%（650 位患有孤独症的员工）。SAP 公司患有孤独症的员工表示，与任何其他方面相比，他们在 SAP 公司所得到的社会性收益是最高的。这些年轻人中，有很多人与父母住在一起，但如果没有工作，他们就不会拥有更为广泛的社交网络。这些公司为他们提供各种相应的设施，包括休息时间的娱乐设备：蹦床、乒乓球、电子游戏机、小睡用的躺椅，以及不会打扰对光过敏的人的特种灯泡。

詹姆斯·马奥尼在摩根大通负责“孤独症患者工作岗位”项目。当我在纽约拜访他时，他热情地告诉我，他的创意开始于2015年，但这种想法并非出于同情和慷慨。“我们从来都没有这么说过：‘让我们做好事，做慈善事业吧。’”对于马奥尼来说，与污名现象做斗争当然与怜悯无关，他认为怜悯这种想法本身就是披着同情心外衣的污名行为。“我们从来都不会说，我们为孤独症谱系障碍患者提供工作。……我们只是说，‘我们要雇用具有天赋的人，也许我们还没有招聘到这样一群有天赋的人’。”对于菲尔德豪斯和马奥尼来说，孤独症患者在经济生活中的“正常化”是对劳动力市场的一种回应。

正如马奥尼的描述，问题在于“患有孤独症谱系障碍的人经常无法通过招聘的面试程序而被拒之门外。传统的面试只会放大孤独症患者的缺陷，不会放大孤独症患者真正的强项和优势”。例如，主持面试的人事工作人员可能会写下这样的评语说，应聘者社交尴尬、眼神交流贫乏、回答冗长而杂乱无章等。在结束面试时，人事工作人员根本不能发现，这位应聘者实际上是这个城市里最棒的Java程序员之一。丹麦专家公司（Specialisterne）是一家专门为招聘孤独症软件工程师而成立的公司。受到专家公司的启发，马奥尼和他的同事们决定建立一个面向孤独症患者的招聘渠道。于是，他们

与特拉华州的一家技术公司建立了伙伴关系。该公司与职业康复中心有着长期的合作经验。 302

首先，他们建立了一个新的申请流程，申请人可以通过电子邮件回答与技能相关的问题。“有那么一种倾向，就是人们都乐于以自身的形象作为招聘的参照系，而使用电子邮件有助于避免这种偏见的危害。”马奥尼说。其次，他们启动了一项前导性研究，参与者包括4位患有孤独症的员工，他们此前都没有技术经验，研究内容是评估他们使用抵押银行软件的能力。患有孤独症的员工和精神状态正常的员工同时进行所谓的“手动回归测试”，即用最简单的术语来查找工程师引入新代码后可能出现的任何功能问题。“6个月之后，”马奥尼回忆说，“在工作质量上，与精神状态正常的同事相比，这4位患有孤独症的员工的水平基本与之相当，但是，他们的工作速度却比精神状态正常的同事快了48%。”在其他前导性研究中，患有孤独症的员工则表现出更好的成绩，尽管也有一些小问题。一些经理依然将孤独症视为一种缺陷，只是为患有孤独症的员工分配一些极为简单的工作。于是员工们会很快便完成各自的工作，他们会感到百无聊赖，玩电脑游戏聊以自娱，表现出对工作漠不关心的样子。但真实的情况是，在完成了自己的工作之后，他们不懂得应该如何要求获得更多的工作。这种情况在患有注意缺陷与多动障碍的学龄儿童身上也极为常见，他们的父母对此也非常熟悉。这些孩子的学习成绩名列前茅，但他们其他表现的成绩则总是非常差。

我和马奥尼在2018年谈话时，已经有91名患有孤独症的员工通过了新的聘用计划，而在计划开始之前就已经在公司工作的其他几名患有孤独症的员工这时也感受到了很大的鼓励，进而第一次公开了自己的诊断。公开自己诊断的益处在于能够得到社会支持，摩根大通为通过孤独症患者招聘项目而进入公司的员工提供了同样的支持，例如为他们提供工作中的陪伴教练和导师。在业余时间，马奥尼称这些教练和导师为孤独症员工的“哥们儿-姐们儿”（比如，他们会和患有孤独症的员工一起参加保龄球赛的赛区旅行和低级别的棒球比赛）。马奥尼的下一个计划是扩大招聘人数，通过在其他城市启动这一计划来实现这一目标，例如，从美国纽约市立大学的校园和英国巴斯大学直接招聘。同时，他还热心地探索开发更灵活的工作时间，尤其是如果员工所在的国家/地区通过兼职工作也可
303 以获得健康和退休福利，便在那些地区征用神经多样性的员工。他说，“大家有一种共同的渴望，希望共享不同的思维方式，但这并不意味着，带有孤独症特征的思维方式是唯一的意见来源”。

被称为“神经多样性”的运动反映出精神疾病患者参与经济生活的正面效果，即它如何清除参与者以往受到高度污名化的状态。神经多样性的倡导者明确地模仿残疾人的社会模式。这种观点认为，造成残疾的原因是个人生活的环境，而不是残疾者个人。[15]从这个视角来看，一位盲人只有在人行道上出现障碍物，并且没有触觉和听觉辅助设备时才真正有残疾。同样，不说话或在社交方面非常笨拙的人的缺陷可以通过电子邮件和远程办公等数字通信得以解决。幸运的是，对于一些残疾人来说，经济操作越来越依赖于信息服务，例如为营销和其他目的而收集、分析和处理数据，对社交

技能和面对面互动的依赖就越来越少。

在美国、英国和大多数的二十国集团（G20）国家，越来越多的员工可以有灵活的工作时间。这有利于原本有可能失业的人。[16]经济合作与发展组织（OECD）预测，“这种灵活性的提高将为代表性不足的群体提供更多参与劳动力市场的机会，例如妇女、高级工人和那些有不同程度和类型残疾的人群”。[17]许多学者和政策制定者认为，这种灵活的工作是通过分配“临时工作”的形式剥削劳动者的另一种方式，因为兼职员工往往无法获得全部的福利。[18]尽管如此，但更具创造性的工作时间表使得身体和精神残疾的人可以获得工作，并以此对抗那些社区中的常规，因为那些常规往往会阻止他们成为社区中不可或缺的成员。从工厂制造商品向灵活生产的转变，以及信息交流的普及，在一定程度上开启了社区的融合，而这是以往有精神疾病的人士和残疾人士通常无法进入的社会环境。 304

对孤独症成年患者发展轨迹的研究，尤其是对他们就业机会的研究，落后于对儿童和特殊教育的研究。[19]尽管如此，越来越多的文献表明，孤独症患者在继续面临歧视的同时，能够在具有竞争力的包容性就业方面取得成功，[20]尤其是如果他们在青少年时期就已经积累了工作经验的话。[21]凯斯勒基金会（Kessler Foundation）关于《全国残疾人就业趋势》（nTIDE）的报告显示出积极的发展态势。[22]

然而，有些人担心，孤独症患者与高超的数学技能的关联被1988年上映而风靡一时的电影《雨人》（*Rain Man*）夸大成为一种对于孤独症患者的普遍刻板形象，进而“将孤独症作为一个品牌进行销售”。苏珊·多米努什在谈到孤独症成人患者不断变化的就业状况时指出，“可能会以克服偏见的名义而使得一些概括性的，甚至是刻板的偏见得以延续。如果这是一种战略性的对峙，其达成的妥协也是极为复杂的”。[23] 演员、孤独症自我倡导者及与孤独症相关的电视节目的顾问埃力克斯·普朗克（Alex Plank）认为，我们不应该只重视那种涉及非凡才能或天才的孤独症人士。事实上，根据工作性质的不同，一些所谓“低功能”的人士实际上可能比“高功能”的孤独症患者更容易就业。“孤独症患者，”普朗克说，“就像其他人一样。他们可以做各种各样的事情。”在评论广受欢迎的美国广播公司有关患有孤独症的医生的电视节目《好医生》（*The Good Doctor*）时，他讽刺地告诉我，“我们有电视节目《好医生》，但并没有《杂货店的好打包员》”。现实状况是，发育障碍者支持就业计划中的大多数人参与的工作有时被贬义地称为“四个 F*”：归档、鲜花、食物和污物。

伊莎贝尔没有进行持续对话或辩论的语言能力，也没有足够的社交技能，去发现社交过程中对方微妙的攻击，或是主动去寻求频繁的社交互动。她的情况永远都不会满足亚斯伯格症候群诊断的条件。这个术语的定义与语言能力和“高功能”孤独症相关。然而，很多被医生们诊断为“高功能”孤独症的患者和我们所能想象的“低功能”孤独症的患者一样，都具有社会交往方面的障碍，甚至比“低功能”孤独症的患者更加严重。另外，聪明而且语言能力良
305 好的亚斯伯格症候群患者可能能够获得大学本科或研究生的学位，他们可能会期待自己——或者他们的父母可能会期待——找到对社

* 四个 F：这几个英文单词都是以 f 开头的。——译者注

交能力的要求高于他们自身社交技巧的工作。在这些情况下，他们很难将目光放低。对于那些把眼光放得更高的所谓“低功能”成年人的父母来说，情况也是如此。

我在弗吉尼亚州北部采访过一位女士，她的女儿在离家不远的一家杂货店有一份全职工作。但是，她却总是策动她患有孤独症的女儿辞去打包员的工作，因为她认为，她女儿的能力远远高于在杂货店作为顾客整理货物、打包的工作要求。然而，她的女儿却非常喜欢这份工作。她为自己能将货物安全合理地打包感到自豪，她喜欢这种工作的重复性，以及与知道她名字的回头客的互动。涨潮洗车房是一家位于迈阿密的洗车公司，每年洗车的数量约 16 万辆，公司的大部分员工都患有孤独症。清洁工作相关的重复性任务都非常适合很多孤独症患者的技能和兴趣。如果出现工作上的障碍，它们通常不是来自公司的员工，因为他们非常享受这份工作带来的满足感，阻力往往来自那些对患有孤独症的孩子抱有更高期待的父母。

几年前，乔宜斯和我试图帮助伊莎贝尔在一家药店找到一份工作。在试用期期间，在政府资助的工作教练的帮助下，伊莎贝尔学会了上货和维持清洁。她并不认为，这份工作有辱尊严，因为她根本不懂得某些职业会受到污名的伤害，或与社会经济的低级阶层有关。当伊莎贝尔、乔宜斯和我与药店的员工见面时，经理要她描述一下她的工作。伊莎贝尔说道，“早上上班时，我是一名清洁女工”。经理却告诫她：“你不是清洁工！你是一名零售助理。”就是这样，孩子们会了解到有些工作比其他工作更容易受到敬佩，不仅仅是因为金钱，而是它们的道德价值。

多年来，伊莎贝尔做了很多志愿工作，贡献很大，却从未获得报酬。我们梦想着，她能在联邦政府找到一份工作，因为这会给她带来工作保障和福利，但与此同时，我们也在质疑自己的意图。如果我们希望她能得到报酬，这就意味着我们认为，报酬是一种成功的标志，那么我们是不是接受了这种观点：她作为一个人的价值在于她所能够提供的生产力。如果她仍然是一位无偿志愿者，那么我们是否会让她因免费劳动而受到剥削？如果我们确实帮她找到了一
306 份支付最低工资的工作，那么她是否因为是一个廉价劳动力而受到剥削，因为她别无选择，只能接受一份低薪的工作？

除了质疑美国不同职业薪酬之间的巨大差距，我们还应该质疑不同类型工作的社会价值之间的差距。在大学入门课程中，学生学到的经济学定义是，个人（而不是社区）在始终存在的资源不足的情况下寻求获得最大个人收益。这样的定义表明，没能做到以与社会一般成员相等的速度为自己或家庭提供经济价值的人，是没有生产能力的人或残疾人。根据这样的标准，大部分全职妈妈或爸爸都是残疾人，因为他们的大部分工作实际上并不算作生产性劳动。根据这样的标准，无家可归的流浪者夜以继日地工作，为自己寻找足够的食物，也不是在劳动。残疾研究的学者认为，这种“生产性准则”贬低了生产能力低于其他人的人，也使得家庭不太可能支持他们。[24] 我认为，这些学者不相信，在中世纪，那些我们今天称之为残疾人的人过着美好的生活，因为那时候并没有针对残疾人的类别范畴，只要他们为自己的家庭做出他们力所能及的贡献，他们就会生活得不错。然而，一个人的价值不仅仅在于他/她所能生产的东西。没有人会在无限需求的神殿礼拜。

苏诺拉·泰勒（Sunaura Taylor）是一位学者和活动家。她在自己的文章中描写了资本主义如何影响了人们的健康，并造成各种残疾。泰勒有不同的行动方式，因为她天生患有“先天性多发性关节挛缩”（一种罕见的关节永久固定的疾病），行动受到限制，需要使用轮椅。她是一位多才多艺的艺术家和作家，也是当今残疾研究的领军人物之一。泰勒能用她的嘴做很多事，包括操作智能手机和绘画。她说，在亚利桑那州长大的时段中，她因为“身体很坏”而时常被带去接受治疗感到羞耻，但她从未认为，作为一个家庭成员和社会成员，她天生在本质上就是对社会缺乏价值。当然，她相信，如果她的独立机动能力更好的话，她还能够创造更多的价值。然而，当她终于能够自己独立完成大部分日常事务，比如穿衣服和 307
使用洗手间的时候，她的生活并没有发生很大的转变。最令她沮丧的并不是她身体上的局限，而是“其他人关于需要帮助的人的污名现象，以及担心这些身体上的必不可少的需求会让我过上别无选择的生活”。

2003 年的一个晚上，在参加了费城的残疾人权利抗议活动后，泰勒去了一家饭店，饭店非常拥挤，没有空桌。她在柜台上买到一些食物。有人注意到她吃饭有困难，就对她说：“在这里，你可以寻求帮助。这里不是一个重视独立自主的地方。”[25] 颇具讽刺性的是，她所在的这家饭店的位置距离《美国独立宣言》签署地仅仅几步之遥。但是，她明白这其中的意味，她在身体上需要帮助不一定就会成为别人的负担。这说明，美国发生了一些变化，或许残疾并不总是一定导致残疾者的孤立，残疾可以在关怀和互惠的关系中将人们联系起来。

泰勒最近开始关注动物权利，包括残疾动物生存权的问题，其中一部分原因也在于，她通过自己感到的压抑去比较和体会那些非人类动物所受到的伤害，就像人们理解和体会殖民主义时代精神病学家在非洲压迫他们的“野兽”般的属民的手段一样。[26] 非洲殖民地的人民被看作无知无能，被认为在人种上低于殖民统治者，并且永远也不可能达到欧洲文化和经济成就的水平，因此他们应该对欧洲人给予他们的任何东西都心存感激。同样，她本人也是现代性的受害者。从小受到的教育使她相信，独立和成功等同于工作和赚取工资的劳动，那么她是否应该相信，除了为治疗师、医生和护士提供收入之外，她本人在这个世界上并没有什么价值？她是否应该接受任何一种工作，无论它是否具有极大的剥削性？

泰勒还追问一个问题：我们是否有权“不工作”。她的意思不是指什么都不做的权利，而是指无论是作为艺术家、律师、志愿者还是全职父母，以及许多其他可能的职业身份，而不介入一种从事雇佣劳动形式的权利。2004 年，在她具有里程碑意义的文章《不工作的权利：权力和残疾》中，她写道：“西方文化对于什么是有利于社会的概念的局限性非常大。”当残疾人找不到工作，或者他
308 们依赖于其他人的照顾，他们就会觉得自己是个失败者。谈到残疾人时，泰勒说，“我们通常只是在培养效率低下的员工”，而“效率低下恰恰是一个员工所应具备的优秀品质的反面，为此我们受到雇主的歧视。我们需要的可能是，劳资间代价高昂的相互适应和无条件的理解”。[27] 泰勒关于拥有不工作的权利的主张，是在故意挑战和颠覆独立自主的规范，而正是这种规范长期以来造成了残疾人的边缘化。她在餐厅接受帮助的故事具有同样的颠覆性，因为它挑

战了美国社会基本意识形态的基础——独立。

残疾问题专家萨拉·亨德伦(Sara Hendren)认为，我们不仅可以通过重新审视就业和对于生产力概念进行更具创造性的思考，而且还可以通过重新思考我们的建筑环境来消解身体和心理的污名现象。亨德伦是马萨诸塞州奥林工程学院(Olin College of Engineering in Massachusetts)的艺术家和设计师，她的近亲中有孤独症和躁狂抑郁症的患者，她自己的一个儿子患有唐氏综合征。十多年前，她的儿子出生后，她开始带他去看各种物理治疗师，在那里，她第一次接触到踝足装具*、压力背心和拐杖等设备。令她倍感惊叹的是，在这种语境下，医学语言变成了物质语言。例如，使用轮椅的人不仅成为“坐轮椅的人”，而且设在停车位或洗手间门上的标志也是一个带有轮椅的符号，似乎人和轮椅可以融为一体。然而，这种意象对一个人自我意识的影响可能是深远而持久的，正如泰勒在说她自己“身体很坏”时所暗示的那样。

亨德伦告诉我，“我突然想到，我们应该考虑，我们可以设计新型的假肢，让它们用不同的‘语言’表现他们的主人”。她说，由于技术与实用性和功能息息相关，所以工程师们常常会忘记技术

---

* 踝足装具：装具或矫具，又称矫形支架、骨科支架，是帮助患者控制踝关节的位置和运动、矫正变形并补偿力量的体外医疗辅助用具。它可以帮助支撑患者无力的下肢、辅助肌肉紧缩的下肢或骨折的踝骨关节在相对正常的位置上成长或复原。踝足装具是非常常用的装具，随着医学和材料科学的发展，踝足装具更加个性化，而且轻便、舒适、耐用。——译者注

也是文化这一事实。她帮助设计了一个新的轮椅符号*，通过轮椅使用者主动向前倾斜的动态身体取代僵硬、机械的图像（国际无障碍符号，ISA），表明控制运动的主体是人而不是轮椅。她设计的轮
309 椅坡道既有很强的艺术性又美观实用，轮椅使用者和滑板爱好者都可以使用。为了展示将运动的艺术与辅助技术相结合的美感，她与编舞家艾丽斯·佘普德合作，为具有不同肢体能力和使用轮椅的舞蹈者设计了入口坡道。她还致力于假肢设计的美观改造，使用优质皮革和抛光木料制作假腿。

亨德伦发现，这种变化只是一个开始。她将新型假肢的时尚设计与苹果电脑的设计相比较，称之为“流畅的工作”。就眼镜而言，我们已经实现了一个目标，就是让眼镜这种假肢成为日常生活中自然而然的一部分。即使我们公开承认视力受损，但我们还是会经常赞美别人的眼镜。然而，我们却不会去赞扬听觉障碍者的助听器，或是轮椅使用者的轮椅，尽管它们也都是残疾人的辅助设备。下一步就是残疾学者和残疾人支持者有时称之为“身体残缺”（cripping）的问题，这在学术文献中称为“残疾理论”（crip theory）。这个词来源于带有贬义的词“瘸子”（cripple），就像其他倡导团体重新启用“酷儿”（queer）来代表酷儿理论，“胖子”代表肥胖研究，或用“荡妇”（slut）指称荡妇游行（slutwalk）一样。“荡妇游行”这项运动旨在终结性暴力中指责受害者的逻辑倒置行为。“身体残缺”意味着我们将残疾视为一种切实存在的身份或文化，而不是损害或缺陷。“身体残缺”同时还意味着对于社会首先为了压迫残疾人而形

---

* 亨德伦团队设计的各种新型符号见 https：//accessibleicon. org/。——译者注

成的规范的质问。例如，当泰勒提出不工作的权利的主张时，或者当亨德伦和同伴们带着她的新轮椅图标设计的贴纸走上街头，将它们贴在标准标志上时，“身体残缺”的运动便会表现出它的现实意义。

抚养一个患有唐氏综合征的儿子的经历，也引起了亨德伦对于以消除遗传病为目的的选择性人工流产现象的敏感。她说，“似乎你的孩子的生命就是对功用和效率逻辑的冒犯，以及一种对于因其代表经济价值而受到尊重的人们的侮辱”。她说，她的儿子“一直过着他最好的生活”。她不想把他理想化，也不想虚构一个关于在严重残疾面前取得胜利的陈词滥调的故事，但是，她想要我知道的是，她的儿子是“一个蓬勃兴旺而又快乐的人”。“如果他会成为杂货店的打包员，并且每天都热爱这份工作，感受到自己是一个繁荣、快乐社区中的一分子，那么我就会说，这就是 100% 的‘成功’。” 310

亨德伦和她的丈夫特意决定住在公共交通发达的地方，这样，只要儿子愿意，他就可以获得更多的独立性。她很感激波士顿地铁的支付系统已经自动化，因为她的儿子和许多患有唐氏综合征的人一样，在数学计算上有很大的困难。地铁公司还雇用了红衫“大使”，来帮助有发育障碍和其他障碍的人。这种“服务设计”与优步打车相似，它可以帮助各种残疾人士的活动变得更加灵活。司机们也接受过培训，懂得如何与各种残疾人士开展互动。大多数滑雪胜地现在也都提供滑雪辅助服务，滑雪教练们接受过特殊培训，懂得如何教授残疾人士，如孤独症和注意缺陷与多动障碍的患者。然而，对于一方面为残疾人提供更多的机会，而另一方面选择性堕胎却仍然继续存在这种矛盾冲突的现实，亨德伦深感忧虑。她说，令她“深感困扰的事实是，一方面，社会为残疾人提供了更多的可能性；而另一方面，这又与优化怀孕和发育中的胎儿的做法形成伦理价值间的矛盾冲突”。她担心的是，如果像她儿子这样的孩子甚至不能出生，那么这对于我们如何定义美好生活，以及谁应该拥有美好生活会有着怎样的意义？

在德国柏林，我见到了最令人难忘的物质援助的实例。我到那里去做报告。当我在酒店大堂等出租车时，礼宾员询问我的职业。我告诉他我研究孤独症，他说：“在德国，我们为孤独症患者提供了很多便利，甚至普及到妓院。”我惊讶地问道，“什么？！妓女是孤独症患者？”“不是，”他说，“现在，性工作者也受到培训，以便能够帮助有残疾的客户。因为残疾人可能和其他人一样，也会去找性工作者。”无论是在道德上，还是在法律上，我不是很清楚，自己应该如何面对这个问题。最后，我得出这样的结论：如果一个社会正在解决残疾人通常不能言说的性话题，这是一个巨大的进步。因患神经退行性疾病致残的已故人类学家罗伯特·墨菲（Robert Murphy）写道，尽管因不同行动障碍而使用轮椅的人都知道，有很多方式可以体验性亲密的乐趣，但是，他们之中大部分人的性要
311 求则被彻底地忽视了，因为人们没有认识到“绝大多数的残疾人与健全人一样，有着相同的冲动和要求，并且也同样有能力表达它们”。[28]

当尊严面临风险的时候，成功和失败有着同样的机会。尊

严暴露在大庭广众之前，可能会被人用你意想不到的方式去评判。事实上，我听说过的大多数关于与残疾和污名现象做斗争的正面故事都涉及一些失败的经验。而几乎所有与残疾和污名现象相关的负面故事则都是与残疾者受到隔离、保护，并被剥夺尝试和失败的机会有关。只要和瑞玛·麦克考艾·麦克戴德谈一谈，就会了解到很多相关的故事。她是一位非裔美国人，一位患有孤独症的单身母亲，总部设在华盛顿的孤独症自我倡导网络的董事会成员。“人们对我说，我就是无可救药。”“‘你什么都不会做’，肯定也没有在读大学。”她说。童年的大部分时间，瑞玛都是在寄养家庭*中度过的。她从一个家庭搬到另一个家庭。她 5 岁之前一直不说话，后来，她开始单调地说话。她揪着自己的头发，身体前前后后地摇晃。在学校里，她经常因为行为问题而惹上麻烦，包括喜欢拍手，跑到角落里去。“作为一个患有孤独症的黑人女孩，我是一只独角兽，”她说，“我的家人认为我智障，把我交给加利福尼亚州监护养育。”

15 岁的时候，她离开了寄养家庭，与母亲和母亲的男朋友一起搬到伊利诺伊州的罗克福德市。不久后，她母亲死于结肠癌。在没有法定监护人的情况下，她又回到寄养家庭。但是，这个家庭让她出去做保姆打工，并拿走了她赚的所有钱，包括她的联邦残疾福利金。“尽管被剥削和欺负，我在高中期间还是取得了好成绩，”她在电话采访中说，并于 1998 年被艾奥瓦州立大学录取。最后，她

---

* 寄养家庭：美国国家法定的寄养制度将孤儿和来自不适于抚养子女的父母和家庭的儿童分配到系统中的家庭养育，并支付相应的费用。——译者注

获得了两个硕士学位，进入以社区为基础的非营利组织工作。2015年，她成为艾奥瓦州中部独立生活中心的执行主任。这个组织旨在帮助残疾人或无家可归的成年人融入社区生活，为他们提供社交技能培训和工作指导等帮助。

312 1972年，罗伯特·佩尔斯克（Robert Perske）在堪萨斯神经学研究所（Kansas Neurological Institute）担任牧师时创造性地提出了“有风险的尊严”这个词。这是一个为智障人士提供医护治疗的州立机构。他写道，自相矛盾的是，这里“出于保障安全的考虑，却存在着一种对患者非人性的侮辱”。在谈到当时被称为“迟钝”的患者时，他说，“过度保护会危及他们的人格尊严，往往使他们没有机会体验到正常人在成长和发展过程中所必需的日常冒险”。[29]那时候，智障儿童通常都被认为无法接受教育。在很多国家里，他们往往被纳入为他们提供保护的手工工场，做编织篮子或制作陶器的工作。甚至在伊莎贝尔的发展道路上，教育工作者和可能的雇主也对她的能力持怀疑态度，并警告我们不要让她抱有太高的希求而最终会深感失望。但我们总是会说，“如果她失败了也没关系，但她可能会让你大吃一惊”。20世纪70年代初，佩尔斯克来到瑞典。在那里，他看到一位患有唐氏综合征的男子在一家金属工厂操作冲压机，还看到另一些智障的成年人在组装沃尔沃汽车。这让他倍感惊讶。

佩尔斯克不会建议智障人士从事如此危险的工作，但他确实认为，这些工人拥有同样的尊严和权利，也就是说，具有冒着风险进行尝试的尊严和经历失败的权利。而在北美，人民的这种尊严和权利经常遭到剥夺。个人的成功和失败可以毫不掩饰地成为资本主义的概念，因为它们基于自由、自主、选择和自决的意识形态。然而，它们也可以成为同情和包容的模式。[30] 世界特殊奥林匹克运动会就是一个例子，说明包容的原则如何为残疾人提供体验胜利和失败的可能性。每一位赢得奖牌的运动员身后，都会有几十位没有获得奖牌的运动员。而这些在这一次运动会上未能获得奖牌的运动员仍然可以选择在未来的比赛中继续参加竞争，或者，如果他们愿意，也可以选择放弃。他们同样必须忍受身体上的伤痛，哭泣，对 313
自己生气或沮丧，与任何其他运动员并没什么不同。

法瑞尔一家住在华盛顿特区的郊区。父母为他们 27 岁、患有孤独症的儿子帕特里克的奋争感到非常自豪。在很大程度上，这也是因为他们将帕特里克的生活与帕特里克父亲已故的叔叔瑞蒙德的一生做了一番比较。瑞蒙德生于 1928 年。帕特里克的父亲乔欧告诉我，“如果瑞蒙德出生在 20 世纪后期，他肯定会被诊断出患有孤独症，他还患有中度智力障碍”。尽管如此，瑞蒙德的母亲还是帮助他成功地完成了天主教学校的学业，并获得了毕业证书，尽管他自己只完成很少的家庭作业，通过了不多的考试。瑞蒙德的妹妹安妮（乔欧的母亲）还记得，“妈妈每晚都替他做作业，而后瑞蒙德就会抄下来，交上去。我怀疑学校的老师们是否真的相信这确实是他自己独立完成的作业”。瑞蒙德并未得到什么诊断，也没有和学校达成什么关于帮助并方便残疾学生的协议。妹妹和邻居的孩子们在外面的草地和街道上玩耍的时候，他则更愿意待在室内。“高中毕业之后，”乔欧说道，“瑞蒙德一生都住在他妈妈的房子里。他的独立程度很低，最多只能单独到街角的商店去买报纸，或者整天乘地铁。”他只在希尔特斯特（Sealtest）牛奶公司得到过一份工作，但不到一周就被解雇了。他的母亲也没有再为他找工作，但也从未为他申请任何政府提供给残疾者的福利。“他根本没有朋友，”安妮回忆道，“但是，看看帕特里克！”

帕特里克 1993 年出生于长岛，1995 年，他被诊断出患有孤独症。强化的早期干预手段和一以贯之的高质量特殊教育计划使他能够完成高中的学业，而且最后他还获得了弗吉尼亚州乔治梅森大学“步入未来环境学程”（Learning into Future Environments Program，LIFE）的毕业证书。这个学程属于弗吉尼亚州的教育计划，旨在支持培养智力和发育障碍人士的工作技能，并为他们提供体验学术工作的经验。每周有 4 天的时间，帕特里克为两个联邦办公室做带薪文书工作，第五天则会在当地的图书馆做志愿者。与那些仅雇用残疾成年人，而只支付低于最低工资标准的封闭型的手工工场不同，
314 在这些工作中，帕特里克与非残疾工作人员并肩工作，住在受到监护的小组型住宅中，他的收入足以支付每月大约 800 美元的房租。

帕特里克的成功是一个团队协力合作的成果。这个团队的成员包括他的父母，即葩梅拉和乔欧，以及他们记得的帕特里克的每一位老师和治疗师。当帕特里克被确诊为孤独症的时候，他的父母便立刻开始行动。他们争取政府资助的治疗程序，与学校的校长会面商谈，并为帕特里克制定了未来的发展战略。帕特里克接受了言语训练治疗和职业训练治疗，还看过不少儿童精神科的医生。他身边总是会有一个助手，在学区里，人们称这位助手为“影子”；还有治疗师帮助他学习如何在家里改善行为。几乎所有这些支持都是由

州政府或联邦政府支付或部分补贴的。

乔欧在一家管理政府资助贷款的公司工作，葩梅拉是一位全职妈妈。葩梅拉说，“我记得帕特里克上一年级的时候，我只是在家里等着学校的电话，叫我接他回家，因为他会在课堂上尖叫，或是发生了其他的行为问题”。然而，在短短一年之内，葩梅拉在特殊教育方面积累了不少经验，她在帕特里克学校找到了一份教师助理的工作，在后来的 11 年里，她在那里担任教育辅助工作者。“这是我们做过的最棒的事情，”乔欧说，“因为，现在你是一位教育机构的内部人士。要是明天有一个家庭来对我说，他们的孩子被确诊为孤独症，我就会告诉他们，你们夫妻两人必须做的第一件事，就是你们中必须有一个人进入教育系统工作。你会听到诸如‘你对学校没有任何权利，你无法选择最适合你孩子的老师’之类的话。这都是些胡说八道！如果你知道这些事情在学校内部的运作方式，你就可以做很多有益的事情。”

帕特里克的两位同学丽莎和朱莉对他和他的父母产生了持久的影响。在帕特里克就读的学校里，丽莎和朱莉是那种遵循着典型的发展轨迹成长，而又很受人喜爱的孩子。丽莎现在在护士学校学习，朱莉在工业设计研究生院学习。在中学时期，她们都喜欢和帕特里克在一起。葩梅拉眼中含着泪说道：“在整个高中阶段，他们从未离开过他。”虽然，她们与帕特里克的友谊不同于她们与非残疾同龄人之间的友谊，但是，这份友谊阻止了学校里霸凌者的行径，并防止了帕特里克被边缘化。葩梅拉说，“丽莎和朱莉并没有 315
使得帕特里克变得正常，但她们使得与他友好相处变成一件很正常的事”。

帕特里克很少与丽莎和朱莉的其他朋友交往，一部分原因是，似乎没有什么理由让帕特里克试图去融入那个群体；另一部分原因是，她们的这些朋友也都非常尊重他们三人之间的这种独特关系。朱莉告诉我，“我可以和帕特里克分享我的其他朋友小时候曾经喜欢的东西，而现在长大了，可能就不好意思承认了。但我们仍然喜欢这些东西，比如看迪士尼电影。这很好，因为和帕特里克交谈并不容易。你不能像跟其他朋友那样，跟他打电话和聊天。但是，和他一起看电影则是非常开心的事”。当朱莉离开家乡去上大学时，她很惊讶地发现，在这些大学同学中，没有一位在自己的家乡有一个像帕特里克这样的朋友。她说，“每个人的生命中都应该有一位像帕特里克这样的人。是他教会了我什么是耐心和共情。我想，他自己根本都不知道，他对我有多重要”！在我听着朱莉的讲述时，我在想，她和帕特里克能够教给我们太多关于神经标准人和神经多样者之间建立深刻关系的经验。

法瑞尔夫妇认为，学校、家庭和社区之间并不存在明确的界限。实际上，帕特里克正是受益于这种界限的缺席。也正是因为葩梅拉了解帕特里克在学校的情况，她可以在家里为他提供一种与学校贯通的连续性。并且，因为帕特里克能够在当地的学校上学，所以虽然他不能与同学们互动，但他至少可以在公园或当地的游泳俱乐部看到他的同龄人。当他开始参加特奥会篮球、足球和田径运动之后，帕特里克的社交网络也扩大了。更重要的是，丽莎和朱莉的母亲如今都是葩梅拉最亲密的朋友。

卓克索大学（Drexel University）专攻孤独症和教育学方向的社会学家伊丽莎白·哈斯里克（Elizabeth Hassrick）的研究兴趣集中在

观察学校、教育工作者、父母、大家庭和临床医生之间的关系如何相互作用，如何改变孤独症患者的状况。她曾经是奥克兰纳瓦霍印第安人保留地和喀麦隆（作为和平部队的志愿者）的高贫困社区的教师，对今天人们对于特殊教育的低期望值深感惊讶。“20 年前，不同类型的孩子得到相同的教育，部分原因是没有人认为这些孩子可以取得任何成就。人们相互责怪，坏父母、坏孩子、坏老师等 316
等。”她说，现在情况发生了根本的变化。“我们越来越不认为特殊教育是学校中的学校，我们正在开发一种模式。它建立在孩子与整个学校的关系基础之上，甚至是孩子和整个社区的关系基础。”

哈斯里克说，人们对于学校投入了太多的关注，而对于儿童如何在更广泛的网络中生存则关注得太少。这个社会网络包括他们的家庭、社区、公园、游泳池、溜冰场、购物中心或电影院等。这些地方正是瑞蒙德叔叔根本不可能去的地方。哈斯里克说：“我已经把我所有的鸡蛋都放在了社会关系网络这个篮子里。”* 听到人们告诉孤独症儿童，必须在他们的朋友、家人或宠物之间划清界限时，她就会非常生气。“谁规定你的家人不能成为你的朋友，而朋友只能是家庭之外的人呢?！谁说宠物不能成为你的朋友？或者说，一个人只要到了 18 岁，就应该和家人分开住?”对哈斯里克来说，这些都是虚假的界限，它们掩盖了我们都参与塑造的现实，即跨越界限、多重互动的现实，正像丽莎和朱莉成为帕特里克的朋友，葩梅拉成为学校的工作人员，丽莎和朱莉的父母成为法瑞尔一家的好

* “鸡蛋-篮子”：这是股市经纪人常用的比喻。不要将所有的鸡蛋都放在一个篮子里。原意是说，在股市投资和购买股票时，应该选择不同行业和不同风险程度的股票，而不应将所有资金都投入一家公司的股票。——译者注

友一样。要是有人怀疑，丽莎和朱莉是否真的能和帕特里克成为朋友，那么我们只需要提醒自己，“朋友”只是一个词，我们可以个性化地定义它。

葩梅拉还记得，帕特里克三四岁的时候，一位治疗师问她，“你对帕特里克的未来有什么期待”？当时，她没法设想很长远的未来，于是她只是说，希望他能参加少儿棒球联赛的活动。“我不知道，我为什么会这么回答。也可能是因为，对男孩子来说，棒球似乎是最‘正常’的事情，我希望他成为正常人。”然而，帕特里克并没有打棒球，但是，帕特里克今天的成功使法瑞尔夫妇的努力得到了回报。他们不再明白“正常”是什么意思，因为帕特里克就是帕特里克。除了和瑞蒙德叔叔，他们尽量不将帕特里克与任何人进行比较。他们对美国今天取得的进步感激至深。

“你知道吗？”乔欧说，“帕特里克喜欢特奥会，他喜欢工作，
317 他喜欢玩电子游戏，喜欢纽约洋基队和华盛顿红人队，他还喜欢乘地铁。而且，我不必担心他会去服用非法毒品，或者酒后驾车。很多其他父母不得不担心的事情完全不在我们的考虑之中。”“帕特里克，”乔欧说着，停下来整理思绪，“帕特里克很好。”

现在人们取得的许多成功，过去很可能只能限制在医疗机构的框架中才会实现。现在，公众可以了解到，这些成功的范例应该归因于精神残疾的可见度及与之相应的公开化，归因于公开的讨论和对于残疾种类的命名。如果我们隐藏精神疾病的状况，我们实际上就剥夺了患者寻求帮助的机会。最近，当我和我的妻子见到可

能会成为伊莎贝尔雇主的那个人时，我们对他说，我们想要谈谈她的残疾问题。也许是为了表现自己政治正确，这位雇主则说，他不想谈论残疾问题，因为他认为伊莎贝尔似乎有能力完成她的工作。当然，他完全没能理解很重要的一个方面：具备完成一种工作的技能并不能消除残疾存在的现实。是否能完成工作任务只是让一个人成为一位成功或不成功的工作人员一个因素。工作时间和工作条件是否会使人疲劳？或是增加发生错误的可能性？工作人员是否具备与他人交流的能力，表达她（伊莎贝尔）的需求？整个工作带来哪些生理和心理上的挑战？如果她的同事们不了解她的残疾，他们又如何理解她的不同之处？并不是通过隐藏精神残疾者独特的个性、技能和挑战，或者人们假装没有看到或不需要看到这些残疾人，污名现象就能消除了。隐藏会带来污名，而只有坦率才能消除它。

当伊莎贝尔高中毕业的时候，我曾经有机会看到，污名现象在几秒钟内出现而又随即消失的闪电一现。伊莎贝尔发表了毕业演讲，这是学校里第一次由残障人士作毕业演讲。校长怀有保留的看法，怀疑伊莎贝尔是否可以在压力如此巨大的条件下，完成语言表达要求如此高的任务，但伊莎贝尔本人则坚持要求承担这项任务。活动并不是在她自己的学校举行，而是在华盛顿特区的美国革命之女宪法厅，就是这个城市最大的音乐厅，就在白宫对面。她看着聚光灯下的 3000 名观众，说道，“我小时候，有些人认为我根本不可
能高中毕业”。她开始讲话，观众中有些学生开始大笑起来。不认 318
识她的人都被她不寻常的声音节奏和她的歌声一般的语言模式所震撼。观众席传出一片清晰的低语声。当她最后说到这一句“像我这样的孤独症患者”的时候，整个大厅顿时戛然无声。终于，观众们

现在有了一种理解她的方式，那正是她想要人们用来看待她的方式。原本令人们奇怪的事情突然变得很有意义。最后，伊莎贝尔得到了全场起立的热烈掌声。

结语　进入谱系

您是精神分裂症患者、循环性情感症患者还是孤独症患者，或者您可能是偏执狂？别误会，我们不是要骂您。……我们只是想要对您的个性进行分类。几乎可以肯定，您患有这些病症中的一种或者多种。不要抗议！……您不必感到羞耻，最优秀的人都属于这些类型。

《现在每个人都疯了》，见《洛杉矶时报》，

1924 年 7 月 13 日[1]

319 纳撒尼尔·霍桑（Nathaniel Hawthorne，1804—1864）出版于1850年的长篇小说《红字》（*The Scarlet Letter*）结尾处有一个引人深思的情节。在离开很久之后，海丝特·白兰重又回到了她曾犯下通奸罪的城市。作为惩罚，她上衣的胸前绣着一个红色的字母“A”*。然而，许多年已经过去，即使是最严厉的法官也不会强迫她继续戴着它。但是，海丝特却决定，顺从自己意愿，自愿地继续将这个字母“A”佩戴在自己胸前。因为，叙事者告诉读者，“红
320 字已经不再是引发人们鄙视和怨愤的标志，而是一种引发人们悲伤的、敬畏的，却又颇具尊严的象征”。

村民们将海丝特看作安慰和力量的源泉，并不认为她是一个陷入罪恶泥沼之中的人。如果人们受到“心灵的沉重负担”的压力，尤其是在遇到爱情的不幸或激情错位的时候，他们便会到她的乡间小屋去拜访她，向她寻求建议。因为他们知道，海丝特会理解他们的痛苦。海丝特受到的惩罚，目的在于使她在自己生活的社会中被边缘化，然而，就像21世纪性少数群体倡导者从心胸狭窄的群体手中夺回“酷儿”** 一词，并赋之以正面定义而带来自豪感一样，通过自己承认“通奸”的过失，海丝特胸前的字母不再是耻辱的符号。她将标志罪恶的字母翻转成象征经验而代表尊严的标志。

海丝特最初的污名标志，以及它最终转变为自我价值的象征，都是她个人性格和社会期待之间持续冲突的结果。多年之后，海丝特从欧洲回到这个社区，再次面对这一冲突。对我们来说，问题在

---

* 字母“A”代表英文单词adultery，即“通奸”的第一个字母。——译者注
** 英语中queer（“酷儿”）一词原意为“奇怪的、反常的”。——译者注

于，我们能否赢得我们自己的斗争，并控制那些排斥和歧视的言辞及行为。本书中描述的许多成功的经验都说明，我们能够做到！

20世纪，精神健康专业人士、患者、倡导者和社会科学家们不断地挑战许多构成污名化基础的假设。他们已经证明，精神疾病不需要分为虚构的和真实的层级，也没有任何根据说明，应该将精神疾病与身体疾病分开，而且精神疾病也并不总是意味着“异常”和残疾的。

当然，彻底消除污名化则是无法实现的幻想。每个社会都能找到可以被贬低和边缘化的群体和现象，但是我们依然可以抵抗社会中的这种现象，命名它，消除它的声音，参与社会对它的塑造过程。污名化不是一件东西，而是一个过程。我们可以改变它的发展方向。

这些胜利之中的一项成功是，我们让精神病学走出了精神病人的收容院。正是在这种机构里，产生了精神疾病分类的想法。长期以来，严重和慢性精神病患者一直在被诊断、关闭、管制或治疗。这都是在收容机构中发生的行为。然而，社会上那些心理问题不太严重的人，尤其是那些尚能正常工作以及维持其社会关系的人，则完全不能得到治疗。他们会隐瞒自己的症状，或只能通过自己文化环境中可以接受的方式，如通过疲乏、身体部分瘫痪和头痛等身体不适的话语，来表达他们的痛苦。然而，到第一次世界大战时，精神疾病已经不再仅仅是精神错乱或精神失常的简单判断。美国步兵战士会接受“炮弹休克症”的诊断，军官们会接受“神经 321

衰弱”的诊断，因为那些适合于他们所属社会阶层的新的疾病名称能够为精神痛苦的他们维持一定的尊严。

即使在战争期间，污名现象在有限的时间内有所减少，却也帮助了如士兵和平民这类受影响程度最轻的人，这些人具有所谓的焦虑和抑郁等共同状况。在精神病学发展的早期阶段，学科的发展目标在于，将从针对障碍程度较高患者的研究中获得的知识拓展使用到障碍程度较轻的患者身上。而在今天，这个过程有希望转变方向。提高社会对轻度的精神疾病类型的认识有利于减少人们对于更严重疾病类型的神秘感和恐惧。

今天，如果有人非常关注保持家庭或办公室的整洁有序，他们可能会说自己“有点强迫症”。人们会称喜怒无常的人“有点躁狂抑郁症”，而称性格内向的人“属于孤独症频谱的范畴”。我并不相信，这些词会降低这些疾病的严重性。例如，当喜剧演员杰瑞·宋飞（Jerry Seinfeld）说自己“属于孤独症谱系”的时候，他完全清楚，许多患有孤独症的患者智障严重，需要得到终生的照顾。同样，当一名学生在参加了难度很高的期末考试后告诉我，她“患有创伤后应激障碍”时，她实际上并非不懂得创伤后应激障碍可能涉及严重且使人衰弱的焦虑，有时还会导致自杀的后果。

普遍使用精神疾病术语的现象证明了一个事实，即人们越来越能够接受精神疾病是一个程度问题的现实，而且各种病症都属于一个频谱。最重要的是，正像海丝特继续佩戴字母“A”时所做的那样，将这些术语不假思索地用于日常交流，就会使得这些疾病的名称成为人类日常的精神状况，从而消除了这些精神疾病患者的耻辱感和针对他们的污名行为。关于海丝特的标志，霍桑写道，“似乎给了她洞察人心的能力，揭露纯洁外表下的肮脏内心”。因为，海丝特遇到的每个人都保守着某种秘密，她胸前的标志传达给别人一 322
种信息，不仅她会同情他们，而且，她本人与这些来访者也有着更多的相近之处，而不是区别。甚至，这个字母“A”就是过去时代临床心理学的一个学位。

这一新兴的频谱概念与对于是否存在离散性精神障碍的科学研究的质疑相吻合。在《精神疾病诊断与统计手册》第三版（1980—1994）和第四版（1994—2013）的有效使用期间，研究人员和临床医生们都倾向于使用分类术语来谈论精神疾病，就是说，一个人或者是或者不是患有某种特定的精神疾病。作为对于跨性别人士和神经多样性人士争取权利的社会运动的响应，和孤独症的频谱概念一样，支持者们认为，性别是连续性而非二元性的存在。因此，与这些社会运动的基本思想相呼应，《精神疾病诊断与统计手册》第五版增加了维度评估的部分。它仍然延续通过名称和类别来表现症状组的概念，以此来评估治疗手段和精神疾病患者在工作岗位及学校里应获得的合作措施，防止保险欺诈。但是，这种维度模型鼓励临床医生更多地关注描述患者各种症状如何随着时间发展出现轻重程度和动态的变化，而不是评估患者是否符合某种特定障碍的每个标准。

“正如大多数常见的人类疾病一样，”《精神疾病诊断与统计手册》第五版写道，“精神障碍在许多层面上都是异质的，从遗传风险因素到各种症状，形形色色。”[2] 正如一位著名的流行病学家所言，“尚无证据表明，存在着真正的离散性精神疾病，并通过这一概念来解释维度评估中症状之间的模式”。[3] 在孤独症的研究中，科学家已经证实，孤独症的轻微症状在一般人群中很常见，而孤独症患者的家庭成员往往也会表现出孤独症的特点。然而，一个家庭中只有一个人可能真正得到了诊断，或者是因为他们需要某种治疗，或者是因为诊断有助于推动特殊教育等干预性措施。与许多其他疾病一样，如高血压和肥胖症，孤独症的疆界是由文化，而不是由身体的生物性划定的。将人类成员之间的差异划分为不同的疾病就像是将色谱划分为不同的颜色，并不是因为我们中的大多数人都
323 能够分辨黄色和橙色的区别，我们就能就黄色在哪里结束和橙色从哪里开始而达成共识，因为它们并不是在某一个点上突然从一个颜色转换成另一个颜色。同样，健康与疾病之间的界限正是我们做出的判断，即一个人的症状是否影响到他的生活，并且需要治疗。

随着症状的发展或改善，频谱还为人们（及其医疗保健的提供者）提供了一个随着时间的延续协调他们对于健康概念认识的机会。诊断就像标签一样，一旦得到，它就会永远地贴在患者身上。频谱不仅挑战了经常成为污名渊源的这种诊断的不可推翻性，而且还挑战了一种假设，即每个得到同样诊断的患者的情况都是相同的。频谱就是一种邀请：它要我们进入那个充满持续痛苦的未知世界。它要求我们与神经多样性倡导者一起说：正常和异常都是虚构的国度，在那里，实际上并无人居住。

现在，研究人员，包括《精神疾病诊断与统计手册》第五版的作者们已经将主要诊断重新定义为谱系障碍（例如，精神分裂症谱系、躁狂抑郁症谱系和强迫症谱系），就像十几年之前关于孤独症的思想转变一样。在世界各地，患有精神分裂症和躁狂抑郁症障碍等最严重精神疾病的患者表现出各种不同的症状和不同的严重程

度，需要不同的治疗手段：有的精神分裂症患者需要住院治疗，如作家埃琳·萨克斯（Elyn Saks），她是南加州大学古尔德法学院院长兼教授，是个高功能的精神分裂症患者；[4] 凯·雷德菲尔德·贾米森（Kay Redfield Jamison）患有躁狂抑郁症，曾经有过自杀未遂的经历，后来成为一名成功的心理学家和作家；坦普尔·格兰丁，尽管（或者恰恰正是因为）患有孤独症，使她成为一位著名的动物权利活动家、动物科学教授以及畜牧业的顾问和设计师。我们与像萨克斯、杰米森和格兰丁这样的人接触得越多，就越不可能假设精神分裂症、躁狂抑郁症或孤独症的患者患有同质的精神疾病，也就越发不可能将它们封闭在过时的古板形象的桎梏之中。

残疾者权利活动家们最近的另一项胜利是不断努力地重新夺回长久以来被用于贬低和压迫残疾人的贬义词。这一努力体现在学术运动中，其名称包括“酷儿”研究、肥胖研究、瘸子研究和神经多 324
样性研究。以同性恋权利运动为例，一些肥胖研究的激进分子甚至把“出柜”说成“胖子”，以这种语言挑战雇主、医生、保险公司的歧视态度，批判减肥行业为了获得经济利益的炒作。这些运动的目的并不在于使他们所支持的人士变得“正常”。相反，和海丝特一样，他们寻求以自己的方式夺取属于自己的权利。

抵制污名现象的行为并不仅仅是在为残疾人争取与“正常”人平等的权利和生活品质，也不仅仅是通过口号来推行差异。公众意识运动中的口号，如“同性恋很好”“黑人美丽”或者全国精神疾病患者联盟的活动“治愈污名”，都在试图改变人们对于精神疾病患者的态度。然而，恰恰正是这些词却直接指向且因此复制了原本就已存在的对于性行为类别、种族和疾病的污名词语。[5] 当然，口号可以产生积极的结果，但是新的精神疾病的名称也可以由此产生。比如，在英国和美国提出的“亚斯伯格症候群”这个词，以及日本精神分裂症的新术语“统合失调症”，都证实了这种手段的效果。然而，言语仍然可以强化持久的标签性言辞和行为。一项非常著名的研究表明，视力不全的学生在进入盲人学校后就停止使用他们剩余的视力，因为他们认为现在自己是“盲人”了。[6] 同样，大量可靠的文献表明，被诊断出患有精神分裂症的人也经常会通过他们一生所接触到的对于残疾人的负面形象定式来看待自己。他们可能认为自己是危险的人，别人就应该害怕他们。[7]

我们还应该抵制“脑损模型”的思维方式。数百年以来，这种模型始终在将疾病和文化分开思考的古老斗争中纠结不清。我所担忧的是，探索和治疗精神疾病的神经科学方法通过将疾病经历或我们个性的复杂性降低到大脑问题层面，进而将患者的耻辱感和污名化的契机持久化了。[8] 我不是质疑基于大脑研究的前景，研究成果是否有朝一日会转化为新的治疗方法，而是担忧，这种脱离文化背景的做法是否能够消除治疗护理上的障碍，并减轻污名现象给患者带来的痛苦。正如电痉挛疗法的例子所显示的那样，尽管对于脑部的精神疾病非常有效的治疗方法早已存在，但它依然未能改变耻辱
325 感和污名现象给患者带来的痛苦（甚至可能使他们的情况变得更糟），因为人们始终相信，大脑是自我和灵魂的居所。如果很少有人愿意利用这种疗法，那么，有效的治疗手段又有什么存在的意义？

当然，最坚定的生物精神病学倡导者会对这些批评性评论做出反应。他们会肯定地说，他们当然知道大脑与文化，历史、政治和

经济间的相互作用。然而，正如学者尼古拉斯·罗斯（Nikolas Rose）的见解，“仅仅只是承认社会和环境因素很重要，而后便又继续坚持将研究和诠释的核心集中在大脑的神经元结构上，这种做法是完全不够的”。[9] 实际上，贫困和社会压力对抑郁症来说不是和海马体同样重要吗？针对海马体的治疗不会改变一个患者的饥饿感，或他们遭受歧视的历史；它也不会改变这样一个事实，即经验总是嵌入在我们生命的更广大背景之中。事实上，经验本身会不断地改变大脑的结构。[10]

同样，关注大脑的一个原因可能是，它会将精神疾病分解为两个部分，即我们可以从人体生物学上解释的内容和我们不能解释的内容。如果这种情况发生，我们很可能认为，前者才是真正的科学，因为实验室测试可以提供可观察或潜在可观察的证据；我们会将后者看作一种虚构。2019 年，甚至著名的科学史家安妮·哈林顿（Anne Harrington）也这样写道：“在因精神苦恼而向全科医生或精神科医生求诊的广大人群中，有些人（几乎可以肯定）患有真正的疾病。就像任何其他病症一样，这些病症（在原则上）是可以理解的。出于同样的原因，其他人（几乎可以肯定）的症状则被认为不是真正的疾病。”[11] 在这种观念的统治之下，几乎每个患有精神疾病的人，以及另一大批患者都受到了误导，而认为他们的疾病在某种程度上是不真实的。因为这些人的病症，例如慢性疼痛、慢性疲劳、海湾战争综合征或慢性莱姆病，都尚未得到医学的证实。同时，即使不是大多数人，至少许多患有精神疾病的人的症状都不完全符合《精神疾病诊断与统计手册》中所列出的全部标准。他们的诸多症状并不能严丝合缝地符合我们当前的分类系统，但是，他们的痛苦仍然和其他患者的痛苦同样真实。

那些认为某些精神疾病的症状比另一些症状更加“真实”的人忽略了一个核心的事实，即精神疾病的概念也只是一些框架，而且326 是一些暂时的框架，因为正如所有形式的疾病一样，它们存在于历史的动态之中。例如，当“亚斯伯格症候群”于 1994 年被收入《精神疾病诊断与统计手册》中的时候，医学界认为它是一种“真实”的疾病。而就在这个时候，我们也迫切需要使用不太会引发污名现象的词来指称孤独症，因为，“孤独症”这个词当时会引发极大的恐慌，医生们因此甚至不敢做这样的诊断。结果是，诊断往往会一直被拖到孩子们到了学龄期的时候，因此而错过了早期干预的重要时机。然而，即使亚斯伯格症候群最终成为一种常见的诊断，甚至最优秀的神经科学的测试人员也承认，他们永远无法可靠地区分亚斯伯格症与其他孤独症亚型。亚斯伯格症之所以持续存在，是出于文化而并非基于科学。今天，这个词在临床医学和学术界已经过时，而且已于 2013 年从《精神疾病诊断与统计手册》中被删除。其中的原因并不在于任何新的科学知识，或是因为有人认为它是虚构，而是因为，“亚斯伯格症”已经完成了它的文化使命，而不再有存在的必要了。现在，人们就算患有孤独症，也不会感到羞耻或会受到污名的伤害了。

另一个精神疾病概念的临时框架是“神经衰弱”，这也是一个早已不再使用的诊断名称。在 20 世纪初期，它所代表的疲劳、易怒和头痛等症状对于患者而言肯定不是虚构的。但是，它在今天的美国就成了一种“虚构”的疾病，因为神经衰弱的症状现在已经分别被归属于新的、不同的疾病概念。在美国，尽管我们可能不再使用“神经衰弱”这个词，但人们仍然会因疲劳、易怒和头痛而经历情绪上的痛苦，而这很有可能正是维度转向的主要价值：诊断和治疗症状，而不是陷入关于诊断标签/名称和虚构与真实症状的争论；促进了更加广泛人口的心理健康领域的研究和精神疾病的治疗，它的普及程度要比任何症状分类清单所能表现的人口范围广大得多。

鉴于不同文化特征和历史的差异，假设任何当前处理精神疾病的方法都是最好的治疗手段，或者认为它们只是唯一的方法，当然是很愚蠢的观点。每个社会都有能力对其成员的行为、精神疾病的类别，以及社会上的污名现象做出自己的诠释。例如，在以有 327
行为问题的儿童为研究对象的跨文化研究中，意大利文化背景的父母会说，害羞的孩子“很难控制”；而瑞典文化背景的父母则认为，害羞的孩子“要求不高”。意大利文化背景的父母有时候称赞喜怒无常和易怒的孩子“善于表达”；瑞典和荷兰文化背景的父母则批评这样的孩子“难以相处”，因为他们需要父母很多的关注。[12] 回想一下，在纳米比亚的医院里，医生将均纳西族人塔姆左的病症诊断为“精神分裂症”，而在家里，他却是一个恶毒法术的受害者，于他人并无害处。他所忍受的疾病是一种社会关系带来的疾病，而不是个人的疾病。然而，无论如何，他还是他，有着同样的症状。尽管塔姆左的症状在这两种环境（医院的环境和村庄家庭的环境）中的含义大相径庭，但它们在这两种情况下都同样有意义、同样对他有益。他一方面接受药物治疗，另一方面得到了社会环境的支持。

现在让我们想象一下，来自纳米比亚的均纳西族的狩猎采集者来到美国，遇见一些对他来说极不寻常的现象，比如素食者和纯素食者。在他的社会里，最有价值的食品就是肉食。不仅仅因为肉可以维持生命，而且，分享肉食是建立和维持社会关系的首要手段。从他的视角来看，素食主义可能就是一种精神障碍的症状，因为它会使人身体虚弱，使人在社会关系中被边缘化。对于这种疾病的描述，让我们称之为“杂食性烦躁症”，我们甚至可以这样定义它：

> 杂食性烦躁症的基本特征是出现在饮食模式上的障碍。患者对于肉类消费有着持续的恐惧，渴望能够避免肉类这种食品的消费，并且当这一事实在被他人所知，或在受到他人审查的情况下，继续避免肉食。它导致的损害可能是轻微的，但也可能影响到患者生活的各个方面，包括充满恐惧地回避涉及或象征着肉类消费的真实或想象创伤的社交场合或活动。这种状况可能会影响到患者建立和维持人际关系的能力，并导致工作岗位上社会关系的紧张局面。患者个人将这些冲突视为他/她性格中不可调和的方面，总是需要通过严格的意识形态、哲学性
> 328 的使命感或更高的目标来证明自己这一立场的合理性。

这并不是一个毫无意义的思想实验。被一个社区认为是异常的行为，在另一个社区可能就会被看作满足了期待，并且是符合社会规范的行为。

例如，在密克罗尼西亚岛群的一些社区，人们不将精神紊乱解释为某种越轨行为，而是将它看作巩固亲属关系的经验。他们与医

疗专业人士之间的冲突在于，这些专业的医护人员告诉他们，他们的痛苦是个人的而不是社会的痛苦，而在他们看来，情绪困扰是一种使家庭关系更加紧密的机制。[13] 这些社会模式告诉我们，精神疾病并不一定致使家庭分崩离析。在巴西圣保罗，患有艾滋病和神经退化性疾病的精神并发症的患者试图建立起自己的残疾经历叙事话语。在描写他们的生活时，他们强调的是心理韧性、耐力和创造力。然而，当卫生专业人员通过他们所掌握的《精神疾病诊断与统计手册》的话语重述这些患者的病症时，这些能力便都全部消失了。[14] 科学分类有时会阻碍我们自己定义自己的努力。

在蒙大拿州的萨利什印第安人中，抑郁症是一种可怕的痛苦病征，但不一定是一种疾病。只有当一个人的悲伤使其与家庭和朋友分开的时候，它才成为一种疾病。抑郁症和幸存者抑郁症*成为印第安人身份的证明，因为"真正的印第安人"多年以来一直受到非印第安种族的打击，这种持续不断的打击使得他们产生了抑郁症。[15] 他们认为，抑郁症是强加给他们的东西，于是，萨利什人不承认抑郁症是人的自我层面的疾病。

这些社会中的每一个人都在以自己独特的方式去理解，医生将疾病视为患者个人的道德过失是一件极其简单的事：无论是将肥胖与没有责任感联系起来，还是将肺癌与吸烟联系起来，将肝功能衰

---

* 幸存者抑郁症：这是灾难幸存者或受害者会产生的一种心理状况。患者会因自身的幸存，自己无力帮助在同一或同类灾难中丧失生命的受害者而具有深刻的负罪感，进而表现出不能理解自己幸存的原因等思维模式。第二次世界大战之后，纳粹集中营幸存的犹太人中首先大批出现这种症状，进而引起心理学界的关注和研究。——译者注

竭与酗酒联系起来，等等。正如社会学家乔纳森·梅茨尔（Jonathan Metzl）提醒我们的那样，健康和疾病不断改变着我们可以用来诋毁他人的意识形态立场：不健康或不正常的人未能履行符合我们文化期待的义务。梅茨尔写道："每当我们看到有人抽烟，并且条件反射地说'吸烟有害健康'的时候，实际上，我们真正表达的意思是'你是个坏人，因为你吸烟'。"[16] 为此，患者自己，无论他们是否
329 患有身体疾病，或是精神疾病，都会发现，自己的疾病有一种可见性，成为一种状况，进而变成了公众评价的对象。[17]

与滥用刺激性物质的习惯做斗争的人会想要知道：我是个酒鬼，人们是否都认为我软弱、道德不良，并且失业？如果我的雇主发现我有抑郁病史，会影响到我晋升的机会吗？人们看到是整个的我，还是只是精神疾病的污名语境中的我？这些正是19世纪晚期哲学家弗里德里希·尼采（Friedrich Nietzsche）的梦想，他渴望有朝一日这种令人不安的沉思会终结："能够平息患者的想象力，使他至少不再受到……关于疾病的思考带来的痛苦，而只是面对疾病本身。我认为，这就是一种很大的成功！"[18]

在本书中，我试图表明，污名现象是一种判断，它并非发源于污名现象的受害者，而是来自污名现象的制造者。这些人用道德理念的聚光灯去严酷地照射那些遭受痛苦或是被认为非常与众不同的人，而后认为确实能看到他们自己照射出来的阴暗的一面，并错误地将其视为真实。这些阴影被附着在受害者的身上。污名的伤害经常还涉及他们的家庭，如影随形。污名的效果成为受害者个人的放大物，就像是另一个他，似乎无法动摇，甚至最终污名现象的受害者也将其视为真实。

精神健康专业人员仍然倾向于将精神卫生保健方面的障碍在历史和文化方面的复杂性简化为“污名现象”一词。似乎这个词的意思是不言自明的。如果我们将治疗上的障碍和精神病患者的双重痛苦仅仅通过“污名现象”而加以缩写，那么，关于消极态度与信念、歧视与偏见的复杂性和多变性的讨论就会停止，就像一个黑洞，它会将人类经验的细节全部吞入其中。我希望，在某种程度上，我在这里能够证明，污名现象不是一个终结讨论的话题，而应该成为一场讨论的开场话题，引起我们对于那些我们认为理所当然，却又通常不可见的价值观和观点的关注。它们之所以不可见，主要是因为它们在我们的经济和社会历史中根深蒂固、“理所当然”。同时，我们还应该想象一下，如果“污名现象”不存在，或者如果每次我们在使用这个词时，都不了解它的历史，那会是一种什么状况？或许，如果这个词并不存在，我们将不得不面对某些社 330 会定式，并将那些不符合这些定式的人排除在社会生活之外。也许我们能够更加充分地接受这一事实，即精神疾病及其意义深深根植于我们所创造的特定的世界中，因此，我们也具有改变它的力量。

考虑到孩子们在学校里难以长时间保持注意力，我们的第一反应就是设法改变他们的行为方式，而不是质疑我们自己组织课堂和学校教育的方式。如果看到流浪者，我们首先想到的是，这个人作为一个个体的失败，而不是考虑我们社会歧视和不平等的历史遗产的作用。如果一个人不符合业已存在的性别或性别特征，我们首先想到的是，这个人患有精神或身体的疾病，而不是去质疑我们对于“正常”的定义。对于儿童的行为、歧视和性别一致性的期待所带来的压力并不一定会导致精神疾病，但它们确实会带来耻辱感和污名现象。我们面对的挑战是，从历史中吸取教训，向其他的社会学习，利用文化的创造力来减少污名现象和对污名攻击的恐惧。如果文化曾经将污名现象和精神疾病联系在一起，那么，文化肯定也能使它们分离！

致谢

几年前，在一次长途旅行的路上，我们驱车经过谢南多厄山脉的时候，我的妻子乔宜斯说道，“我一直在想，你应该写一本关于污名问题的书”。

长期以来，作为一名精神科医生，乔宜斯总是不断地听到医生、治疗师和政策制定者们谈论精神健康保健方面的许多障碍，诸如保险覆盖面不足、贫困、精神健康专业的人员短缺，以及初级保健医生在精神科方面缺乏训练等。她也听到他们关于提供更好的精神药物、更好的早期诊断评估、更广泛的保险覆盖范围和宣传活动的呼声。“而只有当他们历数完这些建议之后，”她说，“他们才会说，‘当然啦，我们还需要消除治疗的主要障碍，即耻辱感和污名现象’。”

换句话说，最大的问题听起来似乎只是一个次要的想法。污名现象是人们在陈述了全部其他可能的解释后才会提出的障碍。就像有些科学家，在穷尽人类行为的每一个可以被量化的原因之后，无奈地耸了耸肩，说，任何他们无法解释的因素肯定都是文化的因素。乔宜斯鼓励我写一些人们在实验室中无法测量或观察到的东西，不要把污名现象只看作其他研究留下的残留物，而是将它作为一个窗口，去观察研究文化如何塑造精神科学，以及我们个人和社会的经验。没有她的推动，我永远不会开始这个项目。

332 在智慧和情感层面给予我支持的数十人中，我首先要感谢与我共事的优秀学生：Chloe Ahmann、Victoria Avis、Dana Burton、Michael Kaplan 和 Caroline Pickering。这部著作的每一页上都闪烁着他们各自的观点和敏锐的洞察力。Vindhya Ekanayake 陪同我在华盛顿特区进行了多次采访；Mackenzie Fusco 阅读了我写的每一个字，并且事无巨细，是我思想的第一反馈源；Shweta Krishnan 是一位才华横溢的作家，她知道如何将平淡无奇的文字变成诗一般的语言，她帮助我调整优化了引言部分；Abigail Pioch、Devin Proctor 和 Maria Tapias de Pombo 付出了巨大的努力，尤其是帮助查找难以找到的档案；Evy Vourlides 聪明、心胸开阔，是我的学生中最为慷慨的一位，她自己都不知道，她对我的鼓励有多么大。我要加倍感谢 Jorge Benavides-Rawson 博士在医学和医学人类学方面的专家建议及其对细节的关注。我还要感谢我在乔治·华盛顿大学的同事们：Celeste Arrington、Brenda Bradley、Alison Brooks、Alexander Dent、Ilana Feldman、Hugh Gusterson、Susan Johnston、Brandon Kohrt、Joel Kuipers、Chet Sherwood、Tadeusz Zawidzki，尤其是 Sarah Wagner，在从设想到出版的过程中，道路有时崎岖不平，他们给予了同情和建议。

感谢我的采访对象和读者们的慷慨帮助，感谢 Julie Ansorge，Simon Baron-Cohen，Julia Bascom，Anne Becker 博士，多米尼克·贝阿格（Dominique Pareja Béhague），Andy Bickford，Kai Blevins，Paul Bliese，Paul Brodwin，Rosalyn Carter，Robert Some 上校，Naina Cher-

noff, John Cho, Kyungjin Cho, Lynn Conway, Patrick Corrigan, 彼得·克瑞尔（Peter Cryle），Jack Drescher 博士，查尔斯·恩格尔（Charles Engel）博士，Dr. Steven Epstein，法雷尔一家（Connor Farrell，乔欧即约瑟夫，葩梅拉和帕特里克·法雷尔），Elizabeth Fein，米歇尔·菲尔德豪斯（Michael Fieldhouse），Michael First 博士，Brian Howard Freedman，Michele Friedner，丹尼尔·格施温德（Daniel Geschwind）博士，桑德尔·吉尔曼（Sander Gilman），Faye Ginsburg，C. T. Gordon 博士，欧菲莉亚·格林克（Olivia Grinker），杰拉德·格罗布（Gerald Grob），Robert Grund，Cassandra Hartblay，Matt Harper，伊丽莎白·哈斯里克（Elizabeth Hassrick），萨拉·亨德伦（Sara Hendren），斯蒂芬·欣肖（Steven Hinshaw），哈利·霍洛韦（Harry Holloway）博士，Beth Horowitz 博士，托马斯·英瑟尔（Thomas Insel）博士，珍纳尔·约翰逊（Jenell Johnson），David Kieran，Eunjung Kim，Jerome Kim，保尔·金（Paul Kim），北中淳子，亚瑟·克兰曼（Arthur Kleinman），Rebecca Kling，瑞厦幅·柯伊拉腊（Rishav Koirala）博士，Ellen Leibenluft 博士，萨拉·黎杉蓓（Sarah Lisanby）博 333
士，路易莎·隆巴德（Louisa Lombard），詹姆斯·马奥尼（James R. Mahoney），Michael Maloney，瑞玛·麦克考艾·麦克戴德（Reyma McCoy McDeid），Tey Meadow，Todd Meyers，Gowa-Onaiwu Morenike，中村かれん（Karen Nakamura），Ari Ne'eman，Theresa O'Nell，Francisco Ortega，Lawrence Park 博士，埃力克斯·普朗克（Alex Plank），丹尼尔·派因（Daniel Pine）博士，Eugene Raikhel，Laurence Ralph，朱迪丝·拉波波特（Judith L. Rapoport）博士，Rayna Rapp，John Read，Amanda Rioux，Samantha Rosenthal，Charles Samenow，Ralph

Savarese，本·谢泼德（Ben Shephard），Stephen Shore，史蒂夫·西尔伯曼（Steve Silberman），Jim Sinocchi，Andrew E. Skodol 博士，安德鲁·所罗门（Andrew Solomon），Mike Stanton，伊丽莎白·斯蒂芬斯（Elizabeth Stephens），Lucas Suarez-Findlay，Lucian Tatsa-Laur 博士，Fred Volkmar 博士，提摩希·沃尔什（Timothy Walsh）博士，Philip Wang 博士，西蒙·韦塞利（Simon E. Wessely）博士，蕾切尔·耶胡达（Rachel Yehuda）博士，Debra Yourick 和 Tyler Zoanni。还要特别感谢海利·梅尔茨纳（Heli Meltsner）与我分享施皮格尔在第二次世界大战期间的全部文献。

莎瓦娜·菲特尔若夫多年来一直帮助我管理工作中的所有事务，从我的自我到资金的支出，面面俱到。她的支持使我能够专注于本书的项目。我对于她那种冷静的气质、大方和机智的感激之情难以言表。兰斯·克劳森博士帮助我缩减文本，使得我的观点更加尖锐犀利，并核实了很多数据和事实，提高了文本的清晰度。我非常感谢他对于这个时常很难把握的主题所贡献的聪明智慧。丹尼尔·派因博士通读了整个文本，多年来，他一直是我极有建设性的评论者之一，也是我的朋友。令我非常感激的是，尽管他的工作日程繁忙，我与他的距离却只有电话上的一键之遥。

我还要深深地感谢我的经纪人安妮·埃德尔斯坦（Anne Edelstein）对我的信任，并帮助我找到了这种非纯学术写作的语言风格。我非常珍视她的良好判断力、务实精神，感激我们之间长达数十个小时的电话交流。还要非常感谢知识渊博且富有洞察力的资深编辑简恩·罗森曼（Jane Rosenman），感谢她的热情和建议。当然，没有诺顿出版公司的编辑吉尔·比亚罗斯基（Jill Bialosky）的信任和支持，这部书是不可能出版的。还有诺顿出版公司的南希·帕尔姆奎斯特（Nancy Palmquist）和卓尔·伊丽莎白·魏特曼（Drew Elizabeth Weitman）的建议也给了我极大的帮助。

最后，我要感谢那些为我的职业生涯贡献了最大努力的人们——我的家人：我的祖父母、已故的罗伊和梅楚德；我过世的母亲佛罗伦丝和我的父亲迪克；我刚刚去世的姐姐珍妮弗；我的孩子 334
们，伊莎贝尔和欧菲莉亚。当然，最重要的是乔宜斯。我最重要的评论者乔宜斯，是这样一种读者和编辑——她具有那种不可思议的能力，能够尖锐地发现不成熟的想法、选择不当的词语、语焉不详的句子和没有存在合理性的段落，并发现其中应予保留的精髓。

注释

中文版序　致中国读者

〔1〕国际卫生组织（2004），*The Global Burden of Disease*：*2004 Update*，日内瓦：国际卫生组织。

〔2〕Yang，Lawrence Hsin（杨欣泽）et. al.（2007），"Culture and Stigma：Adding Moral Experience to Stigma Theory"，*Social Science and Medicine* 64：1524-35，p. 1529.

〔3〕Junko Kitanaka（北中淳子）(2012)，*Depression in Japan*：*Psychiatric Cures for a Society in Distress*，Princeton：Princeton University Press，p. 34.

引论　离开疯人院之路

〔1〕美国政府关于精神疾病患病率和治疗的统计数据见 https：//www. nimh. nih. gov/health/statistics/mental-illness. shtml#part_ 154788。

〔2〕美国国家精神卫生研究所统计数据，检索日期：2019 年 5 月 10 日 https：//www. nimh. nih. gov/health/statistics/mental-illness. shtml。

〔3〕大约 20% 的神经性厌食症患者死亡原因是自杀。Arcelus，J.，et al.（2011），Mortality rates in patients with anorexia nervosa and other eating disorders：A meta-analysis of 36 studies，*Archives of General Psychiatry*，68（7），724-31.

〔4〕美国疾病控制与预防中心（2014），Youth risk behavior surveillance—United States，2013，*Morbidity and Mortality Weekly Report*，*Surveillance Summaries*，63（4），1-172。

〔5〕世界卫生组织（2004），The global burden of disease：2004 update. 日内瓦：世界卫生组织；有许多照片和文章记录了这种限制行动的措施。参见 Hammond，Robin（2014），Breaking the chains of stigma，*Transition*，115，34-40。

〔6〕美国卫生与公众服务部（1999），*Mental health：A report of the surgeon general*，Rockville，MD：美国卫生与公众服务部，美国物质滥用和精神健康服务管理局，心理健康服务中心，美国国立卫生研究院，美国国家精神卫生研究所。

〔7〕Goffman，Erving（1963），*Stigma：Notes on the Management of a Spoiled Identity*（《污名：受损身份管理札记》），Englewood Cliffs，NJ：Prentice-Hall，128.

〔8〕Hoge，Charles W.，et. al.（2002），Mental disorders among U.S. military personnel in the 1990s：Association with high levels of health care utilization and early military attrition，*American Journal of Psychiatry*，159，1576-83；Hoge，Charles W.，
et. al.（2004），Combat duty in Iraq and Afghanistan，mental health problems，and 336
barriers to care，*New England Journal of Medicine*，351，13-22.

〔9〕Carmichael，Rodney（2019），Stressed out：How "Mind Playing Tricks on Me" gave anxiety a home in hip-hop，全国公共广播电台（National Public Radio）播出，检索日期：2019 年 5 月 29 日，https：//www.npr.org/2019/05/29/726615663/geto-boys-mind-playing-tricks-on-me-anxiety-american-anthem。

〔10〕大学生和青少年越来越多地在社交媒体上披露自己精神疾病的症状，包括严重精神疾病的症状，这种做法可能会促进社会的支持和转诊治疗。See Moreno，Megan A.，et al.（2011），Feeling bad on Facebook：Depression disclosures by college students on a social networking site，*Depression and Anxiety*，28，447-55. Mulfinger，Nadine，et. al.（2019），Secrecy versus disclosure of mental illness among adolescents：Ⅱ. The perspective of relevant stakeholders，*Journal of Mental Health*，28（3），304-11. Nasland，John A.，et. al.（2014），Naturally occurring peer support through social media：The experience of individuals with severe mental illness using YouTube，*PLOS One*，9（10），1-9.

〔11〕Schweik，Susan（2014），In defense of stigma，or at least its adaptations，*Disability Studies Quarterly*，34（1），检索日期：2018 年 7 月 24 日：http：//dsq-sds.org/article/view/4014/3539Gleeson，Brendan（1999），*Geographies of disability*. London：Routledge。

〔12〕Link，B. G.，Phelan，J. C.（2001），Conceptualizing stigma，*Annual Review of Sociology*，27，375.

〔13〕Collins，Francis，et. al.（2003），A vision for the future of genomics research：A blueprint for the genomic era，*Nature*，422，841.

〔14〕De Boer，Hanneke M.，et. al.（2008），The global burden and stigma of epilepsy，*Epilepsy and Behavior*，12，540-46.

〔15〕正如鲁思·本尼迪克特（Ruth Benedict）在1932年所说的那样，“很明显，不可能对‘行为不羁’的人进行任何概括性的描述，因为他代表其文化中尚未被资本化的人类能力的线索。随着他赖以生存的文明向着他陌生的方向发展，他将成为这种发展的受害者”。Benedict, Ruth（1932）, Configurations of culture in North America, *American Anthropologist*, 34（1）, 25.

〔16〕美国医务总监办公室、伊拉克战争多国部队、美国陆军医疗司令部（2006）, *Mental Health Advisory Team*（*MHAT*）Ⅳ, *Final Report*, *Operation Iraqi Freedom*, 05-07。

〔17〕Addington, Jean, et. al.（2015）, Duration of untreated psychosis in community treatment settings in the United States, *Psychiatric Services*, 66（7）, 753-56.

〔18〕Bettelheim, Bruno（1979）, *Surviving and Other Essays*, New York: Alfred A. Knopf, 111.

〔19〕关于欣肖的经历，参见 Hinshaw, Stephen（2017）, *Another Kind of Madness: A Journey Through the Stigma and Hope of Mental Illness*, New York: St. Martin's Press。关于格伦·克洛斯的家庭，参见她妹妹婕西的回忆录：Close, Jessie
337 (with Earley, Pete, & Close, Glenn)（2015）, *Resilience: Two Sisters and a Story of Mental Illness*, New York: Grand Central Publishing。

〔20〕米歇尔·福柯（1989），《疯癫与文明：理性时代的疯狂史》（*Madness and Civilization: A History of Insanity in the Age of Reason*）（法译英：理查德·霍华德）, New York: Routledge. Rose, Sarah F.（2017）, *No Right to Be Idle: The Invention of Disability*, 1840*s*-1930*s*, Chapel Hill: University of North Carolina Press。

〔21〕Yang, Lawrence Hsin（杨欣泽）, et. al.（2007）, Culture and stigma: Adding moral experience to stigma theory, *Social Science and Medicine*, 64, 1529.

〔22〕亚历克西·德·托克维尔（1899［1835］）, *Democracy in America*（Vol. 2）, New York: Colonial Press, 332。中译本可参考：［法］托克维尔：《论美国的民主》，董国良译，商务印书馆2017年版。

〔23〕Silberman, Steve（2001）, The geek syndrome, *Wired*, December 1, 2001.

〔24〕Conrad, Pete.（1992）, Medicalization and social control, *Annual Review of Sociology*, 18, 209-32.

〔25〕Kleinman, Arthur（1988）, *The Illness Narratives: Suffering, Healing and the Human Condition*, New York: Basic Books, 3. 中译本可参考：［美］阿瑟·克勒曼：《疾痛的故事：苦难、治愈与人的境况》，方筱丽译，上海译文出版社2010年版。

〔26〕Grob, Gerald N., Horwitz, Allan V. (2010), *Diagnosis, Therapy, and Evidence: Conundrums in Modern American Medicine*, New Brunswick, NJ: Rutgers University Press, 9.

第一部分　资本主义

1　人人为己

〔1〕Foucault, *Madness and Civilization*, 213.

〔2〕Sontag, Susan（苏珊·桑塔格）(1978), *Illness as Metaphor*（《疾病的隐喻》）, New York: Picador, 35.

〔3〕引自 Torrey, Edwin Fuller, and Miller, Judy (2001), *The Invisible plague: The Rise of Mental Illness from 1750 to the Present*, New Brunswick, NJ: Rutgers University Press。

〔4〕Cross, Simon (2012), Bedlam in mind: Seeing and reading historical images of madness, *European Journal of Cultural Studies*, 15 (1), 19–34.

〔5〕福柯在 *Madness and civilization* 中引用了这段历史，146。

〔6〕Sahlins, Marshall (2017 [1972]), *Stone Age Economics*, London: Routledge, 37. 中译本可参考：[美] 马歇尔·萨林斯：《石器时代经济学》，张经纬、郑少雄、张帆译，生活·读书·新知三联书店 2009 年版。

〔7〕Dols, Michael (1984), Insanity in Byzantine and Islamic medicine, *Dumbarton Oaks Papers*, 38, 135–48; see also: Dols, Michael (1987), Insanity and its treatment in Islamic society, *Medical History*, 31, 1–14.

〔8〕Dols, Insanity in Byzantine and Islamic medicine; Dols, Insanity and its treatment in Islamic society. See also Fabrega, Horacio, Jr. (1991), Psychiatric stigma in non-Western societies, *Comprehensive Psychiatry*, 32 (6), 534–51.

〔9〕Suh, Soyoung (2013), Stories to be told: Korean doctors between hwa-byung (fire-illness) and depression, 1970–2011, *Culture, Medicine and Psychiatry*, 37 (1), 81–104. 请注意，在西语文献中 *hwa-byung*（火症）有时也被拼写成 *hwabyeong*。 338

〔10〕Bou-Yong, Rhi (2004), Hwabyung: An overview, *Psychiatric Investigations*, 1 (1), 21–24.

〔11〕Suh, Stories to be told, 82.

〔12〕Yoo, Theodore Jun (2016), *It's Madness: The Politics of Mental Health in Colonial Korea*, Oakland: University of California Press, 39.

〔13〕 See Kim Haboush, Ja Hyun (1996), *The Memoirs of Lady Hyegyŏng: The Autobiographical Writings of a Crown Princess of Eighteenth-century Korea*, Berkeley: University of California Press.

〔14〕 Yoo, *It's Madness*, 42.

〔15〕 Yoo, *It's Madness*, 124, 153.

〔16〕 Spierenburg, Peter (1996), Four centuries of prison history: Punishment, suffering, the body and power, In Norbert Finzsch and Robert Jütte (Eds.), *Institutions of Confinement: Hospitals, Asylums, and Prisons in Western Europe and North America*, 1500-1900, Cambridge: Cambridge University Press, 17-38.

〔17〕 Guarnieri, Patrizia (2005), Madness in the home: Family care and welfare policies in Italy before Fascism, In Gijswijt-Hofstra, Marijke, et al. (Eds.), *Psychiatric cultures compared: Psychiatry and mental health care in the twentieth century: Comparisons and approaches*. Amsterdam: Amsterdam University Press, 312-30.

〔18〕 Haskell, Thomas L. (1985), Capitalism and the origins of the humanitarian sensibility, part 2, *American Historical Review*, 90 (3), 547-66.

〔19〕 Federici, Silvia (2004), *Caliban and the Witch: Women, The Body and Primitiveaccumulation*, Brooklyn: Autonomedia, 69.

〔20〕 Steuart, Sir James (1966), *An Inquiry into the Principles of Political Oeconomy* (Vol. 1) (A. S. Skinner, Ed), Edinburgh, 67, Cited in Linebaugh, Peter (2003), *The London Hanged: Crime and Civil Society in the Eighteenth Century*, London: Verso, 99.

〔21〕 Scull, Andrew (1993), *The Most Solitary of Afflictions: Madness and Society in Britain*, 1700-1900, New Haven, CT: Yale University Press, 26. Anderson, Michael (1971), *Family Structure in Nineteenth Century Lancashire*, Cambridge: Cambridge University Press.

〔22〕 教会使用的拉丁语不再是通往上帝、达至天庭的唯一语言。关于所有这些现代个人主义的元素，参见 Macfarlane, Alan (1979), *The origins of English Individualism: The Family, Property, and Social Transition*, Cambridge: Cambridge University Press。

〔23〕 Grob, Gerald (1983), *Mental Illness and American Society*, 1875-1940, Princeton, NJ: Princeton University Press, 27. 直到 19 世纪 80 年代，这些收容制度在欧洲和美国仍然非常残酷。1883 年，当 S. V. 克莱文杰 (S. V. Clevenger) 来到芝加哥的库克县疯人院时，他发现大多数病人身上都布满了虱子，生活环境极度

肮脏混乱。他们穿着紧身衣，发病的时候，医生写在药方上的药品是威士忌酒。患者会在完全没有任何医疗手段和护理的状况下死去。1877 年，在纽约布莱克威尔的疯人院，在一个专为 900 人设计的空间里，只有一名带薪医疗人员治疗 1400 多名女性患者。

〔24〕Marx, Karl (1978 [1859]), A contribution to the critique of political 339
economy [Preface], In Robert C. Tucker (Ed.), *The Marx-Engels Reader*, New York: W. W. Norton, 4.

〔25〕Foucault, *Madness and Civilization*, 48, 62.

〔26〕Haskell, Thomas L. (1985), Capitalism and the origins of the humanitarian sensibility, part 1, *American Historical Review*, 90 (2), 339-61.

〔27〕See Gilman, Sander (1982), *Seeing the Insane*, Lincoln: University of Nebraska Press, 44-46.

〔28〕Gilman, *Seeing the Insane*, 47.

〔29〕这种观点出现在很多的文献中，包括《新约圣经·格林多前书》中的教诲："你们中若有人在今世自以为是有智慧的人，该变为一个愚妄的人，为成为一个有智慧的人，因为这世界的智慧在天主前原是愚妄。"长期以来，文学作品和电影中的"疯子"一直是一面反映疯狂社会的镜子。诸如 1946 年上映、由布利斯·卡洛夫主演的电影《疯人院》(*Bedlam*)，讲述贝特莱姆收容院的疯子最终逮捕了警卫和医生，对他们进行审判，判定他们由于神智正常而有罪。

〔30〕Scull, Andrew T. (1979), *Museums of Madness: The Social Organization of Insanity in Nineteenth-century England*, New York: St. Martin's Press, 18.

〔31〕Graunt, J. (1662), *Natural and Political Observations Mentioned in a following Index, and Made upon the Bills of Mortality ...with Reference to the Government, Religion, Trade, Growth, Ayre and the Diseases of the Said City*, London: J. Martyn, 22. Cited in Boulton, Jeremy, & Black, John (2011), "Those, that die by reason of their madness": Dying insane in London, 1629-1830, *History of Psychiatry*, 23 (1), 27-39.

〔32〕Ray, Isaac (1962 [1838]), *A Treatise on the Medical Jurisprudence of Insanity*, Cambridge, MA: Harvard University Press.

〔33〕*Report of the Limerick District Lunatic Asylum* (1867), Reprinted in Eghigian, Greg (Ed.) (2010), *From Madness to Mental Health: Psychiatric Disorder and Its Treatment in Western Civilization*, New Brunswick, NJ: Rutgers University Press.

〔34〕Stone, Deborah A. (1984), *The Disabled State*, Philadelphia: Temple

University Press, 44-45.

〔35〕Solomon, Andrew (2001), *The Noonday Demon: An Atlas of Depression*, New York: Scribner, 300.

〔36〕Fudge, Erica (2006), *Brutal Reasoning: Animals, Rationality, and Humanity in Early Modern England*, Ithaca, NY: Cornell University Press.

〔37〕通过动物形象比喻患有严重精神疾病的人的手法在许多其他文化中也很常见。在新几内亚的部分地区，一些异常行为被称为"ahade idzi be"（疯狂的猪），英文短语"going berserk"（发疯）来自古挪威语中"熊"这个字。参见Newman, Philip L. (1964), "Wild man" behavior in a New Guinea highlands community, *American Anthropologist*, 66 (1), 1-19。

〔38〕Porter, Roy (1998), Can the stigma of mental illness be changed?, *Lancet*, 352, 1049.

340 〔39〕Scott, Sir Walter (Ed.)(1814), *The Works of Jonathan Swift*, Edinburgh: Archibald Constable, 554.

〔40〕Gould, Stephen Jay (1981), *The Mismeasure of Man*, New York: W. W. Norton, 394-99.

〔41〕Mintz, Steven (2004), *Huck's Raft: A History of American childhood*, Cambridge, MA: Belknap Harvard.

〔42〕Linebaugh, Peter, & Rediker, Marcus (2001), *The Many-Headed Hydra: Sailors, Slaves, Commoners, and the Hidden History of the Revolutionary Atlantic*, Boston: Beacon Press, 51.

〔43〕Levine, Robert A. (1973), *Culture, Personality, and Behavior*, Chicago: Aldine, 254-65.

〔44〕Federici, Sylvia (2004), The great Caliban: The struggle against the rebel body, *Capitalism Nature Socialism*, 15 (2), 7-16.

〔45〕Federici, The great Caliban, 188.

〔46〕Martin, Emily (2001), *Woman in the Body: A Cultural Analysis of Reproduction*, Boston: Beacon Press.

2 精神疾病的发明

〔1〕Foucault, *Madness and Civilization*, 213. 2.

〔2〕Sontag, Susan (1978), *Illness as Metaphor*, New York: Picador, 35.

〔3〕Cited in Torrey, Edwin Fuller, & Miller, Judy (2001), *The Invisible Plague*:

The Rise of Mental Illness from 1750 to the Present, New Brunswick, NJ: Rutgers University Press.

〔4〕Cross, Simon (2012), Bedlam in mind: Seeing and reading historical images of madness, *European Journal of Cultural Studies*, 15 (1), 19–34.

〔5〕Quoted in Foucault, *Madness and Civilization*, 146.

〔6〕Gontard, Alexander von (1988), The development of child psychiatry in 19th century Britain, *Journal of Child Psychology and Psychiatry*, 29 (5), 569–88.

〔7〕法国的观察者证实了霍华德的结论。福柯在他的研究中引用了巴黎南郊的贝阿提丝医院财务总管写的一封信。信的作者对罪犯和穷人被关闭在一起的现状感到震惊。他要求"将囚犯从贝阿提丝医院迁走，只留下穷人；或者将穷人送到别处，而只留下囚犯"。他继续说道："如果后者是首选，我们或许可以将疯子留在这里，因为他们遭受了另一种不幸，也给人类带来了可怕的痛苦。" Foucault, Michel (2006), *History of Madness*, Khalfa, Jean (Ed.), Murphy, Jonathan, & Khlafa, Jean (Trans.). London: Routledge, 424–25.

〔8〕Foucault, *Madness and Civilization*, 213.

〔9〕See Porter, *Can the Stigma of Mental Illness be Changed?*; Grange, K. M. (1961), Pinel and eighteenth century psychiatry, *Bulletin for the History of Medicine*, 35, 442–53; Charland, Louis C. (2010), Science and morals in the affective psychopathology of Philippe Pinel, *History of Psychiatry*, 21 (1), 38–53.

〔10〕Chilcoat, Michelle (1998), Confinement, the family institution, and the 341
case of Claire de Duras's Ourika, *L'Esprit Créateur*, 38 (3), 6–16.

〔11〕Furst, Lillian R. (2003), *Idioms of Distress: Psychosomatic Disorders in Medical and Imaginative Literature*, Albany: State University of New York Press, 23.

〔12〕Grinker, Roy R., Sr. (1979), *Fifty Years in Psychiatry: A Living History*, Springfield, IL: Charles C. Thomas, 69.

〔13〕Reil, Johann (1803), *Rhapsodieen über die Anwendung der Psychischen Curmethode auf Geisteszerrüt-tungen*, Halle: In der Curtschen Buchhandlung, 205.

〔14〕Marx, Otto M. (1990), German Romantic psychiatry, part 1. *History of Psychiatry*, Ⅰ, 351–81.

〔15〕De Young, Mary, (2015), *Encyclopedia of Asylum Therapeutics: 1750–1950s*, Jefferson, NC: McFarland.

〔16〕Levy, Norman, Grinker, Roy R., Sr. (1943), Psychological observations affective psychoses treated with combined convulsive shock and psychotherapy, *Journal of*

Nervous and Mental Disease, 97 (6), 623–37.

〔17〕Reil, *Rhapsodieen*, 7–8.

〔18〕Marneros, Andreas (2008), Psychiatry's 200th birthday, *British Journal of Psychiatry*, 193, 1–3.

〔19〕Scull, Andrew (1975), From madness to mental illness: Medical men as moral entrepreneurs, *European Journal of Sociology*, 16 (2), 218–61; Keller, Richard C. (2005), Pinel in the Maghreb: Liberation, confinement, and psychiatric reform in French North Africa, *Bulletin of the History of Medicine*, 79 (3), 459–99.

〔20〕Foucault, *Madness and Civilization*, 232.

〔21〕Gamwell, Lynn, & Tomes, Nancy (1995), *Madness in America: Cultural and Medical Perceptions of Mental Illness before* 1914, Ithaca, NY: Cornell University Press, 37.

〔22〕Wright, David (1997), Getting out of the asylum: Understanding the confinement of the insane in the nineteenth century, *Social History of Medicine*, 10 (1), 137–55.

〔23〕Gilman, Sander (2014), Madness as disability, *History of Psychiatry*, 25 (4), 441–49.

〔24〕Charland, Louis C. (2007), Benevolent theory: Moral treatment at the York Retreat, *History of Psychiatry*, 18 (1), 61–80.

〔25〕皮内尔使用法文的“差异”（écarts）一词来描写这种不同，更准确地说，是“区别”。

〔26〕Mosse, George (1982), Nationalism and respectability: Normal and abnormal sexuality in the nineteenth century, *Journal of Contemporary History*, 17, 221–46.

〔27〕See Gilman, Sander (1999), *Making the Body Beautiful: A Cultural History of Aesthetic Surgery*, Princeton, NJ: Princeton University Press.

〔28〕Mosse, George L. (1985), *Nationalism and Sexuality: Middle-class Morality and Sexual Norms in Modern Europe*, Madison: University of Wisconsin Press, 37.

〔29〕Mosse, *Nationalism and Sexuality*, 12; in 1828, George M. Burrows 写道：
342 “手淫的可悲恶习正是导致精神错乱常见而又可怕的原因。”引自 Porter, Roy (1986), Love, sex, and madness in eighteenth-century England, *Social Research*, 53 (2), 211–42。

〔30〕Parvin, T. (1854/1855), Review of European legislation for control of prostitution, *New Orleans Medical and Surgical Journal*, 11, 700–705.

〔31〕Porter, Love, sex, and madness in eighteenth-century England, 228.

〔32〕Darby, Robert (2003), The masturbation taboo and the rise of routine male circumcision: A review of the historiography, *Journal of Social History*, 36 (3), 737-52.

〔33〕Money, John (1985), *The Destroying Angel: Sex, Fitness and Food in the Legacy of Degeneracy Theory, Graham crackers, Kellogg's Corn Flakes and American Health History*, Buffalo, NY: Prometheus Books.

〔34〕Whorton, James (2001), The solitary vice: The superstition that masturbation could cause mental illness, *Western Journal of Medicine*, 175 (1), 66-68.

〔35〕Sokolow, Jayme A. (1983), *Eros and Modernization: Sylvester Graham, Health Reform, and the origins of Victorian Sexuality in America*, London: Associated University Presses.

〔36〕Graham, Sylvester (1834), *A Lecture to Young Men, on Chastity*, Providence, RI: Weeden and Cory, 25-26.

〔37〕Mosse, *Nationalism and Sexuality*, 32.

3 割裂的身体

〔1〕De Montaigne, Michel (1903), *The Journal of Montaigne's Travels in Italy by Way of Switzerland and Germany in* 1580 *and* 1581 (3 vols.) (G. W. Waters, Trans.), London: John Murray.

〔2〕这种观点的遗产很难撼动。根据美国法律，直到 1990 年，美国移民官员都还要将同性恋者排除在移民之外。甚至就在 1986 年，美国最高法院决定维持乔治亚州禁止非自然法性行为（任何两个性别的成年人之间在双方自愿的条件下的口交或肛交）的法律。1998 年被推翻。

〔3〕Laqueur, Robert (1990), *Making Sex: Body and Gender from the Greeks to Freud*, Cambridge, MA: Harvard University Press. 针对 Laqueur 对中世纪性别特征的批判性观点，参见 Cadden 的著作，Cadden 并不将关注力集中在古希腊医学和中世纪之间的连续性上。Cadden, Joan (1993), *Meanings of Sex Difference in the Middle Ages: Medicine, Science and Culture*, Cambridge: Cambridge University Press.

〔4〕Laqueur, Thomas (2012), The rise of sex in the eighteenth century: Historical context and historiographical implications, *Signs: Journal of Women in Culture and Society*, 37 (4), 802-13. 毫不奇怪的是，中世纪的大部分解剖图画的都是女性的身体，而不是男性，因为女性的身体是需要解释的畸变。

〔5〕 Grinker, Roy R. (1994), *Houses in the Rainforest: Farmers and Foragers in Central Africa*, Berkeley: University of California Press.

343 〔6〕 Gettleman, Jeffrey (2018), The peculiar position of India's third gender, *New York Times*, February 17, 2018.

〔7〕 Davies, Sharyn Graham (2016), What we can learn from an Indonesian ethnicity that recognizes 5 genders, *U. S. News & World Report*, June 17, 2016.

〔8〕 Stip, E. (2015), RaeRae and Mahu: Third Polynesian gender, Santé mentale au Québec, 40 (3), 193–208.

〔9〕 Laqueur, *Making sex*, 62.

〔10〕 Quoted in Ortner, Sherry B. (1972), Is female to male as nature is to culture? *Feminist Studies*, 1 (2), 5–31.

〔11〕 Laqueur, *Making Sex*, 213.

〔12〕 See Martin, Emily (2001), *The Woman in the Body: A Cultural Analysis of Reproduction*, Boston: Beacon Press.

〔13〕 Cited in Showalter, Elaine (1980), Victorian women and insanity, *Victorian Studies*, 23 (2), 157–81.

〔14〕 Tosh, John (2005), Masculinities in an industrializing society: Britain, 1800–1914, *Journal of British Studies*, 44 (2), 330–42.

〔15〕 Chilcoat, Confinement, 13.

〔16〕 Chilcoat, Confinement, 13.

〔17〕 Scully, Pamela, & Crais, Clifton (2010), Race and erasure: Sara Baartman and Hendrik Cesars in Cape Town and London, *Journal of British Studies*, 47, 301–23.

〔18〕 Qureshi, Sadia (2004), Displaying Sara Baartman: "The Hottentot Venus", *History of Science*, 17, 233–57.

〔19〕 Gilman, Sander L. (1985), *Difference and Pathology: Stereotypes of Sexuality, Race, and Madness*, Ithaca, NY: Cornell University Press.

〔20〕 Comaroff, John, Comaroff, Jean (1991), *Of Revelation and Revolution, volume 1: Christianity, Colonialism, and Consciousness in Colonial South Africa*, Chicago: University of Chicago Press.

〔21〕 Gilman, *Difference and pathology*, 107.

〔22〕 Porter, Love, sex, and madness in eighteenth-century England.

〔23〕 MacDonald, Michael (1981), *Mystical Bedlam: Madness, Anxiety and Healing in Seventeenth Century England*, Cambridge: Cambridge University Press, 89.

〔24〕 Sontag, *Illness as Metaphor*.

〔25〕 Showalter, Elaine (1980), Victorian women and insanity, *Victorian Studies*, 23 (2), 157–81.

〔26〕 Showalter, Elaine (1986), *The Female Malady: Women, Madness, and English Culture, 1830–1980*, New York: Pantheon.

〔27〕 Rose, *No Right to be Idle*.

〔28〕 Showalter, Victorian women and insanity, 177.

〔29〕 D'Emilio, John (1983), Capitalism and gay identity, In Snitow, Ann, Stansell, Christine, & Thompson, Sharon (Eds.), *Powers of Desire: The Politics of Sexuality*, New York: Monthly Review Press, 100–113.

〔30〕 Mosse, *Nationalism and Sexuality*, 5.

〔31〕 Halperin, David (1990), *One Hundred Years of Homosexuality*, New York: 344
Routledge.

〔32〕 See Cáceres, C. F. (1999), Sexual-cultural diversity in Lima, Peru, *Culture, Health and Sexuality*, 6, 41–47; Schiffter, Jacobo (2000), *Public Sex in a Latin Society*, New York: Routledge; Parker, Richard G. (2009), *Bodies, Pleasures, and Passions: Sexual Culture in Contemporary Brazil* (2nd ed.), Nashville: Vanderbilt University Press; Kulick, Don (1998), *Travesti: Sex, Gender, and Culture Among Brazilian Transgendered Prostitutes*, Chicago: University of Chicago Press.

〔33〕 Halperin, *One Hundred Years of Homosexuality*.

〔34〕 Rotundo, E. Anthony (1989), Romantic friendship: Male intimacy and middle-class youth in the northern United States, 1800–1900, *Journal of Social History*, 23 (1), 1–25.

〔35〕 Hacking, Ian (1991), How should we do the history of statistics? Burchell, Graham, Gordon, Colin, & Miller, Peter (Eds.), *The Foucault Effect: Studies in Governmentality*, Chicago: University of Chicago Press.

〔36〕 Arieno, Marlene A. (1989), *Victorian Lunatics: A Social Epidemiology of Mental Illness in Mid-Nineteenth-century England*, London: Associated University Presses, 31.

〔37〕 Grob, Gerald (2011), *The Mad Among Us: A History of the Care of America's Mentally Ill*, New York: The Free Press, 91.

〔38〕 Berrios, German E. (1996), *The History of Mental Symptoms: Descriptive Psychopathology since the 19th Century*, Cambridge: Cambridge University Press. 在法

国，精神疾病的概念有：délire de cotard 表示情绪障碍，lypemania 表示与忧郁症相关的一系列症状，délire emotif or folie lucide 表示强迫症；在德国，德语 Zwangsvorstellung 表示强迫症；英国英语用 obsession，而美国英语用 compulsion 表示强迫症这个概念。

［39］Porter, Roy (1990), Foucault's great confinement, *History of the Human Sciences*, 3 (1), 47–54.

［40］*Commissioners in Lunacy Annual Report* (1861), 18, 77, Arieno 在 *Victorian lunatics* 中引用，115。

［41］Grob, *Mental Illness and American Society*, 327.

［42］Wright, David (1997), Getting out of the asylum: Understanding the confinement of the insane in the nineteenth century, *Social History of Medicine*, 10 (1), 137–55.

［43］Bainbridge, William Sims (1984), Religious insanity in America: The official nineteenth century theory, *Sociological Analysis*, 45 (3), 223–39.

［44］Deutsch, Albert (1944), The first U. S. census of the insane (1840) and its use as pro-slavery propaganda, *Bulletin of the History of Medicine*, XV (5), 469–82.

［45］Insanity in the Negro race, *Boston Courier*, June 15, 1843, col G.

［46］见 Deutsch, The first U. S. census of the insane, 11.

［47］参见 Jarvis, E. (1843), Insanity among the colored population of the free states, *American Journal of the Medical Sciences*, 268–82; Jarvis, E. (1843), On the supposed increase in insanity, *American Journal of Psychiatry*, 8 (4), 333–64.

345 ［48］Jarvis, E. (1842), Statistics of insanity in the United States, *Boston Medical and Surgical Journal*, 27, 116–21; See also Pasamanick, Benjamin (1964), Myths regarding prevalence of mental disease in the American Negro, *JAMA: Journal of the American Medical Association*, 56 (1), 6–17.

［49］Deutsch, The first U. S. census of the insane, 480.

［50］Bevis, W. M. (1921), Psychological traits of the southern negro with observations as to some of his psychoses, *American Journal of Psychiatry*, I (69), 69–78.

［51］Postell, William Dosite (1953), Mental health among the slave population on southern plantations, *American Journal of Psychiatry*, 110 (1), 52–54.

［52］Kendi, Ibram X. (2017), *Stamped from the Beginning: The Definitive History of Racist Ideas in America*, New York: Bold Type Books.

〔53〕 Grinker, Roy R., Spiegel, John P. (1963), *Men under Stress*. New York: McGraw-Hill.

〔54〕 Kardiner, Abram (2014 [1951]), *The Mark of Oppression*, New York: Martino.

〔55〕 Henderson, Carol E. (2002), *Scarring the Black Body: Race and Representation in African-American Literature*, Columbia: University of Missouri Press, 48.

〔56〕 Painter, Nell Irvin (1996), *Sojourner Truth: A Life, A Symbol*, New York: W. W. Norton, 139, 见 Henderson, *Scarring the Black Body* 引文, 48.

〔57〕 Henderson, *Scarring the Black Body*, 43.

〔58〕 Bromberg, Walter, Simon, Franck (1968), The "protest" psychosis: A specific type of reactive psychosis, *Archives of General Psychiatry*, 19 (2), 155-60.

〔59〕 Metzl, Jonathan M. (2009), *The Protest Psychosis: How Schizophrenia Became a Black Disease*, Boston: Beacon Press, 210.

〔60〕 Du Bois, W. E. B. (1903), *The Souls of Black Folk*, New York: Dover Publications, 2-3.

〔61〕 Blow, F. C., et al. (2004), Ethnicity and diagnostic patterns in veterans with psychoses, *Social Psychiatry and Psychiatric Epidemiology*, 39 (10), 841-51.

〔62〕 Metzl, The protest psychosis, xi.

4 割裂的大脑

〔1〕 Porter, Roy (2015), Preface, in Haslam, John, *Illustrations of Madness* (Porter, Roy, Ed.), London: Routledge, xi.

〔2〕 Rosenhan, David (1973), On being sane in insane places, *Science*, 179, 250-58.

〔3〕 Decker, Hannah S. (2013) 在她的书中引用并讨论。*The Making of DSM-Ⅲ: A Diagnostic Manual's Conquest of American Psychiatry*, Oxford: Oxford University Press, 178.

〔4〕 Decker, *The Making of DSM-Ⅲ*, 179.

〔5〕 McNally, Kiernan (2016), *A Critical History of Schizophrenia*, New York: Palgrave Macmillan, 11.

〔6〕 Haslam, John (1809), *Observations on Madness and Melancholy: Including Practical Remarks on those Diseases*, London: J. Callow, 66-67.

〔7〕Krauss, William C. (1898), The stigmata of degeneration, *American Journal of Insanity* [Psychiatry], 55 (1), 55-88.

346 〔8〕Cited in Barrett, Robert (1998), Conceptual foundations of schizophrenia Ⅰ: Degeneration, *Australian and New Zealand Journal of Psychiatry*, 32 (5), 617-26.

〔9〕Barrett, Conceptual foundations of schizophrenia Ⅰ, 618.

〔10〕Barrett, Robert (1996), *The Psychiatric Team and the Social Definition of Schizophrenia: An Anthropological Study of Person and Illness*, Cambridge: Cambridge University Press, 191.

〔11〕Barrett, *The Psychiatric Team and the Social Definition of Schizophrenia*, 192.

〔12〕Talbot, Eugene S. (1898), *Degeneracy: Its Causes, Signs, Results*, London: Walter Scott, Ltd.

〔13〕Dowbiggin, Ian (1985), Degeneration and hereditarianism in French mental medicine 1840-90: Psychiatric theory as ideological adaptation, Bynum, W. F., Porter, Roy, & Shepherd, Michael (Eds.), *The Anatomy of Madness: Essays in the History of Psychiatry, volume I: People and Ideas*, London: Tavistock, 209.

〔14〕Albert Lemoine, Dowbiggin 在 *Degeneration and Hereditarianism* 中引用, 188-232.

〔15〕Barrett, Conceptual foundations of schizophrenia Ⅰ, 623.

〔16〕Cited in Barrett, *The Psychiatric Team and the Social Definition of Schizophrenia*, 211.

〔17〕Barrett, Conceptual foundations of schizophrenia Ⅰ, 624.

〔18〕Barrett, Robert (1998), Conceptual foundations of schizophrenia Ⅱ: Disintegration and division, *Australian and New Zealand Journal of Psychiatry*, 32 (5), 617-26, 630.

〔19〕See Trzepacz, Paula T., Baker, Robert W. (1993), *The Psychiatric Mental Status Examination*, New York: Oxford University Press, 86-89.

〔20〕在其他鲜为人知的故事中，会出现一个自我与另一个自我疏远或思想与身体分离的患者。如在歌德 1771 年发表的小说《少年维特之烦恼》中，他提出了这样一种观点，即通过倾听疯子的声音可以理解疯子，并且每个人的身上都可能存在着一个理智的和一个疯狂的自我。See Thiher, Allen (1999), *Neoclassicism, The Rise of Singularity, and Moral Treatment*, Ann Arbor: University of Michigan Press. 关于双重自我在英国文学中的普遍性，见 Miller, Karl (1985), *Doubles: Studies in Literary History*, Oxford: Oxford University Press。

〔21〕Akyeampong, Emmanuel (2015), A historical overview of psychiatry in Africa, In Akyeampong, Emmanuel, Hill, Allan G., & Kleinman, Arthur (Eds.), *The Culture of Mental Illness and Psychiatric Practice in Africa*, Bloomington: Indiana University Press, 24-49.

〔22〕Quoted in Vaughn, Megan (1983), Idioms of madness: Zomba Lunatic Asylum, Nyasaland, in the colonial period, *Journal of Southern African Studies*, 9 (2), 218-38.

〔23〕John Colin Carothers, McCulloch, Jock (1995), *Colonial Psychiatry and "The African Mind"*, Cambridge: Cambridge University Press, 52.

〔24〕Parle, Julie (2003), Witchcraft or madness? The Amandiki of Zululand, 347
1894-1914, *Journal of Southern African Studies*, 29 (1), 105-32.

〔25〕殖民思想对于使用巫术的观点，参见 Smith, James, (2018), Witchcraft in Africa, In Grinker, Roy R., et al. (Eds.), *Companion to the Anthropology of Africa*, Oxford: Wileylackwell。

〔26〕McCulloh, *Colonial psychiatry and "the African mind*," 17.

〔27〕Stoler, Anne (1989), Rethinking colonial categories: European communities and the boundaries of rule, *Comparative Studies in Society and History*, 31, 134-61.

〔28〕Swartz, Sally (1995), The black insane in the Cape, 1891-1920, *Journal of Southern African Studies*, 21 (3), 399-415.

〔29〕Keller, Richard (2001), Madness and colonization: Psychiatry in the British and French empires, 1800-1962, *Journal of Social History*, 35 (2), 295-326.

〔30〕Bloch, Sidney, & Reddaway, Peter. (1978). *Psychiatric terror: How Soviet psychiatry is used to suppress dissent*. New York: Basic Books; Ablard, J. D. (2003). Authoritarianism, democracy and psychiatric reform in Argentina, 1943-83. *History of Psychiatry*, 14, 361-76; Lu, S. Y., & Galli, V. B. (2002). Psychiatric abuse of Falun Gong practitioners in China. *Journal of the American Academy of Psychiatry and the Law*, 30, 126-30.

〔31〕Ong, Aihwa (1987), *Spirits of Resistance and Capitalist Discipline: Factory Women in Malaysia*, Albany: State University of New York Press.

第二部分　战争

5　战争带来的命运之变

〔1〕Coco, Adrienne Phelps (2010), Diseased, maimed, mutilated: Categorizations of disability and an ugly law in late nineteenth-century Chicago, *Journal of Social History*, 44 (1), 23-37.

〔2〕 Quoted in Coco, Diseased, maimed, mutilated, 31-32.

〔3〕 Schweik, Susan M. (2009), *The Ugly Laws: Disability in Public*, New York: New York University Press.

〔4〕 Grinker, Julius (1912), Freud's psychotherapy, *Illinois Medical Journal*, 22, 185-95.

〔5〕 Geller, Jay (1996), Le péché contre le sang: la syphilis et la construction de l'identité juive, *Revue Germanique International*, 5, 141-64.

〔6〕 Talbott, John E. (1997), Soldiers, psychiatrists and combat trauma, *Journal of Interdisciplinary History*, 27 (3), 437-54; Reid, Fiona (2014), "His nerves gave way": Shell shock, history and the memory of the First World War in Britain, *Endeavour*, 38 (2), 91-100.

〔7〕 Kleinman, *The Illness Narratives*.

〔8〕 Barham, Peter (2004), *Forgotten Lunatics of the Great War*, New Haven, CT: Yale University Press, 2.

〔9〕 *Washington Times Magazine* (1900), Choose a wife as you would select live stock, December 9, 1900, 3.

〔10〕 *Chicago Record-Herald* (1900), Doctor calls love a dream, December 9, 1900.

348 〔11〕 Loughran, Tracey (2008), Hysteria and neurasthenia in pre-1914 British medical discourse and in histories of shell-shock, *History of Psychiatry*, 19 (1), 25-46.

〔12〕 Cited in Shorter, Edward (1992), *From Paralysis to Fatigue: A History of Psychosomatic Illness in the Modern Era*, New York: The Free Press, 75.

〔13〕 Marcus, Greil (1998), One step back: Where are the elixirs of yesteryear when we hurt? *New York Times*, January 26, 1998.

〔14〕 Lutz, Tom (1993), *American Nervousness, 1903: An Anecdotal History*, Ithaca, NY: Cornell University Press; see also: Beck, Julie (2016), "Americanitis": The disease of living too fast, *The Atlantic*, March 11, 2016.

〔15〕 Grinker, R. R., Sr. (1963), A psychoanalytical historical island in Chicago (1911-12), *Archives of General Psychiatry*, 8, 392-404.

〔16〕 Clevenger, S. B. (1883), Insanity in Chicago, *Chicago Medical Journal and Examiner*, 47 (5), 449-63; see also: Rieff, Janice L., Keating, Durkin, &

Grossman, James R. (Eds.) (2005), *Encyclopedia of Chicago*, Chicago: Chicago Historical Society.

〔17〕 Raffensperger, John G., Boshes, Louis G. (Eds.) (1997), *The old lady on Harrison Street: Cook County Hospital, 1833–1995*, Chicago: Chicago Historical Society.

〔18〕 Duis, Perry R. (1998), *Challenging Chicago: Coping with Everyday Life, 1837–1920*, Urbana: University of Illinois Press, 334.

〔19〕 Barnes, J. K. (Ed.) (1870–1888), *Medical and Surgical History of the War of Rebellion, 1861–1865* (6 vols.), Washington, DC: U. S. Government Printing Office 1 (1), 638–39, 711; 3, 884–85.

〔20〕 Calhoun, J. Theodore (1864), Nostalgia as a disease of field service, *Medical and Surgical Reporter*, 11, 131; see also: McCann, W. H. (1941), Nostalgia: A review of the literature, *Psychological Bulletin*, 38 (3), 165–82; Anderson, David (2010), Dying of nostalgia: Homesickness in the Union Army during the Civil War, *Civil War History*, 56 (3), 247–82; Clarke, Frances (2007), So lonesome I could die: Nostalgia and debates over emotional control in the Civil War North, *Journal of Social History*, 41 (2), 253–82; Anderson, Donald Lee, & Anderson, Godfrey Tryggve (1984), Nostalgia and malingering in the military during the Civil War, *Perspectives in Biology and Medicine*, 28 (1), 157–66; Starobinski, Jean, Kemp, William S. (1966), The idea of nostalgia, *Diogenes*, 14 (81), 103; Hall, J. K., Zilboorg, Gregory, & Bunker, Henry Alden (Eds.) (1944), *One Hundred Years of American Psychiatry*, New York: Columbia University Press, 374.

〔21〕 Leese, Peter (2002), *Shell Shock: Traumatic Neurosis and the British Soldiers of the First World War*, London: Palgrave Macmillan, 17.

〔22〕 Reid, "His nerves gave way", 93.

〔23〕 Mosse, George L. (2000), Shell shock as a social disease, *Journal of Contemporary History*, 35 (1), 101–8.

〔24〕 Myers, Charles (1915), A contribution to the study of shell shock, *Lancet*, 185 (4772), 316–20.

〔25〕 Winter, Jay (2000), Shell shock and the cultural history of the Great War, *Journal of Contemporary History*, 35 (1), 7–11, 10; see also: Lerner, Paul (2009), 349
Hysterical Men: War, Psychiatry, and the Politics of trauma in Germany, 1890–1930, Ithaca, NY: Cornell University Press, 61.

〔26〕 De Young, *Encyclopedia of Asylum Therapeutics*, 202.

〔27〕 Winter, Shell shock and the cultural history of the Great War, 7.

〔28〕 Martinot, Alain (2018), Les femmes de la grande guerre [women of the Great War], *Cahier de Mémoire d'Ardèche et Temps Présent*, 139, 1–19.

〔29〕 Barham, *Forgotten Lunatics of the Great War*, 182, 241.

〔30〕 Smith, Grafton Elliot, & Pear, T. H. (1918), *Shell Shock and Its Lessons* (2nd ed.), Manchester, UK: Manchester University Press, 19.

〔31〕 Barker, Pat (1991), *Regeneration*, New York: Plume, 48.

〔32〕 Barker, *Regeneration*, 48.

〔33〕 *Lancet*, October 31, 1914, quoted in Bogacz, Ted (1989), War neurosis and cultural change in England, 1914–22: The work of the War Office Committee of Enquiry into "Shell-Shock", *Journal of Contemporary History*, 24 (2), 227–56.

〔34〕 Southard, E. E. (1919), *Shell-shock and Other Neuropsychiatric Problems: Presented in Five Hundred and Eighty-nine Case Histories from the War Literature, 1914–1918*, Boston: W. M. Leonard.

〔35〕 Quoted in Boehnlein, James K., Hinton, Devon E. (2016), From shell shock to PTSD and traumatic brain injury: A historical perspective on responses to combat trauma, in Hinton, Devon E., Good, Byron (Eds.), *Culture and PTSD: Trauma in Global and Historical Perspective*, Philadelphia: University of Pennsylvania Press, 161.

〔36〕 Crocq, Marc Antoine, & Crocq, Louis (2000), From shell shock and war neurosis to posttraumatic stress disorder: A history of psychotraumatology, *Dialogues in Clinical Neuroscience*, 2 (1), 47–55.

〔37〕 Pols, Hans, Oak, Stephanie (2007), War and military mental health: The US psychiatric response in the 20th century, *American Journal of Public Health*, 97 (12), 2132–42.

〔38〕 Quoted in Lerner, *Hysterical men*, 61.

〔39〕 Macleod, Sandy (2015), Australasian contributions to the "shell shock" literature of World War I, *Australasian Psychiatry*, 23 (4), 396–98.

〔40〕 Ellenberger, Henri F. (1970), *The Discovery of the Unconscious: The History and Evolution of Dynamic Psychiatry*, New York: Basic Books, 95.

〔41〕 Lerner, Hysterical men, 26.

〔42〕 Freud, Sigmund (1957 [1917]), The sense of symptoms, In *The Standard Edition of the Complete Psychological Works of Sigmund Freud*, volume 16, 1916–1917, Strachey, James (Ed.), London: Hogarth Press, 257–72.

〔43〕Lerner, *Hysterical Men*, 62.

〔44〕Lerner, *Hysterical Men*, 62.

〔45〕Thomas Salmon, quoted in Shephard, Ben (2000), *War of Nerves: Soldiers and Psychiatrists, 1914–1994*, London: Jonathan Cape, 101.

〔46〕Ernst, Waltraud (1991), *Mad Tales from the Raj: Colonial Psychiatry in South Asia, 1800–1858*, New York: Anthem Press; see also: Keller, Richard (2001), 350
Madness and colonization: Psychiatry in the British and French empires, 1800–1962, *Journal of Social History*, 35 (2), 295–326.

〔47〕Bogacz, War neurosis and cultural change in England, 227–56.

〔48〕Lerner, *Hysterical Men*, 40.

〔49〕Lerner, *Hysterical Men*, 4–5. 许多20世纪的医生都同意心身医学的先驱之一格奥尔格·格罗德克（Georg Groddeck）的观点。1923年，他在谈及所有疾病，即心理和生理方面的疾病时写道，“疾病不是外来的；而是人为自己创造的，外部世界仅仅只是被当作一种使自己生病的工具而已”。Groddeck, Georg (1979 [1923]), *The Book of the It*, Northport, AL: Vision Press. 苏珊·桑塔格在《疾病的隐喻》中引用格罗德克的观点，并认为，医生们确信，疾病是由抑制自己的激情引起的，用她的话来说，“是性格导致了疾病——因为它没能自由地展现出来”。Sontag, *Illness as Metaphor*, 46.

〔50〕Fassin, Didier, Reichtman, Richard (2009), *The Empire of Trauma: An Inquiry into the Condition of Victimhood*, Princeton, NJ: Princeton University Press, 62.

〔51〕Reid, “His nerves gave way”, 93.

〔52〕一些历史学家感叹这样一个事实，即学者们并没能充分地解释，在两次世界大战中，英国军队中士兵和军官患上了不同的疾病这种假设背后的原因。see Shephard, Ben (1999), “Pitiless psychology”: The role of prevention in British military psychiatry in the Second World War, *History of Psychiatry*, 10, 491–524.

〔53〕Barbusse, Henri (1919), *Light*, Fitzwater Wray (Trans.), New York: E. P. Dutton.

〔54〕Jones, Edgar (2012), Shell shocked, *Monitor on Psychology*, 43 (6), 18.

〔55〕Shephard, Ben (2001), *A War of Nerves: Soldiers and Psychiatrists in the Twentieth Century*, Cambridge, MA: Harvard University Press, 286.

〔56〕Cited in Jones, Edgar, Wessely, Simon, (2005), *Shell Shock to PTSD: Military Psychiatry from* 1900 *to the Gulf War*, Hove, UK: Psychology Press, 215.

〔57〕House of Lords debates volume 39, February 10, 1920, April 28, 1920,

London：HMSO. Quoted in Jones & Wessely，*Shell Shock to PTSD*，150.

〔58〕Jones & Wessely，*Shell Shock to PTSD*，151.

〔59〕Shephard，*War of Nerves*，55.

〔60〕Reid，"His nerves gave way"，97.

〔61〕McNally，Richard J.（2016），Is PTSD a transhistoric phenomenon? 见 Hinton & Good，*Culture and PTSD*，117-34.

〔62〕McNally，Is PTSD a transhistoric phenomenon?，120-21.

〔63〕Marlowe，David H.（2001），*Psychological and Psychosocial Consequences of Combat and Deployment：With Special Emphasis on the Gulf War*，Santa Monica，CA：RAND.

〔64〕Arnold，Ken，Vogel，Klaus，Peto，James（2008），*War and Medicine*，London：Wellcome Collection；see also：Allen，Arthur（2007），*Vaccine：The Controversial Story of Medicine's Greatest Lifesaver*，New York：W. W. Norton，特别是第4章，War is good for babies，115-59.

351

6 发现弗洛伊德

〔1〕Shorter，Edward（1997），*A History of Psychiatry：From the Era of the Asylum to the Age of Prozac*，New York：Wiley.

〔2〕Gilman，Sander（1987），The struggle of psychiatry with psychoanalysis：Who won? *Critical Inquiry*，13，293-313.

〔3〕Grinker，Roy Richard，Sr.（1963），A psychoanalytical historical island in Chicago（1911-1912），*Archives of General Psychiatry*，8，392-404.

〔4〕Grinker，Julius（1912），Freud's psychotherapy，*Illinois Medical Journal*，22，185-95.

〔5〕Grinker，R. R.，Sr. Letter to Walter Freeman，December 8，1965. Property of the author.

〔6〕Rogow，Arnold A.（1970），*The Psychiatrists*，New York：Putnam，109. 在另一项对"最具争议的在世精神分析师"的调查中，12 名获得选票的人中只有 3 人出生在美国（约翰·罗森、格林克和库比）。Rogow，*The Psychiatrists*，111.

〔7〕Bassoe，Peter（1928），Julius Grinker as a neurologist and as a man，Read before the Chicago Neurological Society，February 16，1928. Property of the author.

〔8〕Freud，Sigmund（2010［1930］），*Civilization and Its Discontents*，New York：W. W. Norton.

〔9〕Gay, Peter (1981), *Introduction*, *Bergasse* 19: *Sigmund Freud's Home and Offices*, Vienna 1938: *The Photographs of Edmund Engelman*, Chicago: University of Chicago Press.

〔10〕Grinker, *A Psychoanalytical Historical Island in Chicago*, 392–404.

〔11〕U. S. Government, Bureau of the Census, Illinois, 1930 census.

〔12〕尽管是犹太人，但祖父格林克还是于 1930 年被任命为大学的第一任精神病学负责人。在富兰克林·麦克莱恩（Franklin McLean）医学博士、医学院前医学系主任和诊所主任的大力推动下，大学建立了精神病科。麦克莱恩倡导在所有大学（无论其是否有医学院）都建立精神病学系。芝加哥大学直到 1955 年才拥有自己独立的精神病学系。

〔13〕Leff, Laurel (2020), *Well Worth Saving*: *American Universities' Life-and-death Decisions on Refugees from Nazi Europe*, New Haven, CT: Yale University Press, 105–6.

〔14〕Interview with Roy R. Grinker, Sr. Archives of the Chicago Institute for Psychoanalysis, cassette tape.

〔15〕Gardener, LaMaurice (1971), The therapeutic relationship under various conditions of Race, *Psychotherapy*: *Theory*, *Research and Practice*, 8 (1), 78–87.

〔16〕Rogow, *The Psychiatrists*, 73–76, 78. 关于本次调查及其意义更为详细的描述，见 Luhrmann, T. M. (2000), *Of Two Minds*: *The Growing Disorder in American Psychiatry*, New York: Alfred A. Knopf, 220–22。

〔17〕Gould, Robert E. (1968), Dr. Strangeclass or how I stopped worrying about the theory and began treating the blue collar worker, *Journal of Contemporary Psychotherapy*, 1 (1), 49–63.

〔18〕我祖父关于弗洛伊德给他做精神分析的回忆来自多个出处。其中包括 352
在他 1992 年去世前我自己与他的谈话、芝加哥精神分析研究所档案馆的采访录音，他在《精神病学五十年：鲜活的历史》一书中的书面回忆，以及 1940 年他所撰写的文章《与弗洛伊德个人接触的回忆》[见 *American Journal of Orthopsychiatry*, 10 (4), 850–54]。我还借鉴了我祖父和弗洛伊德之间的信件，这些信件存放在美国国会图书馆的西格蒙德·弗洛伊德收藏中心。另外，还请参见 Freeman, Walter (1968), *The Psychiatrist*: *Personalities and Patterns*, New York: Grune and Stratton, 249–56; Weinberg, Jack (1980), Roy R. Grinker, Sr.: Some biographical notes, *Journal of the American Academy of Psychoanalysis*, 8 (3), 441–49; and Kavka, Jerome (2000), Sigmund Freud's letters to R. R. Grinker Sr., 1933–1934:

Plans for a personal analysis, *Psychoanalysis and History*, 2 (2), 152-61。

〔19〕Letter from Mildred Barman Grinker to Sigmund Freud, January 2, 1934, Archives of the Chicago Institute for Psychoanalysis.

〔20〕Wortis, Joseph S. (1954), *Fragments of an Analysis with Freud*, New York: Simon & Schuster.

〔21〕*New York Times* (1956), Tribute to Freud asks for him the "human privilege of error", April 21, 1956, 37.

〔22〕Grinker, *Fifty Years in Psychiatry*, 174.

〔23〕然而，我祖父确实对他自己的孩子进行了心理分析：13 岁的乔安（我的姑姑）和 11 岁的小罗伊（我的父亲）。在乔安和罗伊的记忆中，这些分析是"教育练习"，尽管我祖父在给弗洛伊德的信中说明它们是治疗性的。他告诉弗洛伊德，孩子们"进步很大"。

〔24〕罗伊·理查德·格林克给弗洛伊德的信，1936 年 2 月 18 日。作者个人收藏。

〔25〕作者个人收藏。另一些关于弗洛伊德的个人记忆，参见 Ruitenbeek, Hendrik M. (Ed.) (1973), *Freud as We Knew Him*, Detroit, MI: Wayne State University Press。

7 战争的益处

〔1〕Glass, Albert J. (1966), *Army Psychiatry before World War Ⅱ*, *In Medical Department*, *United States Army*, *Neuropsychiatry in World War Ⅱ*, *volume Ⅰ*: *Zone of Interior*, Washington, DC: Office of the Surgeon General, Department of the Army, 3-23.

〔2〕Glass, *Army Psychiatry before World War Ⅱ*, 9.

〔3〕Tuttle, Arnold Dwight (1927), *Handbook for the Medical Soldier*, Baltimore: William Wood. Cited in Wanke, Paul (1999), American military psychiatry and its role among ground forces in World War Ⅱ, *Journal of Military History*, 63, 127-46.

〔4〕*Military Medical Manual* (2nd ed.), Harrisburg, PA: Military Service Publishing Co.

353 〔5〕Jones & Wessely, *Shell Shock to PTSD*, 67.

〔6〕Bernucci, Robert J., Glass, Albert J. (1966), Preface, *Medical Department*, *United States Army*, *Neuropsychiatry in World War Ⅱ*, *volume Ⅰ*: *Zone of interior*, XV-XVIII.

〔7〕 Glass, Albert J. (1973), Preface, *Medical Department*, *United States Army*, *Neuropsychiatry in World War Ⅱ*, *volume Ⅱ*: *Overseas Theaters*, Washington, DC: Office of the Surgeon General, Department of the Army, xvii–x.

〔8〕 Quoted in Bromberg, Walter (1982), *Psychiatry between the Wars*, *1918–1945*: *A Recollection*, Westport, CT: Greenwood Press, 153.

〔9〕 Gabriel, Richard A., Metz, Karen S. (1992), *A History of Military Medicine*, *volume Ⅱ*: *From the Renaissance through Modern Times*, Westport, CT: Greenwood Press, 250.

〔10〕 Bliss, G. (1919), Mental defectives and the war. *Journal of Psycho-Asthenics*, 24, 11–17. Cited in Smith, J. David, Lazaroff, Kurt (2006), "Uncle Sam needs you" or does he? Intellectual disabilities and lessons from the "Great Wars", *Mental Retardation*, 44 (6), 433–37.

〔11〕 Smith & Lazaroff, "Uncle Sam needs you" or does he?, 434.

〔12〕 Davidson, H. A. (1940), Mental hygiene in our armed forces, *Military Surgeon*, 86, 477–81.

〔13〕 Jones & Wessely, *Shell Shock to PTSD*, 106. 瓦尔特·门宁格（门宁格家族第三代心理医生）所说的 12% 这个数字来自"Wartime Lessons for Peacetime Psychiatry", University of Chicago Round Table, September 27, 1946。录音文献：https://www.wnyc.org/story/wartime-lessons-for-peacetime-psychiatry，查询日期：2018 年 5 月 18 日。

〔14〕 Jones & Wessely, *Shell Shock to PTSD*, 106.

〔15〕 Pols, Hans (2011), The Tunisian campaign, war neuroses, and the reorientation of American psychiatry during World War Ⅱ, *Harvard Review of Psychiatry*, 19, 313–20.

〔16〕 Jones & Wessely, *Shell Shock to PTSD*, 106; see also: Glass, Albert J. (1966), Army psychiatry before World War Ⅱ, *Medical Department*, *United States Army*, *Neuropsychiatry in World War Ⅱ*, *volume I*: *Zone of Interior*, 3–23, 7.

〔17〕 Herman, Ellen (1995), *The Romance of American Psychology*: *Political Culture in the Age of Experts*, Berkeley: University of California Press, 89.

〔18〕 Jones & Wessely, *Shell Shock to PTSD*, 106; see also: Shephard, *War of Nerves*, 201.

〔19〕 Whitney, E. A., MacIntyre, E. M. (1944), War record of Elwyn boys, *American Journal of Mental Deficiency*, 49, 80–85, Cited in Smith & Lazaroff, "Uncle

Sam needs you" or does he?, 435.

〔20〕 Scheerenberger, R. C. (1983), *A History of Mental Retardation*. Baltimore: Paul H. Brookes, 75; see also: Doll, Edgar A. (1944), Mental defectives and the war, *American Journal of Mental Deficiency*, 49, 64–66.

〔21〕 Brill, Norman Q., Kupper, Herbert I. (1966), The psychiatric patient after discharge, *Medical Department, United States Army, Neuropsychiatry in World War Ⅱ, volume Ⅰ: Zone of Interior*, 729–33.

〔22〕 Jaffe, Eric (2014), *A Curious Madness: An American Combat Psychiatrist, A*
354 *Japanese War Crimes Suspect, and an Unsolved Mystery from World War Ⅱ*, New York: Scribner, 130.

〔23〕 Menninger, William C. (1948), *Psychiatry in a Troubled World*, New York: Wiley; see also: Glass, Army psychiatry before World War Ⅱ, 3–23.

〔24〕 Bond, Douglas D. (1973), General neuropsychiatric history, In Medical Department, *United States Army, Neuropsychiatry in World War Ⅱ, volume Ⅱ: Overseas Theaters*, 851–79.

〔25〕 Shephard, *War of Nerves*, 213.

〔26〕 Jaffe, *A Curious Madness*, 139.

〔27〕 Appel, John (1946), Incidence of neuropsychiatric disorders in the United States Army in World War Ⅱ (preliminary report), *American Journal of Psychiatry*, 102 (4), 433–36.

〔28〕 Pols, The Tunisian Campaign, 316.

〔29〕 Cited in Shepherd, *War of Nerves*, and Lieberman, Jeffrey A. (2015), *Shrinks: The Untold Story of Psychiatry*, New York: Back Bay Books, frontispiece.

〔30〕 Pols, The Tunisian campaign, 317.

〔31〕 Cited in Menninger, Walter W. (2004), Contributions of William C. Menninger to military psychiatry, *Bulletin of the Menninger Clinic*, 68 (4), 277–96.

〔32〕 Glass, Col. Albert J. (1954), Psychotherapy in the combat zone, *American Journal of Psychiatry*, 110 (10), 725–31.

〔33〕 Pols, Hans (1992), The repression of war trauma in American psychiatry after WWⅡ, *Clio Medica: Acta Academia Internationalis Historiae Medicinae*, 55, 251–76.

〔34〕 Hadfield, J. A. (1942), War neurosis: A year in a neuropathic hospital, *British Medical Journal*, 1 (4234), 281–85.

〔35〕Grinker, Roy R., Spiegel, John (1943), *War Neuroses in North Africa*, New York: Josiah Macy Jr. Foundation for the Air Surgeon, Army Air Forces, 12. 这本书在战后被解密，并于 1945 年由费城 Blakiston 公司出版。扩充版于 1963 年出版，名为《心理重压之下的男人们》, McGraw-Hill, New York.

〔36〕*The Doctor Fights*, NBC Radio, August 7, 1945, Empire Broadcasting Corporation, 胶木唱片（8 张），每分钟转速 78。

〔37〕Laurence, William (1944), "Guilt feelings" pictured in fliers: Army Air Force psychiatrists tell associates of "mental X-rays" after missions, *New York Times*, May 17, 1944, 36.

〔38〕Sargant, William, & Slater, Eliot (1940), Acute war neuroses, *Lancet*, 236 (6097), 1-2, 6.

〔39〕Horsley, J. Stephen (1936), Narco-analysis, *Lancet*, 227 (5862), 55-56.

〔40〕Drayer, Calvin S., Glass, Albert J. (1973), Introduction, *Medical Department, United States Army, Neuropsychiatry in World War Ⅱ, volume Ⅱ: Overseas Theaters*, 1-23.

〔41〕Drayer and Glass, Introduction, 17. 然而，在 1946 年，在芝加哥一个引起全国关注的案件审判过程中，我的祖父确实对一个 17 岁男孩使用麻醉合成剂来 355
获取疑犯承认谋杀的口供。Kaempffert, Waldemar (1946), "Truth Serum", reportedly used in Heirens case, is well known to psychiatrists, *New York Times*, August 4, 1946.

〔42〕Mackenzie, DeWitt, Worden, Major Clarence, & Kirk, Major General Norman T. (1945), *Men Without Guns*, Philadelphia: Blakiston Company, 45.

〔43〕National Broadcasting Corporation (1946), *Medicine Serves America: Psychiatric objectives of Our Time, with Dr. Roy R. Grinker*, December 11, 1946. 胶木唱片（4 张），每分钟转速 78。作者个人收藏。

〔44〕Bérubé, Allan (1991), *Coming out under Fire: The History of Gay Men and Women in World War Two*, New York: Plume, 152.

〔45〕Severinghaus, E. L., Chornyak, John (1945), A study of homosexual adult males, *Psychosomatic Medicine*, 7, 302-5; Cornsweet, A. C., Hayes, M. F., Conditioned response to fellatio, *American Journal of Psychiatry*, 103, 76-78; Solomon, Joseph C. (1948), Adult character and behavior disorders, *Journal of Clinical Psychopathology*, 9, 1-55; Kessler, Morris M., Poucher, George E. (1945),

Coprophagy in absence of insanity Bérubé, *Coming out under Fire*, 165 - 66. A case report, *Journal of Nervous and Mental Diseases*, 102, 290–93.

〔46〕Bérubé, *Coming out under Fire*, 165–66.

〔47〕Greenspan, Herbert, Campbell, John D. (1945), The homosexual as a personality type, *American Journal of Psychiatry*, 101, 682–89.

〔48〕Bérubé, *Coming out under Fire*, 62–63.

〔49〕Bérubé, *Coming out under Fire*, 83.

〔50〕Serlin, David (2003), Crippling masculinity: Queerness and disability in U. S. military culture, 1800–1945, *Gay and Lesbian Quarterly*, 9 (1–2), 149–79.

〔51〕Homosexuals, Circular No. 3. War Department, Washington, DC, January 3, 1944. 约翰·施皮格尔的论文，由 Heli Meltsner 提供。

〔52〕Estes, Steve (2018), The dream that dare not speak its name: Legacies of the civil rights movement and the fight for gay military service, Bristol, Douglas Walter, Jr., & Stur, Heather Marie (Eds.), *Integrating the U. S. Military: Race, Gender, and Sexual Orientation since World War* Ⅱ. Baltimore: Johns Hopkins University Press, 198–218.

〔53〕West, Louis Jolyon, Doidge, William T., & Williams, Robert L. (1958), An approach to the problem of homosexuality in the military service, *American Journal of Psychiatry*, 115 (5), 392–401.

〔54〕West, Doidge, & Williams, An approach to the problem of homosexuality in the military service, 398.

〔55〕屡获殊荣的记者艾利克斯·施皮格尔是约翰·施皮格尔的孙女。她精彩地描述了约翰·施皮格尔在将同性恋从《精神疾病诊断与统计手册》中删除的过程中所扮演的角色，以及他个人生活的细节。Spiegel, Alix (2002), 81 *words*, 广播节目 *This American life*，全国公共广播电台，2002 年 1 月 18 日。

〔56〕Leed, Eric J. (1979), *No Man's Land: Combat & Identity in World War I*, Cambridge: Cambridge University Press.

356 〔57〕Grinker, Roy Richard (2010), The five lives of the psychiatry manual, *Nature*, 468 (11), 168–70; Grob, Gerald N. (1991), Origins of DSM-Ⅰ: A study in appearance and reality, *American Journal of Psychiatry*, 148 (4), 421–31. Houts, Arthur C. (2000), Fifty years of psychiatric nomenclature: Reflections on the 1943 War Department Technical Bulletin, Medical 203, *Journal of Clinical Psychology*, 56 (7), 935–67.

〔58〕Pols, The repression of war trauma in American psychiatry after WW Ⅱ, 251-76.

〔59〕Grinker, *Fifty Years in Psychiatry*.

〔60〕Grinker, *Fifty Years in Psychiatry*.

〔61〕通常认为，这句话出自加拿大精神病学家查艾姆·沙潭（Chaim Shatan, 1924—2001）。

8 正常女和正常男

〔1〕Kinder, John M.（2015）, *Paying with Their Bodies: American War and the Problem of the Disabled Veteran*, Chicago: University of Chicago Press, 260-61; Terkel, Studs（1984）, *The Good War: An Oral History of World War* Ⅱ, New York: The New Press.

〔2〕Pols, The repression of war trauma in American psychiatry after WW Ⅱ, 251-76.

〔3〕Pols, The repression of war trauma in American psychiatry after WW Ⅱ.

〔4〕On the challenges to postwar masculinity, Jeffords, Susan（1989）, *The Remasculinization of America: Gender and the Vietnam War*, Bloomington: Indiana University Press.

〔5〕*Chicago Daily News*（1953）, Cry for "normal" times stirs warning, 1953 年 11 月 17 日, 5。

〔6〕Nisbet, Robert（1945）, The coming problem of assimilation, *American Journal of Sociology*, 50（4）, 261-70.

〔7〕Gerber, David A.（1994）, Heroes and misfits: The troubled social reintegrationof disabled veterans in "The Best Years of Our Lives", *American Quarterly*, 46（4）, 548.

〔8〕Pols, The repression of war trauma in American psychiatry after WW Ⅱ, 263-64。

〔9〕Wartime lessons for peacetime psychiatry.

〔10〕Wartime lessons for peacetime psychiatry. 1950 年代后期，受德怀特·D. 艾森豪威尔将军委托而进行的一项重大研究的结论指出，“大多数在第二次世界大战中失败的年轻人虽然出生时有着正常的心理状态，但在童年和青春期都生活在严重的贫困的环境中”。Ginsberg, E.（1959）, *The Ineffective Soldier, volume 2: Breakdown and Recovery*, New York: Columbia University Press.

〔11〕Braceland, Francis J. George Neely Raines: A memorial. 未发表的悼词。National Archives, Washington, DC.

〔12〕Lundberg, Ferdinand, Farnham, Marynia (1947), *Modern Woman: The Lost Sex*, New York: Harper and Brothers.

〔13〕Blum, Deborah (2011), *Love at Goon Park: Harry Harlow and the Science of Affection*, New York: Basic Books.

357 〔14〕*New York Times* (1973), The APA ruling on homosexuality, December 23, 1973.

〔15〕Lieberman, Jeffrey (2015), *Shrinks: The Untold Story of Psychiatry*, New York: Little, Brown, 122.

〔16〕Creadick, Anna (2010), *Perfectly Average: The Pursuit of Normality in Postwar America*, Amherst: University of Massachusetts Press.

〔17〕Hooton, Earnest A. (1945), *Young Man, You Are Normal*, New York: Putnam, 102.

〔18〕Cited in Smithsonian magazine, https://www.smithsonianmag.com/history/reckless-breeding-of-the-unfit-earnest-hooton-eugenics-and-the-human-body-of-the-year-2000-15933294/#1oqqUTIrzMes26o0. 99.

〔19〕Cantor, Nathaniel (1941), What is a normal mind? *American Journal of Orthopsychiatry*, 11, 676-83. 关于"正常"一词的罕见，还请参见 Lunbeck, Elizabeth (1994), *The Psychiatric Persuasion: Knowledge, Gender, and Power in Modern America*, Princeton, NJ: Princeton University Press。

〔20〕Cited in Cryle, Peter, & Stephens, Elizabeth (2017), *Normality: A Critical Genealogy*, Chicago: University of Chicago Press, 333.

〔21〕重印关于同性恋行为的篇章见 Kinsey, Alfred C., Pomeroy, Wardell R., & Martin, Clyde E. (2003), Sexual behavior in the human male, *American Journal of Public Health*, 93 (6), 894-98。作者们写道："至少有 37% 的男性从青春期开始到老年的时段中有过一些同性恋经历。在城市的街道上你可能遇到的人中，有超过三分之一的男性有过这种经验。在 35 岁之前未婚的男性中，几乎有 50% 从青春期开始到那个年龄之间有过同性恋经历。"引文见 Kinsey, Alfred C., Pomeroy, Wardell R., & Martin, Clyde E. (1948), *Sexual Behavior in the Human Male*, Philadelphia: W. B. Saunders, 610-66。

〔22〕Cryle & Stephens, *Normality*, 350.

〔23〕Grinker, Roy R., Sr., Grinker, Roy R., Jr., & Timberlake, John

(1962), Mentally healthy young males (homoclites), *Archives of General Psychiatry*, 6 (6), 405-53.

〔24〕Murray, Henry A. (1951), In nomine diaboli, *New England Quarterly*, 24 (4), 435-52.

〔25〕*New York Times* (1949), The patient at Bethesda, April 13, 1949, 28.

〔26〕Rogow, Arnold A. (1963), *James Forrestal: A Study of Personality, Politics, and Policy*, New York: Macmillan; Hoopes, Townsend, & Brinkley, Douglas (2000), *Driven Patriot: The Life and Times of James Forrestal*, Annapolis, MD: Naval Institute Press, 10.

〔27〕Hoopes & Brinkley, *Driven Patriot.*

〔28〕Werner, August A., et al. (1934), Involutional melancholia: Probable etiology and treatment, *JAMA: Journal of the American Medical Association*, 103 (1), 13-16.

〔29〕有趣的是，哲学家南希·谢尔曼（Nancy Sherman）在她 2015 年的书中引用了战争剧院（Theatre of War Productions）上演的《阿贾克斯》（Ajax）的公开朗读，作为退伍军人的耻辱、自杀和渴望修复道德理念的类比。Sherman, Nancy (2015), *Afterwar: Healing the Moral Wounds of our Soldiers*, Oxford: Oxford University Press.

〔30〕Huie, William Bradford (1950), Untold facts in the Forrestal case, *American* 358
Mercury, 71 (324), 643-52.

〔31〕Pearson, Drew (1949), Pearson replies: A communication, *Washington Post*（社论），1949 年 5 月 30 日。

〔32〕*Washington Post*（社论），1949 年 5 月 23 日。

〔33〕精神病学发展促进小组（1973），*The VIP with Psychiatric Impairment*, New York: Scribner, 1。

〔34〕精神病学发展促进小组，*The VIP with Psychiatric Impairment*, 1。

9 从朝鲜战争到越南战争

〔1〕Truman, Harry S. (1948), Remarks at the National Health Assembly Dinner. Public Papers, Harry S. Truman, 1945-1953, May 1. Harry S. Truman Presidential Library and Museum, Retrieved November 27, 2018, from www.trumanlibrary.org https://archive.org/stream/shapingofpsychia029218m bp/shapingofpsychia029218mbp_djvu.txt.

〔2〕Brosin, in Wartime lessons for peacetime psychiatry.

〔3〕Menninger, in Wartime lessons for peacetime psychiatry.

〔4〕Rees, John Rawlings (1945), *The Shaping of Psychiatry by War*, London: Chapman and Hall. 全文在网络发表，查询日期：2018 年 5 月 24 日。

〔5〕Wartime lessons for peacetime psychiatry.

〔6〕Descartes, Rene (1968), *Discourse on Method and the Meditations*, Sutcliffe, F. E. (Ed. and Trans.), Harmondsworth: Penguin.

〔7〕McGaugh, Scott (2011), *Battlefield Angels: Saving Lives under Enemy Fire from Valley Forge to Afghanistan*, Oxford: Osprey Publishing, 161.

〔8〕Shephard, *War of Nerves*, 342.

〔9〕Ritchie, Elspeth Cameron (2002), Psychiatry in the Korean War: Peril, PIES, and prisoners of war, *Military Medicine*, 167 (11), 898–903.

〔10〕电视连续剧《风流军医俏护士》在最后一集中出色地反映了精神病学的重要性。当主角，外科医生鹰眼皮尔斯上尉（亚伦·艾达饰演）感到心情沮丧而无法工作的时候，军事精神病医生帮助他分析了心理障碍的创伤根源，使他重新恢复了健康。

〔11〕Walaszek, Art (2017), Keep calm and recruit on: Residency recruitment in an era of increased anxiety about the future of psychiatry, *Academic Psychiatry*, 41, 213–20.

〔12〕与西欧相比，精神分析在东欧一直不受欢迎，尤其是在苏联。苏联心理学家对人的意识比对无意识更感兴趣，对患者的现实比他的幻想更感兴趣。另见 Matza, Tomas (2018), *Shock Therapy: Psychology, Precarity, and Well-being in Postsocialist Russia*, Durham: Duke University Press, 46。

〔13〕Funkenstein, D. H. (1965), The problem of increasing the number of psychiatrists, *American Journal of Psychiatry*, 121 (9), 852–63.

359 〔14〕Grinker, Roy R., Sr. (1982), Roy R. Grinker, Sr. In Michael Shepherd (Ed.), *Psychiatrists on Psychiatry*, Cambridge: Cambridge University Press, 29–41.

〔15〕Grinker, Roy R., Sr. (1965), The sciences of psychiatry: Fields, fences, and riders, *American Journal of Psychiatry*, 122, 367–76; see also: Decker, *The making of DSM-Ⅲ*, 8.

〔16〕Berger, Milton Miles (1946), Japanese military psychiatry in Korea, *American Journal of Psychiatry*, 103 (2), 214–16.

〔17〕Yoo, *It's Madness*, 48.

〔18〕Glass, A. J. (1953), Psychiatry in the Korean campaign: A historical review, *U. S. Armed Forces Medical Journal*, 4 (11), 1563–83; see also: Norbury, F. B. (1953), Psychiatric admissions in a combat division in 1952, *Medical Bulletin of the U. S. Army, Far East*, 1 (8), 130–33.

〔19〕Yum, Jennifer (2014), *In Sickness and in Health: Americans and Psychiatry in Korea*, 1950–1962, 博士论文, Harvard University, Cambridge, MA, 79–100.

〔20〕Yum, *In Sickness and in Health*, 106.

〔21〕Gerber, David A. (1994), Heroes and misfits: The troubled social reintegration of disabled veterans in "The Best Years of Our Lives", *American Quarterly*, 46 (4), 545–74.

〔22〕Carruthers, Susan L. (2009), *Cold War captives: Imprisonment, Escape, and Brainwashing*, Berkeley: University of California Press, 见第五章, Prisoners of Pavlov: Korean War captivity and the brainwashing scare.

〔23〕Ritchie, Psychiatry in the Korean War, 902.

〔24〕Halliwell, Martin (2012), American psychiatry, World War Ⅱ and the Korean War, In Piette, Adam, & Rawlinson, Mark (Eds.), *The Edinburgh Companion to Twentieth-century British and American War Literature*, Edinburgh: Edinburgh University Press, 294–303.

〔25〕*New York Times* (1954), The fruits of brainwashing, January 28, 1954.

〔26〕Gallery, Rear Adm. D. V. Quoted in Carruthers, Susan L. (2018), When Americans were afraid of being brainwashed, *New York Times* (opinion page), January 18, 2018.

〔27〕Carruthers, Susan L. (2009), *Cold War Captives*, Los Angeles: University of California Press, 187.

〔28〕Carruthers, *Cold War Captives*, 18, 187.

〔29〕Shephard, *War of Nerves*, 343; 谢泼德说，人数从来没有超过 20 人，但艾勒顿的数字是 23 人。Allerton, William S. (1969), Army psychiatry in Viet Nam. In Bourne, P. G. (Ed.), *The Psychology and Physiology of Stress*, New York: Academic Press, 2–17, 9.

〔30〕Jones, F. D., Johnson, A. W. (1975), Medical and psychiatric treatment policy and practice in Vietnam, *Journal of Social Issues*, 31 (4), 49–65.

〔31〕Glass, Albert (1974), Mental health programs in the armed forces, In Caplan, G. (Ed.), *American Handbook of Psychiatry*, New York: Basic Books, 800–

809.

〔32〕Scott, Wilbur (1990), PTSD in DSM-Ⅲ: A case in the politics of diagnosis and disease, *Social Problems*, 37 (3), 294-310, 297.

360 〔33〕Marlowe, *Psychological and Psychosocial Consequences of Combat and Deployment*, 73; see also: Horowitz, M. (1975), A prediction of delayed stress response syndromes in Vietnam veterans, *Journal of Social Issues*, 31 (4); Bourne, P. (1970), Military psychiatry and the Viet Nam experience, *American Journal of Psychiatry*, 127, 481-88; Jones, F. D., Johnson, A. W. (1975), Medical and psychiatric treatment policy and practice in Vietnam, *Journal of Social Issues*, 31 (4), 49-65. Richard McNally 写道:"具有讽刺意味的是,历史学者现在已经证实,相对于其他战争而言,越南战争很少发生精神疾病伤亡:精神崩溃的比率在每 1000 人中只有 12 例。相比之下,朝鲜战争期间的精神崩溃率为千分之三十七,而在第二次世界大战期间,则在千分之二十八至千分之一百〇一之间。" McNally, Richard J. (2003), Progress and controversy in the study of posttraumatic stress disorder, *Annual Review of Psychology*, 54, 229.

〔34〕例如,Allerton 指出,在 1967 年至 1968 年的 12 个月期间,美军在越南的陆军师(1.5 万名至 1.8 万名士兵)平均每月仅有 4 名精神病患者出院。Allerton, Army psychiatry in Viet Nam, 14-15.

〔35〕Marlowe, *Psychological and Psychosocial Consequences of Combat and Deployment*, 86.

〔36〕Marlowe, *Psychological and Psychosocial Consequences of Combat and Deployment*, 73.

〔37〕Robert Huffman, Marlowe 在 *Psychological and Psychosocial Consequences of Combat and Deployment* 中引用, 76.

10 创伤后应激障碍

〔1〕Lifton, Robert Jay (1975), The post-war war, *Journal of Social Issues*, 31 (4), 181-95.

〔2〕*Associated Press* (1973), Cease-fire, peace bring official U. S. Thanksgiving, January 28, 1973.

〔3〕Cited in Decker, *The Making of DSM-Ⅲ*, 8.

〔4〕Ennis, Bruce J. (1972), *Prisoners of Psychiatry: Mental Patients, Psychiatrists, and the Law*, New York: Harcourt Brace Jovanovich.

〔5〕Willis, Ellen (1973), Prisoners of psychiatry, *New York Times*, March 4, 1973.

〔6〕Rosenhan, On being sane in insane places.

〔7〕Cahalan, Susannah (2019), *The Great Pretender*: *The Undercover Mission that Changed Our Understanding of Madness*, New York: Grand Central Publishing.

〔8〕Kety, Seymour S. (1974), From rationalization to reason, *American Journal of Psychiatry*, 139 (9), 957 - 63; see also: Spitzer, Robert L. (1975), On pseudoscience in science, logic in remission, and psychiatric diagnosis: A critique of Rosenhan's "On Being Sane in Insane Places", *Journal of Abnormal Psychology*, 84 (5), 442-52.

〔9〕Wilson, Mitchell (1993), DSM - Ⅲ and the transformation of American 361
psychiatry: A history, *American Journal of Psychiatry*, 150 (3), 399-410.

〔10〕Luhrmann, *Of Two Minds*, 225.

〔11〕Charlton, Linda (1973), One question marks Ford hearing, *New York Times*, November 2, 1973.

〔12〕Blairs, William M. (1968), Psychiatric aid to Nixon denied, *New York Times*, November 14, 1968. 1972 年，胡茨查奈克对 *Psychiatric News* 说，"毫无疑问，犹太人已经将精神分裂症传染给了美国人民。犹太人是这种疾病的携带者，除非科学开发出一种疫苗来防止它，否则它会达到流行瘟疫的程度。" *Psychiatric News* (1972), Physician claims Jews are schizo carriers, October 25, 1972, Washington, DC: American Psychiatric Association.

〔13〕Cannon, James A. (1994), *Time and Chance*, *Gerald Ford's Appointment with History*, Ann Arbor: University of Michigan Press, 241. The quote is also in the Congressional Record.

〔14〕Cited in Charlton, One question marks Ford hearing.

〔15〕Cited in Charlton, One question marks Ford hearing.

〔16〕Cited in Burkett, B. G., Whitley, Glenna (1998), *Stolen Valor*: *How the Vietnam Generation Was Robbed of Its Heroes and Its History*, Dallas: Verity, 149. 引文原文见 Wicker, Tom (1975), The Vietnam disease, *New York Times*, 1975 年 5 月 27 日。Wicker 写道："两年前，《纽约时报》报道了海外使用海洛因的数字。所有其他统计数据均来自《阁楼》杂志的系列综合文章。"

〔17〕Hagopian, Patrick (2009), *The Vietnam War in American Memory*: *Veterans*, *Memorials*, *and the Politics of Healing*, Amherst: University of Massachusetts

Press, 53.

〔18〕Scott, Wilbur J. (1993), *The Politics of Readjustment: Vietnam Veterans Since the War*, New York: Aldine de Gruyter.

〔19〕Associated Press (1968), Veterans find jobs faster, *New York Times*, May 3, 1968, 35.

〔20〕Lamb, David (1975), Vietnam veterans melting into society, *Los Angeles Times*, November 3, 1975 年 11 月 3 日, B1; see also: Musser, Marc J., & Stenger, Charles A. (1972), A medical and social perception of the veteran. *Bulletin of the New York Academy of Medicine*, 48 (6), 859-69.

〔21〕Borus, Jonathan (1975), Incidence of maladjustment in Vietnam returnees, *Archives of General Psychiatry*, 30, 554-57. 博勒斯写道："数据表明，与越南战争后关于退役老兵重新适应社会出现困难的诸多主观报告相反，在这些处于工作年龄的人中，只有相对少的退伍军人在重返美国社会生活的时段进入了违反纪律、法律或情绪失调的记录。在相同的社会环境中，越战老兵适应不良发生率指数不高
362 于非退役老兵发生率，这一数据挑战了越南战争经历或回国过渡时期的很多老兵遭受使人衰弱的压力的假设。"

〔22〕Hoiberg, Anne (1980), Military effectiveness of navy men during and after Vietnam, *Armed Forces & Society*, 6 (2), 232-46; described in Wessely, Simon, & Jones, Edgar (2004), Psychiatry and the "lessons of Vietnam": What were they and are they still relevant? *War and Society*, 22 (1), 89-103.

〔23〕Marlowe, Psychological and psychosocial consequences of combat and deployment, xv.

〔24〕Hierholzer, Robert, et al. (1992), Clinical presentation of PTSD in World War Ⅱ combat veterans, *Hospital and Community Psychiatry*, 43 (8), 816-20.

〔25〕Shatan, Chaim (1972), Post-Vietnam syndrome, *New York Times*, May 6, 1972.

〔26〕Brown, D. E. (1970), The military: A valuable arena for research and innovation, *American Journal of Psychiatry*, 127 (4), 511-12.

〔27〕Scott, Wilbur J. (1990), PTSD in DSM-Ⅲ: A case in the politics of diagnosis and disease, *Social Problems*, 37, 294-310.

〔28〕Maier, Thomas (1970), The army psychiatrist: An adjunct to the system of social control, *American Journal of Psychiatry*, 126 (7), 163.

〔29〕也许最重要的、数据驱动的、无需新类别的结论见于 Helzer, John E.,

Robins, Lee N., & Davis, D. H. (1976), Depressive disorders in Vietnam returnees, *Journal of Nervous and Mental Disease*, 168 (3), 177–85。

〔30〕 Wilson, John (1994), The historical evolution of PTSD diagnostic criteria: From Freud to DSM-Ⅳ, *Journal of Traumatic Stress*, 7 (4), 681–98.

〔31〕 Scott, *The Politics of Readjustment*, 3.

〔32〕 Grinker, Roy R., Sr. (1945), The medical, psychiatric and social problems of war neuroses, *Cincinnati Journal of Medicine*, 26, 241–59.

〔33〕 Adler, Alexandra (1945), Two different types of post-traumatic neuroses, *American Journal of Psychiatry*, 102 (2), 237–40.

〔34〕 Andreasen, Nancy J. C., Norris, A. S., & Hartford, C. E. (1971), Incidence of long-term psychiatric complications in severely burned adults, *Annals of Surgery*, 174 (5), 785–93.

〔35〕 Friedman, Matthew J., Keane, Terence M., & Resnick, Patricia A. (2007), *Handbook of PTSD: Science and Practice*, New York: Guilford Press, 4.

〔36〕 Evans, Kathy M., et al. (2005), Feminism and feminist therapy: Lessons from the past and hopes for the future, *Journal of Counseling and Development*, 83 (3), 269–77.

〔37〕 Burstow, Bonnie (2005), A critique of posttraumatic stress disorder and the DSM, *Journal of Humanistic Psychology*, 45 (4), 429–45.

〔38〕 American Psychiatric Association (1980), *DSM-Ⅲ: Diagnostic and Statistical Manual of Mental Disorders*, Washington, DC: American Psychiatric Association, 236–39.

〔39〕 Green, B. L., et al. (1991), Children and disaster: Age, gender, and parental effects on PTSD symptoms, *Journal of the American Academy of Child and Adolescent Psychiatry*, 30, 945–51.

〔40〕 Desivilya, H. S., R. Gal, & Ayalon, O. (1996), Extent of victimization, traumatic stress symptoms, and adjustment of terrorist assault survivors: A long-term 363
follow-up, *Journal of Trauma and Stress*, 9, 881–89.

〔41〕 Yehuda, R., et al. (1997), Individual differences in post-traumatic stress disorder symptom profiles in holocaust survivors in concentration camps or in hiding, *Journal of Trauma and Stress*, 10, 453–63.

〔42〕 Kulka, R. A., et al. (1988), *Contractual Report of Findings from the National Vietnam Veterans' Readjustment Study: Volumes* 1–4, Raleigh, NC: Research

Triangle Institute.

〔43〕 Schnurr, P. P. , et al. (2003), A descriptive analysis of PTSD chronicity in Vietnam veterans, *Journal of Trauma and Stress*, 16 (6), 545–53.

〔44〕 Griffith, James. (2014), Prevalence of childhood abuse among Army National Guard soldiers and its relationship to suicidal behavior, *Military Behavioral Health Journal*, 2, 114–22.

〔45〕 Black, S. A. , Gallaway, M. S. , & Bell, M. R. (2011), Prevalence and risk factors associated with suicide of army soldiers, 2001–2009, *Military Psychology*, 23, 433–51.

〔46〕 Breslau, Joshua (2004), Cultures of trauma: Anthropological views of posttraumatic stress disorder in international health, *Culture, Medicine and Psychiatry*, 28, 113–26.

〔47〕 Watters, Ethan (2010), *Crazy like Us: The Globalization of the American Psyche*, New York: The Free Press, 71; Theidon, Kimberly (2013), *Intimate Enemies: Violence and Reconciliation in Peru*, Philadelphia: University of Pennsylvania Press.

〔48〕 McNally, Is PTSD a transhistoric phenomenon?

〔49〕 Hinton & Good, *Culture and PTSD*.

〔50〕 Wool, Zoë (2015), *After War: The Weight of Life at Walter Reed*, Durham, NC: Duke University Press, 132.

〔51〕 Wool, *After War*, 151–55.

〔52〕 Hinton, Devon E. , & Good, Bryon J. (2016), The culturally sensitive assessment of trauma: Eleven analytic perspectives, a typology of errors, and the multiplex models of distress generation, In Hinton & Good, *Culture and PTSD*, 50–113.

〔53〕 Hinton, Devon E. , et al. (2010), Khyâl attacks: A key idiom of distress among traumatized Cambodia refugees, *Culture, Medicine and Psychiatry*, 34, 244–78.

〔54〕 Young, Allan (1980), The discourse on stress and the reproduction of conventional knowledge, *Social Science and Medicine*, 14 (3), 133–46.

〔55〕 Pupavac, Vanessa (2002), Pathologizing populations and colonizing minds: International psychosocial programs in Kosovo, *Alternatives*, 27, 489–511.

// 期待疾病

〔1〕 Stander, Valerie A. , & Thomsen, Cynthia J. (2016), Sexual harassment and

assault in the U. S. military: A review of policy and research trends, *Military Medicine*, 181 (1), 20-27. 退伍军人事务部“根据该部门任职的心理健康专业人员的判断，将‘军队性创伤’定义为心理创伤。它是由于在退伍军人服役或现役训练期间发 364
生的性攻击性质的身体伤害、性攻击性质的战斗或性骚扰造成的”。See: Department of Veterans Affairs (2010), *Military Sexual Trauma (MST) Programming*, *VHA Directive* 2010-033, Washington, DC: Veterans Health Administration. 请参见 http: //www. va. gov/vhapublications/ViewPublication. asp? pub_ ID=2272, 查询时间：2015年5月28日。

〔2〕Hagen, Melissa J., et al. (2018), Event-related clinical distress in college students: Responses to the 2016 U. S. presidential election, *Journal of American College Health*, DOI: 10. 1080/07448481. 2018. 1515763, 1-5.

〔3〕Sontag, *Illness as Metaphor*, 3.

〔4〕Hoge, C. W., et al. (2004), Combat duty in Iraq and Afghanistan, mental health problems, and barriers to care, *New England Journal of Medicine*, 351, 13-22.

〔5〕Reimann, Carolyn A., Mazuchowski, Edward L. (2018), Suicide rates among active duty service members compared with civilian counterparts, 2005-2014, *Military Medicine*, 183 (3/4), 396-402.

〔6〕Ronald C. Kessler, et al. (2014), Thirty-day prevalence of DSM-Ⅳ mental disorders among nondeployed soldiers in the US Army: Results from the army study to assess risk and resilience in soldiers in the US Army (Army STARRS), *JAMA Psychiatry*, 71 (5), 504-13.

〔7〕Nock, Matthew K., et al. (2013), Mental disorders, comorbidity and preenlistment suicidal behavior among new soldiers in the US Army: Results from the army study to assess risk and resilience in service members (Army STARRS), *Suicide and Life-Threatening Behavior*, 45 (5), 588-99.

〔8〕Williamson, Vanessa, Mulhall, Erin (2009), Invisible wounds: Psychological and neurological injuries confront a new generation of veterans, New York: Iraq and Afghanistan Veterans of America, 11.

〔9〕Williamson & Mulhall, Invisible wounds, 12.

〔10〕Petryna, Adriana. (2003), *Life Exposed: Biological Citizenship after Chernobyl*, Princeton, NJ: Princeton University Press, 175.

〔11〕Young, Allan (1995), *The Harmony of Illusions: Inventing Post-traumatic Stress Disorder*, Princeton, NJ: Princeton University Press.

〔12〕Trivedi, Ranak B., et al. (2015), Prevalence, comorbidity, and prognosis of mental health among US veterans, *American Journal of Public Health*, 105 (12), 2564-69.

〔13〕Hoge, Charles W. (2010), *Once a Warrior, Aways a Warrior: Navigating the Transition from Combat to Home, Including Combat Stress, PTSD, and mTBI*, Guilford, CT: GPP Life, 178.

〔14〕PBS *News Hour* 对 Peter Chiarelli 将军的采访，2011 年 11 月 4 日。

〔15〕PBS *News Hour* 对 Peter Chiarelli 将军的采访。

〔16〕PBS *News Hour* 对美国伊拉克和阿富汗退伍军人协会执行董事 Paul Rieckhoff 先生的采访，2011 年 11 月 4 日。

〔17〕Thompson, Mark (2011), The disappearing "disorder": Why PTSD is becoming PTS, *Time Magazine*, June 5, 2011.

365 〔18〕Sherman, Nancy (2015), *Afterwar: Healing the Moral Wounds of Our Soldiers*, Oxford: Oxford University Press, 14.

〔19〕Junger, Sebastian (2010), *War*, New York: Twelve, 40-41.

〔20〕Engel, Charles C., Jr. (2004), Post-war syndromes: Illustrating the impact of the social psyche on notions of risk, responsibility, reason, and remedy, *Journal of the American Academy of Psychoanalysis and Dynamic Psychiatry*, 32 (2), 321-34.

〔21〕*Presidential Advisory Committee on Gulf War Veterans' Illnesses: Final Report*, December 1996, Washington, DC: U.S. Government Printing Office.

〔22〕Murphy, F., Kang, H. K., & Dalager, N. (1999), The health status of Gulf War veterans: Lessons learned from the Department of Veterans Affairs health registry, *Military Medicine*, 164 (5), 327-31.

〔23〕Roy, M. J., et al. (1998), Signs, symptoms, and ill-defined conditions in Persian Gulf War veterans: Findings from the comprehensive clinical evaluation, *Psychosomatic Medicine*, 60 (6), 663-68.

〔24〕*Newsnight* (1993), British Broadcasting Corporation, 1993 年 6 月 7 日，1993 年 7 月 5 日播出。

〔25〕Durodié, Bill (2006), Risk and the social construction of "Gulf War Syndrome", *Philosophical Transactions of the Royal Society of London*, 361 (1468), 689-95.

〔26〕Showalter, Elaine (1997), *Hystories: Hysterical Epidemics and Modern Culture*, New York: Columbia University Press, 19-20.

〔27〕Wessely, Simon, White, Peter D.（2004）, There is only one functional somatic syndrome, *British Journal of Psychiatry*, 185, 95–96.

〔28〕Ford, Julian, et al.（2001）, Psychosomatic stress symptomatology is associated with unexplained illness attributed to Persian Gulf War military service, *Psychosomatic Medicine*, 63, 842–49.

〔29〕Bullman, Tim A., et al.（2005）, Mortality in US Army Gulf War veterans exposed to 1991 Khamisiyah chemical munitions destruction, *American Journal of Public Health*, 95（8）, 1382–88.

〔30〕Goldberg, David（1979）, Detection and assessment of emotional disorders in a primary-care setting, *International Journal of Mental Health*, 8（2）, 30–48.

〔31〕Kroenke, Kurt, et al.（1994）, Physical symptoms in primary care: Predictors of psychiatric disorders and functional impairment, *Archives of Family Medicine*, 3, 774–79.

〔32〕Chrousos, G. P., Gold, P. W.（1992）, The concepts of stress and stress system disorders: Overview of physical and behavioral homeostasis, *JAMA: Journal of the American Medical Association*, 267（9）, 1244–52.

第三部分　身与心

12　泄密

〔1〕Plato（2007）, *The Republic*, New York: Penguin, 516.

〔2〕Sontag, *Illness as Metaphor*, 7.

〔3〕Kinder, *Paying with Their Bodies*, 8.

〔4〕Mintz, *Huck's Raft*, 281.

〔5〕Mills v. Board of Education of District of Columbia（1972）, U. S. District 366
Court for the District of Columbia, 348 F. Supp. 866.

〔6〕这项法律曾经使用的名称为 Mental Retardation and Community Mental Health Centers Construction Act of 1963。

〔7〕Goffman, Erving（1961）, *Asylums: Essays on the Social Situation of Mental Patients and other Inmates*, New York: Doubleday Anchor, 386.

〔8〕McNamara, Eileen（2018）, *Eunice: The Kennedy Who Changed the World*, New York: Simon & Schuster.

〔9〕McNamara, *Eunice*.

〔10〕 Oosterhius, Harry (2005), Outpatient psychiatry and mental health care in the twentieth century: International perspectives, Gijswijt - Hofstra, et al. (Eds.), *Psychiatric Cultures Compared: Psychiatry and Mental Health Care in the Twentieth Century: Comparisons and Approaches*, Amsterdam: Amsterdam University Press, 248-74.

〔11〕 Hopper, Kim (1988), More than passing strange: Homelessness and mental illness in New York City, *American Ethnologist*, 15 (1), 155-67.

〔12〕 Brodwin, Paul E. (2013), *Everyday Ethics: Voices from the Front Line of Community Psychiatry*, Berkeley: University of California Press, 32.

〔13〕 Lamb, H. R. (1984), Deinstitutionalization and the homeless, *Hospital and Community Psychiatry*, 35 (9), 899-907.

〔14〕 Lyon-Callo, Vin (2001), Making sense of NIMBY: Poverty, power, and community opposition to homeless shelters, *City and Society*, 13 (2), 183-209.

〔15〕 Roth, Alisa (2018), *Insane: America's Criminal Treatment of Mental Illness*, New York: Basic Books.

〔16〕 See Sacks, Oliver (2009), The lost virtues of the asylum, *New York Review of Books*, September 24, 2009.

〔17〕 Bloland, Sue Erikson (2005), *In the Shadow of Fame: A Memoir by the Daughter of Erik H. Erikson*, New York: Viking, 22.

〔18〕 Friedman, Lawrence J. (1999), *Identity's Architect: A biography of Erik H. Erikson*, New York: Scribner, 22-23, 208-20.

〔19〕 Friedman, *Identity's Architect*, 210.

〔20〕 Bloland, *In the Shadow of Fame*, 87.

〔21〕 Friedman, *Identity's Architect*, 212.

〔22〕 Sutter, John David (2007), Once a shadowland, *The Oklahoman*, June 10, 2007. https://oklahoman.com/article/3064415/once-a-shadowlandbrspan-classhl2today-patients-at-griffin-memorial-hospital-can-get-treatment-and-go-on-to-lead-productive-lives-the-states-oldest-mental-health-institution-was-span，查询日期：2020年4月17日。

〔23〕 Sheehan, Susan (1982), *Is There No Place on Earth for Me?*, New York: Houghton Mifflin, 10.

〔24〕 Cited in Sheehan, *Is There No Place on Earth for Me?* 11.

〔25〕 Applebaum, Paul S. (1999), Law & psychiatry: Least restrictive alternative revisited: Olmstead's uncertain mandate for community-based care, *Psychiatric Services*, 50 (10), 1271-73. 367

〔26〕 Eyal, Gil, et al. (2010), *The Autism Matrix: The Social origins of the Autism Epidemic*, Cambridge: Polity Press.

〔27〕 Srole, Leo, et al. (1962), *Mental Health in the Metropolis: The Mid-town Manhattan Study*, *volume* 1, Thomas A. C. Rennie Series in Social Psychiatry, New York: Blakiston.

〔28〕 Leighton, D. C., et al. (1963), Psychiatric findings of the Stirling County study, *American Journal of Psychiatry*, 119, 1021-26.

〔29〕 Bourdon, Karen H., et al. (1992), Estimating the prevalence of mental disorders in U. S. adults from the epidemiologic catchment area survey, *Public Health Reports*, 107 (6), 663-68.

〔30〕 Bagalman, Erin, Cornell, Ada S. (2018), Prevalence of mental illness in the United States: Data sources and estimates, Washington, DC: Congressional Research Service; Kessler, R. C., et al. (2005), Lifetime prevalence and age-of-onset distributions of DSM-Ⅳ disorders in the national comorbidity survey replication (NCS-R), *Archives of General Psychiatry*, 62 (6), 593-602; Kessler, R. C., et al. (2005), Prevalence, severity, and comorbidity of twelve-month DSM-Ⅳ disorders in the national comorbidity survey replication (NCS-R), *Archives of General Psychiatry*, 62 (6), 617-627.

〔31〕 Eyal, Gil, et al., *The Autism Matrix*.

〔32〕 Blashfield, Roger K., et al. (2014), The cycle of classification: DSM-I through DSM-5, *Annual Review of Clinical Psychology*, 10, 25-51.

〔33〕 Bradley, Charles (1937), The behavior of children receiving Benzedrine, *American Journal of Psychiatry*, 94, 577-81. 但是，用精神药物治疗儿童引起了极大的争议，直到20世纪70年代，大多数制药公司都拒绝资助兴奋剂的研究。实际上，美国国家精神卫生研究所是所有类型的儿科精神药理研究项目的唯一资金来源。在1937年至1950年间，仅发表了很少关于儿童使用兴奋剂的论文。

〔34〕 Kefauver Hearings (1961), Administered drug prices. Report of the Committee on the Judiciary, United States Senate Subcommittee on Antitrust and Monopoly, Washington, DC: U. S. Government Printing Office, 156.

〔35〕 Centers for Disease Control and Prevention (2005), Mental health in the United States: Prevalence of diagnosis and medication treatment for attention deficit/

hyperactivity disorder: United States, 2003, *MMWR: Morbidity and Mortality Weekly Report*, 54 (34), 842-47.

〔36〕Kolata, Gina (1990), Researchers say brain abnormality may help to explain hyperactivity, *New York Times*, November 15, 1990, B18.

〔37〕Nelson, Bryce (1983), The biology of depression makes physicians anxious, *New York Times*, September 11, 1983.

〔38〕Sullivan, P. F. (1995), Mortality in anorexia nervosa, *American Journal of Psychiatry*, 152, 1073-74.

〔39〕Watters, *Crazy Like Us*.

368 〔40〕Kravetz, Lee Daniel (2017), The strange contagious history of bulimia, *New York magazine* (The Cut), July 31, 2017.

〔41〕Mann, Traci, et al. (1997), Are two interventions worse than none? Joint primary and secondary prevention of eating disorders in college females, *Health Psychology*, 16 (3), 215-25.

〔42〕Mann, Are two interventions worse than none? 224.

〔43〕Davis, Lennard J. (2010), Obsession: Against mental health, Jonathan M. Metzl & Kirkland, Anna (Eds.), *Against Health: How Health Became the New Morality*, New York: New York University Press, 121-32.

〔44〕Hinshaw, Stephen P., Scheffler, Richard M. (2014), *The ADHD Explosion: Myths, Medication, Money, and Today's Push for Performance*, Oxford: Oxford University Press, 156.

〔45〕Mandell, D. S., et al. (2009), Racial/ethnic disparities in the identification of children with autism spectrum disorders, *American Journal of Public Health*, 99 (3), 493-98; see also: Blanchett, W. J., Klingner, J. K., & Harry, B. (2009), The intersection of race, culture, language, and disability implications for urban education, *Urban Education*, 44, 389-409.

〔46〕Polyak, Andrew, Kubina, Richard M., & Girirajan, Santhosh (2015), Comorbidity of intellectual disability confounds ascertainment of autism: Implications for genetic diagnosis, *American Journal of Medical Genetics, Part B: Neuropsychiatric Genetics*, 168 (7), 600-608.

〔47〕一些临床医生和研究人员现在甚至将综合征孤独症和非综合征（特发性）孤独症区别开来。综合征孤独症越来越多地成为与唐氏综合征、天使人症候群（Angelmansyndrome）、科恩综合征（Cohensyndrome）、威廉斯氏症候群

（Williamssyndrome）、脆性 X 染色体综合征（Fragile Xsyndrome）、Rett 综合征、狄兰吉氏症候群（Cornelia de Langesyndrome）、22q11 缺失综合征和普瑞德威利症候群（Prader Willi syndromes）等相关的孤独症谱系患者的临床实用术语。参见 Gillberg, Christopher, & Coleman, Mary（2000）, *The Biology of the Autistic Syndromes*（3rd ed.）, London: High Holborn House.

〔48〕Rødgaard, Eya-Mist, et al.（2019）, Temporal changes in effect sizes of studies comparing individuals with and without autism: A meta-analysis, *JAMA Psychiatry*, Published online August 21, 2019.

〔49〕Sato, Mitsumoto（2006）, Renaming schizophrenia: A Japanese perspective, *World Psychiatry*, 5（1）, 53-55.

〔50〕Nishimura, Y., Ono, H.（2006）, A study on renaming schizophrenia and informing diagnosis, Ono, Y.（Ed.）, *Studies on the Effects of Renaming Psychiatric Disorders*, Tokyo: Ministry of Health, Labor and Welfare, 6-13. In Japanese.

〔51〕Sartorius, Norman, et al.（2014）, Name change for schizophrenia, *Schizophrenia Bulletin*, 40（2）, 255-58.

〔52〕Koike, Shinsuke, et al.（2015）, Long-term effect of a name change for schizophrenia on reducing stigma, *Social Psychiatry and Psychiatric Epidemiology*, 50, 1519-26.

〔53〕George, Bill, Klijn, Aadt（2013）, A modern name for schizophrenia would diminish self-stigma, *Psychological Medicine*, 43, 1555-57.

〔54〕韩国也有类似的模式。尽管韩国奉行孝道，但在经合组织国家中，韩 369
国的老年人贫困率最高。许多人独自生活或住在收容机构里。See: Jeon, Boyoung, et al.（2017）, Disability, poverty, and the role of the basic livelihood security system on health services utilization among the elderly in South Korea, *Social Science and Medicine*, 178, 175-83.

13 无异于其他的病症?

〔1〕Whitaker, Robert（2010）, *Anatomy of an Epidemic: Magic Bullets, Psychiatric Drugs, and the Astonishing Rise of Mental Illness in America*, New York: Crown, 280.

〔2〕Lane, Christopher（2007）, *Shyness: How Normal Behavior Became a Sickness*, New Haven, CT: Yale University Press, 38.

〔3〕Macalpine, Ida, Hunter, Richard（1966）, The "insanity" of King George

Ⅲ: A classic case of porphyria, *British Medical Journal*, 1, 65–71.

〔4〕 Andreasen, Nancy (1984), *The Broken Brain: The Biological Revolution in Psychiatry*, New York: HarperPerennial, 2.

〔5〕 Murray, C. J. (1994), Quantifying the burden of disease: The technical basis for disability-adjusted life years, *Bulletin of the World Health Organization*, 72 (3), 429–45.

〔6〕 Rose, Nikolas (1996), *Inventing ourselves: Psychology, power, and personhood*, Cambridge: Cambridge University Press, 109; see also: Gould, *The mismeasure of man.*

〔7〕 Hoogman, Martine, et al. (2019), Brain imaging of the cortex in ADHD: A coordinated analysis of large-scale clinical and population-based samples, *American Journal of Psychiatry*, 176 (7), 531–42; Wannan, Cassandra M. J., et al. (2019), Evidence for network-based cortical thickness reductions in schizophrenia, *American Journal of Psychiatry*, 176 (7), 552–63.

〔8〕 Rapoport, Judith L., et al. (1999), Progressive cortical change during adolescence in childhood-onset schizophrenia: A longitudinal magnetic resonance imaging study, *Archives of General Psychiatry*, 56 (7), 649–54.

〔9〕 Kessler, Ronald C., et al. (2005), Lifetime prevalence and age-of-onset distributions of DSM-Ⅳ disorders in the national comorbidity survey replication, *Archives of General Psychiatry*, 62, 593–602.

〔10〕 Dawson, Geraldine, et al. (2018), Atypical postural control can be detected via computer vision analysis in toddlers with autism spectrum disorder, *Nature Scientific Reports*, 8 (17008).

〔11〕 Marmar, Charles, et al. (2019), Speech-based markers for posttraumatic stress disorder in US veterans, *Depression and Anxiety*, Published online DOI: 10.1002/da.22890.

〔12〕 Kleinman, Arthur (2019), *The Soul of Care: The Moral Education of a Husband and Doctor*, New York: Viking.

〔13〕 Hinshaw, Stephen P. (2007), *The Mark of Shame: Stigma of Mental Illness and an Agenda for Change*, Oxford: Oxford University Press, 86.

370 〔14〕 Insel, T., Quirion, R. (2005), Psychiatry as a clinical neuroscience discipline, *JAMA: Journal of the American Medical Association*, 294, 2221–24.

〔15〕 Patel, Vikram, et al. (2011), A renewed agenda for global mental health,

Lancet, 378 (9801), 1441–42.

〔16〕Collins, Pamela Y., et al. (2011), Grand challenges in global mental health, *Nature*, 475 (7354), 27–30. 开诚布公地说，当作者们写作这篇文章时，mhGAP 小组要求大约 200 名研究人员提交关于重大挑战（grand challenges）的意见，我是其中之一。

〔17〕Pandolfi, Mariella (2003), Contract of mutual (in) difference: Governance and the humanitarian apparatus in contemporary Albania and Kosovo, *Indiana Journal of Global Legal Studies*, 10 (1), 369–81.

〔18〕Ortega, Francisco, & Wenceslau, Leandro David (2020), Challenges for implementing a global mental health agenda in Brazil: The "silencing" of culture, *Transcultural Psychiatry*, 57 (1), 57–70.

〔19〕Ticktin, Miriam. (2006), Where ethics and politics meet: The violence of humanitarianism in France, *American Ethnologist*, 33 (1), 33–49; see also: Ticktin, Miriam (2011), *Casualties of Care: Immigration and the Politics of Humanitarianism in France*, Berkeley: University of California Press.

〔20〕Weissman, Myrna (2001), Stigma, *JAMA: Journal of the American Medical Association*, 285 (3), 261–62.

〔21〕Dumit, Joseph (2003), "Is it me or my brain?": Depression and neuroscientific facts, *Journal of Medical Humanities*, 24 (1–2), 35–47.

〔22〕Feder, Henry M., et al. (2007), A critical appraisal of "chronic Lyme disease", *New England Journal of Medicine*, 357, 1422–30; Marques, Adriana (2008), Chronic Lyme disease: A review, *Infectious Disease Clinics of North America*, 22, 341–60.

〔23〕Creed, F. (1999), The importance of depression following myocardial infarction, *Heart*, 82 (4), 406–8; Barefoot, J. C., et al. (2000), Depressive symptoms and survival of patients with coronary artery disease, *Psychosomatic Medicine*, 62 (6), 790–95.

〔24〕Taylor, Stuart, Jr. (1982), CAT scans said to show shrunken Hinckley brain, *New York Times*, June 2, 1982.

〔25〕Dumit, Joseph (2004), *Picturing Personhood: Brain Scans and Biomedical Identity*, Princeton, NJ: Princeton University Press, 63.

〔26〕Magliano, L., et al. (2004), Beliefs of psychiatric nurses about schizophrenia: A comparison with patients' relatives and psychiatrists, *International*

Journal of Social Psychiatry, 50, 319-30.

〔27〕Angermeyer, Matthias C., & Matschinger, Herbert (2005), Causal beliefs and attitudes to people with schizophrenia: Trend analysis based on data from two population surveys in Germany, *British Journal of Psychiatry*, 186, 331-34.

〔28〕Pescosolido, Bernice A., et al. (2010), "A disease like any other"? A decade of change in public reactions to schizophrenia, depression, and alcohol dependence, *American Journal of Psychiatry*, 167 (11), 1321-30.

〔29〕Nadesan, Majia Holmer (2008), Constructing autism: A brief genealogy,
371 Osteen, Mark (Ed.), *Autism and Representation*, New York: Routledge, 78-95; see also: Ten Have, H. A. M. J. (2001), Genetics and culture: The geneticization thesis, *Medicine, Health Care and Philosophy*, 4, 295-304.

〔30〕Silberman, Steve (2015), *Neurotribes*, New York: Avery, 14.

〔31〕Binder, Laurence M., Iverson, Grant L., & Brooks, Brian L. (2009), To err is human: "Abnormal" neuropsychological scores and variability are common in healthy adults, *Archives of Clinical Neuropsychology*, 24, 31-46.

〔32〕Hilker, Rikke, et al. (2018), Heritability of schizophrenia and schizophrenia spectrum based on the nationwide Danish twin register, *Biological Psychiatry*, 83 (6), 492-98.

〔33〕Meehl 就这一对比做了详细的阐述。Meehl, P. E. (1977), Specific etiology and other forms of strong influence: Some quantitative meanings, *Journal of Medicine and Philosophy*, 2, 33-53; see also: Murphy, Dominic (2006), *Psychiatry in the Scientific Image*, Cambridge, MA: MIT Press, 118-19.

〔34〕Benavides-Rawson, Jorge, & Grinker, Roy Richard (2018), Reactive attachment disorder and autism spectrum disorder: Diagnosis and care in a cultural context, Fogler, J. M., & Phelps, R. A. (Eds.), *Trauma, Autism, & Neurodevelopmental Disorders: Integrating Research, Practice, and Policy*, Switzerland: Springer Nature.

〔35〕Richters, M. M., Volkmar, F. R. (1994), Reactive attachment disorder of infancy or early childhood, *Journal of the American Academy of Child and Adolescent Psychiatry*, 33, 328-32.

〔36〕Hanson, R. F., Spratt, E. G. (2000), Reactive attachment disorder: What we know about the disorder and implications for treatment, *Child Maltreatment*, 5 (2), 137-46.

〔37〕Kim, Young Shin, et al.（2011）, Prevalence of autism spectrum disorders in a total population sample, *American Journal of Psychiatry*, 168（9）, 904-12.

〔38〕Vickery, George Kendall（2005）, *A Cold of the Heart: Japan Strives to Normalize Depression*, PhD dissertation, University of Pittsburgh, Department of Anthropology.

〔39〕Weaver, Lesley Jo.（2019）, *Sugar and Tension: Diabetes and Gender in Modern India*, New Brunswick, NJ: Rutgers University Press, 84.

〔40〕Kitanaka, Junko（2012）, *Depression in Japan: Psychiatric Cures for a Society in Distress*, Princeton, NJ: Princeton University Press, 34.

〔41〕Kitanaka, *Depression in Japan*, 36.

〔42〕Sexton, Anne, The double image (lines 8-11), *The Complete Poems*, New York: Mariner, 35.

14 "就像一根魔杖"

〔1〕Electroconvulsive therapy（1985）, *NIH Consensus Statement*, 5（11）, June 10-12, 1-23.

〔2〕Centers for Disease Control and Prevention; https://webappa.cdc.gov/cgi-bin/broker.exe.

〔3〕El-Hai, Jack（2005）, *The Lobotomist: A Maverick Magical genius and His* 372
Quest to Rid the World of Mental Illness, New York: Wiley, 116-17.

〔4〕Dully, Howard, & Fleming, Charles（2007）, *My Lobotomy*, New York: Three Rivers Press; Raz, Mical（2013）, *The Lobotomy Letters: The Making of American Psychosurgery*, Rochester, NY: University of Rochester Press; Whitaker, Robert (2002), *Mad in America: Bad Science, Bad Medicine, and the Enduring Mistreatment of the Mentally Ill*, New York: Basic Books.

〔5〕Associated Press（1949）, Zurich, Lisbon brain specialists divide Nobel Prize for Medicine, *New York Times*, October 28, 1949.

〔6〕Caruso, James P., Sheehan, Jason P.（2017）, Psychosurgery, ethics, and media: A history of Walter Freeman and the lobotomy, *Neurosurgical Focus*, 43（3）, 1-8.

〔7〕Paul Offit 在他名为 *Pandora's Lab: Seven Stories of Science Gone Wrong* 的书中将这种手术与杰夫瑞·达莫做比较。Offit, Paul（2017）, Pandora's lab: Seven stories of science gone wrong, Washington, DC: *National Geographic*, 131-32.

〔8〕Johnson, Jenell (2011), Thinking with the thalamus: Lobotomy and the rhetoric of emotional impairment, *Journal of Literary and Cultural Disability Studies*, 5 (2), 185–200.

〔9〕Braslow, Joel, cited in Johnson, Jenell (2014), *American lobotomy: A Rhetorical History*, Ann Arbor: University of Michigan Press, 54. Braslow, Joel (1997), *Mental Ills and Bodily Cures: Psychiatric Treatment in the First Half of the Twentieth Century*, Berkeley: University of California Press, 162.

〔10〕Quoated in Swayze, Victor W., 2nd. (1995), Frontal leukotomy and related psychosurgical procedures in the era before antipsychotics (1935–1954): A historical overview, *American Journal of Psychiatry*, 152 (4), 505–15.

〔11〕Freeman, Walter, & Watts, James W. (1950), *Psychosurgery in the Treatment of Mental Disorders and Intractable Pain*, Springfield, IL: Charles C. Thomas, 148.

〔12〕Dreger, Alice Domurat (2004), *One of Us: Conjoined Twins and the Future of the Normal*, Cambridge, MA: Harvard University Press.

〔13〕Kaempffert, Waldemar (1941), Turning the mind inside out, *Saturday Evening Post*, May 24, 1941, 19.

〔14〕American Medical Association (1941), Neurosurgical treatment of certain abnormal mental states: Panel discussion at Cleveland session, *JAMA: Journal of the American Medical Association*, 117 (7), 517–27.

〔15〕关于某些异常精神状态的神经外科治疗的小组讨论。应邀参加的专家有 Walter Freeman, M. A. Tarumianz, Theodore Erickson, J. G. Lyerly, H. D. Palmer 和 Roy Grinker，主持人为 Paul Bucy。精简版得以发表，题为 Neurosurgical treatment of certain abnormal mental states, *JAMA: Journal of the American Medical Association*, 117 (1941), 517–26。完整的打字版收藏在弗里曼–沃茨档案中，第 16 号盒，第
373 23 号文件夹（以下简称“打字稿”），收藏在乔治·华盛顿大学格尔曼图书馆。未在 JAMA 版本中发表的引文出自本参考文献。

〔16〕Johnson, *American Lobotomy*, 35.

〔17〕Solomon, Andrew (2003), *Noonday demon*, New York: Scribner, 120–23.

〔18〕Styron, William (1988), Why Primo Levi need not have died, *New York Times*, December 19, 1988.

〔19〕West, James L. W. (1998), *William Styron: A Life*, New York: Random House.

〔20〕Styron, William (1992), *Darkness Visible: A Memoir of Madness*, New York: Vintage, 84.

〔21〕Cregan, Mary (2019), *The Scar: A Personal History of Depression and Recovery*, New York: W. W. Norton.

〔22〕Kennedy, Pagan (2018), The great god of depression, *New York Times*, August 3, 2018.

〔23〕美联社（2003），Raak，Bill 在 Former U. S. senator Tom Eagleton dies at 77 中引用，St. Louis Public Radio（圣路易斯公共广播电台 NPR），2007 年 3 月 5 日，https：//news. stlpublicradio. org/post/former- us - senator - tom - eagleton - dies - 77 # stream/0，查询日期：2019 年 8 月 16 日。

〔24〕Sackett, Russell (1972), Positive v. negative in Tom Eagleton story, *Capital Times*, July 27, 1972.

〔25〕Quoated in Giglio, James N. (2009), The Eagleton affair: Thomas Eagleton, George McGovern, and the 1972 vice presidential nomination, *Presidential Studies Quarterly*, 39 (4), 647-76.

〔26〕On staring and disability, Garland-Thomson, Rosemarie (2009), *Staring: How We Look*, Oxford: Oxford University Press; Bogdan, Robert (1990), *Freak Show: Presenting Human Oddities for Amusement and Profit*, Chicago: University of Chicago Press.

〔27〕Brown, Lydia X. Z. (2019), Autistic young people deserve serious respect and attention—not dismissal as the pawns of others, *Washington Post*, December 14, 2019.

〔28〕Prendergast, Catherine (2001), On the rhetorics of mental disability, Wilson, J. C., & Lewiecki-Wilson, C. (Eds.), *Embodied Rhetorics: Disability in Language and Culture*, Carbondale: Southern Illinois University Press, 45-60.

〔29〕Bormann, Ernest G. (1973), The Eagleton affair: A fantasy theme analysis, *Quarterly Journal of Speech*, 59 (2), 143-59.

〔30〕McGinnis, Joe (1972), I'll tell you who's bitter, my aunt Hazel, *Life magazine*, August 18, 1972, 30-31.

〔31〕这句话引自 1981 年 *Family Circle magazine* 中 Alex Thompson 的记录（2015），Could America elect a mentally ill president? *Politico*，2015 年 11/12 月本，查询日期：2020 年 1 月 8 日。https：//www. politico. com/magazine/story/2015/10/politics-mental-illness-history-213276。

〔32〕 Sackeim, Harold A., Prudic, Joan, & Devanand, D. P. (2000), A prospective, randomized, double - blind comparison of bilateral and right unilateral
374 electroconvulsive therapy at different stimulus intensities, *Archives of General Psychiatry*, 57 (5), 425-34.

〔33〕 Dukakis, Kitty, Tye, Larry (2006), *Shock: The Healing Power of Electroconvulsive Therapy*, New York: Avery, 190-91.

〔34〕 Sackeim, H. A. (1999), The anticonvulsant hypothesis of the mechanisms of action of ECT: Current status, *Journal of ECT*, 15, 5-26.

〔35〕 Prudic, J. (2005), Electroconvulsive therapy, Saddock, B. J., & Saddock, V. A. (Eds.), *Comprehensive Textbook of Psychiatry* (8th ed., vol. 2), Philadelphia: Lippincott Williams & Wilkins.

〔36〕 Singh, Amit, & Kar, Sujita Kumar (2017), How electroconvulsive therapy works: Understanding the neurobiological mechanisms, *Clinical Psychopharmacology and Neuroscience*, 15 (3), 210-21.

〔37〕 Luchini, Frederica, et al. (2015), Electroconvulsive therapy in catatonic patients: Efficacy and predictors of response, *World Psychiatry*, 5 (2), 182-92. Kho, King Han, et al. (2003), A meta - analysis of electroconvulsive therapy efficacy in depression, *Journal of ECT*, 19 (3), 139-47.

〔38〕 McCall, W. Vaugh (2007), What does Star* D tell us about ECT? *Journal of ECT*, 23 (1), 1-2.

〔39〕 Himwich, Harold E. (1943), Electroshock: A round table discussion, *American Journal of Psychiatry*, 100, 361.

〔40〕 Sackeim, H. A. (2000), Memory and ECT: From polarization to reconciliation, *Journal of ECT*, 16 (2), 87-96.

〔41〕 Davis, Nicola, & Duncan, Pamela (2017), Electroconvulsive therapy on the rise again in England, *Guardian*, 2017年4月17日。https://www.theguardian.com/society/2017/apr/17/electroconvulsive-therapy-on-rise-england-ect-nhs，查询日期2019年5月1日。

〔42〕 Whitaker, *Mad in America*, 106.

〔43〕 McCall, W. Vaughn (2013), Foreword, Ghaziuddin, Neera, Walter, Gary (Eds.), *Electroconvulsive Therapy in Children and Adolescents*, Oxford: Oxford University Press, ix-x.

〔44〕 Shorter, Edward (2013), The history of pediatric ECT, Ghaziuddin,

Walter, *Electroconvulsive therapy*, 1–17.

〔45〕Shorter, Edward (2013), Electroconvulsive therapy in children, *Psychology Today*, 2013 年 12 月 1 日, https://www.psychologytoday.com/us/blog/how-everyone-became-depressed/201312/electroconvulsive-therapy-in-children, 查询日期: 2020 年 4 月 17 日。

〔46〕Harris, Victoria (2006), Electroconvulsive therapy: Administrative codes, legislation, and professional recommendations, *Journal of the American Academy of Psychiatry and the Law*, 34 (3), 406–11.

〔47〕Smith, Daniel (2001), Shock and disbelief, The Atlantic, February 2001, 查询日期: 2020 年 4 月 21 日。https://www.theatlantic.com/magazine/archive/2001/02/shock-and-disbelief/302114/.

〔48〕Cregan, *The Scar*.

15 身体的诉说 375

〔1〕Ilechukwu, Sunny T. C. (1988), Letter, *Transcultural Psychiatric Review*, 25 (4), 310–14.

〔2〕Ilechukwu, Sunny T. C. (1992), Magical penis loss in Nigeria: Report of a recent epidemic of a koro-like syndrome, *Transcultural Psychiatric Review*, 29 (1), 91–108, 96.

〔3〕Epstein, Stephen (1996), *Impure Science: AIDS, Activism, and the Politics of Knowledge*, Berkeley: University of California Press.

〔4〕Dresser, Rebecca (2001), *When Science Offers Salvation: Patient Advocacy and Research Ethics*, Oxford: Oxford University Press.

〔5〕Fitzpatrick, Michael (2009), *Defeating Autism: A Damaging Delusion*, London: Routledge.

〔6〕Hutchinson, Louise (1959), Institute treats both body and mind in mental illnesses, *Chicago Sunday Tribune*, April 26, 1959, 13.

〔7〕Freeman, Lucy (1952), Studies link ills of body and mind: New psychosomatic institute at Chicago doing research into causes of tensions, *New York Times*, June 1, 1952, 19.

〔8〕Stone, J. A., et al. (2010), Who is referred to neurology clinics? —The diagnoses made in 3781 new patients, *Clinical Neurology and Neurosurgery*, 112 (9), 747–51; Stone, J., et al. (2009), Symptoms "unexplained by organic disease" in 1144 new neurology out-patients: How often does the diagnosis change at follow-up? *Brain*, 132 (pt. 10), 2878–88.

〔9〕Barsky, Arthur J., & Borus, Jonathan F. (1995), Somatization and medicalization in the era of managed care, *JAMA: Journal of the American Medical Association*, 274 (24), 1931–34.

〔10〕Bonhomme, Julien (2016), *The Sex Thieves: The Anthropology of a Rumor*, Chicago: HAU Books.

〔11〕Jackson, Michael (1998), *Minima Ethnographica: Intersubjectivity and the Anthropological Project*, Chicago: University of Chicago Press; Geller, A. (1997), Witch doctors torched after men see penises shrink, *New York Post*, March 8, 1997, 12. CNN (1997), 7 killed in Ghana over "penis-snatching" episodes, January 18, 1997. Kamara, F. (2002), Blindman escapes mob justice for alleged penis snatching, *Daily Observer* (Gambia), April 30, 2002; Reulers (1997), Senegal vigilantes slay suspected "genital thieves", *San Jose Mercury News* (California), August 2, 1997.

〔12〕Bures, Frank (2008), A mind dismembered: In search of the magical penis thieves, Harper's, June 2008, 60–65.

〔13〕Dan-Ali, Mamir (2001), "Missing" penis sparks mob lynching. BBC News Online, April 12, 2001, http://news.bbc.co.uk/2/hi/africa/1274235.stm，查询日期：2019年10月7日。

〔14〕Gwee, A. L. (1968), Koro: Its origin and nature as a disease entity, *Singapore Medical Journal*, 9 (1), 3–6.

376 〔15〕Schdev, P. S., Shukla, A. (1982), Epidemic koro syndrome in India, *Lancet*, 2 (8308), 1161; Atalay, Haken (2007), Two cases of koro syndrome, *Turkish Journal of Psychiatry*, 18 (3), 1–4; Al-Sinawi, Hamed, Al-Adawi, Samir, & Al-Guenedi, Amr (2008), Ramadan fasting triggering koro-like symptoms during acute alcohol withdrawal: A case report from Oman. *Transcultural Psychiatry*, 45 (4), 695–704; Ang, P. C., Weller, M. P. I. (1984), Koro and psychosis, *British Journal of Psychiatry*, 145, 355; Kim, Junmo, et al. (2000), A case of urethrocutaneous fistula with the koro syndrome, *Journal of Urology*, 164 (1), 123.

〔16〕Micale, Mark S. (1995), *Approaching Hysteria: Disease and Its Interpretations*, Princeton, NJ: Princeton University Press, 182.

〔17〕Kerckhoff, A. C., Back, K. W. (1968), *The June Bug: A Study of Hysterical Contagion*, New York: Appleton-Century-Crofts.

〔18〕Swanson, Randall, et al. (2018), Neurological manifestations among US government personnel reporting directional audible and sensory phenomena in Havana, Cuba, *JAMA: Journal of the American Medical Association*, 319 (11), 1125–33.

〔19〕Hurley, Dan (2019), Was it an invisible attack on U.S. diplomats, or something stranger? *New York Times Magazine*, May 15, 2019.

〔20〕 Hurley, Was it an invisible attack?

〔21〕 Peikoff, Kira (2014), My son almost lost his mind from strep throat, *Cosmopolitan*, October 1, 2014.

〔22〕 Swedo, S. E., et al. (1998), Pediatric autoimmune neuropsychiatric disorders associated with streptococcal infections: Clinical description of the first 50 cases, *American Journal of Psychiatry*, 155, 264-71.

〔23〕 PANDAS Network, 1 in 200 Children May Have PANDAS/PANS, http://www.pandasnetwork.org/under standing-pandaspans /statistics/, 查询日期：2020 年 4 月 21 日。

〔24〕 Dominus, Susan (2012), What happened to the girls in LeRoy, *New York Times Magazine*, March 7, 2012.

〔25〕 Gulley, Neale (2012), School's end clears up New York students' mystery twitching, *Reuters*, June 23, 2012, https://www.reuters.com/article/us-students-twitcnew-york-h/schools-end-clears-up-new-york-students-mystery-twitching-idUSBRE85M0DF20120623, 查询日期：2019 年 7 月 18 日。

〔26〕 Clauw, D. J., Chrousos, G. P. (1997), Chronic pain and fatigue syndromes: Overlapping clinical and neuroendocrine features and potential pathogenic mechanisms, Neuroimmunomodulation, 4, 134-53; Fukuda, K., et al. (1998), Chronic multisymptom illness affecting air force veterans of the Gulf War, *JAMA: Journal of the American Medical Association*, 280 (11), 981-88.

〔27〕 Donta, Sam T., et al. (2003), Cognitive behavioral therapy and aerobic exercise for Gulf War veterans' illnesses: A randomized controlled trial, *JAMA: Journal of the American Medical Association*, 289 (11), 1396-1404.

〔28〕 Seagrove, J. (1989), The ME generation, *Guardian*, 1989 年 5 月 19 日.

〔29〕 Hawkes, Nigel (2011), Dangers of research into chronic fatigue syndrome, 377
British Medical Journal, 342, d3780.

16 在尼泊尔架设身心的桥梁

〔1〕 Kohrt, Brandon A., et al. (2008), Comparison of mental health between former child soldiers and children never conscripted by armed groups in Nepal, *JAMA: Journal of the American Medical Association*, 300 (6), 691-702.

〔2〕 Kohrt, Brandon A., Hruschka, Daniel J. (2010), Nepali concepts of psychological trauma: The role of idioms of distress, ethnopsychology and ethnophysiology in alleviating suffering and preventing stigma, *Culture, Medicine and Psychiatry*, 34

(2), 322–52.

〔3〕关于尼泊尔的驱魔仪式见 Peters, Larry (1982), *Ecstasy and Healing in Nepal: An Ethnopsychiatric Study of Tamang Shamanism*, Malibu, CA: Undena Publications; Desjarlais, Robert (1992), *Body and Emotion: The Aesthetics of Illness and Healing in the Nepal Himalayas*, Philadelphia: University of Pennsylvania Press。

〔4〕Kohrt, Brandon A., et al. (2012), Political Violence and Mental Health in Nepal: Prospective Study, *British Journal of Psychiatry*, 201 (4), 268–75.

〔5〕World Health Organization (2001), World health report, Mental health: New understanding, new hope, from https://www.who.int/whr/2001/en/, 查询日期: 2019 年 3 月 27 日。

〔6〕Castañeda, Heide (2011), Medical humanitarianism and physicians' organized efforts to provide aid to unauthorized migrants in Germany, *Human Organization*, 70 (1), 1–10.

〔7〕"最低限度的适当治疗"通常被定义为在过去 12 个月中得到的治疗护理,或至少经过一个月的药物治疗。另外,也包括向任何科室的专业医生问诊 4 次,或向任何专业人员,如宗教或精神顾问、社会工作者或顾问咨询 8 次以上。Wang, P. S., et al. (2007), Use of mental health services for anxiety, mood, and substance disorders in 17 countries in the WHO world mental health surveys, *Lancet*, 370, 841–50.

〔8〕Thornicroft, Graham, et al. (2017), Undertreatment of people with major depressive disorder in 21 countries, *British Journal of Psychiatry*, 210 (2), 119–24.

〔9〕See, for example: Damasio, Antonio R. (2008 [1994]), *Descartes' Error: Emotion, Feason and the Human Brain*, New York: Random House.

〔10〕Hsu, S. I. (1999), Somatisation among Asian refugees and immigrants as a culturally shaped illness behaviour, *Annals of the Academy of Medicine*, Singapore, 6, 841–45.

〔11〕Ecks, Stefan (2014), *Eating Drugs: Psychopharmaceutical Pluralism in India*, New York: New York University Press, 7.

〔12〕Kohrt, Brandon, Harper, Ian (2008), Navigating diagnoses: Understanding mind–body relations, mental health, and stigma in Nepal, *Culture, Medicine and Psychiatry*, 32 (4), 462–91.

378 〔13〕这种方法被称为"照片之声"(Photo Voice),最初是由公共卫生工作者开发的,旨在促进有关敏感的个人问题的对话,并为研究对象提供一种使用自己图像和声音积极参与研究的方法。See: Wang, C., Burris, M. A. (1997), Photovoice: Concept, methodology, and use for participatory needs assessment, *Health*

Education and Behavior, 24, 369-87.

17 有风险的尊严

〔1〕Silberman, Steve (2001), The geek syndrome, Wired, 2001 年 12 月, http://www.wired.com/wired/archive/9.12/aspergers.html, 查询日期：2020 年 4 月 20 日。

〔2〕Werner, Shirli, et al. (2018), "Equal in uniform": People with intellectual disabilities in military service in Israel, *International Journal of Disability, Development and Education*, 65 (5), 569-79; Werner, Shirli, & Hockman, Yael (2017), Social inclusion of individuals with intellectual disabilities in the military, *Research in Developmental Disabilities*, 65, 103-13.

〔3〕Rubin, Shira (2016), The Israeli army unit that recruits teens with autism, *The Atlantic*, January 6, 2016.

〔4〕Kahana, Yossi, The IDF Has Room for All, Israel Forever Foundation, https://israelforever.org/interact/blog/the_idf_has_room_for_all/, 查询日期：2019 年 4 月 10 日; Kinross, Louise (2015), Israeli military opens training to disabled youth, *Bloom: Holland Bloorview Rehabilitation Hospital*, January 11, 2015, http://bloom-parentingkidswithdisabilities.blogspot.com/2015/01/israeli-military-opens-training-to.html, 查询日期：2019 年 4 月 10 日。

〔5〕Giddens, Anthony (1999), *The Third Way: The Renewal of Social Democracy*, Cambridge: Polity Press.

〔6〕Polanyi, Karl (2001 [1957]), *The Great Transformation: The Political and Economic Origins of Our Time*, Boston: Beacon Press.

〔7〕Evans, Bonnie (2017), The autism paradox, *Aeon*, https://aeon.co/essays/the-intriguing-history-of-the-autism-diagnosis, 查询日期：2018 年 9 月 5 日; see also: Evans, Bonnie (2017), *The Metamorphosis of Autism: A History of Child Development in Britain*, Manchester, UK: Manchester University Press.

〔8〕Russell, Marta, Malhorta, Ravi (2002), Capitalism and disability, *Socialist Register*, 38, 211-28.

〔9〕Brucker, Debra L., et al. (2015), More likely to be poor whatever the measure: Working-age persons with disabilities in the United States, *Social Science Quarterly*, 96 (1), 273-95.

〔10〕Barnes, C., Mercer, G., Shakespeare, T. (1999), *Exploring Disability: A Sociological Introduction*, Cambridge: Polity Press.

〔11〕Thornton, P., Lunt, N. (1995), *Employment for Disabled People: Social*

Obligation or Individual Responsibility, York, UK: Social Policy Research Unit, University of York.

〔12〕Schall, Carol, Wehman, Paul, & McDonough, Jennifer L. (2012), Transition
379 from school to work for students with autism spectrum disorders: Understanding the process and achieving better outcomes, *Pediatric Clinics of North America*, 59, 189–202.

〔13〕Dixon, K. A., Kruse, D., & Van Horn, C. E. (2003), *Restricted Access: A Survey of Employers about People with Disabilities and Lowering Barriers to Work*, New Brunswick, NJ: Heldrich Center for Workforce Development, Rutgers University.

〔14〕Anthony, William A., & Blanch, Andrea (1987), Supported employment for persons who are psychiatrically disabled: An historical and conceptual perspective, *Psychosocial Rehabilitation Journal*, 11 (2), 6–23.

〔15〕Shakespeare, Tom (2013), The social model of disability. In Davis, Lennard J. (Ed.), *The Disability Studies Reader* (4th ed.), New York: Routledge, 214–21.

〔16〕Meager, Nigel, & Higgins, Tim (2011), Disability and skills in a changing economy, London: UK Commission for Employment and Skills, Briefing Paper Series.

〔17〕Organisation for Economic Co-operation and Development (OECD) (2017), Future of work and skills, Paper presented at the Second Meeting of the G20 Employment Working Group, February 15–17, 2017.

〔18〕Belous, Richard S. (1998), The rise of the contingent workforce: Growth of temporary, part-time, and subcontracted employment, *Looking Ahead*, 19 (1), 2–24; Barker, Kathleen, & Christensen, Kathleen (Eds.) (1998), *Contingent Work: American Employment Relations in Transition*, Ithaca, NY: ILR Press; Thomason, Terry, Burton, John F., Jr., & Hyatt, Douglas E. (Eds.) (1998), *New Approaches to Disability in the Workplace*, Madison, WI: Industrial Relations Research Association.

〔19〕Wehman, Paul, et al. (2016), Employment for adults with autism spectrum disorders: A retrospective review of a customized employment approach, *Research in Developmental Disabilities*, 53–54, 61–72.

〔20〕Wehman, Paul, et al. (2013), Supported employment, M. Wehmeyer (Ed.), *The Oxford Handbook of Positive Psychology and Disability*, New York: Oxford University Press, 338–64.

〔21〕Siperstein, G. N., Heyman, M., & Stokes, J. E. (2014), Pathways to employment: A national survey of adults with intellectual disabilities, *Journal of Vocational Rehabilitation*, 41 (3), 165–78.

〔22〕Kessler Foundation (2018), National trends in disability employment （nTIDE），https：//www.kesslerfoundation.org/content/ntide－january－2018－jobs－report－americans－disabilities－kick－new－year－sharp－gains－labor－market，查询日期：2020年4月21日。

〔23〕Dominus，Susan（2019），Open office，*New York Times Magazine*，February 21，2019.

〔24〕Taylor，Sunaura（2004），The right not to work：Power and disability，*Monthly Review*，March 2004，30－44.

〔25〕Rothman，Joshua（2017），Are disability rights and animal rights connected? *The New Yorker*，June 5，2017.

〔26〕Taylor，Sunaura（2017），*Beasts of Burden：Animal and Disability liberation*，New York：The New Press.

〔27〕Taylor，The right not to work，43. 380

〔28〕Murphy，Robert Francis（2001），*The Body Silent：The Different World of the Disabled*，New York：W. W. Norton，97.

〔29〕Perske，Robert（1972），The dignity of risk and the mentally retarded，*Mental Retardation*，10（1），24－26.

〔30〕Parsons，Craig（2008），The dignity of risk：Challenges in moving on，*Australian Nursing Journal*，15（9），28.

结语　进入谱系

〔1〕Albert，Katherine（1924），Now everybody's crazy，*Los Angeles Times*，July 13，1924，B12.

〔2〕American Psychiatric Association（2013），*DSM－5：Diagnostic and Statistical Manual of Mental Disorders*，Washington，DC：American Psychiatric Association，12.

〔3〕Kessler，Ronald C（2002），The categorical versus dimensional assessment controversy in the sociology of mental illnesses，*Journal of Health and Social Behavior*，43（2），171－88.

〔4〕Hopper，Kim，et al.（Eds.）（2007），*Recovery from Schizophrenia：An International Perspective*，Oxford：Oxford University Press.

〔5〕Halperin，David（1997），*Saint Foucault：Towards a Gay Hagiography*，Oxford：Oxford University Press，61；see also Corrigan，Patrick W.（2018），*The Stigma Effect：Unintended Consequences of Mental Health Campaigns*，New York：Columbia University Press.

〔6〕Scott，Robert（1969），*The Making of Blind Men：A Study of Adult Socialization*，New York：Routledge.

〔7〕Corrigan, Patrick W., Rao, Deepa (2012), On the self-stigma of mental illness: Stages, disclosure, and strategies for change, *Canadian Journal of Psychiatry*, 57 (8), 464-69.

〔8〕Dumit, Is it me or my brain?

〔9〕Rose, Nikolas (2019), *Our Psychiatric Future: The Politics of Mental Health*, Cambridge: Polity Press, 115.

〔10〕See, for example: Sholz, Jan, et al. (2009), Training induces changes in white matter architecture, *Nature Neuroscience*, 12 (11), 1370-71; Villarreal, Gerardo, Hamilton, Douglas, & Brooks, William M. (2002), Reduced hippocampal volume and total white matter volume in posttraumatic stress disorder, *Biological Psychiatry*, 52 (2), 119-25.

〔11〕Harrington, Anne (2019), *Mind Fixers: Psychiatry's Troubled Search for the Biology of Mental Illness*, New York: W. W. Norton, 272-73.

〔12〕Super, Charles M., et al. (2008), Culture, temperament, and the "difficult child": A study in seven western cultures, *European Journal of Developmental Science*, 2 (1-2), 136-57.

381 〔13〕Throop, Jason (2010), *Suffering and sentiment: Exploring the Vicissitudes of Experience and Pain in Yap*, Berkeley: University of California Press.

〔14〕Biehl, Joao (2005), *Vita: Life in a Zone of Social Abandonment*, Berkeley: University of California Press.

〔15〕O'Nell, Theresa (1998), *Disciplined Hearts: History, Identity, and Depression in an American Indian Community*, Berkeley: University of California Press.

〔16〕Metzl & Kirkland, *Against Health*, 2.

〔17〕Kleinman, Arthur (1980), *Patients and Healers in the Context of Culture: An Exploration of the Borderland Between Anthropology, Medicine, and Psychiatry*, Berkeley: University of California Press, 72-73.

〔18〕Nietzsche, Friedrich (1997 [1881]), *Daybreak: Thoughts on the Prejudice of Morality* (R. J. Hollingdale, Trans.), Cambridge: Cambridge University Press, 34.

索引（页码为本书边码）